P. Frühmorgen (Hrsg.)
Gastroenterologische Endoskopie

Springer-Verlag Berlin Heidelberg GmbH

Peter Frühmorgen (Hrsg.)

Gastroenterologische Endoskopie

Ein Leitfaden zur Diagnostik und Therapie

4., komplett überarbeitete Auflage
mit 77 Tabellen und 145 Abbildungen

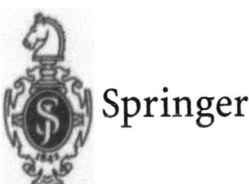

Springer

Prof. Dr. med. P. Frühmorgen
Medizinische Klinik I
(Schwerpunkt Gastroenterologie/Hepatologie)
Klinikum Ludwigsburg
Posilipostraße 4, D-71640 Ludwigsburg

ISBN 978-3-642-63571-7

Die Deutsche Bibliothek – CIP-Einheitsaufnahme

Gastroenterologische Endoskopie: ein Leitfaden zur Diagnostik und
Therapie / Peter Frühmorgen (Hrsg.). – 4. Aufl. – Berlin ; Heidelberg ;
New York ; Barcelona ; Budapest ; Hongkong ; London ; Mailand ;
Paris ; Singapur ; Tokio : Springer, 1998
ISBN 978-3-642-63571-7   ISBN 978-3-642-58391-9 (eBook)
DOI 10.1007/978-3-642-58391-9

Dieses Werk ist urheberrechtlich geschützt. Die dadurch begründeten Rechte, insbesondere die der Übersetzung, des Nachdrucks, des Vortrags, der Entnahme von Abbildungen und Tabellen, der Funksendung, der Mikroverfilmung oder der Vervielfältigung auf anderen Wegen und der Speicherung in Datenverarbeitungsanlagen, bleiben auch bei nur auszusweiser Verwertung, vorbehalten. Eine Vervielfältigung dieses Werkes oder von Teilen dieses Werkes ist auch im Einzelfall nur in den Grenzen der gesetzlichen Bestimmungen des Urheberrechtsgesetzes der Bundesrepublik Deutschland vom 9. September 1965 in der jeweils geltenden Fassung zulässig. Sie ist grundsätzlich vergütungspflichtig. Zuwiderhandlungen unterliegen den Strafbestimmungen des Urheberrechtsgesetzes.

© Springer-Verlag Berlin Heidelberg 1999
Ursprünglich erschienen bei Springer-Verlag Berlin Heidelberg New York 1999
Softcover reprint of the hardcover 1st edition 1999

Die Wiedergabe von Gebrauchsnamen, Warenbezeichnungen usw. in diesem Werk berechtigt auch ohne besondere Kennzeichnung nicht zu der Annahme, daß solche Namen im Sinne der Warenzeichen- und Markenschutz-Gesetzgebung als frei zu betrachten wären und daher von jedermann benutzt werden dürften.

Produkthaftung: Für Angaben über Dosierungsanweisungen und Applikationsformen kann vom Verlag keine Gewähr übernommen werden. Derartige Angaben müssen vom jeweiligen Anwender im Einzelfall anhand anderer Literaturstellen auf ihre Richtigkeit überprüft werden.

Einbandgestaltung: de'blik, Berlin
Satz: Fotosatz-Service Köhler GmbH, Würzburg
SPIN: 10746917   23/3020 – 5 4 3 2 1 – Gedruckt auf säurefreiem Papier

Geleitwort

Ludwig Demling, der zu früh verstorbene Nestor der Erlanger Schule, hatte in dem Geleitwort zur vorausgegangenen Auflage dieses Werks „die gastroenterologische Endoskopie in ihrer heutigen Form als eine der medizinischen Großtaten der letzten drei Jahrzehnte bezeichnet, die wie kaum eine andere Millionen von Patienten zu Diagnose und Heilung ihrer Leiden verholfen habe". Tatsächlich hat insbesondere die therapeutische Endoskopie mit einem breiten Methodenspektrum früher übliche und invasivere Methoden verdrängt. Die Abtragung von Polypen, die Therapie von Gallensteinen und Stenosen haben ein Maß an Sicherheit erzielt, daß sie in gewissen Grenzen auch in der Praxis durchgeführt werden können.

Endoskopie, d.h. Innenschau entwickelt sich beständig weiter, neue und immer bessere Endoskope erscheinen auf dem Markt. Der Laparoskopie droht zwar unverdient das Dasein eines internistischen Mauerblümchens; vielleicht vermindern Minilaparoskope hier jedoch nicht nur Invasivität sondern steigern auch wieder das Interesse an dieser für das abdominelle Tumorstaging und die Leberdiagnostik so ergiebigen Methode. In hohem Maße wünschenswert wäre es, das Problem der sicheren Erkennung früher, d.h. behandelbarer Karzinome oder dessen Vorstufen mit dem Endoskop zu lösen. Studien der Schleimhautoberflächen mit thermischen Methoden, Vergrößerungsoptiken und Autofluoreszenz könnten der Biopsiezange oder dem destruktiven Laserstrahl besser den Weg weisen als es das bloße Auge des Endoskopikers vermag. Wissenschaftliches Interesse gilt am Ende dieses Jahrhunderts auch der Vernetzung bildgebender Verfahren für raschere Information, präzisere Diagnostik und gezieltere Therapie. Es ist denkbar, daß ein Roboter durch die Vernetzung von Ultraschall, CT/MR und Endoskopie Eingriffe mit einer Präzision durchführen wird, zu denen die menschliche Hand nicht imstande wäre. Selbstverständlich wird es auch dann des klinischen Forschers bedürfen, der mit Sorgfalt die Details der Anwendung prüft und die Patienten auswählt, denen die neuen Methoden am meisten nutzen.

Dieses Buch gibt dem Endoskopiker tatkräftige Lebenshilfe im beruflichen Alltag. Peter Frühmorgen und seine trefflichen Mitarbeiter wissen worüber sie schreiben. Sie sind allesamt seit vielen Jahren praktisch, wissenschaftlich und didaktisch mit „ihren" Themen vertraut. Es gibt kein Werk im deutschsprachigen Raum, das so klar und konzis den Stand der endoskopischen Kunst darstellt.

München, im Januar 1999 *Meinhard Classen*

Vorwort

Mit Beginn der Erforschung von Körperhöhlen durch einen Zinntubus und einer Kerze als Lichtquelle (P. Bozzini 1806) sowie der Einführung einer 13 mm dicken Metallröhre in den Magen eines Schwertschluckers (A. Kussmaul 1868) wurde der Grundstein für die endoskopische Inspektion des Gastrointestinaltraktes gelegt.

In der Folgezeit haben Mediziner, wie J. v. Mikulicz (starrer Magenspiegel mit distaler Beleuchtungsvorrichtung und abgewinkelter Spitze, 1881), J. P. Tuttle (erstes Proktoskop mit Beleuchtungsanlage, 1902), L. Sussmann (flexibles Einführungsteil des Magenspiegels, der im Magen durch eine Mechanik gestreckt werden konnte, 1910), R. Schindler (halbflexibles Gastroskop, 1932) und B. Hirschowitz (vollflexibles Fibergastroskop mit Glasfaseroptik, 1958) Geräte und Techniken zur Untersuchung des Verdauungstraktes entwickelt. Darauf aufbauend ist es das besondere Verdienst der Erlanger Schule um Prof. Dr. L. Demling, zu Beginn der 70er Jahre heute weltweit eingesetzte endoskopische Techniken (hohe Koloskopie mit HF-Schlingenektomie von Polypen, Enteroskopie, retrograde Pankreatiko-Cholangiographie, Papillotomie, Laser- und Elektro-Hydro-Thermo-Koagulation gastrointestinaler Blutungen und Tumore, elektrohydraulische und mechanische Lithotriptoren zur Zerkleinerung von Gallensteinen etc.) entwickelt sowie diese in die endoskopische Routinediagnostik und Therapie eingeführt zu haben.

Diese epochalen Entwicklungen können keinesfalls als abgeschlossen gelten. Neben der transpapillären Endoskopie von Gallenwegen und Pankreasgang, der perkutanen transhepatischen Cholangioskopie, der Endosonographie sowie der palliativen Tumorbehandlung sind Raum- und Personalplanungen, elektronische Datenverarbeitungssysteme zur Text- und Bilddokumentation, die Tele-Endoskopie, Hygienepläne und Qualitätsmanagement, aber auch die Zusammenarbeit mit Pathologen, Chirurgen und Mikrobiologen, von großer Aktualität.

Diese Themen, jeweils von Autoren abgehandelt, die diese Techniken entwickelt bzw. modifiziert haben oder in großer Zahl mit besonders fundierten Kenntnissen einsetzen, sind Gegenstand der nunmehr vorliegenden 4. Auflage.

Der täglichen Praxis zugewandt, soll dieses Buch dem Anfänger Orientierungshilfe und Anleitung sein, dem Erfahrenen ein Nachschlagewerk zur Optimierung der Techniken bieten sowie dem zuweisenden Arzt Informationen über mögliche endoskopische Untersuchungen geben.

Eine straffe und im speziellen Teil einheitliche Gliederung der einzelnen Kapitel erleichtert eine schnelle Orientierung; ausgewählte Literaturhinweise sollen zum weiteren und ausführlichen Studium anregen.

Den Koautoren gilt mein besonderer Dank dafür, daß sie sich in der Darstellung ihrer Spezialgebiete diesen didaktischen Überlegungen angepaßt haben.

Mit freundlicher Unterstützung durch Herrn Dr. W. Wiegers, Springer Verlag Heidelberg, ist es unser Ziel, das bisherige Wissen und persönliche Erfahrungen allen zugänglich zu machen, welche die diagnostischen und therapeutischen Methoden der gastoenterologischen Endoskopie erlernen, ausüben und beurteilen möchten.

Ludwigsburg, im Januar 1999　　　　　　　　　　　　*Peter Frühmorgen*

Autorenverzeichnis

ALLESCHER, H.D., Priv.-Doz. Dr. med.
II. Medizinische Klinik und Poliklinik
der Technischen Universität München
Klinikum rechts der Isar
Ismaninger Str. 22
81675 München

EXNER, M., Prof. Dr. med.
Hygiene-Institut
der Universität Bonn
Sigmund-Freud-Str. 25
53105 Bonn

FRIEDRICH, K., Dr. med.
Klinik Föhrenkamp der BfA
Birkenweg 14
23879 Mölln

FRÜHMORGEN, P., Prof. Dr. med.
Medizinische Klinik I
(Schwerpunkt Gastroenterologie/Hepatologie)
Klinikum Ludwigsburg
Posilipostr. 4
71640 Ludwigsburg

GERLACH, U., Dr. med.
Abt. Chirurg. Endoskopie
Klinikum der Stadt Mannheim
Fakultät für Klinische Medizin
Mannheim der Universität Heidelberg
Theodor-Kutzer-Ufer- 1–3
68167 Mannheim

HENNING, H., Prof. Dr. med.
Feldstr. 15
23879 Mölln

KASSEM, A.M., Dr. med.
II. Medizinische Klinik und Poliklinik
der Technischen Universität München
Klinikum rechts der Isar
Ismaninger Str. 22
81675 München

KIST, M., Prof. Dr. med.
Institut für Medizinische Mikrobiologie und Hygiene
Hermann-Herder-Str. 11
79008 Freiburg

LEISS, O., Prof. Dr. med.
Deutsche Klinik für Diagnostik
Fachbereich Gastroenterologie
Aukammallee 33
65191 Wiesbaden

LUX, G., Prof. Dr. med.
Klinik für Gastroenterologie und
allgemeine Innere Medizin
Städtisches Klinikum Solingen
Gotenstr. 1
42653 Solingen

MANEGOLD, B.C., Prof. Dr. med.
Abt. Chirurg. Endoskopie
Klinikum der Stadt Mannheim
Fakultät für Klinische Medizin
Mannheim der Universität Heidelberg
Theodor-Kutzer-Ufer 1–3
68167 Mannheim

MANSS, V.
Lux AV, Audiovisuelle Kommunikation GmbH
Am Feldrain 1
43253 Lohfelden

MARTIN, W.-R., Dr. med.
Medizinische Klinik
DRK-Krankenhaus
Clementinenhaus
Lützerodestr. 1
30161 Hannover

PAQUET, K.-J., Prof. Dr. med.
Medizinischer Dienst der
Krankenversicherung Niedersachsen
Hildesheimer Str. 41
30169 Hannover

PHILLIP, J., Prof. Dr. med.
Medizinische Abteilung I
Krankenhaus Freising
Mainburger Str. 29
85356 Freising

RIEMANN, J. F., Prof. Dr. med.
Medizinische Klinik C
Klinikum Ludwigshafen
Bremserstr. 79
67063 Ludwigshafen

RÖSCH, T., Priv.-Doz. Dr. med.
II. Medizinische Klinik und Poliklinik
der Technischen Universität München
Klinikum rechts der Isar
Ismaninger Str. 22
81675 München

RÖSCH, W., Prof. Dr. med.
Medizinische Klinik
Krankenhaus Nordwest
Steinbacher Hohl 2-26
60488 Frankfurt a. M.

SANDER, R., Dr. med.
I. Medizinische Abteilung
Städt. Krankenhaus München/Harlaching
Sanatoriumsplatz 2
81545 München

SAUER, B., Dr. med.
Medizinische Klinik Schwenningen
Klinikum der Stadt V. S.
Röntgenstr. 20
78024 Villingen-Schwenningen

SCHMIDT, H., Dr. med.
Abt. Chirurg. Endoskopie
Klinikum der Stadt Mannheim
Fakultät für Klinische Medizin
Mannheim der Universität Heidelberg
Theodor-Kutzer-Ufer 1-3
68167 Mannheim

SCHMIDT-WIELAND, T., Dr. med.
Institut für Med. Mikrobiologie und Hygiene
Hermann-Herder-Str. 11
79008 Freiburg

SOEHENDRA, N., Prof. Dr. med.
Abteilung für Endoskopische Chirurgie
Chirurgische Klinik und Poliklinik
Universitätskrankenhaus
Martinistr. 52
20246 Hamburg

STARITZ, M., Prof. Dr. med.
Medizinische Klinik Schwenningen
Klinikum der Stadt V. S.
Röntgenstr. 20
78024 Villingen-Schwenningen

STOLTE, M., Prof. Dr. med.
Institut für Pathologie
Klinikum Bayreuth
Preuschwitzer Str. 101
94445 Bayreuth

Inhaltsverzeichnis

1	**Allgemeiner Teil**	1
1.1	Raumplanung, Einrichtung, Organisation und Instrumentarium einer Endoskopieabteilung *J. Phillip*	3
1.2	Personalbedarfsberechnung (Ärzte und Assistenzpersonal) in der Endoskopie *M. Staritz, B. Sauer*	12
1.3	Elektronische Datenverarbeitung (Text- und Bilddokumentation, Befunderstellung) *H. D. Allescher*	16
1.4	Tele-Endoskopie – Dialog-, Konferenz- und Telemedizin *V. Manß*	25
1.5	Infektionsrisiken, Hygiene und Geräteaufbereitung in der Endoskopie *O. Leiß, M. Exner*	33
1.6	Qualitätsmanagement in der Endoskopie *P. Frühmorgen*	49
1.7	Komplikationen bei endoskopischen Untersuchungen (Art, Häufigkeit, Verhütung und Behandlung) *P. Frühmorgen*	56
1.8	Gastroenterologie und Pathologie: Wann, wo und wie punktieren und biopsieren? *M. Stolte*	67
1.9	Mikrobiologische und molekularbiologische Untersuchungen in Biopsaten *T. Schmidt-Wieland, M. Kist*	93
1.10	Medikation vor und während endoskopischer Untersuchungen *P. Frühmorgen*	101
1.11	Aufklärung vor endoskopischen Untersuchungen *P. Frühmorgen*	106

2	**Spezieller Teil**	125
2.1	Ösophago-Gastro-Duodenoskopie *W. Rösch*	127
2.2	Retrograde Cholangiopankreatikographie (ERCP) *G. Lux*	135
2.3	Transpapilläre Endoskopie (Cholangioskopie, Pankreatikoskopie) *J. F. Riemann*	151
2.4	Perkutane transhepatische Cholangioskopie *W.-R. Martin, J. F. Riemann*	159
2.5	Endoskopische Therapie an Gallenwegen und Pankreas *N. Soehendra*	165
2.6	Enteroskopie *P. Frühmorgen*	179
2.7	Proktoskopie, Rektosigmoidoskopie *P. Frühmorgen*	185
2.8	Kolo-Ileoskopie *P. Frühmorgen*	190
2.9	Intraoperative und frühpostoperative Endoskopie *B.C. Manegold, U. Gerlach, H. Schmidt*	205
2.10	Perkutane endoskopische Gastrostomie (PEG) *P. Frühmorgen*	217
2.11	Endoskopische Fremdkörperextraktion *P. Frühmorgen*	223
2.12	Notfallendoskopie bei akuten Gastrointestinalblutungen *P. Frühmorgen*	233
2.13	Varizensklerosierung von Ösophagus- und Fundusvarizen und Gummibandligatur *K. J. Paquet*	240
2.14	Polypektomie *P. Frühmorgen*	256
2.15	Endoskopische Therapie gastrointestinaler Tumoren und Stenosen *R. Sander*	263
2.16	Laparoskopie *K. Friedrich, H. Henning*	276
2.17	Endoskopischer Ultraschall *T. Rösch, A. M. Kassem*	284

Stichwortverzeichnis 295

Allgemeiner Teil 1

H. D. Allescher · M. Exner · P. Frühmorgen · M. Kist · O. Leiss
V. Manss · J. Phillip · B. Sauer · T. Schmidt-Wieland
M. Staritz · M. Stolte

1.1 Raumplanung, Einrichtung, Organisation und Instrumentarium einer Endoskopieabteilung 3

1.2 Personalbedarfsberechnung (Ärzte und Assistenzpersonal) in der Endoskopie 12

1.3 Elektronische Datenverarbeitung (Text- und Bilddokumentation, Befunderstellung) 16

1.4 Tele-Endoskopie – Dialog-, Konferenz- und Telemedizin 25

1.5 Infektionsrisiken, Hygiene und Geräteaufbereitung in der Endoskopie 33

1.6 Qualitätsmanagement in der Endoskopie 49

1.7 Komplikationen bei endoskopischen Untersuchungen 56

1.8 Gastroenterologie und Pathologie: Wann, wo und wie punktieren und biopsieren 67

1.9 Mikrobiologische und molekularbiologische Untersuchungen in Biopsaten 93

1.10 Medikation vor und während endoskopischer Untersuchungen 101

1.11 Aufklärung vor endoskopischen Untersuchungen 106

Raumplanung, Einrichtung, Organisation und Instrumentarium einer Endoskopieabteilung

J. Phillip

Die rasante Ausweitung der Endoskopie innerhalb eines viertel Jahrhunderts ist durch den sukzessiven Ersatz der früher zum gastroenterologischen Alltag gehörenden radiologischen Untersuchungen, vor allem des Magens und des Kolons, bedingt. Primäre konventionelle Röntgenuntersuchungen dieser Organe sind heute lediglich noch ein Generations-, gelegentlich auch ein Amortisationsproblem bei vorhandenen Röntgeneinrichtungen. Die therapeutische Endoskopie, insbesondere die Polypektomie, Papillotomie, Drainageverfahren und endoskopische Blutstillung wird heute auch in kleinen Krankenhäusern, zum Teil auch in der ambulanten Fachpraxis durchgeführt, häufig ohne notwendigen Standards bezüglich Qualität und Ökonomie Rechnung zu tragen. Bei zunehmendem Kostendruck und Personalknappheit sind eine optimale Raumplanung, eine funktionsgerechte Einrichtung und ein bedarfsgerechtes Instrumentarium Grundvoraussetzungen für einen geordneten und wirtschaftlichen Betriebsablauf sowie eine gute Ergebnisqualität.

Normative Vorgaben, Richtlinien, DIN-Vorschriften und die Qualitätssicherung bestimmen zunehmend auch die Endoskopie, die sich bei kleinen und kleinsten Endoskopieeinheiten und in der Praxis auch im wirtschaftlichen Bereich auswirken können [22].

Die Literatur über Raumplanung und Einrichtung einer Endoskopieabteilung ist relativ spärlich [2, 11, 14]. Die folgenden Vorgaben beruhen zum großen Teil auf den Ergebnissen einer von M. Classen initiierten Arbeitsgruppe, an der führende Experten aus der Endoskopie, Hygiene, dem Krankenhausbau, der Medizintechnik und den Endoskopherstellern beteiligt waren [18]. Sie beziehen sich auf eine große, optimal eingerichtete Endoskopieeinheit. Auf manches kann bei kleineren Abteilungen verzichtet werden, ein Großteil davon ist jedoch essentiell oder nach den gängigen Vorschriften erforderlich.

Raumplanung

Die Planung einer Endoskopieabteilung ist von Bauvorschriften, von der Medizintechnik, von Hygienevorschriften und Untersuchungsabläufen geprägt. Deshalb sind neben dem Architekten und den Fachingenieuren für Heizung, Lüftung, Sanitär, Elektro und medizinische Gase auch die Vertreter der Medizinfachfirmen wichtige Partner im Planungsprozeß. Einige grundsätzliche Erwägungen müssen im Vorfeld geklärt werden:

- Zentrum, Klinik oder Fachpraxis
- Neubau oder Umbau
- vorhandener Bestand an Geräten und Einrichtungen
- geplante und mögliche Erweiterungen
- Art und Anzahl der durchzuführenden Untersuchungen
- geplante personelle Besetzung
- finanzielle Möglichkeiten
- Wirtschaftlichkeit

Rechtliche Vorschriften

Vorschriften zum Bau von Endoskopieeinheiten sind in der „Verordnung über den Bau und den Betrieb von Krankenhäusern" [9] enthalten. Sie können auch für bauliche Anlagen außerhalb von Krankenhäusern (z.B. große Endoskopiepraxen) gelten. Bei Neubauten sind bereits im Vorfeld einschlägige DIN-Normen zu beachten. Insbesondere sollten frühzeitig die Standards im Hinblick auf Lüftungsanlagen und Notstromversorgung festgelegt werden, um eine wirtschaftliche Installationsführung zu gewährleisten.

Unter anderem sind folgende Bestimmungen zu beachten:

- DIN 13080: „Gliederung des Krankenhauses in Funktionsbereiche und Funktionsstellen". Im Beiblatt 1 ist dabei die Funktionsstelle „Endoskopie" dem Funktionsbereich „Untersuchung und Behandlung" zugeteilt [3].
- DIN VDE 0107: „Starkstromanlagen in Krankenhäusern und medizinisch genutzten Räumen außerhalb von Krankenhäusern". In den zugehöri-

gen Beiblättern wird u. a. ein leitfähiger Fußbodenbelag zur Vermeidung elektrostatischer Aufladungen bei Verwendung nicht geerdeter medizinischer Geräte gefordert [7].
- DIN 1946: „Raumlufttechnik", in der vor allem hygienische Aspekte eine Rolle spielen. Die Endoskopieräume werden hierin der Raumklasse II zugeordnet, die übliche Anforderungen an die Keimarmut beinhaltet. Gute Be- und Entlüftung ist besonders für die Koloskopie- und ERCP-Räume erforderlich. Auch in Räumen, in denen die Instrumentenaufbereitung durchgeführt wird, muß die Belastung der Luft durch Desinfektionsmittel berücksichtigt werden [5].
- DIN 13260, Teil 1 „Versorgungsanlagen für medizinische Gase" enthält Anforderungen an die Konstruktion, Installation, Dokumentation und Prüfung von zentralen Versorgungsanlagen und Rohrleitungssystemen für medizinische Gase (u. a. für Sauerstoff und Druckluft) und Vakuum, um die kontinuierliche Versorgung der Patienten sicherzustellen [4].
- VDE 070 enthält Bestimmungen für elektromedizinische Geräte [24].
- DIN 6812 regelt die Einrichtung medizinischer Röntgenanlagen bis 30 kV, Strahlenschutzregeln für die Einrichtung [6].

Für alle medizinisch-technischen Geräte, die in Endoskopieeinheiten zum Einsatz kommen, ist auf das *Medizinproduktegesetz (MPG)* hinzuweisen [1], das seit dem 01.01.1995 gültig ist (Übergangsregelung bis 14.06.98). Medizinprodukte, die nach dem 01.01.1995 in Verkehr gebracht werden, müssen zum Nachweis der grundlegenden Anforderungen mit der *CE-Kennzeichnung* versehen sein. Das MPG erweitert die Verantwortung des Anwenders im Vergleich zur MedGV. Für den Anwender besteht die zusätzliche Verpflichtung, vor der Anwendung entscheiden zu müssen, ob von dem Medizinprodukt eine Gefährdung ausgeht. Die Entscheidung über die Zulässigkeit der Anwendung eines aktiven Medizinprodukts trifft verantwortlich der Anwender. Dem Hersteller obliegt die Verantwortung, ein „gefährdungsfreies" aktives Medizinprodukt zur Verfügung zu stellen.

Funktionskonzepte

Während der Entwurfsplanung, wie z. B. der funktionalen Zuordnung der einzelnen Räume, ist die Beratung der Planer durch den Nutzer unbedingt anzustreben. In dieser Planungsphase ist vorzugeben, wie die einzelnen Räume angeordnet werden sollen, um später einen reibungslosen Betriebsablauf mit „kurzen Wegen" garantieren zu können. Zu berücksichtigen sind dabei sowohl die Wege des Patienten, der Ärzte und des Pflegepersonals als auch der Weg der medizinischen Gebrauchsgüter.

Wichtig ist auch die räumliche Zuteilung der Endoskopie zu anderen, verwandten Funktionsbereichen. Dies gilt besonders für die Sonographie, da diese der Endoskopie in vielen Fällen direkt vorgeschaltet ist. Interventionelle Sonographie und Endosonographie bilden das Bindeglied zur Endoskopie und werden häufig von den endoskopierenden Ärzten durchgeführt. In kleineren Abteilungen, in denen keine eigene Röntgenanlage für kombinierte endoskopisch-radiologische Untersuchungen zur Verfügung steht, ist neben der wünschenswerten räumlichen Nähe zumindest eine feste zeitliche Absprache für die Benutzung der radiologischen Anlagen zu vereinbaren, um unnötige Wartezeiten zu vermeiden.

Zentrale oder dezentrale Endoskopie

Die Frage einer zentralen oder dezentralen Endoskopieeinheit hängt im wesentlichen von der Größe und Schwerpunktbildung des jeweiligen Krankenhauses ab. In den meisten kleineren und mittleren Häusern ist eine zentrale Endoskopieeinrichtung für Gastroenterologie, Pneumologie und Chirurgie ökonomisch sinnvoll und erstrebenswert, da durch bessere Ausnutzung Raum, Instrumentarium und Personal eingespart werden können. In großen Häusern ist häufig die internistische Endoskopie von der chirurgischen getrennt. Die Endoskopie des Chirurgen und die des Internisten hat jedoch nur für eine beschränkte Zahl ihrer Patienten spezifische Besonderheiten. Größer sind die Gemeinsamkeiten. Gemeinsam sind das Instrumentarium, der umfangreiche Bedarf an Funktionsräumen, an ausgebildetem Personal in der Pflege, der hohe Qualitätsanspruch bei der Wiederaufbereitung und Instandhaltung der Geräte, an Dokumentation und Weiterbildung. Wenn die Zuständigkeit in der ärztlichen Betriebsführung, der endoskopische Einsatz im Notfall und ad hoc, die Verfügbarkeit spezieller Gerätschaften sowie die Möglichkeit der Anästhesie für die Chirurgie einvernehmlich geregelt wäre, dürfte einer interdisziplinären Nutzung einer zentral gelegenen Endoskopieeinheit nichts im Wege stehen [13]. Nach Manegold würden unterschiedliche Denkweisen im Konsens dem gemeinsamen Patienten nur zugute kommen. Interdisziplinäre Zusammenarbeit scheitere aber oft an den drei therapieresistenten Hospitalkeimen: Neid, Eitelkeit und Borniertheit [13].

Im eigenen Haus mit ca. 400 Betten sind gastroenterologische Endoskopie, Pneumologie, interne Sonographie und chirurgische Endoskopie sowie die urologische Endoskopie und HNO-ärztliche Belegabteilung zentral organisiert. Die Urologen profitieren von der endoskopischen Röntgeneinrichtung, die HNO-Ärzte mit eigenem Untersuchungsraum vom Assistenzpersonal. Aufgrund der erhöhten Auslastung können dadurch auch die Rufbereitschaft des Assistenzpersonals für alle Disziplinen aufrechterhalten und Fehlzeiten bei Urlaub und Krankheit besser ausgeglichen werden. Minimal invasive chirurgische Eingriffe, gynäkologische Endoskopie und Arthroskopie erfordern sterile Eingriffsbedingungen und sind in der Regel fachspezifisch organisiert. Bei geringer Frequenz sind diese Räume jedoch für sterile Eingriffe in der gastroenterologischen Endoskopie, z. B. die Laparoskopie, mitbenutzbar.

Raumbedarf

Für die Festlegung des Raumbedarfs muß der Umfang des Leistungsspektrums klar umrissen sein. Die folgenden Anforderungen beziehen sich wieder auf eine optimale, große Endoskopieabteilung. Abstriche ergeben sich naturgemäß aufgrund der Endoskopiefrequenz und Art der Untersuchungen. Individuelle Bedürfnisse der anderen Disziplinen sind bedarfsweise zu berücksichtigen.

Die Funktionsstelle „Endoskopie" umfaßt folgende 4 Raumgruppen [mod. nach 15]:

Haupträume
- Endoskopiegrundräume, Anzahl abhängig von Untersuchungsspektrum und Frequenz
- Vorbereitungsräume
- Umkleideräume für Patienten

Nebenräume
- Instrumentenaufbereitungsraum, rein und unrein
- Geräteraum
- Putzraum
- Erschließungsräume
- Anmeldezone
- Wartezone für gehfähige und liegende Patienten
- Patienten-WC einschließlich Behindertentoilette
- Archiv- bzw. Dokumentations- und Diktierraum
- Personalräume
- Umkleideräume für Personal
- Dienstraum für Ärzte
- Dienstraum für Schwestern
- Aufenthaltsraum
- Personal-WC

Endoskopiegrundraum

Bei der funktionellen und baulichen Gestaltung von Endoskopieeinheiten sind neben den bereits erwähnten Vorschriften auch die speziellen „Richtlinien für Krankenhausinfektionen" zu beachten [20, 21]. Die Raumaufteilung muß dem Infektionsrisiko des Eingriffs in der betroffenen Körperregion Rechnung tragen. Deshalb sollen für Eingriffe in Körperbereichen, die in der Regel keimfrei sind (z. B. Laparoskopie) und für Eingriffe in keimbesiedelte Körperbereiche gesonderte Räume zur Verfügung stehen. Ist dies aus räumlichen Gründen undurchführbar, ist eine zeitliche Trennung unter Berücksichtigung der hygienischen Anforderungen (Reihenfolge, Flächendesinfektion, Ver- und Entsorgung) unabdingbar.

Die Anzahl der Endoskopieräume richtet sich nach der Untersuchungsfrequenz. Ausgehend von einem Endoskopiegrundraum können die weiteren Räume je nach Untersuchungsart ergänzend bestückt werden. Im Endoskopiegrundraum können prinzipiell alle endoskopischen Techniken durchgeführt werden, die kein fest eingebautes Röntgengerät benötigen. Genügt infolge geringerer Untersuchungszahlen ein einziger Standardendoskopieraum, so ist mit längeren Aufbereitungszeiten zur Reinigung und Desinfektion zu rechnen.

Unabdingbar ist jedoch immer ein eigener Raum für die Reinigung und Desinfektion der Instrumente (Mindestgröße 15–18 m² Grundfläche). Dem Patienten kann während der Untersuchung nicht die Prozedur der Instrumentenaufbereitung zugemutet werden. Auf eine strikte Trennung bei der Aufbereitung der Instrumente für den oberen und unteren Verdauungstrakt sowie der reinen und unreinen Arbeitsflächen ist zur Vermeidung von Kontaminationen unbedingt zu achten. Auch die anderen Nebenräume, z. B. Lagerraum, Vorraum und Umkleideraum, sind nicht in den Grundraum integrierbar und räumlich zu trennen. Sind mehrere Funktionsräume erforderlich, ist aus hygienischen Gründen in jedem Falle der „Zugang von oben" und „Zugang von unten" zu berücksichtigen.

Der Endoskopieraum muß mindestens 30–35 m² betragen, da bei jedem endoskopischen Eingriff ein Notfall eintreten kann, der den Einsatz von Reanimations-, Narkose-, Röntgen- und anderen Geräten zusammen mit dem notwendigen Bedienungspersonal erfordern kann. Die hierfür benötigten Stellflächen sind zu berücksichtigen. Bewährt haben sich in diesem Zusammenhang Fußbodensteckdosen und Deckenampeln, da dadurch Stellflächen freiwerden und mehr Bewegungsfreiheit herrscht.

Im folgenden sind die wichtigsten Punkte, die für Bau und Einrichtung eines Endoskopiegrundraumes erforderlich sind, stichwortartig zusammengestellt:

Allgemeine bauliche Bedingungen

- Größe: 30–35 m², lichte Höhe 3 m bis 3,10 m, bes. bei Deckenampeln

- Anschlüsse für Raumbeleuchtung, Röntgenanlage, Röntgenschaukasten, EDV, Endoskopiewagen, Zusatzgeräte, Laser etc.
- Ersatzstromversorgung
- Druckluftanlage, evtl. auch für Narkosegase raumlufttechnische Anlagen (Be- und Entlüftung mit Kühlung und C-Filter bei fensterlosen Räumen
- Tageslicht wünschenswert, Abdunkelung muß möglich sein, Dimmer
- Schalldämmung, Isolierung
- hygienische Anforderungen an Boden und Wände
- Heizung
- Rauchmelder
- Telefon und Rufanlage

Fest eingebaute Ausstattung

- 1 Untersuchungsleuchte
- 1 Arbeitsplatzbeleuchtung für Instrumentiertisch
- Deckenampeln für Gase, Vakuum, Monitor
- Röntgenschaukasten
- 2 Ablageplatten bzw. Arbeitsflächen
- Medikamenten- und Betäubungsmittelschrank
- Kühlschrank
- Einbauschränke und Schubladen zur Aufbewahrung der Instrumente und Untersuchungsutensilien
- Endoskopschrank mit Halterungen für flexible Endoskope
- Wandhalter für Einmalhandschuhe und Einmalschürzen

Bewegliche Ausstattung

- 1 Kaltlichtquelle
- 1 Absauggerät
- 1 Pulsoxymeter
- 1 Hochfrequenzchirurgiegerät (auch mit Deckenampel möglich)
- 1 Endoskopiegerätewagen mit Instrumentiertischplatte
- 1 Untersuchungsliege, fahrbar, verstellbar, strahlendurchlässig
- 1 Entsorgungswagen für Instrumentarium, Wäsche und Abfall
- Infusionsständer
- evt. fahrbares Röntgengerät
- Monitor für Videoanlage (auch mit Deckenampel möglich)

Notfallausrüstung

- Defibrillator, EKG, Notfallkoffer mit Beatmungsgerät, beweglicher Notfallendoskopiewagen (s. auch Kapitel 1.7)

Zusatzausstattung für bestimmte Funktionsräume

Koloskopieraum

- Totalabdunkelungsmöglichkeit für Diaphanoskopie
- Dimmer
- Röntgenbildwandler (C-Bogen) mit Deckenmontage, alternativ fahrbare Röntgenbildverstärkungskette

ERCP-Raum

- Hochleistungsfähiges Röntgengerät mit Zielgerät für Großaufnahmen
- Bildverstärker-TV mit hoher Auflösung
- Einhandbedienung des Röntgengerätes
- Fußschalter für Durchleuchtung

Nutzungsmöglichkeiten für die einzelnen Räume

Je nach Auslastung können in den verschiedenen Funktionsräumen weitere Untersuchungen durchgeführt werden:

Gastroskopieraum

- Operative Endoskopie des oberen G.I.-Traktes einschließlich Sklerosierung, Banding, Polypektomie, Fremdkörperextraktion
- Bronchoskopie
- pädiatrische Endoskopie
- Notfallgastroskopie

Koloskopieraum

- Proktologie
- Rektosigmoidoskopie
- Urologie

ERCP-Raum

- Alle operativ-therapeutische Verfahren
- perkutan-transhepatische Cholangiographie und Drainage
- perorale Cholangio-Pankreatikoskopie
- Bronchographie
- Bougierungen
- Tubuseinlagen im Ösophagus

Laparoskopieraum

- Bronchoskopie
- Mediastinoskopie
- Beckenkammbiopsie
- Leberbiopsie, wenn fahrbares Ultraschallgerät vorhanden
- Punktion von Körperhöhlen
- sterile Eingriffe

Da die Laparoskopiefrequenz aufgrund der Weiterentwicklung der Sonographie mit gezielter Punktionsmöglichkeit in den letzten Jahren stark rückläufig ist, kann in kleineren Abteilungen für die Laparoskopie und andere aseptische Eingriffe auf einen aseptischen Operationsraum in der Chirurgie oder Gynäkologie ausgewichen werden, um Raum für andere Untersuchungen zu gewinnen.

Ein *Mehrzweckraum* sollte der Endoskopie angeschlossen sein für:

- Funktionsteste
- Manometrie
- Laboruntersuchungen

Auslastung der Räume

Die Auslastung der Räume richtet sich nach den durchschnittlichen Untersuchungszeiten [19, 23]. Sie schwankt nach Art und Umfang der endoskopischen Eingriffe. Etwa 20% der Gesamtzeit sollten für die allgemeinen Vorarbeiten sowie Zwischen- und Endreinigung der Räume eingerechnet werden. Eine zu hohe Auslastung oder ein Schichtbetrieb sind nicht sehr sinnvoll, da die Patienten bei allen Untersuchungen nüchtern sein müssen und das Warten bis zum späten Nachmittag häufig nicht zumutbar ist. Die folgende Tabelle 1 gibt eine Übersicht über die durchschnittliche Auslastung der Räume:

Tabelle 1. Auslastung der Untersuchungsräume

Untersuchungsart	Untersuchungen/Tag
Gastroskopie (ÖGD)	10–15
Koloskopie	6–8
ERCP	4–6
Proktoskopie (mit Therapie)	10–15
Laparoskopie	4–6

Nebenräume

Nachsorgeraum

Zu einer endoskopischen Untersuchung gehört neben einer adäquaten Vorbereitung, exakten technischen Durchführung und Überwachung während der Untersuchung auch eine entsprechende Nachsorge. Diese Nachbetreuung hängt sehr stark von den Ereignissen während des Eingriffes ab.

Ein nicht-sedierter Nicht-Risiko-Patient kann sicherlich nach Routineuntersuchungen rasch wieder die Klinik bzw. die Praxis verlassen. Es genügt ein normaler Aufenthaltsraum bis zur Entlassung, der auch gemeinsam mit der Sonographieeinheit benutzt werden kann. Dagegen sollte ein Risiko-Patient, selbst wenn er nicht sediert wurde, noch für einen gewissen Zeitraum in Abhängigkeit von der zugrundeliegenden Problematik nachbeobachtet werden.

Für den sedierten Nicht-Risiko-Patienten muß eine Möglichkeit geschaffen sein, wo er unter Überwachung aufwachen kann [16]. Er sollte erst entlassen werden, wenn ihm ein Arzt die Entlassungsfähigkeit bestätigt hat.

Der sedierte Risikopatient muß unter weiterer technischer Überwachung bleiben, bis er vollständig wach und über längere Zeit beschwerdefrei ist, ggf. auch unter Intensivbedingungen.

Stationäre Patienten können in der Regel nach der Untersuchung in der Station weiterbetreut werden. Eine exakte Übergabe ist jedoch unbedingt zu gewährleisten. Ein „Parken auf dem Gang", bis der Patient abgeholt wird, ist nicht zulässig. Ggf. bietet sich auch hier ein Zwischenaufenthalt des Patienten im Nachsorgeraum für ambulante Patienten an, um den Untersuchungsraum zeitlich zu entlasten.

Die Größe des Nachsorgeraumes und der benötigten Liegen läßt sich aufgrund der durchschnittlichen Nachbeobachtungszeit und der Anzahl der erforderlichen Plätze in etwa errechnen.

Durchschnittlich werden für 3 Patienten 1 Bett pro Tag bzw. 1 Bett für 750 Patienten pro Jahr veranschlagt [10]. Die Nachbeobachtungszeit für ambulante Patienten ist in Tabelle 2 als Richtlinie dargestellt.

Dokumentationsraum

Zunehmende Bedeutung gewinnt die Videoendoskopie durch eine mögliche Vernetzung mit einem geeigneten EDV-System. Der frühere Diktierraum entwickelt sich immer mehr zu einer Dokumentationszentrale, in der vor Ort Bilder ausgesucht, archiviert, in den Befundbericht integriert und sofort an die Station oder den einweisenden Arzt weitergeleitet werden können. Gleichzeitig lassen sich das Verbrauchsmaterial und die entsprechenden Leistungsziffern eingeben, auf die die zuständigen Verwaltungsstellen Zugriff haben. Voraussetzung dazu ist

Tabelle 2. Nachbeobachtungszeit für ambulante Patienten

Untersuchungsart	Zeit in Stunden
Gastroskopie (ÖGD)	$^1/_2$
Koloskopie	1
Gastroskopie mit therap. Eingriff	2–3
Polypektomie	3
ERCP	3
Leberblindpunktion	3

eine Schnittstelle zu den allgemeinen Patientendaten (siehe Kapitel 1.3).

Baupläne

Allgemein gültige Planungsbeispiele sind hier nur schwer zu geben. Sie müssen die Möglichkeiten des jeweiligen Hauses und die Größe der Endoskopieeinheit berücksichtigen und sollten individuell vom Krankenhausarchitekten in Zusammenarbeit mit den Beteiligten ausgearbeitet werden. Abbildung 1 zeigt einen Planausschnitt der neu errichteten Endoskopieabteilung der II. Medizin. Klinik des Krankenhauses rechts der Isar der Technischen Universität München [12]. Bei dieser Planung wurden je 2 Untersuchungsräumen 1 Vorbereitungsraum vorgeschaltet, flankiert von je 1 Umkleidekabine mit Naßzelle. Hierdurch konnte eine entscheidende Flächenersparnis erzielt werden (Abb 1). Insgesamt wurden 5 Untersuchungsräume mit vorgeschalteten Vorbereitungs- und Umkleidebereichen, 1 Reinigungs- und Sterilisationseinheit mit Lager, die sich, um kurze Wege für das Personal zu erreichen, in der Mitte der Raumanordnung befindet, sowie Anmeldung, Archiv und Wartebereich an einer Flurseite angeordnet. Auf der gegenüberliegenden Seite wurden der Raum für Pflegekräfte mit Nebenräumen, wiederum zentral gelegen, sowie der Umkleidebereich für das Personal untergebracht. Wegen der beengten Situation mußten die notwendigen Arzträume ins Erdgeschoß verlegt werden. Die hauptsächlich für die RTL-Anlage notwendige Technikzentrale wurde über dem Neubau angeordnet, was im Hinblick auf die Installationsführung eine sehr wirtschaftliche Lösung ergab. Bei einer lichten Raumhöhe von 3,0 m wurden die Installationskanäle und -leitungen im Zwischendeckenbereich bzw. in der Dachzone des Pultdaches geführt. Die abgehängten Decken sind demontierbar, um in der Nachrüstbarkeit der Installation flexibel zu sein.

Instrumentarium

Für einen optimalen Arbeitsablauf sollten für jeden Endoskopieraum 2-3 vollwaschbare Endoskope eines ähnlichen Verwendungstyps vorhanden sein (eines im Gebrauch, eines bei der Desinfektion und eines im Hintergrund bei evt. Ausfällen). Spezialendoskope für besondere Untersuchungen sind wünschenswert, aber wohl nur in größeren Abteilungen rentabel. Eine geringere Anzahl an Geräten kann die Wartezeit zwischen den Untersuchungen beträchtlich erhöhen, da der limitierende Faktor die bislang noch lange Desinfektionszeit des Endoskopes von ca.

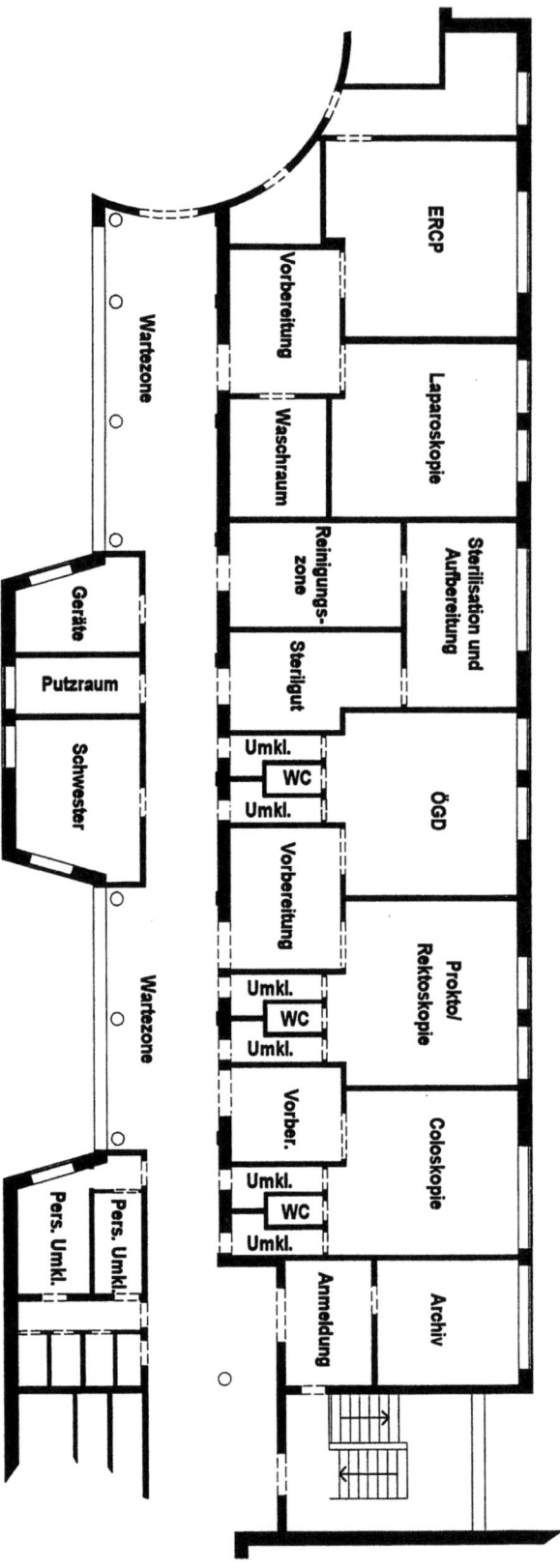

Abb. 1. II. Medizinische Klinik und Poliklinik der TU München Klinikum rechts der Isar, Endoskopie, Planausschnitt, Direktor: Professor Dr. M. Classen

45 Minuten ist. Eine unzureichende Aufbereitung infolge Endoskop- und Instrumentenmangels ist als grobe Fahrlässigkeit anzusehen! [8] Ein „Methodenmix" bei Verwendung eines einzigen Arbeitsplatzes mit ÖGD, Koloskopie und therapeutischen Eingriffen hilft zwar Geräte einsparen, erschwert aber die zeitliche Planung und erfordert aus hygienischen Gründen häufigere Reinigungen des Raumes. Auch die Ausfallzeit eines Endoskopes bei einer Reparatur muß berücksichtigt werden, bei Bedarf sollte ein Leihgerät zur Verfügung stehen. Ersatzteile wie Ventile und Dichtungen müssen in ausreichender Zahl vorhanden sein, um unnötige Ausfälle zu verhindern.

Für höhere Untersuchungsfrequenzen gelten die in Tabelle 3 angegebenen Kennzahlen.

Empfehlungen zur Wahl von Endoskopen brauchen an dieser Stelle nicht gegeben werden. Alle führenden Endoskophersteller bieten vergleichbare und kompatible Geräte in verschiedensten Varianten an. Entscheidend sind die persönliche Erfahrung des Untersuchers und der Kundendienstservice. Im Rahmen der Hygienevorschriften müssen ältere, noch nicht vollwaschbare Geräte möglichst rasch ausgetauscht werden. Bei Neuanschaffungen ist zudem der Trend zur Videoendoskopie zu berücksichtigen. Die neuen Systeme erlauben heute auch kombinierte Anwendungsmöglichkeiten, so daß eine geplante Umstellung langsam erfolgen kann.

Die Lebensdauer von flexiblen Endoskopen beträgt nach Herstellerangabe ca. 3 bis 7 Jahre, hängt aber auch entscheidend von den Benutzern und natürlich von der Häufigkeit des Einsatzes ab:

Gastroskope: 2000–3000 Einsätze
Koloskope: 1000–3000 Einsätze
Duodenoskope: 200– 300 Einsätze

Die Reparaturkosten für Endoskope betragen bei sachgerechter Anwendung durchschnittlich DM 2000,– und können sich bei unsachgemäßer Anwendung und Wartung auf ein Vielfaches davon steigern. In 6 Jahren muß ein Endoskop ca. 7 mal zur Reparatur [8]. Bei Anschaffungskosten von der Größenordnung eines Mittelklassewagens sollte dem Käufer bewußt sein, daß sich die „Führerscheinkosten" in Form von Kursen und Weiterbildungsveranstaltungen für Ärzte und Assistenzpersonal allemal lohnen.

Zubehörteile

Insbesondere bei den Zubehörteilen ist darauf zu achten, daß sie für den entsprechenden Gerätetyp geeignet und voll funktionsfähig sind. Verbogene Dorne an Biopsiezangen oder für den Instrumentierkanal zu dicke Zangen können leicht zu Defekten an den Kanälen führen, die erhebliche Reparaturkosten bedingen.

Um eine gewissenhafte Aufbereitung zu ermöglichen, werden sterilisierbare Zubehörteile in mehrfacher Ausführung benötigt wie:

- Biopsiezangen
- Scheren und Faßzangen
- Injektionsnadeln zur:
  - Sklerosierung
  - Injektion
  - Fibrinklebung
- verschiedene ERCP- Katheter
- Dormiakörbchen und Lithotriptoren
- Ballonkatheter
- Dilatatoren
- Mehrstufenbougies
- unterschiedliche Führungsdrähte
- Sonden

Die wichtigsten sterilen Einmalprodukte sind:

- Ösophagus-Varizenligatur-Set
- Gallengangs- und -Pankreasendoprothesen mit Zubehör
- Ösophagusprothesen und andere Stents
- Verweilsonden

Im Rahmen der endoskopischen Hochfrequenzchirurgie sind erforderlich:

- Diathermieschlingen verschiedener Größe
- Papillotome, Diathermiemesser
- Koagulationssonden

Auch das Endoskopzubehör muß in ausreichender Zahl vorhanden sein wie:

- Biopsieventilkappen
- Absaug- und Luft-/Wasserventile
- Distalkappen
- Dichtungsringe
- Beißringe
- Wasserflaschen
- Absaugsysteme
- verschiedene Reinigungsbürsten

Tabelle 3. Anzahl der Endoskope bei höheren Untersuchungsfrequenzen

Untersuchung	Frequenz pro Tag	Anzahl der Geräte
Gastroskopie (ÖGD)	über 10	5
Koloskopie	5–8	4
ERCP	über 5	4
Proktoskopie	5–8	8
Sigmoidoskopie	mehr als 10	4–6, ersatzweise Koloskope
Laparoskopie	bis 4	4

Eine Vielzahl der o. g. Zubehörteile werden inzwischen sowohl als Einweg- wie auch als Mehrwegprodukte angeboten. Die Frage, was günstiger ist, hängt von verschiedenen Faktoren ab [17]. Die Wahl des Zubehörlieferanten sollte sich nicht an den Beschaffungspreisen orientieren, sondern an der Wirtschaftlichkeit bzw. den Kosten pro Einsatz. Je höher die Lebensdauer eines Instrumentes, desto geringer wird das Gewicht des Anschaffungswertes. Einweg-Instrumente müssen erheblich billiger als Mehrweginstrumente sein, um rentabel zu werden.

Bei sachgerechter Anwendung kann man für die am häufigsten gebrauchten Zusatzinstrumente mit folgender *Lebensdauer* rechnen:

- Biopsiezangen   90 Einsätze
- Diathermieschlingen   2–6 Einsätze
- ERCP-Katheter   4–14 Einsätze
- Papillotome   5–10 Einsätze
- Lithotriptorkorb   1 Einsatz
- Führungsdraht (Terumo)   1 Einsatz
- Führungsdraht (Teflon)   1–3 Einsätze
- Pusher   1–5 Einsätze.

Organisation und Verwaltung

Bei einer Abteilung mit mehreren Untersuchungsplätzen und parallelen Untersuchungsabläufen ist eine überlegte Terminvorgabe erforderlich, um unzumutbare Wartezeiten für alle Beteiligten zu vermeiden. Zeiten für evtl. notwendige Sofort- und Notfalluntersuchungen sind freizuhalten. Bei der Einteilung untergeordneter Ärzte muß die Möglichkeit der Überwachung und des sofortigen Eingreifens bei unklaren Befunden und auftretenden Komplikationen gegeben sein.

Auch das Assistenzpersonal muß eingeteilt werden.

Jede Assistenz ist in dem ihr zugeteilten Untersuchungsraum insbesondere verantwortlich für:

- die Vorbereitung der jeweiligen Untersuchung
- den kontinuierlichen Ablauf
- die Assistenz bei sämtlichen Untersuchungen und Eingriffen
- die Nachsorge für den Patienten
- die sach- und fachgerechte Aufbereitung des Instrumentariums
- die Ordnung und Hygiene im Untersuchungsraum

Zu den regelmäßig wiederkehrenden organisatorischen Aufgaben des Endoskopiepersonals gehören:

- Bestellen von Einmalartikeln
- Bestellung und Überprüfung von Medikamenten
- laufende Wartung der Geräte und Instrumente
- Versand von medizinischem Untersuchungsgut
- Neubestellung von Zubehör
- evt. Befund- und Bildarchivierung

Zu den allgemeinen Aufgaben des leitenden Assistenzpersonals und Arztes zählen:

- Einholen von Angeboten
- Gespräche mit Vertretern
- Überwachung von gesetzlichen Bestimmungen (Strahlenschutz, Betäubungsmittel, Unfallverhütung, Überwachung des MPG und Einweisungen, Brandschutz, Datenschutz].

Im Rahmen der zunehmenden Datenvernetzung und von Rationalisierungsmaßnahmen haben sich gerade in den letzten Jahren die Zuständigkeiten für verschiedene hier angesprochene Punkte verschoben. Verwaltung mit zentralem Einkauf, Beauftragte für Strahlenschutz, Medizinproduktegesetz (MPG), Datenschutz, Hygiene usw. haben manche Aufgaben zentral übernommen. Nicht abgenommen wird uns die Verantwortung für die Überwachung dieser Tätigkeiten und eine fachliche Beratung in speziellen Dingen. Arzt und Assistenz sind hier in gleicher Weise gefordert. Es liegt auf der Hand, daß für diese Tätigkeiten nur bestgeschultes und motiviertes Personal zur Verfügung stehen sollte. Eine gute endoskopische Assistenz braucht Geschick für eine optimale Patientenversorgung und muß gleichzeitig Spezialist für Endoskope und Zubehörteile sein. Der Krankenhausträger und leitende Arzt sind verpflichtet, ausreichende Fortbildungsmöglichkeiten für Assistenzpersonal und Ärzte zu gewährleisten.

Literatur

1. Böckmann RD, Frankenberger H (1996) Durchführungshilfen zum Medizinproduktegesetz – Schwerpunkt Medizintechnik. Praxisnahe Hinweise, Erläuterungen, Textsammlung. Verlag TÜV Rheinland, Köln
2. Burton D, Ott BJ, Gostout CJ, Di Magno EP (1993) Approach to designing a gastrointestinal endoscopy unit. Gastrointest Endosc Clin N Am 3:5525–5540
3. DIN 13080: Gliederung des Krankenhauses in Funktionsbereiche und Funktionsstellen. Beuth Verlag Berlin (Juni 1987)
4. DIN 13260 Teil 1: Versorgungsanlagen für medizinische Gase – Zentrale Versorgungsanlagen und Rohrleitungssystem. Beuth Verlag Berlin (Dezember 1990)
5. DIN 1946 Teil 4: Raumlufttechnik-Raumlufttechnische Anlagen in Krankenhäusern. Beuth Verlag Berlin (Dezember 1989)
6. DIN 6812, Ausgabe April 1996 Medizinische Röntgenanlagen bis 300 kV, Regeln für die Auslegung des baulichen Strahlenschutzes. Beuth Verlag Berlin
7. DIN VDE 0107: Starkstromanlagen in Krankenhäusern und medizinisch genutzten Räumen außerhalb von Krankenhäusern. Beuth Verlag Berlin (Oktober 1994)
8. Euler K (1996) Bauliche und instrumentelle Voraussetzungen für die Endoskopie. Endopraxis 12:22–25

9. Krankenhausbauverordnung – Verordnung über den Bau und den Betrieb von Krankenhäusern – (KhBauVO) vom 21. Februar 1978 in: Beiblatt 1 zu DIN VDE 0107: Beuth Verlag Berlin (November 1989)
10. Larson DE, Ott BJ (1986) The structure and function of the outpatient endoscopy unit. Gastrointest Endosc 32:10–13
11. Lennard-Jones JE, Williams CB, Axon A, et al. (1991) Provision of gastrointestinal endoscopy and related services for a district general hospital: working party of the Clinical Services Committee of the British Society of Gastroenterology. Gut 32:95–105
12. Mack P (1998) Planung und Anforderungen einer Endoskopieabteilung aus der Sicht des Architekten. In: Phillip J, Allescher HD, Hohner R (Hrsg.) Endoskopie: Struktur und Ökonomie. Normed Verlag Bad Homburg
13. Manegold BC (1998) Anforderungen und Besonderheiten einer chirurgischen Endoskopie. In: Phillip J, Allescher HD, Hohner R (Hrsg.) Endoskopie: Struktur und Ökonomie. Normed Verlag Bad Homburg
14. Mulder CJ, Adriaan CT, Tan TL, Huibregtse K (1997) Guidelines for Designing an endoscopy Unit: Report of the Dutch Society of Gastoenterology. Endoscopy 29: Newsletter I–VI
15. Nae-Won Y, Labryga F (1992) Entwicklung von baulichen und betrieblichen Konzeptionen für die Endoskopie in Allgemeinen Krankenhäusern. Band 19 der Reihe Bauten des Gesundheitswesens. Schriftenreihe des Instituts für Krankenhausbau der Technischen Universität Berlin
16. Oeler R, Sauerbruch T (1993) Richtlinien für die Patientenüberwachung bei endoskopischen Untersuchungen in der Gastroenterologie. Z Gastroenterol 31:165
17. Persch A (1998) Kosteneffizienz von Endo-Therapie-Instrumenten. In: Phillip J, Allescher HD, Hohner R (Hrsg.) Endoskopie: Struktur und Ökonomie. Normed Verlag Bad Homburg
18. Phillip J, Allescher HD, Hohner R (Hrsg.) (1998) Endoskopie: Struktur und Ökonomie. Normed Verlag Bad Homburg
19. Phillip J, Sahl RJ, Ruus P, Rösch T, Classen M (1990) Zeitaufwand für endoskopische Untersuchungen. Eine Umfrage in der Bundesrepublik Deutschland. Z Gastroenterol 28:1
20. Richtlinien Krankenhausinfektion – Hygienische Untersuchungen in Krankenhäusern und anderen medizinischen Einrichtungen. (1994) Gustav Fischer Verlag, Stuttgart,
21. Richtlinien Krankenhausinfektion. Anforderungen der Hygiene bei endoskopischen Maßnahmen (1989) Gustav Fischer Verlag Stuttgart
22. Riemann JF, Birkner B, Hahn EG [1996) Qualitätsbeurteilung in der Endoskopie. Internist 37:830–838
23. Staritz M, Alkier R, Krzoska B, Holzer R, Grosse A (1992) Zeitbedarf für endoskopische Diagnostik und Therapie: Ergebnisse einer Multicenterstudie. Z Gastroenterol 30:509
24. Sudkamp N (1991) Elektrische Anlagen im Krankenhaus – Projektierung und Instandhaltung. 2. Auflage. Verlag TÜV Rheinland Köln (1990)

Kapitel 1.2

Personalbedarfsberechnung (Ärzte und Assistenzpersonal) in der Endoskopie

M. Staritz, B. Sauer

Die Berechnung des Personalbedarfes für die Diagnostik und Therapie in der gastroenterologischen Endoskopie ist an vielen Kliniken ein ständiger Streitpunkt zwischen ärztlichen und kaufmännischen Leitern dieser Einrichtungen.

Dieses Kapitel soll als Leitlinie zur Berechnung des Personalbedarfes für Ärzte und Assistenz dienen und eine Argumentationshilfe bei Verhandlungen zur Ermittlung eines fairen Stellenschlüssels bieten.

Ermittlung der Daten

Folgende Daten sind zu ermitteln:

1. Zeitaufwand für den individuellen endoskopischen Eingriff
   a) für Assistenzpersonal und
   b) für Ärzte.
2. Anzahl der Leistungen einer endoskopischen Einheit pro Jahr.
3. Zeitaufwand für Terminplanung, Verwaltung, Organisation, Personalführung und Statistik, Qualitätssicherung und andere wiederkehrende Maßnahmen.
4. Ausfallzeit der beschäftigten Mitarbeiter im Bereich des Assistenzpersonals und der Ärzte.

Zeitaufwand für den individuellen endoskopischen Eingriff

Der Zeitaufwand setzt sich sowohl bei Ärzten als auch beim Assistenzpersonal aus der Vorbereitung für die jeweilige Untersuchung, Durchführung der Untersuchung selbst sowie die Nachbereitung zusammen. Diese Begriffe sind getrennt für Ärzte und Assistenz in der Tabelle 1 mit einigen Aspekten beispielhaft für eine Vielzahl von Tätigkeiten erläutert.

Der Zeitbedarf für verschiedene Eingriffe ist für Ärzte in Tabelle 2 und für die Assistenz in Tabelle 3 wiedergegeben. Diese Zahlen entstammen einer an 156 Kliniken im gesamten Bundesgebiet durchgeführten Erhebung, in welche die Daten von insgesamt über 13 000 Patienten Eingang fanden [3].

Weitere Zahlen, die nur unwesentlich differieren, sind publiziert [2].

Tabelle 1. Definition der Begriffe Vorbereitung, Untersuchung und Nachbereitung

Ärzte	Assistenz
Vorbereitung	
– Aufklärung des Patienten	– Umgang mit dem Patienten
– Sichtung der Vorbefunde	– Vorbereitung der Untersuchung (Instrumente, Wäsche, etc.)
– Beantwortung von Fragen des Patienten zum Aufklärungsbogen	
– Sedierung	
Untersuchung	
– reiner Zeitaufwand für das endoskopische Verfahren	– reiner Zeitaufwand für das endoskopische Verfahren
Nachbereitung	
– Erstellen des Untersuchungsbefundes	– Umgang mit dem Patienten
– Besprechen des Untersuchungsbefundes mit dem Patienten	– Nachbeobachtung sedierter Patienten
– ärztliche Überwachung des Patienten	– Aufbereitung und Reinigung des Instrumentariums
– Formulare für Zusatzuntersuchungen ausfüllen (z. B. Histologie)	

Tabelle 2. Zeitbedarf für verschiedene Eingriffe (Ärzte)

Untersuchungsart	Vorbereitung $\bar{x}$ [s]	Untersuchung $\bar{x}$ [s]	Nachbereitung $\bar{x}$ [s]	Gesamtzeit	Stellenschlüssel	Ärzteminuten
ÖGD	6 (04)	14 (10)	7 (07)	27	1,25	34
Operative ÖGD	10 (07)	36 (23)	12 (09)	58	1,41	82
Ösophag.-Bougierung	7 (04)	21 (16)	9 (05)	37	1,31	48
Ösophag.-Sklerosierung	7 (05)	24 (16)	9 (07)	40	1,37	55
Duodenalsonde	6 (04)	23 (16)	7 (05)	36	1,29	46
Koloskopie	8 (05)	33 (19)	8 (04)	49	1,25	61
Operative Koloskopie	9 (05)	45 (27)	9 (05)	63	1,37	86
Sigmoidoskopie	6 (04)	16 (11)	7 (05)	29	1,17	34
Rektoskopie	5 (04)	10 (06)	6 (04)	21	1,12	23
Rektoskopische Bougierung	8 (04)	30 (18)	9 (04)	47	1,38	65
Proktoskopie	4 (03)	7 (05)	6 (04)	17	1,08	18
Proktosklerosierung	5 (02)	14 (15)	5 (03)	24	1,10	26
ERCP diagnostisch	10 (06)	34 (22)	11 (06)	55	1,46	80
ERCP + Papillotomie	10 (07)	51 (30)	11 (06)	72	1,47	106
ERCP + Cholangioskopie	10 (06)	58 (38)	13 (05)	81	1,64	133
ERCP + Papillotomie + mech. Lithotripsie	11 (07)	64 (38)	13 (07)	88	1,60	142
ERCP + mech. Lithotripsie	12 (07)	53 (33)	14 (06)	79	1,75	137
ERCP + elektrohydr. Lithotripsie	17 (10)	62 (42)	8 (02)	87	2,00	173
Nasobiliäre Sonde	9 (05)	67 (32)	12 (06)	88	1,48	130
Gallengangsdrainage	10 (05)	63 (38)	12 (05)	85	1,32	113
Leberblindpunktion	7 (05)	10 (07)	6 (05)	23	1,09	25
Laparoskopie	14 (07)	42 (21)	12 (07)	68	1,81	123
Endoskopische Sonographie	10 (05)	26 (12)	9 (05)	45	1,17	53
Thorakoskopie	17 (13)	114 (49)	20 (06)	151	2,00	303
Bronchoskopie	12 (11)	23 (13)	12 (10)	47	1,36	63
PEG	10 (08)	28 (22)	9 (06)	47	1,79	85
PTCD	11 (05)	45 (30)	13 (05)	69	1,43	98
Unterspritzung	7 (06)	35 (27)	9 (08)	51	1,33	68
EHT-Sonde	4 (06)	34 (39)	6 (08)	44	1,22	54
Tumorlaserung (Ösophagus)	6 (04)	28 (16)	9 (05)	43	1,29	56
Tumorlaserung (Rektum)	6 (03)	22 (10)	10 (03)	38	1,30	50
Tubusimplantation im Ösophagus	8 (04)	54 (31)	10 (04)	72	1,71	123
Kardiaspreng./Achalasie	7 (05)	18 (08)	7 (03)	32	1,46	47
Fibrinklebung	8 (04)	32 (12)	8 (03)	48	1,27	61
Pneumatische Dilatation	9 (04)	40 (17)	10 (04)	59	1,70	100
Beckenkammbiopsie	9 (07)	16 (09)	8 (04)	33	1,35	45

Besondere Beachtung sollte der Begriff „Stellenschlüssel" (Tabelle 2 und 3) erhalten. Hierbei handelt es sich um einen Multiplikator, der sich überwiegend auf die Untersuchungszeit bezieht und zur Anwendung kommt für Eingriffe, bei denen mehr als ein Arzt oder ein Mitarbeiter für die Assistenz erforderlich ist [3].

Anzahl der Leistungen einer endoskopischen Einheit pro Jahr

Die Ermittlungen der Anzahl der individuellen endoskopischen Leistungen ist durch fortlaufende statistische Buchführung in der endoskopischen Einheit zu ermitteln. Dazu wird mittlerweile an den meisten Kliniken, oft gestützt durch einen Zentralrechner, eine Datenbasis vorliegen. Ansonsten muß auf eine manuelle Buchführung zurückgegriffen werden.

Es ist wichtig, daß unmittelbar nach Beendigung des Eingriffes durch eine zuverlässige Person die Art des Eingriffes dokumentiert wird.

Zeitaufwand für Terminplanung, Verwaltung, Organisation, Personalführung und Statistik, Qualitätssicherung und andere wiederkehrende Maßnahmen

Die notwendigen zusätzlichen Tätigkeiten im Bereich des ärztlichen Dienstes und des Assistenzpersonals sind umfangreich und an verschiedenen Einrichtungen sehr unterschiedlich. Dazu sollte eine individuelle Erhebung an der jeweiligen Klinik durchgeführt werden [1].

Für den vom Autor übersehenen Bereich kann davon ausgegangen werden, daß pro Mitarbeiter und Tag mindestens eine Stunde an zusätzlichen Tätigkeiten veranschlagt werden muß. Dieser Zeitbedarf ist

Tabelle 3. Zeitbedarf für verschiedene Eingriffe (Assistenz)

Untersuchungsart	Vorbereitung $\bar{x}$ [s]	Untersuchung $\bar{x}$ [s]	Nachbereitung $\bar{x}$ [s]	Gesamtzeit	Stellenschlüssel	Assistentenminuten
ÖGD	10 (06)	13 (10)	21 (16)	44	1,22	53
Operative ÖGD	15 (09)	38 (24)	31 (19)	84	1,59	134
Ösophag.-Bougierung	13 (07)	21 (16)	22 (13)	56	1,25	70
Ösophag.-Sklerosierung	13 (07)	24 (16)	22 (13)	59	1,45	85
Duodenalsonde	11 (05)	25 (14)	17 (06)	53	1,38	73
Koloskopie	14 (16)	33 (20)	25 (18)	72	1,22	88
Operative Koloskopie	16 (15)	45 (28)	28 (14)	89	1,38	123
Sigmoidoskopie	12 (10)	16 (13)	21 (13)	49	1,11	54
Rektoskopie	9 (05)	10 (07)	13 (09)	32	1,03	33
Rektoskopische Bougierung	13 (05)	29 (18)	20 (11)	62	1,38	86
Proktoskopie	7 (06)	7 (05)	11 (08)	25	1,02	25
Proktosklerosierung	10 (05)	13 (15)	12 (07)	35	1,33	47
ERCP diagnostisch	19 (10)	34 (23)	27 (15)	80	1,35	108
ERCP + Papillotomie	19 (11)	51 (32)	31 (19)	101	1,41	142
ERCP + Cholangioskopie	19 (09)	53 (37)	30 (18)	102	1,61	165
ERCP + Papillotomie + mech. Lithrotripsie	20 (10)	64 (40)	33 (18)	117	1,42	167
ERCP + mech. Lithotripsie	20 (09)	54 (34)	31 (11)	105	1,39	145
ERCP + elektrohydr. Lithotripsie	25 (11)	58 (45)	30 (22)	113	1,67	189
Nasobiliäre Sonde	20 (08)	68 (32)	33 (13)	121	1,67	202
Gallengangsdrainage	20 (10)	64 (41)	32 (17)	116	1,57	182
Leberblindpunktion	11 (06)	11 (07)	22 (45)	44	1,03	45
Laparoskopie	28 (12)	43 (21)	49 (48)	120	1,39	167
Endoskopische Sonographie	16 (10)	26 (12)	31 (20)	73	1,25	91
Thorakoskopie	30 (04)	116 (48)	39 (27)	185	1,50	288
Bronchoskopie	18 (10)	24 (16)	27 (17)	69	1,33	92
PEG	17 (10)	29 (23)	24 (16)	70	1,49	105
PTCD	19 (14)	40 (29)	28 (25)	87	1,57	137
Unterspritzung	13 (08)	39 (31)	21 (10)	73	1,22	89
EHT-Sonde	14 (06)	34 (39)	31 (25)	79	1,11	87
Tumorlaserung (Ösophagus)	15 (08)	26 (14)	21 (10)	62	1,29	80
Tumorlaserung (Rektum)	16 (08)	24 (11)	25 (10)	65	1,61	105
Tubusimplantation im Ösophagus	17 (06)	55 (31)	27 (18)	99	1,47	146
Kardiaspreng./Achalasie	12 (04)	19 (08)	19 (10)	51	1,21	61
Fibrinklebung	14 (07)	34 (13)	22 (08)	70	1,60	112
Pneumatische Dilatation	7 (06)	24 (27)	13 (14)	44	1,60	26
Beckenkammbiopsie	15 (06)	16 (09)	17 (10)	48	1,15	55

weitgehend unabhängig von der Anzahl der Untersuchungen. Er bezieht sich auf die Vorbereitung der Arbeitsplätze am Morgen vor Beginn der eigentlichen endoskopischen Tätigkeit, umfaßt täglich wiederkehrende Hygienemaßnahmen, Vorbereiten der Sedativa zur intravenösen Prämedikation und endet am Abend mit dem Abräumen des Arbeitsplatzes und dem Endversorgen der Geräte sowie den abschliessenden Hygienemaßnahmen am jeweiligen Arbeitsplatz.

Es sollten ebenfalls Botentätigkeiten, wie Wegbringen der Biopsien in das Pathologische Institut, Versand von defekten Geräten, Wiederbestellung von Einmalartikel, Einweisung nach der MedGV, Vertreterbesuche, Zubereiten von endoskopischem Zubehör zur Sterilisation, Befüllen von Waschmaschinen und sonstigen Einrichtungen mit Desinfektionsmitteln und eine Vielzahl anderer Tätigkeiten in Betracht gezogen werden. Beispiele für zusätzliche Tätigkeiten in einer endoskopischen Abteilung sind:

- Aufbau Arbeitsplatz
- Vorbereitung Prämedikationen
- Patienten bestellen/Terminplanung
- Nachfüllen von Wäsche und Einmalartikeln
- Endversorgung Arbeitsplatz
- Vertreterbesuche
- Einweisung nach MedGV
- Fortbildung

Ausfallzeit der beschäftigten Mitarbeiter im Bereich des Assistenzpersonals und der Ärzte

Der Ausfallsfaktor wird von der Personalstelle berechnet. Vorschriften liegen entsprechend der Zugehörigkeit der Dienststelle zu unterschiedlichen Einrichtungen des öffentlichen Dienstes und den jeweiligen Tarifverträgen vor.

Berechnung des Personalbedarfs einer individuellen endoskopischen Abteilung

Stellenplan Assistenzpersonal

Als Grundlage für die Berechnung des Personalbedarfes werden die ermittelten Zeiten pro Eingriff sowie die Jahresstatistik der durchgeführten endoskopischen Leistungen herangezogen.

- Art und Anzahl der Eingriffe × jeweiliger Zeitbedarf
- Nebenleistungen pro Arbeitsplatz × Anzahl Arbeitsplätze
- Zusätzliche Tätigkeiten

Summe: *jährlicher Zeitaufwand*

$$\frac{\text{jährlicher Zeitaufwand}}{\text{Jahresarbeitszeit pro Person}} = \text{Personalbedarf}$$

Personalbedarf × Ausfallzeit = Stellenplan

Der Zeitbedarf für zusätzliche Tätigkeiten muß Berücksichtigung finden. Dieser wurde von Classen et al. [1] mit 175 Minuten pro Arbeitstag veranschlagt.

Da solche Arbeitsabläufe ganz besonders auch klinikspezifischen Faktoren unterliegen, sollte hier eine eingehende Prüfung vor Ort Aufschluß über den tatsächlichen Zeitbedarf geben.

Stellenplan Ärzte

Der Stellenplan für Ärzte bezieht sich auf den Zeitbedarf pro Eingriff und die Jahresstatistik der endoskopischen Einheit.

Art und Anzahl der Eingriffe × jeweiliger Zeitbedarf = jährlicher Zeitaufwand

$$\frac{\text{jährlicher Zeitaufwand}}{\text{Jahresarbeitszeit pro Person}} = \text{Personalbedarf}$$

Personalbedarf × Ausfallzeit = Stellenplan

Sollten klinikspezifisch Zeiten für Nebentätigkeiten, wie zum Beispiel eigenhändiges Eingeben der Befunde in eine Datenbank anfallen, so wäre dies zusätzlich zu veranschlagen.

Literatur

1. Classen M, Leuschner U (1981) Richtzahlen für die Besetzung gastroenterologisch-endoskopischer Funktionsbereiche mit Ärzten und Pflegekräften. Z Gastroenterol 18:1 3–15
2. Phillip J, Sahl RJ, Ruus P, Rösch T, Classen M (1990) Zeitaufwand für endoskopische Untersuchungen. Eine Umfrage in der Bundesrepublik Deutschland. Z Gastroenterol 28:1
3. Staritz M, Alkier R, Krzoska B, Holzer R, Grosse A (1992) Zeitbedarf für endoskopische Diagnostik und Therapie: Ergebnisse einer Multicenterstudie. Z Gastroenterol 30: 509–518

Elektronische Datenverarbeitung
(Text- und Bilddokumentation, Befunderstellung)

H. D. ALLESCHER

Die Computertechnologie und die Endoskopie haben in den letzten 20 Jahren wichtige technische Fortschritte durchlaufen, die es heute ermöglichen, beide Technologien sinnvoll zu kombinieren. Die Entwicklung der Fiberglasendoskopie zur Videoendoskopie hat wesentliche technische Fortschritte bei der Bildqualität und den Möglichkeiten der Bilddokumentation mit sich gebracht. Ohne großen Aufwand kann das endoskopische Bild auf einen Videorekorder aufgezeichnet oder mit einem Videoprinter ausgedruckt werden.

Die Weiterentwicklung der Computertechnologie hat mit der sprunghaften Zunahme der Rechen- und Speicherkapazitäten dazu geführt, daß mittlerweile auch im kommerziellen Bereich Bildspeicherung und Bildbearbeitung möglich und finanzierbar geworden sind. War zunächst das antiquierte EDV-System der achtziger Jahre nur eine bessere elektronische Schreibmaschine, die bei der Befundgenerierung zur Seite stand, so ergaben sich bald weitere sinnvolle Anforderungen an ein EDV-gestütztes Endoskopiesystem. Die Entwicklung dieser Systeme wurde durch die Schaffung einheitlicher Datenbanksysteme und graphischer Benutzeroberflächen (Windows, OS2, X-Windows etc.) vereinfacht. Dennoch bestehen bei den vorhandenen Systemen auch heute noch Defizite bei Anwenderfreundlichkeit und Flexibilität. Der folgende Abschnitt erläutert zunächst die Grundlagen des EDV-Einsatzes in der Endoskopie. Anschließend werden die Anforderungen an ein entsprechendes Dokumentionssystem besprochen und weitere sinnvolle Erweiterungsfunktionen diskutiert. Wie aus dem abschließenden Überblick über einige aktuelle EDV-Systeme ersichtlich ist, konnten diese Funktionen nur teilweise in den bisher bestehenden kommerziellen Systemen realisiert werden.

Grundlagen der Videotechnologie

Die meisten gängigen Videoendoskope und Videoprozessoren arbeiten nach dem Prinzip, daß mittels eines Videochips zunächst ein digitales Signal erzeugt wird. Dieses wird im Prozessor zu einem analogen Videosignal umgewandelt. Bei den Videosignalen werden unterschiedliche Normen und Standards (PAL 50 Hz, Europa oder NTCS 60 Hz, USA, Japan) benützt, die sich hinsichtlich Aufwand und Qualität unterscheiden. Beim Komponenten-Signal (RGB: R-Rot, G-Grün, B-Blau) werden die Bildinformationen mit drei oder vier (Synchronisationssignal-Sync separat) Videoleitungen übertragen, und das Summationssignal ergibt das Farbbild. Die drei Signale dienen bei den meisten Geräten als Grundlage für die Darstellung. Andere Standards der Komponentensignale sind der Y/C-Komponentenstandard, der u. a. bei S-VHS Systemen Anwendung findet und der Y/R-Y/B-Y Standard. Bei dem häufig verwendeten Composite Signal (FBAS) werden alle Videosignale zunächst „vermischt" und über eine Videoleitung übertragen, so daß sie vor der Darstellung wieder in ein RGB-Signal „entmischt" werden müssen. Dadurch entstehen gewisse Qualitätsverluste, die jedoch im Routineeinsatz nicht von wesentlicher Bedeutung sind.

Die unterschiedlichen Videosignale, die normalerweise auf dem Analogmonitor dargestellt oder auf konventionellen Videorecordern aufgenommen werden, können an sogenannte Videodigitalisierungskarten („Frame-grabber") angeschlossen werden. Diese sind als Einsteckkarten für PC-Computer erhältlich und unterscheiden sich in ihrer Digitalisierungsgeschwindigkeit, Auflösung, Farbtiefe, Darstellungsmöglichkeit, Komprimierungsmöglichkeit etc. Die Digitalisierungskarten wandeln das analoge Videosignal in ein digitales Signal um. Die digitalisierten Bilder können dann in unterschiedlichen Bildformaten, die inzwischen den meisten Computernutzern bekannt sind (z. B. BMP, TIF, JPEG, GIF, PCD, TGA, PIC), abgespeichert werden. Der Speicherplatz eines unkomprimierten Bildes hängt dabei von der Größe (Auflösung) des Bildes und der Farbtiefe ab. (Auflösung = Anzahl der Bildpunkte; Anzahl der Bildpunkte × Farbtiefe = Speicherbedarf). Für eine sogenannte True Color Farbtiefe benötigt man eine Farbtiefe von 24 bit pro Bildpunkt. So beträgt der Speicherbedarf eines Bildsignals mit 640 × 480 Bildpunkten bei einer Farbtiefe von 24 Bit pro Punkt 640 × 480 × 24/8/1024 = ca. 900 Kbyte Speicher. Die üblichen Videochips erzeugen ein Orginalvideosignal von ca. 192 × 162 Bildpunkten, so daß sich für das Orginalvideosignal ein Speicherbedarf von ca. 91 Kbyte errechnet. Da einige Prozessoren durch Interpolation zusätzliche Bildpunkte erzeugen, kann jedoch der Speicherbedarf im einzelnen variieren und ist von der Größe des erzeugten Videobildes abhängig. Durch entsprechende Komprimierungsverfahren (JPEG, TIF, GIF) kann der Speicherbedarf eines Bildes je nach verwendeten Verfahren um 20–80% verringert werden. Aus rechtlichen Erwägungen ist anzumerken, daß nur bis zu einem Komprimierungsfaktor von 3 eine verlustfreie Darstellung möglich ist. Höhere Komprimierungsraten sind bei der Dokumentation wegen des Qualitätsverlustes (z.B. bei Röntgenbildern) lediglich für Forschungs- oder Studienzwecke, nicht aber für Dokumentationszwecke geeignet und zu empfehlen. Diese digitalen Bilder können dann in einem Datenbankprogramm wie ein normales Datenbankfeld abgelegt werden.

Durch die fortschreitende Technologie ist es inzwischen möglich, auch Videosequenzen zu digitalisieren. Diese Sequenzen werden dann ebenfalls in unterschiedlichen Formaten (avi, Quicktime, MPEG, M-JPEG) abgelegt. In neueren Verfahren wie z.B. dem MPEG erfolgt die Erzeugung und Speicherung der Videobilddaten in einem Delta-Verfahren, d.h. es werden nur die Unterschiede einzelner Bildausschnitte von zwei aufeinander folgenden Bildern gespeichert. Da dieses Verfahren aber nur zum Abspielen einer Sequenz, jedoch nicht zur Erzeugung von digitalen Einzelbildern geeignet ist, wird in der Endoskopie dem M-JPEG, das aus einer Sequenz von digitalen Einzelbildern besteht, der Vorzug zu geben sein. Um einen ruckfreien Videoeindruck zu erzeugen, sollten mindestens 12 Bilder/Sekunde oder mehr aufgezeichnet werden. Trotz neuer Verfahren ist auch mit hoher Komprimierungsrate der Speicherbedarf für digitale Videosequenzen sehr hoch (GByte bis TByte-Bereich). Ist eine Digitalisierung von Videosignalen geplant, sollten daher sowohl bei der Netzwerkinfrastruktur (High-speed Netz, z.B. ATM) als auch bei den Speichermedien (CD, MOD oder DVD) die hohen Anforderungen an den Datendurchsatz und die Datenspeicherung berücksichtigt werden.

Generelle Überlegungen

Die EDV ermöglicht es, strukturiert Daten zu archivieren und schnell wieder zur Verfügung zu stellen. Prinzipiell sollte man überlegen, welche Anforderungen das EDV-System innerhalb der eigenen Abteilung oder Einheit erfüllen soll. Der Aufbau des EDV-Systems sollte diesem Bedarf angepaßt sein. Plant man lediglich eine zentrale Stammdatenverwaltung und Leistungsabrechung, so genügt ggf. ein Einzelplatzsystem ohne wesentliche Bildverabeitungssoftware.

Die Integration einer Bildspeicherung mit in das EDV-System erfordert neben den technischen Voraussetzungen (Digitalisierungskarten, Netzwerk) auch ausreichenden Speicherplatz zur Archivierung der Bilddaten. Wird gewünscht, daß die Bilder mit dem Befund gemeinsam ausgedruckt werden, so ist dazu ein entsprechender Farbdrucker notwendig, der die Anforderungen der Wirtschaftlichkeit erfüllen muß. Je nach Technologie variieren nämlich die Kosten für einen Farbausdruck derzeit noch zwischen 15 Pfennig pro Seite und 8,- DM pro Seite. Hier muß ein vernünftiger Kompromiß zwischen Kosten und Qualität gewählt werden.

Die Dokumentation aller pflegerischen und ärztlichen Leistungen und speziell die Dokumentation aller endoskopischen Untersuchungen sollten möglichst in einem strukturierten Befundtext gemäß den Vorgaben der gastroenterologischen Fachverbände (DGVS, ESGE, OMED) [3] ohne Beschränkung hinsichtlich des Befundumfanges und der Bildanzahl möglich sein. Der Zugriff auf die Daten sollte sowohl patientenbezogen als auch untersuchungsbezogen möglich sein und die Darstellung und Ausgabe der Daten sowohl in Befundform als auch in Form vorgelegter Statistiken oder in freier Form (SQL-Abfrage) erfolgen können.

Neben der Befunderfassung und Bildspeicherung bildet die Leistungserfassung und Leistungsabrechnung einen entscheidenden Kernpunkt des Anforderungsprofils. Daher ist eine Anbindung an das Klinikrechnernetz und das Klinikkommunisationssystem (KKS) unbedingt erforderlich. Aus diesem Grunde müssen entsprechende Schnittstellen (z.B. HL-7, EDIFACT, BDT) mit dem Softwareprogramm angeboten werden, bzw. der Preis für eine solche Realisierung mit im Angebot enthalten sein. Dabei ist wünschenswert, daß nicht nur die Übernahme und Übergabe von Patientendaten möglich ist, sondern auch Leistungsdaten sowie Labordaten, mikrobiologischen Daten, Pathologiebefunde, Röntgenbefunde, Sonographiebefunde und ähnliche transferiert weden können. Das Problem sind dabei normierte und auch international einheitliche Schnittstellen. Für den Datenaustausch im Krankenhausbereich werden vor allem die Schnittstellen HL-7 (Health level 7) als auch EDIFACT verwendet. Der Austausch von Bilddaten ist über diese Schnittstellen nur bedingt möglich. Was Bilddaten betrifft, scheint sich bei Röntgenbildern der sogenannte DICOM 3.0 (Digital Imaging and Communication) durchzusetzen. Der neue Standard DICOM 3.0 gewährleistet auch die Übertragung von Farbbildern. Im niedergelassenen Bereich werden u.a. durch die Kassenärztliche Bundesvereinigung mitdefinierte Standardschnittstellen verwendet. So wird BDT zum Austausch von Behandlungsdaten, LDT zum Austausch von Labordaten und ADT zum Austausch von Abrechnungsdaten eingesetzt. In der Regel werden diese Schnittstellen von den Praxis-EDV-Programmen gewährleistet, so daß sie bei der Kommunikation des Endoskopiesystems mit dem Praxisprogramm zur Anwendung kommen können.

Auch bei der Planung der Netzwerkinfrastruktur sind die Beanspruchung und der Datenfluß innerhalb des Netzes zu berücksichtigen. Die sternförmige Netzwerkarchitektur ist aus Sicherheitsgründen einem ringförmigen Netz vorzuziehen. Eine sogenannte Twisted-Pair Verkabelung hat sich bei EDV-Systemen für den Abteilungsbereich durchgesetzt. Für die Kommunikation von Abteilungen werden hingegen in aller Regel Lichtwellenleiter (LWL) verwendet. Kategorie 5 (6) STP Kabel erlauben auch in der Endstrecke Datenübertragungsraten bis zu 150 Mbit/s. Die Netzwerkprotokolle (FDDI, Fast-Ethernet, ATM) richten sich nach den zu bewältigenden Datenmengen. Zur Erlangung einer maximalen Flexibilität wird im Bereich der Netzwerkverteiler neuerdings die sogennate „Switching Technologie" empfohlen, die eine optimale Ausnutzung der Übertragungsraten gewährleistet. Dabei bleibt anzumerken, daß diese neuen Technologien (ATM, Switching Technolgie) heute noch sehr teuer sind und dadurch der Einsatz limitiert wird. Während an den peripheren Stationen bei der Dokumentation von Standbildern eine Übertragungsrate von 10 Mbit/s ausreichend ist, sollten am zentralen Server und ggf. auch am Netzwerkdrucker und am Massenspeicher höhere Übertragungsraten (100 Mbit/Sekunde) in Betracht gezogen werden. Bereits bei der Planung des Netzes und der Verkabelung sollten entsprechende Neben- und Funktionsräume (Sekretariat, Materiallager, Arztzimmer, Schwesternzimmer) einbezogen werden. Die Kommunikation mit anderen Kliniken oder niedergelassenen Kollegen ist mittels Modem/ISDN oder Internet möglich, wobei hier jedoch extreme Anforderungen an die Datensicherheit („Firewall") gestellt werden müssen.

Prinzipiell kann man den Einsatz der EDV in der Endoskopie unter verschiedenen Gesichtspunkten betrachten:

a) Stammdatenadministration, Untersuchungsdatenadministration
b) Befunderstellung und Befundspeicherung
c) Bildspeicherung und Archivierung
d) Leitungserfassung und Abrechung
e) betriebliche Administration, Kostenrechung und Bestellwesen
f) Pflegedokumentation
g) wissenschaftliche Auswertung
h) digitale Bildverarbeitung

Stammdaten/Untersuchungsdaten

Die Stamm- und Untersuchungsdatenadministration sollte alle patienten- und untersuchungsbezogenen Daten erfassen und strukturiert speichern. Je nach Einsatzgebiet der EDV-Applikation (Praxis, Klinik, nur stationär, stationär und ambulant) ergeben sich verschiedene Zusatzanforderungen, die zu berücksichtigen sind.

- Patientenidentifikation, Patientenadministration (Datenübernahme aus Klinikdatenbank, inkl. Patienten- und Behandlungsnummer sowie Notfalladministration): In der Regel werden neben Name, Vorname, Geburtsdatum und Adresse des Patienten auch Versicherung, Telephonnummer, Hausarzt, überweisender Arzt, ggf. Risikofaktoren etc. erfaßt und abgelegt. Eine Eingabemöglichkeit durch die Versicherungskarte, über die inzwischen die meisten Patienten verfügen, erspart Tipparbeit und Eingabefehler. Das System sollte über eine Routinefunktion verfügen, die die Datenbank auf Doppeleinträge hin überprüft und gegebenenfalls eine Zusammenführung von Untersuchungs- und Bilddaten ermöglicht.

In Krankenhäusern werden in der Regel zwei unterschiedliche Identifikationsnummern vergeben: Erstens eine eindeutige Patientenidentifikationsnummer, die lediglich einmal vergeben wird und eine für jeden stationären Aufenthalt unterschiedliche Behandlungs- oder auch Fallnummer. Eine getrennte Erfassung dieser beiden Nummern ist wichtig, um eine eindeutige Patientenzuordnung zu erreichen, aber auch um für fallbezogene Entgeltformen (Sonderentgelte, Fallpallschalen) auf eine umfassende und eindeutige Dokumentation zurückgreifen zu können. Durch eine funktionierende Kommunikation mit dem Verwaltungssystem des Krankenhauses kann ein entsprechender Datenaustausch erfolgen.

- Untersuchungsdatum (Systemdatum, freie Eingabe bei Nachtrag von Untersuchungen).
- Indikation, Fragestellung: Indikation (Überweisungs- oder Einweisungs- bzw. Untersuchungsdiagnose als Liste oder Auswahl) und Fragestellung sollten in dem System erfaßt werden. In einem Krankenhausinformationssystem (KIS) ist hierbei eine Datenübernahme aus der Untersuchungsanforderung anzustreben. Ggf. sollten auch relevante Vorbefunde im Rahmen der Untersuchungsanforderung übermittelt werden können.
- Studiengruppe: Für entsprechende Fallstudien
- sollte ein Studienfeld zur Verfügung stehen.
- Gerinnung bzw. Laborwerte (Datenübernahme bzw. -eingabe): Die Eingabe bzw. die Übernahme von relevanten Laborbefunden sollte bei allen Un-

tersuchungen möglich, bei bestimmten Eingriffen (Koloskopie, ERCP, Laparoskopie) jedoch zwingend erforderlich sein.
- Aufklärung des Patienten: Aus rechtlichen Gründen sollte das Vorliegen des Aufklärungsbogens und das entsprechende Datum mitdokumentiert und später auch im Befund mitausgegeben werden.
- Medikation: Liste (Art, Dosierung, Applikation), Auswahl.
- Notfalluntersuchung.

Befunderstellung und Befundspeicherung

Für die Befundung einer Untersuchung sollten alle wichtigen Informationen im Zusammenhang mit der Untersuchung abgefragt werden.

Sie umfaßt:

- Untersucher, am besten als Auswahlliste
- Art der Untersuchung
- endoskopisches Assistenzpersonal, ggf. als Auswahlliste
- Art und Typ des verwendeten Endoskops bzw. Gerätes
- Datum, Beginn und Ende der Untersuchung

Diese Informationen sind einerseits zur Kapazitätsplanung, aber auch für eventuelle alternative Abrechnungsverfahren (zeitbezogene Abrechnung) wichtig.

- Prämedikation: Liste (Art, Dosierung, Applikation), Auswahl

Neben Art und Menge der Medikation sollte hier aus Dokumentationsgründen, aber auch für die Abrechnung ggf. die entsprechende Überwachung des Patienten (Pulsoxymetrie, EKG, Blutdruck) festgehalten werden. Im Idealfall könnte man sich vorstellen, daß am Ende der Untersuchung eine Übernahme der digitalen Überwachungsdaten (Sauerstoffsättigung, Blutdruck, Puls) vom Überwachungsmonitor erfolgt, welche entweder in den Befund bzw. den Überwachungsbogen (siehe Pflegedokumentation) integriert oder im System zur Dokumentation mitabgespeichert werden.

- Biopsien: ja/nein, wenn ja, dann Angaben zu Art (Zange, Schlinge, Polypektomie, andere), Lokalisation und Einsendestelle (Auswahlliste)

Die Durchführung von Biopsien sollte separat im Befund abgefragt werden können. Besonders wünschenswert erscheint, daß die Gewebeproben direkt mit dem korrelierenden gespeicherten Bild, das einen Eindruck vom makroskopischen Befund gibt, in Zusammenhang gebracht werden können. Wenn möglich, sollte die Untersuchungsanforderung an das jeweilige Institut vom Programm miterstellt werden, oder, wenn eine entsprechende On-line Verbindung vorhanden ist, sollte diese direkt über das Netz versandt werden. Ggf. kann man dem Befunder sogar das Bild als makroskopischen Befund zusätzlich anbieten.

Die Befunde der Zusatzuntersuchungen (Pathologie, Mikrobiologie, Labor, Spezialuntersuchungen) sollten nachträglich in ein spezielles Feld eingegeben bzw. importiert werden können, so daß sie im Zusammenhang mit dem Gesamtbefund ausgewertet und verwaltet (ausstehend, vorhanden, abgezeichnet) werden. Dabei muß eine Kontrollfunktion bestehen, die gewährleistet und dokumentiert, daß die eingehenden Befunde auch entsprechend begutachtet wurden. Eine statistische Auswertung in Form von wiederkehrenden Standardstatistiken oder freien umfassenden Systemabfragen sollte wie auch in anderen Programmpunkten problemlos möglich sein.

- Bilddokumentation während der laufenden Untersuchung (siehe unten)
- Videodokumentation

Solange neben der digitalen Bildspeichung noch eine analoge Speicherung auf Videorekorder erfolgt, empfiehlt es sich, ein Dokumentationsfeld zur Videoaufzeichnung (Bandnummer, Laufzählwerk von – bis) mitzuführen, die das Auffinden der entsprechenden Untersuchungsdokumentation erleichtert. Bei entsprechender Anpassung kann das EDV-Endoskopiesystem auch das Videobild auf dem Untersuchungsmonitor mit den Stammdaten und den Untersuchungsdaten automatisch versehen. Dadurch werden die Videobilddaten für der Aufzeichnung automatisch identifiziert.

- Zusätzliche Untersuchungsdaten

Insbesondere bei Spezialuntersuchungen sollten weitere untersuchungsrelevante Daten ebenfalls in das EDV-System mitintegriert werden. Dies beinhaltet z. B. Strahlenbelastung mit Angabe der Durchleuchtungszeit, mAmp, kV, Flächendosisprodukt und gegebenenfalls Anzahl der Röntgenbilder bei der ERCP oder Bougierungen unter Röntgenkontrolle.

- Befundtext

Die Eingabe des Befundtextes kann grundsätzlich auf unterschiedliche Weise erfolgen. Sie kann strukturiert oder als Freitext, unmittelbar durch den Untersucher oder durch entsprechendes Schreibpersonal erfolgen. Dabei ist unerheblich, ob die Eingabe mit einem Texteditor oder interaktiv erfolgt. Eine neue

Eingabeform durch Spracheingabe bereits während der Untersuchung scheitert noch an den Grenzen der Leistungsfähigkeit der Spracherkennungssysteme, jedoch ist auch hier in Kürze ein deutlicher Leistungssprung der angebotenen Systeme zu erwarten (z. B. Voice Type IBM, Dragon Dictate).

Für die Vergleichbarkeit und die Auswertbarkeit unterschiedlicher Datenbestände ist eine einheitliche Terminologie wesentliche Vorraussetzung. Durch die Bestrebungen der wissenschaftlichen Fachorganisationen der DGVS, der ESGE und der OMED [3] sind inzwischen einheitliche Terminologievorschläge erarbeitet worden, die die Basis für den endoskopischen Sprachgebrauch bilden sollen (erhältlich im Normed Verlag). Diese Terminologie sollte die Grundlage der einzelnen Datenbanksysteme aber auch der in den Befunden verwendeten Termini sein. Der Befund kann dabei als strukturierter Befund mittels Textbausteinen oder als Freitext entstehen.

Neben dem Befund sollte auch die durchgeführte Therapie konform mit der ESGE-Terminologie beschrieben werden, wobei eine gleichzeitige automatische Verschlüsselung der durchgeführten Diagnositik und Therapie durch eine entsprechende Datenbankfunktion (GoÄ, EBM, ICPM-GE) erfolgen sollte (siehe Leistungserfassung und Abrechnung). Daran anschließend sollten entsprechende Therapievorschläge (z. B. Eradikationstherapie mit empfohlenen Schema) und Nachsorgeempfehlungen (z. B. Wiedervorstellung, Röntgen- oder Laborkontrollen) standardisiert erscheinen und schließlich am Ende des Befundes feste Abfragefelder für aufgetretene Komplikationen vorhanden sein.

Bildspeicherung und Archivierung (Abb. 1)

Die elektronische Bildspeicherung stellt eine wesentliche Erweiterung von EDV-Systemen in der Endoskopie dar. Dabei sollte beachtet werden, daß man zwar vor allem Endoskopiebilder dokumentieren will, je nach Ausrichtung oder Leistungsspektrum der Einheit jedoch auch andere Bildformate und Bildquellen zu dokumentieren sind, wie z. B. von Bildern des endoskopischen Ultraschalls, von OTV-Aufsatzkameras oder von Röntgenbildern. Zwar wäre im Prinzip eine Übernahme der digitalen Bilder vom Prozessor denkbar und qualitativ sicher auch am besten, doch ist dann unter Umständen die Flexibilität des Systems durch den fehlenden Standard eingeschränkt. Da bei den derzeit verfügbaren Digitalisierungskarten maximal 2 verschiedene Videoeingänge existieren, sollte auf der Videoseite eine Lösung getroffen werden, die eine Umschaltung der Videoquellen vor der Digitalisierungskarte ermöglicht. Es sollte immer versucht werden, daß RBG-Bild zur Digitalisierung zu verwenden, da damit die qualitativ besten Ergebnisse erzielt werden.

Die Erfahrungen verschiedener Zentren in Europa zeigen, daß man von mittleren Bildspeicherungsraten von ca. 2 Bildern pro Untersuchung bzw. 4 Röntgenbildern pro Untersuchung bei ERCP-Untersuchungen ausgehen muß. In Abhängigkeit von der Untersuchungszahl entstehen somit eine Vielzahl von digitalen Bilddaten (z. B. bei 8000–9000 Untersuchungen/Jahr zwischen 16 000–22 000 Bilder/Jahr). Das System sollte so konzipiert sein, daß der Zugriff auf ältere Bilddaten (bis zu < 5 Jahren) ohne Einspielung von festen Speichermedien notwendig ist. Im Gegensatz dazu sollte ein Zugriff auf die schriftlichen Befunddaten unabhängig vom Alter der Untersuchung jederzeit möglich sein, was auf Grund des geringeren Speicherbedarfes in der Regel problemlos möglich ist. Dies gewährleistet, daß man bei aktuellen Patienten Befund und Bilddaten ohne Verzögerung erhält, während bei älteren Untersuchungen zumindest der Befund sofort verfügbar ist.

Die Steuerung der Bildspeicherung sollte sowohl vom Endoskop als auch von externen Schaltern aus (Tastatur, Fußschalter) möglich sein. Dabei ist immer zu bedenken, daß nur wenige Tastaturen spritzwasserfest sind oder aus hygienischen Gründen während der Untersuchung vom Untersucher (kontaminierte Handschuhe!) nicht bedient werden sollten.

Die Bilddaten sollten frei in den Befund integrierbar sein, wobei das Programm selbständig eine entsprechende Raumeinteilung vornehmen sollte. Eine Positionierung durch den Befunder ist meist zu zeitaufwendig. Zusätzlich sollte das Bildmaterial bearbeitet (löschen, vergrößern, beschriften etc.) und in verschiedenen Bildformaten aus dem Dokumentationssystem exportiert werden können. Leider fehlen dazu in größeren Netzwerken immer noch allgemein standardisierte Schnittstellen insbesondere für Farbbilder und für Videosequenzen. Ein erster Versuch einer Standardisierung ist mit dem DICOM-3 Standard gestartet worden, wobei dessen Praxistauglichkeit jedoch noch nachzuweisen bleibt.

Die Befundausgabe muß in einer ansprechenden Qualität von Text und Bild erfolgen. Dabei ist jedoch eine preiswerte Lösung des einzelnen Befundausdruckes anzustreben, so daß die Kosten pro Ausdruck möglichst unter DM 1,00 liegen. Dies ist z. B. mit hochauflösenden Tintenstrahldruckern oder Farblaserdruckern der neuesten Generation möglich.

Leistungserfassung und Abrechnung

Die elektronische Erfassung und Übermittlung von Leistungsdaten ist im Moment das zugkräftigste Argument für die Anschaffung von EDV-Anlagen und

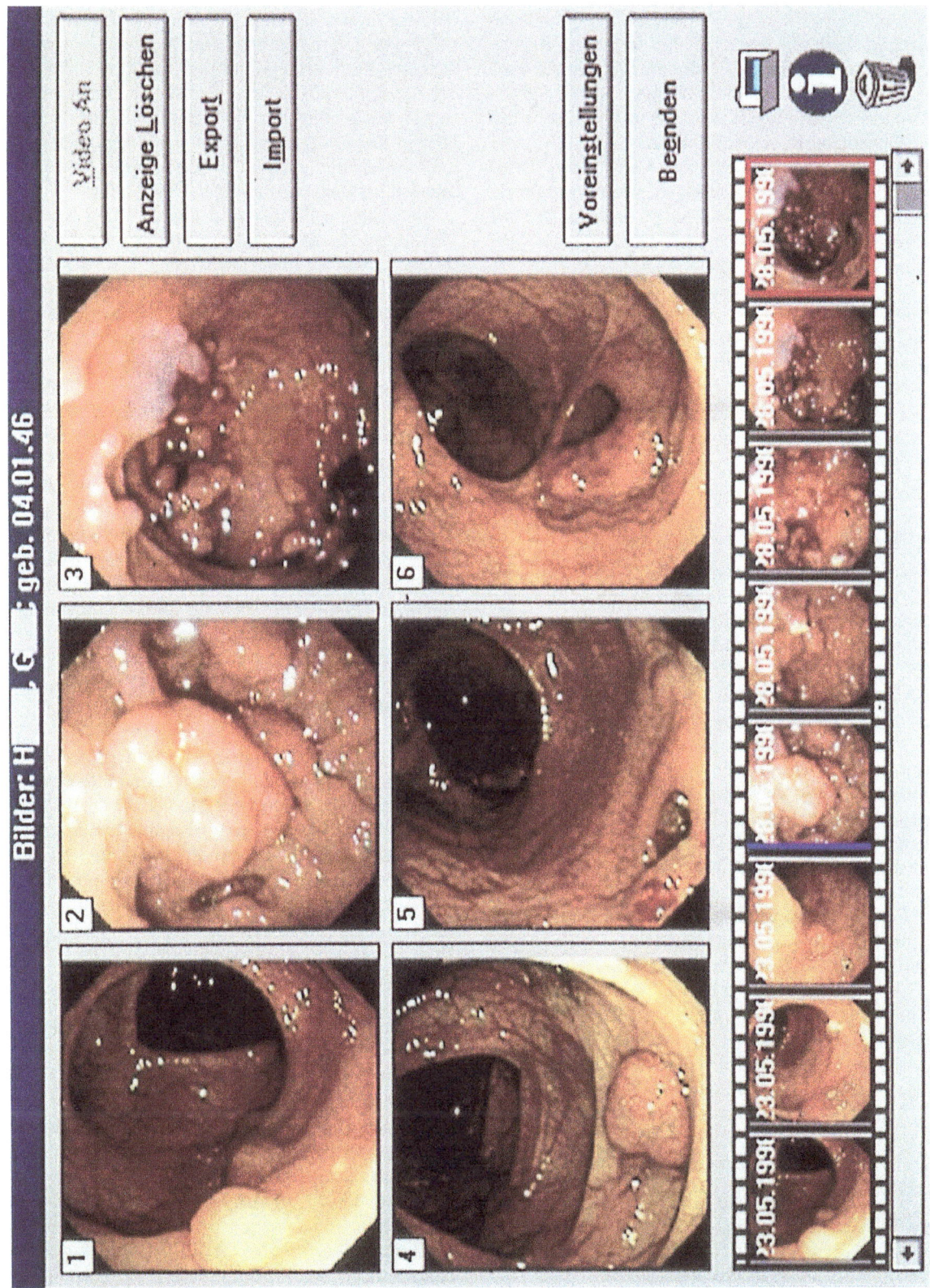

Abb. 1. Beispiel einer Bilddokumentation mit einem EDV-gestützten Endoskopiesystem (Endobase, Fa. Olympus, Hamburg). Neben der Übersicht über alle aktuellen und früheren Aufnahmen kann man Bilder in verschiedenen Formaten exportieren, importieren oder in vordefinierten Diaarchiven (Aktenordner, rechter Bildrand) ablegen. Aus den gemachten Bildern kann man einzelne Bilder für den Brief auswählen (Bild 1–6), die dann in den Befundbericht integriert werden.

deren effektive Nutzung beim Aufbau von Netzwerken im medizinischen Bereich. Daher ist ein ausgereiftes System für elektronische Leistungsaufstellungen sowie deren Weitergabe im Kliniknetzwerk an die entsprechenden Abrechnungsstellen eine unabdingbare Voraussetzung für die sinnvolle Anwendung.

Die möglichst einfache und vollständige Erfassung der erbrachten Leistung als Nebenprodukt der medizinischen Dokumentation ist ein wichtiger Vorteil des Endoskopiedokumentationssystems.

Die so gewonnene Aufstellung kann dann über das Klinikkommunikationssystem an die Verwaltung übermittelt werden, wo sie eine entsprechend problemlose Abrechung ermöglicht. Das Dokumentationssystem muß dazu über die hierfür notwendigen Datenschnittstellen (HL-7, EDIFACT, SAP-R3) und Übergabeprotokolle verfügen. HL-7 (health level 7) ist eine für den medizinischen Bereich angepaßte Schnittstelle, die sich inzwischen auch im deutschen Bereich mehr und mehr durchsetzt.

Fallpauschalen und Sonderentgelte

Die Neuerungen des Gesundheitsstrukturgesetzes fordern unter anderem langfristig die fallbezogene Erfassung von Einzelleistungen bei den behandelten Patienten. Generell muß das Programm die Möglichkeit bieten, auf alle Änderungen des GSGs zu reagieren. Das stellt an die Leistungsfähigket des EDV-Systems insbesondere folgende Ansprüche:

Die Erfassung der endoskopischen Einzelleistungen muß ebenso problemlos möglich sein, wie die Aufstellung von Fallpauschalen und Sonderentgelte für einzelne endoskopische Untersuchungen. Außerdem sollten für einzelne Untersuchungen und individuelle Behandlungszeiträume an einem Patienten die entsprechenden Komplettkosten, d.h. Arbeitszeit, Materialaufwand, Geräteaufwand, Medikation etc. ermittelbar sein. Die Verschlüsselung der Diagnosen gemäß dem GSG sollten anhand des vierstelligen ICD-Codes (ICD-10) erfolgen, der am besten als Thesaurus dem Programm hinterlegt ist. Eine entsprechende Verschlüsselung von Einweisungs- bzw. Entlassungsdiagnose sollte ebenfalls möglich sein. Vorteihaft erscheint auch, daß das Programm zusätzlich über ein Modul oder eine Schnittstelle zu einem entsprechenden privatärztlichen Liquidationsprogramm verfügt. Gegebenenfalls sollte auch eine praktikable Lösung für die Abrechnung von Privatpatienten vorhanden sein.

Betriebliche Administration, Bestellwesen

Die im Programm dokumentierten Daten (Untersuchungszeiten, Geräte- und Materialverbrauch) können auch zur betrieblichen Planung herangezogen werden. In Kombination mit den relevanten Personalplänen (Dienstpläne, Urlaubszeiten, Wartungstage etc.) kann zeitsparend und gezielt eine Analyse der Kapazität und so durch bessere Planung eine optimale Auslastung der Einheit erreicht werden. In diesem Zusammenhang kann das Programm auch die Dienstpläne und Rufbereitschaften dokumentieren und bei Bedarf zum Abruf bereithalten.

Materialanforderung und Lagerhaltung bzw. die Verwaltung des Materiallagers könnten ebenfalls mit in das Programm integriert werden. Liegt die Abteilung innerhalb der Klinik, so ist es günstig, zu diesem Zweck eine geeignete Schnittstelle mit dem Material- und Gerätewirtschaftsprogramm (z.B. SAP) zu schaffen. Der Materialverbrauch sollte entweder im Rahmen der Leistungsabrechnung oder im Rahmen der Pflegedokumentation bei den einzelnen Untersuchungen mitdokumentiert werden, um einfacher die fallbezogenen Kosten (Personalbedarf + Materialverbrauch) ermitteln zu können. Die Lagerhaltung per EDV kann einerseits zu einem automatischen Bestellwesen benützt werden (Nachbestellung bei Unterschreiten einer Mindestmenge) oder auch die Verfügbarkeit von Spezialzubehör (z.B. Stents) abrufbar machen. Innerhalb einer Abteilung dienen die Daten zusätzlich der Budgetplanung.

Pflegedokumentation

Die Pflegedokumentation ist in den meisten derzeit verfügbaren Programmen bisher nicht enthalten. Sie entspricht im Prinzip einem Übergabeprotokoll nach einem endoskopischen Eingriff und enthält Angaben zur Sedierung, zur weiteren Überwachung oder zu ggf. notwendigen Kontrollen. Zudem könnte hier die Erfassung des Verbrauchsmaterials erfolgen.

Wissenschaftliche Auswertung

Die Befunddaten sollten bei strukturierter Eingabe für eine einfache wissenschaftliche Auswertung zur Verfügung stehen. Als wichtige Grundfunktion benötigt das EDV-System daher entsprechende statistische Standardabfrageoptionen (Art der Untersuchungen, Alter der Patienten, Komplikationen, etc.). Diese Abfrageoptionen sollten am besten frei konfigurierbar und für die jeweilige Abteilung frei adaptierbar sein.

Zusätzlich sollte die dem EDV-System zugrunde liegende Datenbank über normierte Abfragemechanismen (SQL-fähig) verfügen und einen Export der Daten in verschiedenen Formaten in andere Kalkulationsprogramme (z.B. Excel) oder Statistikprogramme zulassen (SPSS, SAS). Damit ist gewährleistet, daß die in einer Recherche gefundenen Daten weiter analysiert werden können. Auch die Bilddaten sollten grundsätzlich dieser Abfragemöglichkeit unterliegen (z. B. suche alle Bilder bei Patienten mit Ulcus ventriculi).

Neben diesen retrospektiven Abfragen ist es empfehlenswert, auch prospektive Datenerfassung in dem Programm zuzulassen. Dies kann entweder über frei programmierbare Datenfelder erfolgen, die dann entsprechend den Studienbedingungen ausgefüllt werden oder über ein Studienfeld, das wiederum direkt das Studienprotokoll öffnet.

Digitale Bildverarbeitung

Da die endoskopischen, endosonographischen und radiologischen Bilder als digitale Bilder vorliegen, können sie theoretisch einer digitalen Bildverarbeitung zugeführt werden. Das heißt, die Bilder können einerseits elektronisch optimiert werden (Farbkorrektur, Entfernen von Rauschen) und andererseits ggf. einer elektronischen Analyse (Farbspektren, Formen etc.) unterworfen werden. Diese Anwendungen sind bisher nur in Pilotprojekten versucht worden, könnten aber bei entsprechender Zunahme der Rechenleistung der Computer und Verbesserung der Bildverarbeitungsalgorithmen in Zukunft eine zusätzliche Anwendung der EDV in der Endoskopie bringen.

Checkliste zur Überprüfung der Funktionalität eines EDV-Dokumentationssystems: Das Dokumentationssystem sollte unter anderem folgende Merkmale entweder abfragen oder abspeichern:

- Untersuchungsanmeldung evtl. mit Datum und Uhrzeitwunsch (über Kliniknetz, telefonisch oder als Notfall)
- Verwaltung und Anmeldung der Untersuchung in einem Kalender mit entsprechender Terminvergabe und Bestätigung via Kliniknetz (optional)
- Terminverwaltung für Kontrolluntersuchungen bzw. Studienprotokolle
- Übernahme von administrativen Daten aus dem Kliniknetzwerk
- Tages- und Raumplanerstellung mit entsprechender Darstellung und Ausdruck in einem Tagesplan
- Untersuchungsdokumentation im Untersuchungszimmer während oder sofort nach der Endoskopie
- Bildspeicherung vom Endoskop aus ohne Unterbrechung der Untersuchung und ohne Verlassen des Arbeitsplatzes
- Dokumentation oder Abfrage von Zusatzuntersuchungen (Mikrobiologie, Pathologie) mit einer Auflistung von veranlaßten Zusatzuntersuchungen
- Möglichkeit der Aufgliederung von Patienten mit noch ausstehenden Zusatzbefunden oder noch nicht abgezeichneten Zusatzbefunden
- Dokumentation von Überwachungsdaten (Blutdruck, Puls, Sauerstoffsättigung)
- Befundausdruck bzw. Übermittlung über das Kliniknetz oder gegebenenfalls über ein Faxmodem/ISDN
- Systemabfragen, Auswertung, Statistiken und Möglichkeit der Studienplanung jederzeit von jedem PC im Netzwerk
- Verwaltung der Zugangsberechtigung von Ärzte und Pflegepersonal vom Server aus.

Argumente für den Einsatz der EDV in der Routineendoskopie

Die wesentlichen Vorteile der EDV in der Endoskopie liegen in der schnellen Verfügbarkeit von Untersuchungs- und Leistungsdaten, sowie in der Vermeidung von Redundanz bei der Befundung und Archivierung. Mit geeigneten Eingabemedien (Spracheingabe, strukturierte Eingabe mit Textbausteinen, computerisierte Freitexteingabe) ist eine schnelle und effiziente Befunderstellung entweder direkt durch den Untersucher oder durch Assistenzpersonal möglich. Dadurch wird ein besserer Service sowohl gegenüber dem Patienten als auch gegenüber den zuweisenden Stellen (Stationen, Kollegen) geboten. Durch die lückenlose Archivierung wird die Vergleichbarkeit und Nachvollziehbarkeit zur Beurteilung von Langzeitverläufen verbessert und so der Qualitätssicherung gedient. Durch die Kopplung mit Organisations- und Abrechnungsfunktionen kann eine zunehmend effiziente und damit kostensparende Funktion der jeweiligen Endoskopieeinheit gesichert werden. Das bedeutet eine Annäherung an das Ziel, die Wirtschaftlichkeit der Endoskopieabteilung zu optimieren.

Überblick über die kommerziell verfügbaren EDV-Endoskopiesysteme

Neben einigen selbstprogrammierten EDV-Systemen mit spezieller Zielrichtung werden vor allem von vier Anbietern bedarfsgerechte EDV-Endoskopiesysteme präsentiert. Diese Systeme bauen inzwischen alle auf die gängigen graphischen Benutzeroberflächen (Windows 3.1 oder Windows 95 bzw. Windows NT) auf. Bei allen vier Systemen stehen die wesentlichen Standardschnittstellen mit dem Kliniknetzwerk zur Verfügung oder befinden sich in Entwicklung. Somit ist eine Vernetzung möglich.

Die Systeme unterscheiden sich vor allem in der individuellen Programmgestaltung und dem Untersuchungs- und Dokumentationsablauf. Diese Unterschiede bringen Vor- und Nachteile in der Flexibilität mit sich. Ein kurzer Überblick über die verschiedenen Systeme ist in Tabelle 1 gegeben.

Tabelle 1. Überblick über die verschiedenen kommerziellen Endoskopiedokumentationssysteme

Produktname	Hersteller	Systemunabhängige Bildspeicherung	Befund mit Bild	Vorteile
Endobase	Fa. Olympus	+	+	Briefe mit Standardsoftware (MS Word) Pflegedokumentation Endgültiger Brief als Dokument archiviert
EF-101 (Adam)	Fujinon	+	+	Gute Bildverarbeitungssoftware
PIA	Viewpoint	+	+	Gute strukturierte Befundeingabe (ESGE-Terminologie), andere Funktionsbereiche (z. B. Sonographie) verfügbar
Clinica WIN-Data	E & L Computer Systeme	+	+	Flexibel und Anpassungsfähig durch Modulbauweise, HL-7-Schnittstelle, andere Funktionsmodule (z. B. Sonographie) erhältlich

Literatur

1. Barthel JS (1996) Interconnectivity in endoscopy: the DICOM endoscopy supplement. Gastroenterologist 4:10–12
2. Delvaux M (1996) Image management: the viewpoint of the clinician. Gastroenterologist 4:3–5
3. Maratka Z (1999) Terminology, Definitions and Diagnostic Criteria in Digestive Endoscopy. OMED Nomenclature of Digestive Endoscopy. Normed Verlag Bad Homburg
4. Phillip J, Allescher HD, Hohner R (Hrsg.) (1998) Endoskopie: Struktur und Ökonomie. Normed Verlag Bad Homburg

Kapitel 1.4

Tele-Endoskopie – Dialog-, Konferenz- und Telemedizin

V. Manss

Die moderne Technik erlaubt die Bild- und Tonübertragung mit hoher Flexibilität und begrenztem technischen Aufwand. Wir sehen dies täglich im Fernsehen, wenn aus aktuellem Anlaß aus Krisengebieten oder bei Katastrophen live berichtet wird.

Es ist naheliegend, daß sich die moderne Medizin solcher schnellen und flexiblen Bild- und Tonübertragungen gerne bedienen möchte. Immerhin ist der medizinische Befund sehr häufig ein Bild, das in der verbalen Interpretation von Ärzten, dem Ton also, zum diagnostischen Befund wird.

Aber auch bei dieser Technik gilt die Feststellung: Nicht alles was machbar ist, muß in der Praxis sinnvoll sein.

Ziele der Telemedizin

Die Telemedizin sollte sich im wesentlichen an drei Zielen messen lassen.

1. Kann die Telemedizin zur Qualitätsverbesserung der Patientenversorgung beitragen?
   Kann die Diagnosesicherheit verbessert werden „(2nd Opinion)"?
   Können kompetente Entscheidungen schneller getroffen werden?
2. Kann Telemedizin helfen, Kosten einzusparen?
   Können beispielsweise Kosten eingespart werden, indem eine „2nd Opinion" schneller verfügbar ist und der Klinik- und Praxisbetrieb effizienter organisiert werden kann?
   Können Sekundärkosten reduziert werden, wie Reisekosten, Dokumentationskosten, Porti etc.?
3. Können medizinische Fortbildung und Erfahrungsaustausch effizienter gestaltet werden?
   Können mehr und bessere Informationen kostengünstig übermittelt werden?

Da alle die genannten Fragen bejaht werden können, lassen sich drei Zielkomplexe als die wesentliche Sinngebung der Telemedizin definieren:

- Verbesserung der Qualität
- Senkung der Kosten
- Verbesserung der medizinischen Fortbildung

Einsatzmöglichkeiten der Telemedizin

Entscheidend für jede neue Technik ist zweifellos der Einsatz in der Praxis. Welche konkrete Anwendungen lassen sich für das Beispiel der Telemedizin nennen?

Interne Vernetzung

In Kliniken oder großen Praxen bietet die Bild- und Tonübertragung viele Möglichkeiten.

Die technische Signalübertragung kann ohne übermäßigen Aufwand mit handelsüblichen Audio- und Videokabeln realisiert werden. Hohen Qualitätsansprüchen in Verbindung mit wesentlich höheren Material- und Gerätekosten wird eine Glasfaserverkabelung gerecht. Auch bei einer Überbrückung von Distanzen über 100 m bis zu 2000 m ist die Verwendung von Glasfaserkabeln zu erwägen, da die Signalverluste auf größeren Distanzen bei Kupferkabeln nur mit Aufholverstärkern zu kompensieren sind.

Die Verbindung von Untersuchungsräumen oder sterilen Räumen mit den Dienstzimmern der leitenden Ärzte ermöglicht die Einholung der „2nd Opinion" durch den Untersucher in Sekundenschnelle. Qualitätsverbesserung und Effizienzsteigerung liegen auf der Hand.

Die Verbindung von Untersuchungsräumen oder sterilen Räumen mit Seminarräumen und Hörsälen garantiert eine Qualitätsverbesserung in der Fortbildung. Der Studentenunterricht und die medizinische Fortbildung von Kollegen oder von medizinischem Fach- und Pflegepersonal wird didaktisch wesentlich verbessert. Entscheidend ist bei der Anwendung der Telemedizin, verschiedene Räume, d. h. verschiedene Bild- und Tonquellen und damit verschiedene Untersuchungen und Eingriffe in den Seminarraum oder Hörsaal übertragen zu können. Eine Gegensprecheinrichtung zum jeweiligen Untersucher gibt dem Auditorium die Möglichkeit, jederzeit mit dem Untersucher in einen Dialog zu treten. Auf diese Weise werden bei kompetenter Moderation und Regie die Lerninhalte verdichtet, indem immer und verzögerungsfrei die interessanten Phasen von Untersuchungen und Eingriffen übertragen werden.

Externe Vernetzung

In einer Reihe von Modellversuchen sind Vernetzungen von Kliniken und Praxen erfolgreich vorgenommen worden. Es bedarf keiner großen Kommentare, daß die Möglichkeiten für den qualitätsverbessernden Austausch von Bild- und Toninformationen um eine erhebliche Größenordnung gesteigert werden kann, wenn die Kommunikation auch auf großen Distanzen gewährleistet ist.

Als Beispiel sei an dieser Stelle das 1990 von der Medizinischen Hochschule Hannover (MHH) initiierte Projekt MEDKOM, eine Fördermaßnahme des Bundesministeriums für Gesundheit, erwähnt. Zahlreiche Kliniken und Institute wurden über eine VBN-Glasfaser-Leitung miteinander vernetzt. Dieses Breitbandnetz ermöglicht eine qualitativ hochwertige Übertragung (140 Mbit/s). Mit Ablauf der Förderung und den damit verbundenen Kosten für die einzelnen Teilnehmer wurde dieses Projekt Ende 1994 auf die innovative und kostengünstigere ISDN-Technik, der neuen Formel für einen flächendeckenden Kommunikationsaustausch, erfolgreich umgestellt.

Ohne Zweifel ist der Weg frei für eine breite externe Vernetzung mit überschaubarem technischen Aufwand.

Video-Live-Konferenz

Auf zahlreichen kleineren und größeren Tagungen und Kongressen hat sich schon seit Jahren die Live-Übertragung von Untersuchungen und Eingriffen als unverzichtbares Tagungselement etabliert. Die Bildübertragung erfolgt über den auch von allen Fernsehanstalten dieser Welt genutzten Weg. Entweder terrestrisch über mobile, erdgebundene Funkstationen (Richtfunk) oder über Satellit. Auf diese Weise können ein oder mehrere Untersucher aus ein oder mehreren Orten ihre neuen medizinischen Techniken und Methoden live vor einem großen Publikum präsentieren. Der Dialog zwischen Moderator bzw. Publikum erfolgt über eine separate Telefonleitung.

Bei diesen Video-Live-Konferenzen ist eine hohe Professionalität und Erfahrung der beteiligten Ärzte und Techniker bzw. Kameraleute unerläßlich. Selbst erfahrene Fernsehleute können nicht beurteilen, auf welche Details der Übertragung es ankommt, während erfahrene Techniker, auch wenn sie medizinische Laien sind, durch viele medizinische Live-Sendungen gereift sind. Zu sehen ist solche Erfahrung bei Bildeinstellungen, Nahaufnahmen und dem rechtzeitigen Umschalten auf die untersuchungsrelevanten Signale.

Ein wesentlicher Teil des Erfolges derartiger Video-Live-Konferenzen ist neben dem technisch reibungslosen Verlauf in der Qualität und Lichtstärke der modernen Videoprojektionssysteme begründet. Hier hat in den letzten Jahren eine der Computertechnik vergleichbare Entwicklung stattgefunden. Veraltete Großbildprojektoren sind größtenteils nicht mehr adäquat. Jeder Organisator von Video-Live-Konferenzen sollte gerade bezüglich der Lichtstärke des Videoprojektionssystems je nach Saalgröße kritisch sein. Bei Teilnehmerzahlen über 500 ist in den meisten Fällen nur das beste und entsprechend teuerste (ab DM 100 000) Projektionssystem angemessen. Die Technikanbieter sind durchaus unterschiedlich ausgerüstet und medizinisch unerfahren. Sie sollten kritisch hinterfragt werden.

Mit der ISDN-Technik wird sich ohne Zweifel auch diese Art der Telemedizin auf der Gebührenseite revolutionieren und bald zum selbstverständlichen Bestandteil medizinischer Tagungen und Kongresse werden.

Es gibt zu Recht auch kritische Stimmen gegenüber solchen Video-Live-Konferenzen, denn nicht immer erfordern der Lernwert und das Lernziel diesen Aufwand. Auch Bild- und Tonkonserven, also Videobänder, können dem eigentlichen Lernziel genüge tun oder es mag sogar die klassische Vortragsform, wie Dia- oder Folie, genügen. Solche Kritiker vergessen mitunter jedoch, daß das Publikum auch bei rein fachlicher Fortbildung einen gewissen „Animationseffekt" begrüßt und honoriert, zumal beim komplexen Vorgang des Lernens und der Informationsverarbeitung auch durch solche Effekte der nachhaltige Lernwert gesteigert wird. Es kommt dazu, daß in der modernen Informationsgesellschaft die Maßstäbe anderswo, z. B. vom Fernsehen, gesetzt werden.

Wenn es gegenüber den untersuchten Patienten vertretbar ist, und dies steht allen anderen Überlegungen voran, sollte die Video-Live-Übertragung als interessantes Mittel der Tagungsdidaktik genutzt werden.

Technische Anforderungen an die Telemedizin

In technischer Hinsicht haben wir es in der Telemedizin mit drei Bereichen (Abb. 1) zu tun, die im Folgenden abgehandelt werden.

Bild- und Tonerfassung

Bei der Tele-Endoskopie ist das Videoendoskop das Standard-Bilderfassungssystem. Dies gilt analog für

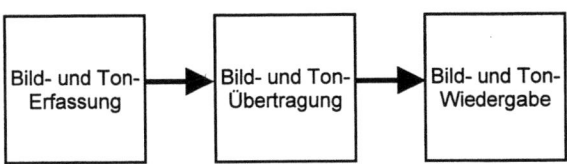

Abb. 1. Technische Anforderungen der Telemedizin

die anderen bildgebenden Verfahren, wie Sonografie, Röntgen und Mikroskopie. Entscheidend für die Qualitätsanforderung an das erfaßte Bild ist der Übertragungsmodus. Werden Übertragungen via Kabel (interne Vernetzungen), Richtfunk oder Satellit (externe Vernetzungen) angewandt, so kann das erfaßte Bild in konventioneller Analogtechnik angeboten werden. Ist eine ISDN-Telefonleitung für die Signalübermittlung vorgesehen, müssen Bild und Ton digitalisiert werden.

Bei der Übertragung chirurgischer Eingriffe ist die Umfeldkamera das entscheidende Bilderfassungsmedium. Kamerakransysteme gewährleisten einen optimalen Blick auf das Operationsfeld.

Aber auch bei der Übertragung von endoskopischen Untersuchungen empfiehlt sich der Einsatz einer zusätzlichen Umfeldkamera. Nur so können das Instrumentarium, der Untersucher und seine Fingerfertigkeit demonstriert werden.

Sowohl aus entwicklungstechnischen, wie auch aus budgetären Gründen sollte schon bei der Planung großer Wert auf ein nach oben offenes System gelegt werden. Nur selten erlauben die vorhandenen Geldmittel die Installation eines Komplettsystems. Zusätzliche Kabel für die Integration erst angedachter Systeme, wie EDV-Anlagen oder hochwertigen Endoskopien, schon in der ersten Bauphase mit verlegen zu lassen, ist billiger und stört die Klinikroutine weniger, als nachträgliche Zusatzarbeiten an abgehängten Decken und Mauerdurchbrüche während des Klinikbetriebs.

Allein aus diesem Grund ist es empfehlenswert, eine Firma mit der Planung und Bauüberwachung zu betrauen, die die kommunikativen Anforderungen an ein solches System kennt und technisch umzusetzen versteht. Der Weg zum örtlichen Radio- und Fersehgeschäft kann teuer zu stehen kommen.

Als Beispiel einer Endoskopieabteilung mit vier Untersuchungsräumen (davon eine mit Röntgen) mit Chef- und Oberarzträumen, einem Seminarraum und einem Hörsaal ist in der Abbildung 2 eine klinikinterne Vernetzung schematisch dargestellt. Abbildung 3 gibt einen Überblick über die Signalanforderungen. Abbildung 4 listet den technischen Grundbedarf (Ausbaustufe 1) und die praxisbezogene Ausbaufähigkeit (Ausbaustufe 2) auf.

Bild- und Tonübertragung

Steht ein Kabelweg zur Verfügung, so ist alles weitere Standard-Fernsehtechnik.

Während bei klinik- oder praxisinternen Vernetzungen dieser Kabelweg die Regel ist, ist er bei externen Verbindungen die Ausnahme. Richtfunk- oder Satellitenstrecken werden speziell zum Zweck der Bildübertragung für ein Konferenzereignis angemietet und eingerichtet. Diese Strecken erlauben die Signalübertragung nur in einer Richtung. Ein Rückbild aus dem Kongreßzentrum verdoppelt die Kosten nahezu. Über den Sinn dieses Rückbildes darf allerdings gestritten werden, während der Rückton ein unabdingbares Konferenzelement darstellt. Eine zusätzliche Telefonleitung ermöglicht diesen Rückton und belastet das Budget nur geringfügig.

Richtfunk- und Satellitenstrecken ermöglichen die Übertragung eines Standard-Videosignals, dem FBAS-Signal. Qualitativ höherwertige Signale, wie sie in der modernen Endoskopie verwendet werden, wie das Betacam-Componentsignal (RGB/S und YUV) und S-VHS (Y/C) müssen auf diesen Standard komprimiert werden. Auch die hochzeiligen Röntgensignale unterliegen dieser Limitierung.

Die für die Zukunft interessante Alternative heißt ISDN (Integrated Services Digital Network), die digitale Bildübertragung. Im Gegensatz zu den Richtfunk- und Satellitenstrecken beinhaltet die ISDN-Kommunikation automatisch Rückbild- und Rückton vom Gegenüber.

Während die Übertragung von Standbildern (Röntgen, Mikroskopie) in einem qualitativ einwandfreiem Zustand mit diesem System gewährleistet ist, ist die Übertragung bewegter Bilder gerade in der Medizin nur unter Vorbehalt zu empfehlen.

Bewegte Bilder erfordern eine hohe Datenrate. Da mit lediglich einem ISDN-Kanal die Übertragung von bewegten Bildern nicht in ausreichender Qualität erfolgt, wurden in den letzten Jahren Techniken entwickelt, mehrere ISDN-Kanäle für eine ausreichende Bildqualität zu bündeln und Daten zusätzlich zu komprimieren (CODEC/IMUX). Die damit verbundenen Hardware-Kosten sind derzeit so hoch, daß sich eine ISDN-Übertragung erst bei größeren Entfernungen rechnet, wenn man die deutlichen Qualitätseinbußen aus Kostengründen in Kauf nimmt. Es gilt also zu unterscheiden zwischen dem wissenschaftlichen Dialog verschiedener Zentren (Empfehlung ISDN) und der Präsentation im Rahmen von Tagungen und Kongressen (Empfehlung Richtfunkt/Satellit.

Die Einführung des digitalen Fernsehens führt zu einer weiteren, noch nicht zu kalkulierenden, Variante. Die Anzahl der zur Verfügung stehenden Kanäle auf einem Satelliten hat sich durch die Digita-

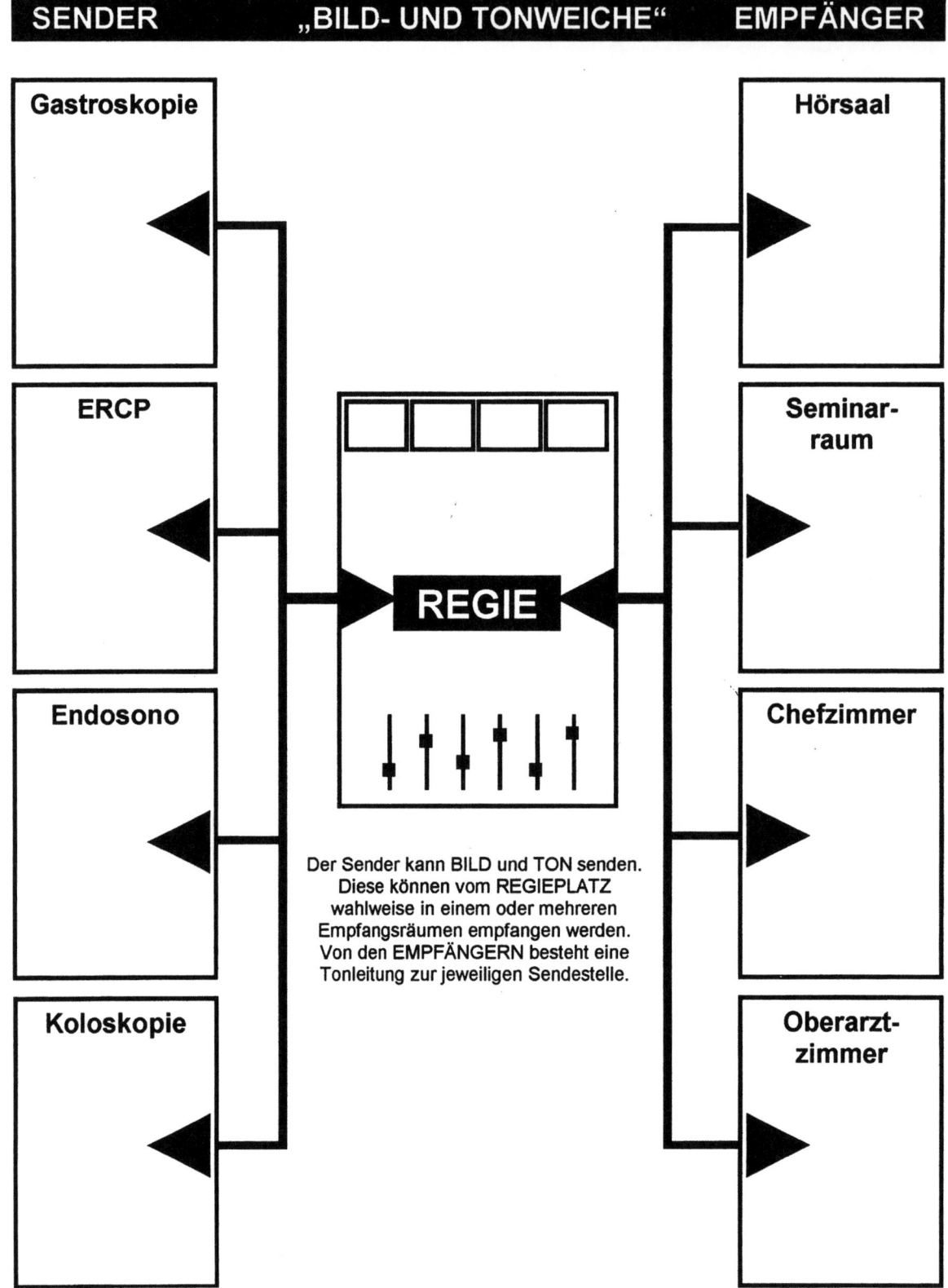

Abb. 2. Dialog- und Konferenzsystem für bildgebende Verfahren: Signalflußschema

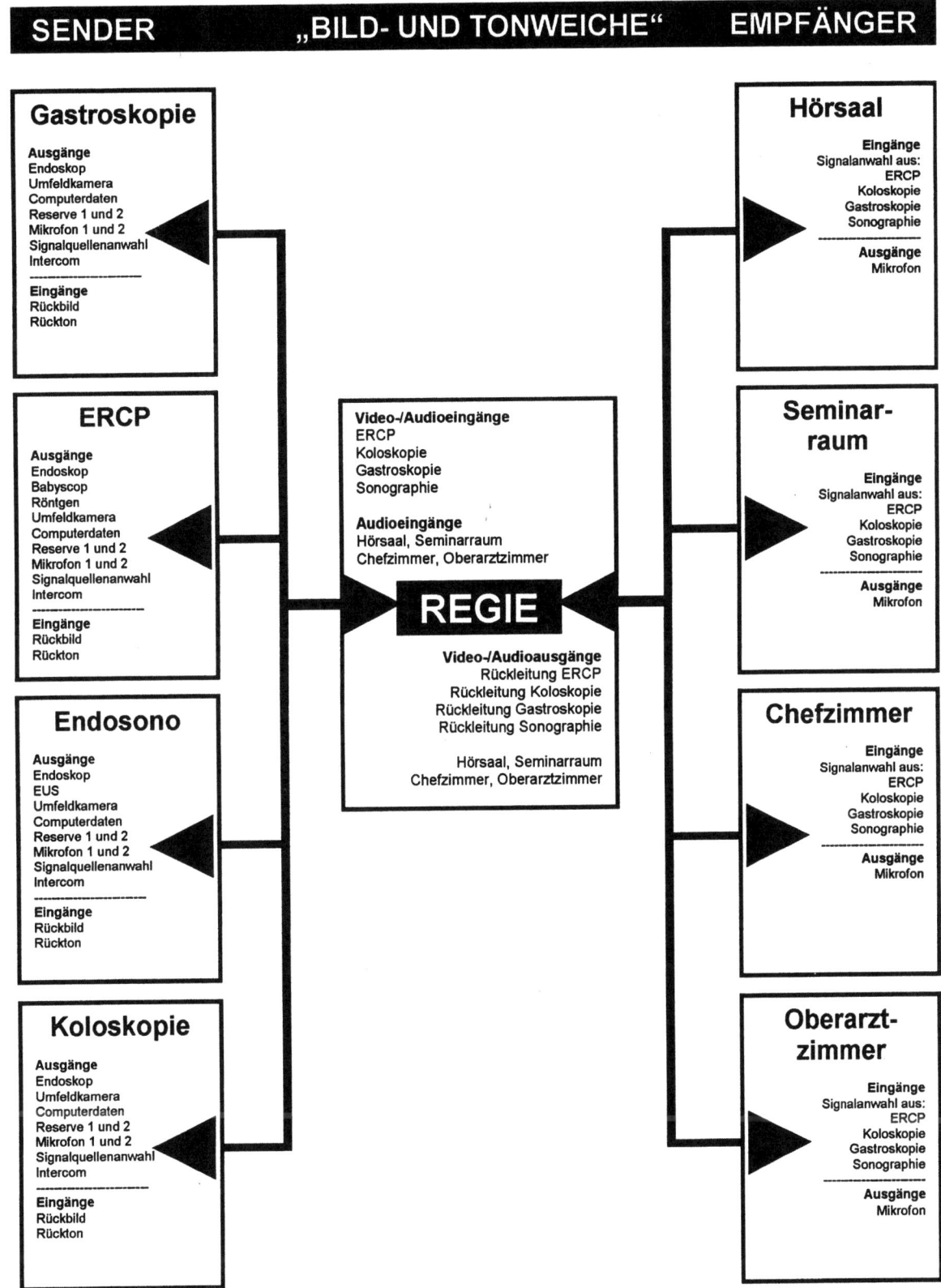

Abb. 3. Dialog- und Konferenzsystem für bildgebende Verfahren: Anforderungsprofil

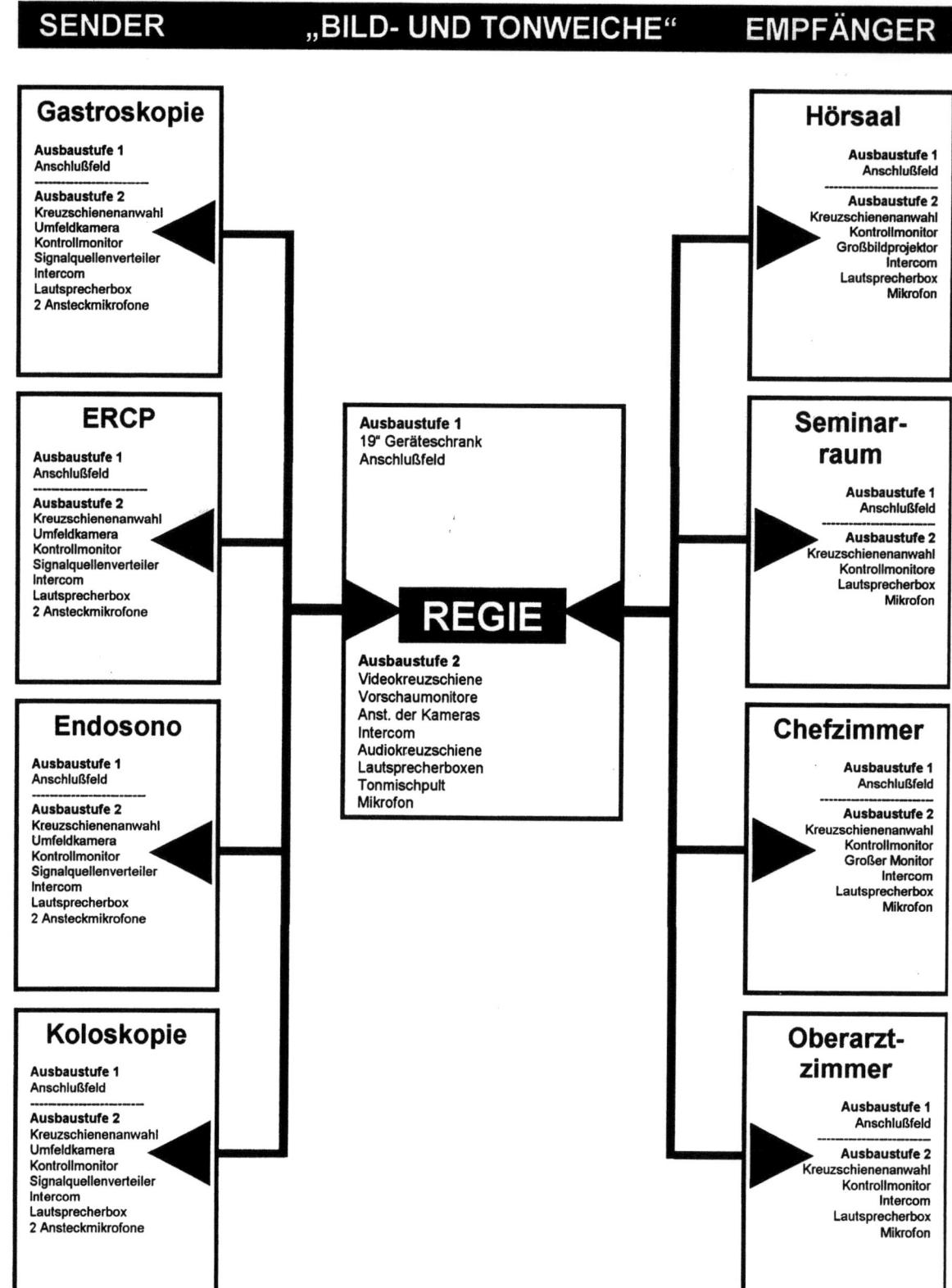

Abb. 4. Dialog- und Konferenzsystem für bildgebende Verfahren: Technische Ausstattung

lisierung vervielfacht. Diese Tatsache wird sich zwangsläufig positiv auf die für das Anmieten eines Satellitenkanals geltende Gebührenordnung bemerkbar machen.

Details zur ISDN-Übertragung vs. Richtfunk vs. Satellit sind in Tabelle 1 schematisch dargestellt. Tabelle 2 beinhaltet einen Kostenvergleich der behandelten Systeme.

Bild- und Tonwiedergabe

Wußten Sie, daß die Investitionskosten für die Tontechnik bei den Fernsehanstalten höher liegen, als die für die Videotechnik?

Diese Tatsache allein beweist, daß auch bei der Anschaffung der für eine technisch einwandfreie Signalwiedergabe zuständigen Geräte eine fachmännische Beratung zwingend erforderlich ist. Nur händlerunabhängige Spezialisten werden Ihre Empfangs- und Wiedergabetechnik, ob Ansteckmikrofon oder Großbildprojektor so konzipieren, wie es Ihren Erwartungen entspricht. Diese Geräte müssen deswegen nicht teurer sein, sie entsprechen aber den kommunikativen Anforderungen.

Neben technischer Funktionalität ist die Bedienbarkeit des Systems durch Klinikpersonal ein weiterer Gesichtspunkt. Was hilft die beste Technik, wenn bei jeder kleinen Konferenz ein Spezialist hinzugezogen werden muß, der weiß, wann welcher der hundert Regler oder Knöpfe in welcher Position zu stehen hat?

Gerade in der Medizinischen Kommunikation sind die Inhalte und nicht technische Spielereien das Maß aller Dinge.

Die Tele-Endoskopie als Teil der Telemedizin hat zweifellos bereits einen festen Platz in einigen Klini-

Tabelle 1. Technische Ausrüstung für Video-Live-Konferenzen im Vergleich

Übertragungsart	Ausstattung Klinik	Ausstattung Kongreßzentrum
ISDN 384 kbit/s	01 Codec Modul Typ 3 – *entspricht nicht Fernsehbildqualität* 03 ISDN S0-Basisanschlüsse 01 Personal	01 Codec-Modul Typ 3 – *entspricht nicht Fernsehbildqualität* 03 ISDN S0-Basisanschlüsse 01 Personal
Richtfunk	01 Mobile Richtfunkanlage Bild/Ton – *Fernsehbildqualität* 02 2-Draht Meldeleitungen für Rückton und interne Kommunikation 01 Personal	01 Mobile Richtfunkanlage Bild/Ton – *Fernsehbildqualität* 02 2-Draht Meldeleitungen für Rückton und interne Kommunikation 01 Personal
Satellit	01 Uplink SNG-Anlage incl. 6 Std. Betrieb – *Fernsehbildqualität* 02 2-Draht Meldeleitungen für Rückton und interne Kommunikation 01 Personal	01 Downlink SNG-Anlage incl. 6 Std. Betrieb – *Fernsehbildqualität* 02 2-Draht Meldeleitungen für Rückton und interne Kommunikation 01 Personal

Tabelle 2. Übertragungskosten für Video-Live-Konferenzen im Vergleich (bei Anmietung aller benötigten technischen Geräte, Anschlüsse und Personalkosten)

Konferenz innerhalb Frankfurt. Sendeort: Klinik Frankfurt; Empfangsort: Kongreßzentrum Frankfurt; Sendezeit: 08.00–13.00 MEZ

Übertragungsart	Ü-Qualität	Ü-Vorteil	Ü-Nachteil	Gesamtkosten
ISDN 384 kbit/s	unter Fernsehstandard	Rückbild	keine 2. Tonleitung	ca. 8 500,00 DM
Richtfunk	FBAS-Fernsehqualität	separate 2. Tonleitung	kein Rückbild	ca. 4 500,00 DM

Konferenz Frankfurt–Hamburg. Sendeort: Klinik Frankfurt; Empfangsort: Kongreßzentrum Hamburg; Sendezeit: 08.00–13.00 MEZ

Übertragungsart	Ü-Qualität	Ü-Vorteil	Ü-Nachteil	Gesamtkosten
ISDN 384 kbit/s	unter Fernsehstandard	Rückbild	keine 2. Tonleitung	ca. 9 500,00 DM
Satellit	FBAS-Fernsehqualität	separate 2. Tonleitung	kein Rückbild	ca. 15 500,00 DM

Alle angegebenen Kosten laut Deutsche Telekom AG/Juli 1998.

ken und Praxen und ist auch aus dem Kongreßbereich kaum noch wegzudenken.

Man braucht kein Prophet zu sein, um festzustellen, daß sich der Trend zur Tele-Endoskopie in der Zukunft weiter verstärken wird, trotz begrenzter Mittel in den Haushalten. Neue Techniken werden diesen Trend unterstützen und, wie bei allen Telekommunikations- und Computertechniken, wird man in Zukunft mehr Leistung für geringere Kosten erhalten.

Dennoch muß sich jeder, der für größere Endoskopieeinheiten verantwortlich ist, fragen, wann der Zeitpunkt zum Einstieg gekommen ist.

Wahrscheinlich ist die Tele-Endoskopie im Sinne einer klinikinternen Vernetzung bereits in einigen Jahren Standard.

Infektionsrisiken, Hygiene und Geräteaufbereitung in der Endoskopie

O. Leiss, M. Exner

Wie alle invasiven Untersuchungen haben auch endoskopische Untersuchungen ihre Risiken, wobei die Infektionsrisiken seit der Zunahme von HIV von besonderer Bedeutung sind. Nachfolgend sollen Infektionsrisiken in der Endoskopie – getrennt für Patient und Personal – dargestellt, Maßnahmen zum Schutz vor Infektionen erörtert und das Vorgehen bei der hygienischen Aufbereitung von flexiblen Endoskopen erläutert werden.

Infektionsrisiko in der Endoskopie

Das Infektionsrisiko für Patienten hängt zum einen von verfahrensbedingten Komplikationen und zum andern von patientenbezogenen Besonderheiten (z. B. Herzklappenfehler, Z. n. Klappenersatz) ab. Auch die technische und hygienische Güte des Gerätes und die Kompetenz und Erfahrung des Untersuchers spielen eine Rolle. Zur Verhinderung infektiöser Komplikationen sind genaue Kenntnisse über Infektionsrisiken und Infektionsquellen bei der Endoskopie, über die Wirksamkeit verschiedener Desinfektionsverfahren incl. Wirkung und Nebenwirkung der verschiedenen Desinfektionsmittel, über Widerstandsfähigkeit von Mikroorganismen gegenüber Desinfektionsmitteln und über Möglichkeiten der mikrobiellen Kontamination von Instrumenten, Kanalsystemen und automatischen Waschmaschinen nötig [3–6, 10, 13, 19–21, 24, 25, 39, 40, 49, 64]. Nur dann können Endoskope so aufbereitet werden, daß von ihnen weder eine Infektionsgefährdung für Patient und Personal noch eine andere Schädigung (z. B. durch Rückstände von Desinfektionsmitteln oder Sterilisationsgasen, wie Ethylenoxid) ausgeht. Zum Schutz des in der Endoskopie arbeitenden Personals vor Infektionen sind strikte Beachtung hygienischer Maßnahmen, Vermeidung von Nadelstichverletzungen und Verletzungen beim Reinigen von Biopsiezangen sowie aktive Immunisierung gegen Hepatitis A und B erforderlich.

Faktoren, die das Infektionsrisiko für den Patienten beeinflussen

Bei endoskopischen Untersuchungen kann es zu einem endogenen Verschleppen körpereigener Mikroorganismen mit konsekutiver Bakteriämie kommen [8, 12, 46–48] (s. auch Kapitel 1.7). Das Auftreten einer Bakteriämie besagt nicht per se, daß das Risiko ernsthafter Infektionen erhöht ist. Generell gilt, daß die Bakteriämierate nach diagnostischer Koloskopie mit ca. 2% (bis 8%) und nach diagnostischer Ösophago-Gastro-Duodenoskopie mit ca. 4% – bei Verwendung dünnkalibriger Endoskope 0% – gering ist und das Infektionsrisiko durch Verschleppen endogener Keim bei einem gesunden Patienten nicht nennenswert erhöht ist [8, 12, 46–48]. Zu den *verfahrensbedingten Faktoren*, die das Infektionsrisiko bei der Endoskopie erhöhen, zählen insbesondere therapeutische Eingriffe wie die Ösophagusvarizensklerosierung, Ballondilatation des Ösophagus, Sphinkterotomie der Papilla Vateri (mit oder ohne Stenteinlage) oder die Laserablation von Tumoren. Hierbei kann es zu Bakteriämien mit hoher Keimdichte kommen, die bei Vorliegen zusätzlicher patientenbezogener Risiken die Infektions- und Komplikationsrate erhöhen (siehe Tabelle 1; [20, 40, 61]). Unter den *patientenbezogenen Risiken* ist ein reduzierter Immunstatus z. B. bei HIV, Leukämien, Lymphomen, nach Knochenmarktransplantation, bei immunsuppressiver Therapie, bei Chemotherapie von Tumoren sowie bei fortgeschrittenen Leber- oder Nierenerkrankungen von besonderer Bedeutung. Auch spezielle Gegebenheiten können beim individuellen Patienten das Infektionsrisiko bei bestimmten endoskopischen Untersuchungen erhöhen, wie z.B. ERCP bei Vorliegen von Pankreaspseudocysten oder Endoskopie beim Patienten mit Herzklappenfehler. Bei Patienten mit Z. n. Klappenersatz oder – geringer – bei liegenden Infusionskathetern (Hickmann-Katheter bei Leukämie-Pat.) und Endoprothesen kann infolge Adhärenz von Bakterien an Plastikmaterial das Infektionsrisiko erhöht sein [52, 61]. Bei Patienten mit Herzklappenfehlern, bei Patienten nach Klappenersatz, bei Patienten mit früher

Tabelle 1. Risikofaktoren für ein erhöhtes Infektionsrisiko bei endoskopischen Untersuchungen

Verfahrensbedingte Risiken	Patientenbezogene Risiken

- Art und Ausmaß der Gewebsschädigung bei therapeutischen Eingriffen:
  - Injektionsbehandlung von Ösophagusvarizen
  - Dilatation von Ösophagusstenosen
  - endoskopischer Sphinkterotomie der Papilla Vateri
  - Einbringung von Drainagen oder Stents in den Gallengang
  - Laserbehandlung von Ösophagus- oder Kolontumoren
  - perkutane endoskopische Gastrostomie
- Begleitumstände des endoskopischen Eingriffs (Notfalleingriff auf Intensivstation)
- Kompetenz und Erfahrung des Untersuchers und Assistenzpersonals
- korrekte Reinigung und Desinfektion der Endoskope und Zubehör
	- reduzierter Immunstatus oder Immunsuppression des Patienten:
	  - HIV, Leukämie, Lymphom, immunsuppressive Therapie, fortgeschrittene Leber- oder Nierenerkrankungen, hohes Alter
	- Vorliegen besonderer Infektionsquellen oder anatomischer Gegebenheiten:
	  - Koloskopie bei Divertikulitis, ERCP bei Pankreaspseudocysten
	- Situationen, die das Anhaften von Bakterien im Organismus begünstigen:
	  - Herzklappenfehler, Z. n. Herzklappenersatz
	  - Endoprothesen oder intravenöse Dauerkatheter

durchgemachter Endokarditis sowie bei immunsupprimierten Patienten sollte daher eine prophylaktische Antibiotikagabe durchgeführt werden [2, 46, 52, 61, 65 (s. u.)] (s. auch Kapitel 1.7).

Bakteriämie nach endoskopischen Untersuchungen

Das Risiko aufsteigender bakteriämischer Infektionen ist bei endoskopischen Untersuchungen des Gallengangssystems und des Pankreasgangs besonders hoch. So findet man z. B. 30 Minuten nach ERCP bei etwa 5% der Patienten eine Bakteriämie [12, 46]. Bei Patienten mit Gallengangsobstruktion liegt der Prozentsatz positiver Bakteriämien nach ERCP deutlich höher und kann 50% erreichen. Eine Cholangitis tritt bei diesen Patienten in 4–10% der Fälle auf [12]. Bei therapeutischen Eingriffen am Gallengang oder Pankreasgang wie Papillotomie und/oder Stent-Einbringung liegt das Infektionsrisiko höher, weswegen bei Patienten mit Gallengangsobstruktion vor Steinextraktion, Papillotomie oder Stent-Einbringung eine prophylaktische Antibiotikagabe (s. auch Kapitel 1.7) empfohlen wird [2, 12, 52, 61, 65]. Auch nach Sklerosierung von Ösophagusvarizen ist die Bakteriämierate mit 5–7% vergleichsweise hoch und steigt bei Notfalleingriffen auf 13% an. Nach Sklerotherapie wurden Hirnabszesse, Endokarditis, perinephritische Abszesse oder Meningitis als infektiöse Komplikationen beschrieben. Für Patienten mit portaler Hypertension und Ascites besteht bei Sklerotherapie von Ösophagusvarizen eine erhöhte Gefährdung durch bakterielle Peritonitis. Eine prophylaktische Gabe von Antibiotika vor Sklerotherapie ist bisher durch klinische Studien nicht hinreichend gesichert. Wahrscheinlich geht die Gummibandligaturbehandlung von Ösophagusvarizen mit einer niedrigeren Rate an infektiösen Komplikationen einher [61].

Das Risiko einer Bakteriämie ist bei einer Ösophagusdilatation besonders hoch und liegt bei 45% (Mittelwert von 4 Studien). Eine sorgfältige Desinfektion des Dilatators scheint die Bakteriämierate verringern zu können. Auch nach endoskopischer Laser-Behandlung von Ösophagus oder Kolontumoren tritt häufig eine Bakteriämie auf [61], sekundäre Erkrankungen/ infektiöse Komplikationen wurden aber nicht beschrieben.

Wegen des Risikos der Bakteriämie sollten Patienten nach endoskopischen Eingriffen innerhalb von 48 Stunden nach dem Eingriff keine Blutspenden durchführen (auch nicht zur Eigenblutspende), da es z. B. in Erythrozytenkonzentraten (Lagedauer 49 Tage) auch bei Kühlschranktemperaturen zu einer Vermehrung z. B. von Yersinia oder Campylobacter kommen kann. Transfusionsbedingte Septikämien können hierdurch ausgelöst werden.

Im allgemeinen handelt es sich bei den Bakteriämien um kurzfristige Ereignisse, sogenannte transitorische Bakteriämien. Erregerdichte und Verweildauer sind dabei niedrig, das Infektionsrisiko ist bei Gesunden als gering anzusehen. Im Gegensatz zum Bakteriämierisiko liegen quantitative Daten zum Infektionsrisiko nach Bakteriämie nicht vor.

Prophylaktische Antibiotikagabe zur Infektionsprävention bei endoskopischen Untersuchungen und Eingriffen

Aufgrund der Verfahrens- und Patienten-bezogenen Risiken (s. o.) sowie der bei bestimmten endoskopischen Eingriffen beträchtlichen Rate an Bakteriämien (s. o.) haben zahlreiche Fachgesellschaften in den vergangenen Jahren Empfehlungen zur prophylaktischen Gabe von Antibiotika vor bestimmten endoskopischen Untersuchungen und Eingriffen erarbeitet. Diese nationalen [5, 61, 65] und übernationalen

Tabelle 2. Ziele einer antibiotischen Prophylaxe vor endoskopischen Eingriffen

Verhinderung einer
- infektiösen Endokarditis
- symptomatischen Bakteriämie
- Kolonisierung orthopädischer und anderer nicht-kardialer Prothesen
- Kolonisierung liegender Dauerkatheter (z.B. Hickmann-Katheter bei Leukämie-Patienten)
- pankeato-biliären Sepsis nach ERCP
- Wundinfektion nach endoskopisch-perkutaner Gastrostomie

Tabelle 3. Erkrankungen mit Risiko einer bakteriellen Endokarditis oder symptomatischen Bakteriämie (nach Sauter et al. [65] und ESGE Guidelines [52])

hohes Risiko:
- prothetische Herzklappen
- abgelaufene infektiöse Endokarditis
- Zustand nach arterio-pulmonaler Shuntanlage und Conduit-Implantation
- Gefäßprothese aus Plastikmaterial, wenn OP kürzer als 1 Jahr zurückliegt
- schwere Neutropenie (Neutrophile > 1 G/l)

mittelgradig erhöhtes Risiko:
- angeborene Herzfehler
- rheumatische Vitien mit Klappendysfunktion
- Mitralklappenprolaps mit Mitralklappeninsuffizienz
- hypertrophe Kardiomyopathie
- ventrikulo-peritonealer Shunt
- Herztransplantation
- mäßiggradige Neutropenie (Neutrophile 1–5 G/l)

nicht oder gering erhöhtes Risiko:
- Mitralklappenprolaps ohne Mitralklappeninsuffizienz
- durchgemachtes rheumatisches Fieber ohne Klappendysfunktion
- unkomplizierter Vorhofseptumsdefekt
- Zustand nach aorto-koronarem Bypass
- Zustand nach Implantation eines Herzschrittmachers oder Defibrillators

Tabelle 4. Endokarditisprophylaxe bei endoskopischen Eingriffen (nach ESGE Guidelines, Endoscopy 30:318–324 (1998) [52])

A. Patienten, die nicht allergisch gegen Penicillin sind:
Erwachsene:
1 g Amoxycillin i.m. in 2,5 ml 1% Lignocainhydrochlorid plus 120 mg Gentamycin i.m. vor Beginn des endoskopischen Eingriffs sowie 500 mg Amoxycillin oral 6 Stunden später
Kinder unter 10 Jahren:
500 mg Amoxycillin i.m. in 2,5 ml 1% Lignocainhydrochlorid plus 2 mg/kg Körpergewicht Gentamycin i.m. vor Beginn des endoskopischen Eingriffs sowie 250 mg (bei Kindern 5–9 Jahre alt) bzw. 125 mg (bei Kindern 1–4 Jahre alt) Amoxycillin oral 6 Stunden später

B. Patienten, die allergisch gegen Penicillin sind oder die Penicillin im vorausgegangenen Monat öfter als einmal erhalten haben:
Erwachsene:
1 g Vancomycin als langsame i.v.-Infusion über 100 Minuten und nachfolgend 120 mg Gentamycin i.v. 15 Minuten vor Beginn des endoskopischen Eingriffs *oder* 400 mg Teicoplanin i.v. und nachfolgend 120 mg Gentamycin i.v. 15 Minuten vor Beginn des endoskopischen Eingriffs
Kinder unter 10 Jahre:
20 mg/kg Körpergewicht Vancomycin i.v. und nachfolgend 2 mg/kg Körpergewicht Gentamycin i.v. *oder* Teicoplanin i.v. und nachfolgend 2 mg/kg Körpergewicht Gentamycin i.v. vor Beginn des endoskopischen Eingriffs

C. Vor endoskopischen Eingriffen an den Gallenwegen:
750 mg Ciprofloxacin oral 60–90 Minuten vor dem endoskopischen Eingriff *oder* 120 mg Gentamycin i.v. unmittelbar vor dem endoskopischen Eingriff *oder* i.v.-Gabe eines Quinolons, Cephalosporins oder Ureidopenicillins unmittelbar vor dem endoskopischen Eingriff

D. Vor perkutaner endoskopischer Gastrostomie:
2 g Cefotaxim i.v. (oder Äquivalent) 30 Minuten vor dem Eingriff *oder* 4 g Piperacillin/0,5 g Tazobactam i.v. *oder* 1 g Amoxycillin/Clavulansäure i.v.

E. Patienten mit schwerer Neutropenie
Erwachsene:
zusätzlich 7,5 mg/kg Körpergewicht Metronidazol i.v. zu einem der oben angegebenen antibiotischen Behandlungsschemata
Kinder:
zusätzlich 7,5 mg/kg Körpergewicht Metronidazol i.v. zu einem der oben angegebenen antibiotischen Behandlungsschemata

[52] Empfehlungen werden regelmäßig überarbeitet und aktualisiert. Ziele, Risikoeinteilung und die derzeit bei Risikopatienten und bestimmten endoskopischen Untersuchungen/Eingriffen empfohlene Prophylaxe mit Antibiotika sind in den Tabellen 2–4 zusammengefaßt. Zu Details der Infektionsprophylaxe mittels Antibiotika sei auf weiterführende Literatur verwiesen [5, 52, 61, 65].

Übertragung von Mikroorganismen von Patient zu Patient via Endoskop

In der Literatur sind zahlreiche kleine Epidemien von Infektionen mit *Salmonella-Spezies* nach endoskopischen Untersuchungen beschrieben [5, 12, 23, 44, 46, 48]. Sowohl akut infizierte Patienten als auch chronische Salmonellenausscheider kommen als Infektionsquellen für die Kontamination von Endoskopen in Betracht. In den meisten Fällen von Salmonella-Übertragung hatte das zur Desinfektion der Endoskope verwendete Desinfektionsmittel (Hexachlorophen, Cetrimid, Chlorhexidin oder quaternäre Ammoniumverbindungen) eine relativ geringe antimikrobielle Aktivität, nicht nur gegen Salmonellen. Diese Desinfektionsmittel werden in Deutschland nicht zur Instrumentendesinfektion empfohlen und wurden nicht in die Desinfektionsmittelliste der Deutschen Gesellschaft für Hygiene und Mikrobiologie (DHGM) aufgenommen. In einem Epidemiefall war eine unzureichend desinfizierte Koloskopie-Biopsiezange das Vehikel zur Infektionsübertragung.

Auch bei einer Übertragung von *Mycobacterium tuberculosis* durch Bronchoskopie mit nachfolgendem Auftreten einer Tuberkulose war eine unzureichende Desinfektion des Bronchoskops die Ursache. Die relative Resistenz von Mycobakterien, speziell von *atypischen Mycobakterien*, gegen häufig verwendete chemische Desinfektionsmittel scheint dabei eine Rolle zu spielen. Mycobakterien werden bei den von einer Expertengruppe des Gastroenterologie-Weltkongresses empfohlenen Einwirkungszeit nicht 100%ig durch chemische Desinfektionsmittel inaktiviert [10, 20].

In der Literatur sind ferner 2 Epidemien von epidemischer Hypochlorhydrie beschrieben, die bei gesunden Probanden nach Experimenten zur pH-Messung des Magensekrets auftraten [5, 48]. Retrospektiv scheint hier eine Übertragung von *Helicobacter pylori* durch unzureichend desinfizierte Sonden erfolgt zu sein. Langenberg et al. berichten über eine Übertragung von H. pylori bei 3 von 281 gastroskopischen Untersuchungen (1,1%) [38]. In allen diesen Fällen entsprachen die praktizierten Desinfektionsmaßnahmen nicht den Empfehlungen nationaler Gastroenterologie-Gesellschaften [5]. Ob eine unbeabsichtigte Übertragung von Helicobacter pylori tatsächlich in 1% der Gastroskopie stattfindet, ist strittig. Da eine akute Infektion mit H. p. asymptomatisch sein kann oder nur geringe Beschwerden verursacht, kann eine Übertragung durch eine endoskopische Untersuchung unerkannt bleiben. Die reelle Bedeutung einer H.p.-Übertragung via Endoskop ist derzeit unklar. In Studien zur hygienischen Aufbereitung von Endoskopen erfolgten bisher – wegen des hohen methodischen Aufwands und der Kosten – kaum Untersuchungen zu H. pylori.

Eine endoskopische Übertragung des *Hepatitis-B-Virus* ist in einem Einzelfall gesichert [9]. In zahlreichen nachfolgenden Untersuchungen konnte eine Übertragung von Heptatitis-B-Virus via Endoskop jedoch nicht bestätigt werden [5, 37, 48]. Nach Untersuchung eines HCV- und HIV-positiven Patienten hat sich ein Arzt infolge akzidenteller Verletzung an der Biopsiezange eine *Hepatitis-C-Virus*-Infektion zugezogen [45]. Kürzlich konnte in detaillierten molekularbiologischen Untersuchungen die Übertragung eines Hepatitis-C-Virus bei der Koloskopie von einem infizierten Patienten auf nachfolgend untersuchte Patienten zweifelsfrei nachgewiesen werden [50]. Vehikel der Infektionsübertragung war eine unzureichend aufbereitete Biopsiezange. Dieses Ereignis hat Diskussionen und die Problematik von Endoskopie-Zubehörteilen zum Einmalgebrauch versus korrekte hygienische und funktionstechnische Aufbereitung von Zubehörmaterial erneut entfacht [60] und zu entsprechenden Empfehlungen für die Wiederaufbereitung von Endoskopie-Zubehörteilen geführt [51, 67].

Die zunehmende Prävalenz von *HIV*-Infektionen unterstreicht die Bedeutung einer hygienisch einwandfreien Aufbereitung von Endoskopen und Hilfsinstrumenten. Auch wenn bisher keine HIV-Übertragung durch Endoskopie gesichert ist und es wegen der langen Inkubationszeit schwer sein dürfte, eine HIV-Übertragung durch eine endoskopische Untersuchung sicher zu dokumentieren, muß grundsätzlich mit einer solchen Möglichkeit gerechnet werden. (*Absence of evidence is not evidence of absence!*) In einem Drittel der Fälle erwiesen sich Endoskope nach Untersuchungen bei AIDS-Patienten als mit HIV kontaminiert [30]. Nach experimenteller HIV-Kontamination von Endoskopen ließ sich nach konventioneller Reinigung und Desinfektion kein HIV-Virus mehr nachweisen [31], allerdings jedoch mittels PCR-Reaktion noch HIV-DNA-Bruchstücke [32]. Das mancherorts praktizierte Vorgehen, für HIV-Patienten nur gesonderte (meist ältere) Endoskope zu verwenden, ist aus hygienischer Sicht nicht gerechtfertigt. Grundsätzlich muß jeder Patient als potentiell infektiös angesehen werden und jedes Endoskop nach jeder Untersuchung hygienisch absolut korrekt aufbereitet werden, so daß es für den nachfolgend zu untersuchenden Patienten keine Infektionsquelle darstellt.

Über die Übertragung von *Parasiten oder Protozoen* via Endoskop ist wenig bekannt. Bisher wurde lediglich über eine Übertragung von Strongyloides berichtet [48]. Da die meisten Desinfektionsmittel bezüglich ihrer Wirksamkeit gegen Parasiten oder Protozoen schlecht untersucht sind und da Cryptosporidien-Cysten gegen längere Einwirkzeiten gängiger Desinfektionsmittel resistent [16] sind, ist zur Vermeidung einer Übertragung von Parasiten und Protozoen eine gründliche mechanische Reinigung der Endoskope incl. Bürstenreinigung der Kanäle unabdingbar.

Übertragung von Mikroorganismen vom Endoskop auf den Patienten

Das Risiko einer Infektionsübertragung via Endoskop hängt im wesentlichen von 3 Faktoren ab: 1. der Kontamination des Endoskops mit Mikroorganismen, 2. den Reinigungs- und Desinfektionsverfahren und 3. der technischen Konstruktion des Endoskops [48].

Zu einer Kontamination eines Endoskops mit Mikroorganismen kann es bei der Untersuchung eines infektiösen Patienten kommen. Mikroorganismen können jedoch auch von der Umgebung (kontaminierte Ablageflächen, Spüllösungen u.a.m) auf oder in das Endoskop gelangen und via Endoskop auf den Patienten übertragen werden. Auch von kontaminierten Instrumenten und Biopsiezangen sowie kontaminierten Spüllösungen kann ein Risiko ausgehen. Fehler bei der Reinigung und Desinfektion von Endoskopen können das Infektionsrisiko für den nachfolgend untersuchten Patienten erhöhen und müssen durch regelmäßige Schulung und strikte Beachtung der Aufbereitungsschritte vermieden werden. Konstruktive Besonderheiten flexibler Endoskope, wie dünne, nicht mit Bürsten zu reinigende Luftinsufflations- oder Spülkanäle, blinde Kanäle oder Defekte im Instrumentierkanal mit konsekutiver Keimbesiedelung des Innenhohlraums eines Endoskops können eine korrekte Reinigung erschweren und eine sichere Desinfektion verhindern. In solchen – zum Glück seltenen – Fällen fungiert das Endoskop als persistierende Infektionsquelle. Ausbrüche von Bakteriämien oder septischen Komplikationen können dann nur durch Aus-dem-Verkehr-Ziehen des Gerätes verhindert werden.

Die Mehrzahl der Infektionsübertragungen via Endoskop ist auf unzureichende Reinigung und Desinfektion kontaminierter Geräte zurückzuführen. Relevante Mikroorganismen, die übertragen werden können, sind:

- Viren (z. B. Hepatitis B, HIV etc.)
- Bakterien (z. B. Salmonellen, Mycobakterien, Pseudomonaden, Helicobacter pylori)
- Protozoen (z. B. Cryptosporidien, Strongyloides)
- übrige Mikroorganismen (z. B. Pneumocystis)

Einer Literaturübersicht zufolge wurden in den Jahren 1966 bis 1992 (= 26 Jahre!) bei endoskopischen Untersuchungen des oberen Gastrointestinaltraktes 180 Übertragungen von bakteriellen oder viralen Infektionen publiziert [48]. Bei 67 Patienten führte dies zu Erkrankungen, bei 2 mit tödlichem Ausgang. Im gleichen Zeitraum wurde 101mal über die Übertragung von Mikroorganismen bei einer Sigmoidoskopie oder Koloskopie berichtet, was bei 75 Patienten zur Erkrankung und bei 3 Patienten zum Tode führte. Insgesamt 9 Infektionsübertragungen mittels Bronchoskopie mit nachfolgend 10 Erkrankungsfällen und 2 Todesfällen wurden beschrieben [48]. Auch wenn die Dunkelziffer nichtpublizierter Infektionsübertragungen hoch sein dürfte, so muß doch bei den Millionen endoskopischen Untersuchungen weltweit das Infektionsrisiko insgesamt als niedrig eingeschätzt werden.

Infektionsquellen bei der Endoskopie

Das Endoskop kann als Vehikel für die Übertragung von Mikroorganismen fungieren. Entsprechende Mikroorganismen können vom vorher untersuchten Patienten, von bei der Aufbereitung verwendeten Reinigungs-, Desinfektions- und Spüllösungen und aus dem Kanalsystem des Endoskops stammen (Tabelle 5).

Als Infektionsquelle kommt nicht nur der *zuvor untersuchte Patient* in Betracht, sondern auch die bei

Tabelle 5. Relevante Infektionsquellen bei der endoskopischen Übertragung von Mikroorganismen

Infektionsquelle	Nähere Angaben

Vorher untersuchter Patient	– Patient mit bekannter Infektionskrankheit
	  – Salmonellose
	  – Hepatitis B oder C, HIV
	  – Tuberkulose
	– immunsupprimierter Patient mit möglichen atypischen Erregern
	– asymptomatischer Patient oder Carrierstatus
	  – chronischer Salmonellenausscheider
	  – HBs-Carrier, Pat. mit chronischer Hepatitis C

Bei Aufbereitung verwendete Reinigungs-, Desinfektions- und Spüllösungen	– Desinfektionsmittel, das nicht von der Deutschen Gesellschaft für Hygiene und Mikrobiologie empfohlen wird
	– falsche Konzentration/falsche Einwirkzeit des verwendeten Desinfektionsmittels
	– kontaminierte Desinfektionsmittellösung
	  – zu seltener Wechsel
	  – kontaminierte zentrale Dosieranlage
	– kontaminierte Schlauchsysteme, Flaschen oder Waschmaschinen
	– als Spüllösung Trinkwasser oder Aqua destillata

Kanalsystem des Endoskops (Endoskop als persistierende Infektionsquelle)	– nicht oder schlecht zu reinigende und zu desinfizierende Kanäle – Luft- und Spülkanal, Bowdenzugkanal – Belagbildung und Inkrustierung/Fixierung und Konservierung durch Aldehyde – Perforation des Instrumentierkanals mit Übertritt von Mikroorganismen in den Innenhohlraum des Endoskops
Aufbewahrungsart und Aufbewahrungsort des Endoskops	– horizontale Lagerung/Lagerung im Schaumstoff des Gerätekoffers – Transport von Endoskopen im Gerätekoffer zu auswärtigen Untersuchungen (Altenheimen)

der Aufbereitung verwendeten Reinigungs-, Desinfektions- und Spüllösungen sowie kontaminiertes Leitungswasser. *Desinfektions- oder Spüllösungen* können mit Mikroorganismen kontaminiert sein, ebenso das zur Abspülung von Desinfektionsmittelrückständen verwendete Wasser; insbesondere, wenn hierzu Leitungswasser oder Aqua dest. aus Plastikbehältern verwendet wird. Das Oberflächenmaterial in Wasserflaschen und Plastikrohren sowie in Endoskopiekanälen kann die Kolonisation verschiedener Mikroorganismen mit Bildung eines Biofilms begünstigen [24]. Blinde Kanäle, scharfe Winkel und Klappen stellen zusätzliche Probleme dar. Bei längerer Lagerzeit von mit kontaminierten Spüllösungen oder Leitungswasser gespülten und nicht mit Preßluft trocken geblasenen Endoskopen vermehren sich die entsprechenden Mikroorganismen – insbesondere Wasserkeime, wie Pseudomonas – im Instrumentierkanal und können dann bei der nachfolgenden Untersuchung von Patienten zu schwerwiegenden Infektionen führen. In der Literatur sind mehrfach Pseudomonas-Bakteriämien und septische Komplikationen nach ERCP-Untersuchungen mit kontaminierten Seitblickduodenoskopen dokumentiert [1, 33, 43]. Nach längerer Lagerung sollen Duodenoskope vor Gebrauch erneut desinfiziert werden. Erwähnenswert ist, daß mitunter auch Desinfektionsmittelbehälter und Waschmaschinen mit Pseudomonas kontaminiert sind [5, 24, 62].

Eine problematische Infektionsquelle stellen die *Kanalsysteme* (Luft- und Spülkanal, Bowdenzugkanal) *des Endoskops* dar, da sie nicht oder schlecht zu reinigen und zu desinfizieren sind. Werden organische Beläge wie Blut, Speichel oder Sekretreste in Kanalsystemen von Endoskopen nicht durch eine gründliche mechanische Reinigung (Bürstenreinigung) entfernt, können diese organischen Rückstände im Kanalsystem der Endoskope durch Aldehyde fixiert und konserviert werden. Bei der nachfolgenden endoskopischen Untersuchung können die fixierten Beläge, z. B. beim Einführen einer Biopsiezange, gelöst und nicht abgetötete Mikroorganismen auf den untersuchten Patienten übertragen werden.

Infektionsrisiko für die in der Endoskopie arbeitenden Schwestern/Pfleger/Arzthelferinnen und Ärzte

Unter den berufsbedingten Risiken für die im Gesundheitswesen arbeitenden Menschen spielt das Infektionsrisiko eine große Rolle. Mögliche Wege einer Infektionsübertragung auf in der Endoskopie arbeitende Ärzte/Ärztinnen und Endoskopieschwestern/Pfleger und involvierte Mikroorganismen sind in Tabelle 6 aufgelistet. Aerogen können neben Pneumonie-Erregern, z. B. bei einer Bronchoskopie eines an

Tabelle 6. Mögliche Übertragung von Mikroorganismen auf in der Endoskopieabteilung arbeitende Schwestern, Pfleger und Ärzte

Übertragungsweg	Mikroorganismen
Aerogen	Mycobacterium tuberculosis
Via Speichel	HBV, (HCV)
Via Schleim	Helicobacter pylori
Via Fäzes	Salmonella-Spezies, Enterobacteriaceae, HAV, Kryptosporidien, Lamblien
Via Blut	HBV, HCV, HIV

Tuberkulose erkrankten Patienten, Tuberkelbakterien übertragen werden. Im Speichel infizierter Patienten können Hepatitis-B-, Hepatitis-C- und HIV-Viren nachgewiesen werden; theoretisch ist über Kontakt mit Speichel eine Infektionsübertragung möglich. Die für eine Krankheitsauslösung erforderlichen Erregermengen werden jedoch bei Haut- oder Schleimhautkontakt mit Speichel meist nicht erreicht. Via Kontakt mit Schleim gastroskopierter Patienten kann Helicobacter pylori übertragen werden. Über Kontakt mit Stuhl können Salmonella-Spezies und Enterobakterien, aber auch Hepatitis A-, Polio-Viren, Lamblien und Kryptosporidien übertragen werden. Unter den via Blut übertragenen Mikroorganismen sind HBV, HCV und HIV anzuführen.

Für Personen, die in Europa, Australien oder Nordamerika im Gesundheitswesen arbeiten, ist das *Hepatitis-B-Infektionsrisiko* ca. 10fach höher als das der allgemeinen Bevölkerung [29, 34]. In Deutschland waren in den Jahren 1985–1988 ca. 40 % der berufsbedingten Infektionskrankheiten auf Hepatitis-B-Infektionen und 25 % auf Mycobacterium tuberculosis-Infektionen zurückzuführen [34]. Nach Schätzungen der Centers for Disease Control beträgt das jährliche Infektionsrisiko einer Hepatitis-B-Infektion für Laborpersonal 2 %, für Ärzte 1 % und für Schwestern 0,7 %. Ein besonderes Problem ist die *Übertragung von HBV, HCV und HIV-Viren durch Nadelstichverletzungen*. Die Chance einer Infektionsübertragung durch Nadelstichverletzung beträgt für Hepatitis B bis zu 30 %, für Hepatitis C ca. 3 % und für HIV ca. 0,3 % [26, 27]. Das höchste Infektionsrisiko für HBV, HCV und HIV-Infektionen ist bei einer perkutanen Verletzung durch eine mit Blut kontaminierte (großlumige) Hohlnadel gegeben. Nach wie vor ist der Übertragungsmodus der Hepatitis-C-Infektion in ca. 40 % der Fälle unklar. Es muß davon ausgegangen werden, daß Personal im medizinischen Bereich infolge möglichem Kontakt mit infiziertem Blut besonders gefährdet ist. Das Risiko, sich bei Tätigkeit im medizinischen Bereich eine HIV-Infektion zu erwerben ist zehnfach geringer.

Neben diesen allgemeinen Infektionsrisiken für im Gesundheitswesen arbeitende Personen gibt es für die in der Endoskopie-Abteilung arbeitenden Schwester und Ärzte das zusätzliche Risiko einer gehäuften *Infektion mit Helicobacter pylori*. Gegenüber gleichaltrigen Kontrollkollektiven finden sich sowohl bei endoskopierenden Ärzten/Ärztinnen als auch bei Endoskopieschwestern häufiger Helicobacter pylori-Antikörper als Hinweis für ein erhöhtes berufsbedingtes Infektionsrisiko mit H.p. [17, 42]. Der exakte Übertragungsmodus von H.p. ist noch nicht eindeutig geklärt. Es werden sowohl ein fäkaloraler als auch ein gastral-oraler Übertragungsmodus diskutiert. Da H.p. außerhalb des menschlichen Organismus kaum überlebensfähig ist, dürften Konzentration und Virulenz von H.p. in frisch erbrochenem Magenschleim besonders hoch sein und damit das Infektionsrisiko bei Kontakt mit erbrochenem Magensekret erhöht sein.

Unter den berufsbedingten Risiken für das in der Endoskopieabteilung arbeitende Personal muß auch das *Allergierisiko* bedacht werden [14,15]. Bis zu 30 % der in der Endoskopie arbeitenden Schwestern/Pfleger sind im Laufe der Jahre von einer Glutaraldehydallergie betroffen.

Prävention einer Infektionsübertragung in der Endoskopie

Maßnahmen zum Schutz der in der Endoskopie arbeitenden Schwestern/Pfleger und Ärzte vor Infektionen

Zur Verhütung krankenhauserworbener Infektionen und Vermeidung Desinfektionsmittel-bedingter gesundheitlicher Schädigungen müssen allgemeine Hygienemaßnahmen strikt beachtet werden (siehe

Maßnahmen zum Schutz des in der Endoskopieabteilung arbeitenden Personals

I. *vor Aufnahme der Tätigkeit in der Endoskopie:*
   serologische Untersuchungen auf Hepatitis A, B, C, HIV, Helicobacter pylori zur Dokumentation des Ausgangsstatus bei evtl. späterer berufsbedingter Erkrankung
   aktive Immunisierung gegen Hepatitis B mit gentechnologisch hergestellten Impfstoffen
   Mendel-Mantoux-Test/Tubergen-Test
   allergologische Anamnese und ggf. Lungenfunktionsprüfung

II. *während der Tätigkeit in der Endoskopie:*
   allgemeine Hygienemaßnahmen zur Verhütung nosokomialer Infektionen
   – Schutz vor Kontamination:
     Tragen von Handschuhen, Mund-Nasen-Schutz und Schutzbrille
   – Schutz vor Verletzung:
     Vorsicht bei Reinigung von Biopsiezangen, sichere Entsorgung von Kanülen und Skalpellen
   – sichere Dekontamination:
     viruswirksame Desinfektionsmittel

Vermeidung gesundheitlicher Schäden durch das verwendete Desinfektionsmittel
   – Vermeidung von Hautkontakt mit Glutaraldehydlösungen: Tragen von Handschuhen/ Schutzbrille bei Reinigung und Desinfektion von Endoskopen
   – Vermeidung des Einatmens von Glutaraldehyddämpfen: Verwendung geschlossener Systeme zur Desinfektion (abgedeckte Wanne, Waschmaschine) in speziellem, gut lüftbarem Aufbereitungsraum

regelmäßige Fortbildung in hygienischen Fragen und Schulung in technischen Aspekten der Geräteaufbereitung
   – klare Maßnahmen zum Vorgehen bei akzidentellen Nadelstichverletzungen
   – Vermeidung risikoreicher Praktiken bei der Instrumenten(Zangen-)reinigung

regelmäßige gesundheitliche Kontrolluntersuchungen
   – Kontrollen des Hepatitis-Bs-Antikörpertiters, bei Abfall Auffrischimpfung
   – bei Auftreten von Kontaktekzem/-dermatitis oder asthmatischer Beschwerden fachärztliche Kontrollen und Arbeitsplatzwechsel (bzw. Kontrollen zur Aldehydbelastung der Raumluft und Verbesserung)

Übersicht). Direkter Haut- oder Schleimhautkontakt mit Blut oder anderen Körperflüssigkeiten sollte vermieden werden, zum Schutz vor Verletzungen müssen geeignete Maßnahmen getroffen werden.

Vermeidung von Kontamination und Verletzung

Zum *Schutz vor Kontamination* sollten untersuchender Arzt/Ärztin und assistierende Enodskopieschwester/Pfleger während der Endoskopie grundsätzlich Handschuhe und Schutzkittel tragen. Bei Patienten, bei denen ein Verspritzen von Blut oder Körpersekreten wahrscheinlich ist (z.B. Notfallendoskopie bei oberer GI-Blutung) und bei Patienten mit übertragbaren Erkrankungen (Tuberkulose, Hepatitis B, C, HIV) sollten zusätzlich Mund-Nasen-Schutz und Schutzbrille getragen werden. Auch während der Aufbereitung des Endoskops müssen Handschuhe und Schutzkittel, ggf. Mund-Nasen-Schutz und Schutzbrille, getragen werden, um mögliche Kontakte der

Haut und Schleimhäute mit Erregern nosokomialer Infektionen zu verhindern [53–59, 63, 66].

Endoskopische Untersuchungen sicher infektiöser Patienten können ans Ende des Arbeitsprogramms gelegt werden, um neben einer gründlichen Aufbereitung des Endoskops auch eine Flächendesinfektion von Untersuchungsliege (oder Fußbodendesinfektion nach Verunreinigung durch Erbrechen o. ä.) zu gewährleisten.

Da im medizinischen Arbeitsbereich akzidentelle Verletzungen, insbesondere Nadelstich-Verletzungen, die weitaus häufigste Ursache für eine Exposition gegen Hepatitisviren oder HIV [26, 27, 58] darstellen, sind *Maßnahmen zum Schutz vor Verletzungen* besonders wichtig. Die erforderlichen Verhaltensmaßnahmen bei eingetretener Nadelstich-Verletzung und die aktuellen Therapieempfehlungen müssen in der Endoskopie-Abteilung/gastroenterolog. Praxis bekannt sein und im Verletzungsfall unverzüglich umgesetzt werden [27, 63]. Beim Umgang mit Biopsiezangen müssen Verletzungsmöglichkeiten vermieden werden. In der Literatur ist eine Hepatitis C-Übertragung nach akzidenteller Verletzung mit der Biopsiezange beschrieben [45]. Die mechanische Reinigung von Biopsiezangen, vor allem solchen mit Dorn, sollte daher sehr sorgfältig und umsichtig erfolgen. Zum Schutz des Personals sollten entsprechende Biopsiezangen vor mechanischer Reinigung einer Vordesinfektion mittels Eintauchdesinfektion unterzogen werden. Da Verletzungen mit kontaminierten Instrumenten oder Materialien besonders gehäuft beim Reinigungspersonal auftreten, sollten diese Mitarbeiter in Schulungs- und Fortbildungsveranstaltungen einbezogen werden.

Zur *sicheren Entsorgung* von spitzen oder scharfen, potentiell kontaminierten Gegenständen wie Kanülen, Skalpellen und Spritzen sollten überall deutlich kenntlich gemachte, punktionssichere und flüssigkeitsdichte Behälter bereitstehen. Gebrauchte Kanülen dürfen nicht in die Plastikschutzhülle zurückgesteckt oder verbogen und abgeknickt werden. Nach Möglichkeit sollten sie direkt, d.h. ohne Weiterreichung an eine Endoskopieschwester, in einem am Gebrauchsort vorhandenen punktionssicheren Behälter entsorgt werden. Bei Blutentnahmen sollten zur Vorbeugung von Kontamination von Händen und Transportgefäß mit Blut tropffreie Blutentnahmesysteme mit Membranverschluß verwendet werden.

Die derzeit zur Desinfektion endoskopischer Geräte verwendeten Aldehyde führen in einem beträchtlichen Ausmaß zu Nebenwirkungen, wie Übelkeit, Kopfschmerzen, Ekzem, Dermatitis, Konjunktivitis, Sinusitis, Husten und Asthma [14, 15]. Die Sensibilisierung erfolgt durch Hautkontakt, entweder versehentlich direkt oder indirekt durch Desinfektionsmittelspritzer, und/oder durch Einatmen von Glutaraldehyddämpfen. Daher sind *Vorsichtsmaßnahmen zur Minimierung der gesundheitlichen Risiken einer Glutaraldehydexposition* erforderlich. Zum Hautschutz sollen bei der Reinigung und Desinfektion Handschuhe und Arbeitskittel getragen werden. Wannen zur Instrumentendesinfektion müssen abgedeckt sein, die Desinfektion der endoskopischen Geräte sollte nach Möglichkeit in Endoskop-Waschmaschinen erfolgen, da sie geschlossene Systeme darstellen und die Endoskopieschwestern/Pfleger vor Kontakt mit dem Desinfektionsmittel schützen. Die Aufbereitung der Endoskope sollte in einem eigenen Aufbereitungsraum erfolgen, der gut lüftbar sein muß und nicht als Aufenthaltsraum dienen darf.

Die hygienischen Kenntnisse und Verhaltensmaßnahmen zur Verhinderung nosokomialer Infektionen und Vermeidung Desinfektionsmittel-bedingter Schäden müssen durch regelmäßige Schulungen aufgefrischt und aktualisiert werden [39, 53–59, 63, 64, 66]. Eine enge Zusammenarbeit von endoskopierenden Ärzten, Endoskopieschwestern/Pfleger und Hygieniker/Hygienebeauftragtem ist wünschenswert.

Infektionsschutz durch Impfungen

Da die Hepatitis B nach wie vor die häufigste Infektionskrankheit bei den im Gesundheitswesen arbeitenden Personen darstellt, sollten alle in der Endoskopie arbeitenden Schwestern und Ärzte mit gentechnologisch hergestellten Impfstoffen gegen Hepatitis B geimpft werden. Der Impferfolg ist durch Kontrollen des HBs-Titers 6 Wochen nach der 3. Impfung zu überprüfen, bei unzureichendem Effekt ist eine 4. Impfung 6 Monate später ratsam. Später sind regelmäßige Titerkontrollen und bei Abfall des Titers unter 10 U/ml Wiederauffrischimpfungen erforderlich [27]. Die Prävalenz von HBs-Antigen/HBc-Antikörpern bei in einem Universitätsklinikum arbeitenden Menschen hat seit Einführung der Hepatitis B-Impfung drastisch abgenommen [34]. Infolge konsequenter Umsetzung entsprechender Impfprogramme sind in Belgien zwischenzeitlich 95% aller in Krankenhäusern arbeitenden Schwestern/Pfleger gegen Hepatitis B geimpft; in England, Deutschland und Spanien allerdings erst 50%.

Nach Möglichkeit sollte – aus versicherungsrechtlichen Gründen – vor Beginn der Tätigkeit in einer Endoskopie-Abteilung der Hepatitis B- und C-Status sowie der HIV-Status dokumentiert sein. Bei Ablehnung einer Hepatitis B-Impfung sollte dies schriftlich dokumentiert werden.

Zwar sind Infektionsrisiko und Morbidität einer Hepatitis A-Infektion bei weitem nicht so dramatisch wie bei Hepatitis B, es muß jedoch von einem erhöhten Risiko für das Endoskopiepersonal ausgegangen werden. Bei in der Pädiatrie arbeitenden Schwestern/Pfleger und Ärzten sowie beim Pflegepersonal in psychiatrischen Krankenhäusern sind erhöhte Prävalenzen an Hepatitis A-Antikörpern beschrieben. Die seit kurzem vorhandene Möglichkeit einer aktiven Impfung gegen Hepatitis A sollte u. E. allen in der Endoskopie arbeitenden Schwestern und Ärzten empfohlen werden. Eine aktive Impfung gegen Tbc ist derzeit noch umstritten infolge bislang nicht eindeutig gesichertem Schutzeffekt und Fortfall der frühzeitigen Diagnostik einer möglichen Neuinfektion durch Tuberkulin-Testung. Bei nicht gegen Tbc geimpften Ärzten und Endoskopieschwestern/Pfleger sollten im Rahmen regelmäßiger gesundheitlicher Kontrollen auch Tuberkulin-Hautteste durchgeführt werden [59].

Die Entwicklung von Impfstoffen gegen Hepatitis C-Virus und gegen HIV-Virus bereitet wegen der hohen Mutationsrate dieser Viren erhebliche Schwierigkeiten. In absehbarer Zeit – wenn überhaupt – kann nicht mit der Möglichkeit einer aktiven Immunisierung gegen HCV und HIV gerechnet werden. Dagegen könnte in einigen Jahren ein Impfstoff gegen Helicobacter pylori zur Verfügung stehen. Wegen des erhöhten Infektionsrisikos mit Helicobacter pylori für die in der Endoskopie arbeitenden Schwestern und Ärzte wäre dann eine aktive Immunisierung gegen H. p. sinnvoll.

Solange aktive Immunisierung gegen so bedeutsame blutübertragene Infektionskrankheiten, wie Hepatitis C und AIDS nicht möglich sind, liegt die Priorität bei der Prävention dieser Erkrankungen für das Endoskopiepersonal auf der strikten Einhaltung allgemeiner Hygienemaßnahmen, wie Schutz vor Kontamination und Verletzung, Vermeidung von Nadelstichverletzungen (insbesondere mit Hohlnadeln) und sichere Entsorgung spitzer und scharfer kontaminierter Gegenstände (s. o.) [53–59, 63, 66].

Vermeidung einer Infektionsübertragung auf den Patienten

Um eine Übertragung von Mikroorganismen via Endoskop mit potentieller nachfolgender Infektion beim untersuchten Patienten zu vermeiden, sind eine korrekte hygienische Aufbereitung des Endoskops und Vermeidung einer Rekontamination des desinfizierten Endoskops erforderlich. Nachfolgend sollen grundsätzliche Probleme bei der Desinfektion von flexiblen Endoskopen, die einzelnen Schritte einer korrekten hygienischen Aufbereitung von Endoskopen und die einwandfreie Lagerung von Endoskopen dargestellt werden.

Desinfektionsmittel

Häufig wird im klinischen Alltag nicht exakt zwischen Sterilisation und Desinfektion unterschieden. Als Sterilisation werden physikalische oder chemische Verfahren bezeichnet, die jegliche Mikroorganismen inclusive Sporen abtöten. Dies kann durch Bestrahlen, Autoklavieren, Ethylenoxid oder trockene Hitze erreicht werden. Bei der Desinfektion werden dagegen nicht alle Mikroorganismen abgetötet. In den USA unterscheidet man high-level, intermediate-level und low-level Desinfektion (siehe Tabelle 7 [10, 11]). Bei der high und intermediate-level Desinfektion werden vegetative Bakterien einschließlich Mycobacterium tuberculosis abgetötet, nicht jedoch Bakteriensporen. Low-level Desinfektion tötet alle vermehrungsfähigen Mikroorganismen ab, nicht jedoch Mykobakterien und Sporen. Zur Verhinderung von Infektionen sollen – nach Empfehlungen der CDC (Centers for Disease Control) [11] – kritische Oberflächen, d. h. Instrumente, die Haut oder Schleimhaut penetrieren (z. B. Biopsiezangen) sterilisiert werden. Semi-kritische Oberflächen, d. h. Instrumente, die Schleimhäute berühren, sollten,

Tabelle 7. Effekte von high-, intermediate- und low-level Desinfektion auf verschiedene Mikroorganismen einschließlich Mykobakterien und Sporen (nach Bond [10])

	Bakterien		Pilze	nichtlipid- haltige kleine Viren	lipidhaltige mittelgroße Viren
	Sporen	Tbc	Bakterien		
„high"	+[a]	+	+	+	+	+
„intermediate"	−[b]	+	+	+	+/−[c]	+
„low"	−	−	+	+/−	+/−	+

+ = abtötender Effekt, − = kein oder nur geringer abtötender Effekt.
[a] High-level Desinfektionsmittel können sporizide Wirkung haben, töten Sporen jedoch nur bei verlängerter Einwirkzeit ab.
[b] Hypochloride haben geringe sporizide Wirkung, Alkohol und Phenole nicht.
[c] Phenole und Iodophore haben tuberkulozide, jedoch nur begrenzte viruzide Wirkungen.

wenn möglich, ebenfalls sterilisiert werden, zumindest jedoch einer high-level Desinfektion unterzogen werden. Nichtkritische Oberflächen, d. h. Instrumente, die die intakte Haut berühren, aber nicht penetrieren, können mit intermediate-level oder low-level Desinfektion, desinfiziert werden [10, 11]. Unter Antisepsis wird die Anwendung von keimabtötenden Mitteln in und auf lebendem Gewebe verstanden, um Mikroorganismen abzutöten oder in ihrem Wachstum zu hemmen, z. B. die Applikation jodhaltiger Lösungen auf der Haut vor chirurgischen Eingriffen.

In Tabelle 8 sind Mikroorganismen inklusive Sporen und Mykobakterien entsprechend der Rangfolge ihrer Resistenz gegen keimtötende Mittel aufgelistet. Wie aus der Tabelle ersichtlich, sind die für eine mögliche Übertragung durch Endoskope relevanten und in der Öffentlichkeit lebhaft diskutierten HIV und Hepatitis B-Viren sehr empfindlich gegen fast alle Desinfektionsmittel. Mykobakterien und kleine, nicht lipidhaltige Viren wie z. B. das Poliovirus sind deutlich schwieriger durch Desinfektinsmittel zu inaktivieren.

Ein ideales Desinfektionsmittel zur Desinfizierung endoskopischer Geräte sollte eine kurze Einwirkzeit haben, gegen sämtliche Mikroorganismen incl. Viren, Mykobakterien und Sporen wirksam sein, für den Menschen nicht toxisch sein und keine Nebenwirkungen, wie z. B. Allergieauslösung (Kontaktekzem, Dermatitis, Asthma) haben. Ferner sollte das Desinfektionsmittel materialschonend sein, Plastik und Gummi nicht angreifen, Linsen nicht verfärben und Metallinstrumente nicht korrodieren. Ein solches ideales Desinfektionsmittel gibt es (bisher) nicht. Die Wahl des Desinfektionsmittels stellt daher einen Kompromiß dar zwischen Toxizität, gesundheitlichen Nebenwirkungen, Breite der antimikrobiellen Effektivität, Zeitdauer der erforderlichen Einwirkzeit und materialschonenden Effekten auf Gummi, Plastik, Linsen und Metall. Unter den verfügbaren Desinfektionsmitteln zur Desinfektion endoskopischer Geräte gelten derzeit Desinfektionsmittel auf Aldehydbasis als Mittel der Wahl [5, 25]. Noch so wirksame Desinfektionsmittel können jedoch eine gründliche mechanische Reinigung der Endoskope, incl. Kanalsysteme, und Zangen nicht ersetzen. Nur hierdurch können 1. Schleim, Sekrete, Blut oder Stuhl, d. h. proteinhaltiges Material, beseitigt und eine Aldehydbedingte Koagulation von Proteinen mit Inkrustierung von Mikroorganismen verhindert werden und 2. Parasiten und Protozoen, deren Inaktivierung durch gängige Desinfektionsmittel schlecht belegt ist, beseitigt werden. Eine sorgfältige mechanische Bürstenreinigung der Instrumentierkanäle muß – entgegen den Angaben einiger Gerätehersteller – auch vor einer automatischen Desinfektion von Endoskopen in Waschmaschinen erfolgen.

2%ige Glutaraldehyd- (Cidex) und *10%ige Bernsteindialdehydlösungen* (Gigasept) sind die am häufigsten verwendeten Desinfektionsmittellösungen zur Desinfektion endoskopischer Geräte. Viren und Bakterien werden durch 4minütige Einwirkzeit sicher abgetötet. Aldehydlösungen sind nicht brennbar, nicht korrosiv und relativ materialfreundlich. Für das in der Endoskopie-Abteilung arbeitende Personal haben Aldehyde allerdings z. T. beträchtliche Nebenwirkungen, wie Kontaktdermatitis, Konjunktivitis, Sinusitis, Kopfschmerzen und Asthma bronchiale [14, 15]. Wannen zur Instrumentendesinfektion mit Aldehydlösungen müssen immer abgedeckt sein. Die Aufbereitung endoskopischer Geräte sollte grundsätzlich in einem vom Untersuchungsraum getrennten, gut lüftbaren Raum erfolgen. Allergische Nebenwirkungen auf Aldehyde finden sich bei etwa einem Drittel des Personals in Endoskopie-Einheiten [14] und sind für betroffene Endoskopie-Mitarbeiterinnen oder Mitarbeiter oft Anlaß für einen Arbeitsplatzwechsel.

Alkohol hat ein breites Wirkungsspektrum, jedoch mit Einschränkungen bei der Sporizidie. Alkohol ist brennbar und potentiell explosiv. Verbleiben geringe Mengen Alkohol im Instrumentierkanal eines Endoskops, kann es z. B. bei nachfolgender Diathermie mittels elektrischer Schlinge zu Komplikationen kommen. Daneben können alkoholische Lösungen die Harze, mit denen die Linsen an der Endoskopspitze fixiert sind, lösen. Aus diesen Gründen sind alkoholische Desinfektionslösungen für die Endosko-

Tabelle 8. Resistenz von Sporen, Pilzen, Bakterien und Viren gegen Desinfektionsmittel – aufgelistet in absteigender Reihenfolge der Resistenz (in Anlehnung an W.W. Bond [10, 11])

Mikroorganismen	Spezies
Parasiten	– Cryptosporidien
Bakteriensporen	– Bacillus subtilis – Clostridium sporogenes
Mykobakterien	– Mycobacterium tuberculosis, Mycobacterium bovis – atypische Mycobakterien
Kleine Viren	– Poliovirus – Coxsackievirus – Rhinovirus
Pilze	– Treichophyton-Spezies – Cryptococcus-Spezies – Candida-Spezies
Vegetative Bakterien	– Pseudomonas – Staphylococcus aureus – Salmonella-Spezies
Lipidhaltige mittelgroße Viren	– Herpes-simplex-Virus – Cytomegalievirus – Respiratory-Syncytial-Virus – Hepatitis B-Virus – HIV

pie nicht geeignet. *Quaternäre Ammoniumvebindungen* haben zwar den Vorteil, nicht toxisch und materialschonend zu sein, sie haben jedoch nur eine begrenzte Wirksamkeit gegen Pseudomonas, Salmonellen und Viren und werden darüber hinaus durch organisches Material schnell inaktiviert. *Jodhaltige Desinfektionsmittel* werden von den Herstellern endoskopischer Geräte nicht empfohlen, da sie die Geräte verfärben können. Mikrobiologisch haben sie durchaus Vorteile und töten Bakterien in 2–4 min und Viren in 10 min ab.

Hygienische Aufbereitung flexibler Endoskope

Man unterscheidet manuelle, halbautomatische und vollautomatische Aufbereitungsverfahren für Endoskope und bei letzteren zusätzlich chemische und chemothermische Verfahren. Es kann nicht genügend darauf hingewiesen werden, daß die wesentlichste Maßnahme bei der hygienischen Aufbereitung endoskopischer Geräte eine sorgfältige und gewissenhafte manuelle Reinigung der Endoskope darstellt – unabhängig davon, ob die weitere Aufbereitung der Endoskope manuell, halbautomatisch oder vollautomatisch erfolgt. Nach alleinigem Waschen und Durchbürsten konnte bei 7 von 20 mit HIV-Serum kontaminierten Endoskopen kein HIV mehr nachgewiesen werden, nach 2minütiger Desinfektion mit 2% Glutaraldehyd war auch bei den übrigen Endoskopen kein HIV mehr nachweisbar [31].

Bei der *manuellen Aufbereitung* wird das Endoskop nach Reinigung der Außenteile und Durchspülen der Kanäle zur Desinfektion in ein Desinfektionsmittelbad gelegt, die Kanäle werden mit Desinfektionsmittellösung per Hand luftfrei durchgespült. Bei der *halbautomatischen Reinigung* werden die Kanäle an eine Umwälzpumpe angeschlossen, die die entsprechenden Kanäle mit Desinfektionsmittellösung bzw. Spüllösungen durchspült. Bei der *vollautomatischen Aufbereitung* erfolgen Reinigung und Desinfektion endoskopischer Geräte sowie Nachspülung und Trocknung in einem speziell hierzu konstruierten Automaten (Waschmaschine). Prinzipiell kann ein Endoskop mit jedem dieser Verfahren sicher aufbereitet werden. Unabhängig vom verwendeten Verfahren unterscheidet man verschiedene Phasen der hygienischen Aufbereitung von Endoskopen, die nachfolgend im einzelnen besprochen werden (Tabelle 9).

Die Aufbereitung des Endoskops erfolgt unmittelbar im Anschluß an die endoskopische Untersuchung. Die 1. Phase mit *Grobreinigung*, d. h. das Abwischen des Instruments mit einem Einwegtuch zur Entfernung von Schleim, Sekreten, Blut oder Stuhl sollte noch im Untersuchungsraum durchgeführt werden. Das dabei verwendete Einwegtuch sollte mit Reinigungslösung auf Detergentienbasis getränkt sein. Desinfektionsmittel auf Aldehydbasis oder alkoholische Lösungen dürfen nicht zum Abwischen oder zur Grobreinigung verwendet werden, da sie Eiweiß denaturieren und fixieren. Anschließend taucht die Endoskopieschwester das Gerät mit der Gerätespitze in ein Gefäß mit Reinigungslösung, setzt das Reinigungsventil auf und durchspült alle Kanäle mit einer reinigenden Desinfektionsmittellösung, um zu verhindern, daß im Kanalsystem Beläge fixiert werden und sich nicht mehr zu entfernende Inkrustationen bilden.

Alle weiteren Aufbereitungsschritte erfolgen in einem eigenen Aufbereitungsraum – räumlich getrennt vom Untersuchungsraum. Bei der Aufbereitung von Endoskopen kann es u. a. durch Verspritzen

Tabelle 9. Phasen der hygienischen Aufbereitung eines Endoskops am Beispiel der manuellen Aufbereitung (bei vollautomatischer Aufbereitung erfolgen Phasen 3–5 in Maschine)

Phase	Tätigkeit
1. Grobreinigung (noch im Untersuchungsraum)	– Abwischen des Endoskops von außen mit Einwegtuch zur Entfernung grober Verunreinigungen – Reinigungsventil aufsetzen, Kanäle mit reinigender Desinfektionslösung durchspülen
2. Vorreinigung (im Aufbereitungsraum)	– vollständiges Einlegen in täglich frisch anzusetzende reinigende Desinfektionslösung – mechanische Bürstenreinigung des Biopsie- und Absaugkanals – Nachspülung mit Wasser – Absaugventile zerlegen, reinigen, desinfizieren, spülen und trocknen
3. Desinfektion	– Endoskop vollständig in Desinfektionsmittellösung eintauchen – Kanalsystem mit Desinfektionsmittellösung luftblasenfrei füllen – Konzentration und Einwirkzeit des Desinfektionsmittels genau einhalten
4. Nachspülung	– Entfernung von Desinfektionsmittelrückständen durch Einlegen des Geräts in keimfreies Wasser und Durchspülen der Kanäle mit sterilem Wasser
5. Trocknung	– (Spülen der Kanäle mit Alkohol) Trockenblasen der Kanäle mit filtrierter Preßluft – Abtrocknen der Geräte von außen mit sterilem Tuch (bei unmittelbarer Wiederverwendung nicht notwendig)

von Flüssigkeit zu einer Kontamination von Flächen kommen. Darüber hinaus ist in derartigen Räumen von einer erhöhten Belastung der Raumluft mit Desinfektionsmitteldämpfen auszugehen. Die Möglichkeit zur ausreichenden Lüftung muß gegeben sein.

Nach Durchführung des Dichtigkeitstestes wird das Endoskop vollständig in eine reinigende Lösung eingelegt und mit einem weichen Einwegtuch abgewischt, um Verunreinigungen zu beseitigen und Inkrustrationen zu lösen (*Vorreinigung/Vordesinfektion*). Die Kappe des Biopsiekanals und die Ventile von Luft-/Wasser- und Absaugkanal werden entfernt und das distale Ende des Endoskops mit einer weichen (Zahn-)Bürste und die Öffnungen von Biopsie- und Absaugkanal mit einem Wattestäbchen/Q-Tip gereinigt. Bei der anschließenden mechanischen Bürstenreinigung des Biopsie-/Absaugkanals und des Luft-/Wasserkanals sollte die Reinigungsbürste mindestens dreimal vollständig durch jeden Kanal vorgeschoben werden. Beim Herausragen aus dem distalen Ende des Endoskops wird die Bürste in der Reinigungslösung jeweils mit einer weichen (Zahn-)Bürste selbst gereinigt, bevor sie durch den Kanal zurückgezogen wird. Vor erneuter Einführung (und anschließend erneutem Zurückziehen) sollte wiederum eine Reinigung mit der Bürste erfolgen. Nach einer derartigen Bürstenreinigung müssen die Kanalsysteme mit Wasser von überprüfter Wasserqualität nachgespült werden.

Die Reinigungslösung wird durch organische Verunreinigungen (Sekret, Blut, Speichel, Stuhlreste) belastet und muß daher arbeitstäglich frisch angesetzt und je nach Verunreinigung ggf. auch mehrmals täglich gewechselt werden. Die mechanische Reinigung ist wesentlich effizienter als chemische Reinigungsverfahren, da ausschließlich durch mechanische Reinigung mikrobielle Beläge sowie Sporen oder Parasiten vollständig entfernt werden. Endoskope, die nicht vollständig in Reinigungs- und Desinfektionsmittellösungen eingetaucht werden können, sind heutzutage obsolet.

Zur *Desinfektion* dürfen ausschließlich Mittel aus der Desinfektionsliste der Deutschen Gesellschaft für Hygiene und Mikrobiologie (DGHM) verwendet werden [41], empfohlene Konzentrationen und Einwirkzeiten müssen exakt eingehalten werden. Bei manueller Aufbereitung des Endoskops wird das Kanalsystem mit Desinfektionsmittellösung luftblasenfrei gefüllt und das Endoskop vollständig in Desinfektionsmittellösung eingetaucht. Bei halbautomatischer Aufbereitung werden die Gerätekanäle an eine Umwälzpumpe angeschlossen und über eine einstellbare Zeitdauer mit der Desinfektionsmittellösung durchgespült. Um den Aufbereitungsvorgang zu standardisieren und Fehler zu minimieren, sollten Reinigungs-, Desinfektions- und (noch zu besprechende) Spül- und Trocknungsphase besser in speziellen Endoskopie-Waschmaschinen erfolgen.

Zubehörteilen, wie Biopsiezangen, Faßzangen etc. muß erhöhte Aufmerksamkeit gewidmet werden [13, 24, 51, 60, 67]. In der Literatur sind Fehldiagnosen durch unzureichend gereinigte Biopsiezangen (mit durch Glutaraldehyd fixiertem Biopsiematerial des zuvor untersuchten Patienten an der Biopsiezange) [18] und Übertragungen von Hepatitis-C-Virus durch eine unzureichend aufbereitete (nur kurz in eine Desinfektionsmittellösung getauchte) Biopsiezange [50] beschrieben. Dies unterstreicht die Notwendigkeit einer gründlichen Bürstenreinigung der Biopsiezangen. Als die Schleimhäute penetrierende Instrumente sollten Biopsiezangen und Faßzangen grundsätzlich sterilisiert werden [51, 67]. Jede Endoskopieabteilung/gastroenterolog. Fachpraxis sollte über einen ausreichenden Pool von Biopsiezangen verfügen, damit eine gewissenhafte Aufbereitung ohne Zeitdruck möglich ist. Absaugsysteme, Adapter und Schlauchsysteme müssen arbeitstäglich desinfiziert und staubfrei aufbewahrt werden.

Nach der Desinfektion muß ein *Nachspülen zur Entfernung von Desinfektionsmittelrückständen* erfolgen. Werden Rückstände von Desinfektionsmittellösungen nicht aus dem Endoskop entfernt, kann dies zu chemischen Irritationen und allergischen Schleimhautreaktionen beim nachfolgend untersuchten Patienten führen. Zungen- und Lippenschwellungen nach Gastroskopie und unspezifische, hämorrhagische Colitiden nach Koloskopie sind beschrieben und werden auf Glutaraldehydreizung der Schleimhäute zurückgeführt [22, 35]. Rückstände der hochkonzentrierten Desinfektionsmittellösung müssen daher zum Schutz des Patienten sicher entfernt werden. Dies erfolgt bei den manuellen oder halbautomatischen Aufbereitungsverfahren durch Einlegen des Endoskops und Durchspülen der Kanalsysteme mit sterilem Wasser. Die hierbei verwendeten Schlauchsysteme müssen desinfiziert sein. In der Endoskopie-Waschmaschine erfolgt dieser Schritt der Aufbereitung vollautomatisch. Die Verwendung von Leitungswasser bzw. Aqua dest. ist nicht ausreichend, da Leitungswasser und Aqua dest. z. B. mit Pseudomonas aeruginosa oder atypischen Mykobakterien kontaminiert sein kann. Hierdurch können Endoskop und Kanalsysteme trotz sachgerechter Desinfektion wieder rekontaminiert werden, vor allem dann, wenn Endoskope nach der Nachspülung nicht mit Preßluft getrocknet werden. Insbesondere bei längeren Aufbewahrungszeiten (z. B. verlängertes Wochenende) können derartige Mikroorganismen sich in Feuchtigkeitsresten im Kanalsystem vermehren und für den nachfolgend untersuchen Patienten ein schwerwiegendes Infektionsrisiko darstellen (s. o.). Erfolgt bei der vollautomatischen Aufbereitung der Endoskope die Spülung mit Leitungswasser oder Wasser aus einer hausinternen Aqua-Dest.-Anlage (Modell der Firma Riwoplan), muß der vorgeschaltete Sterilfilter regelmäßig gewechselt werden. Geräte, in denen das zur Spülung verwendete Wasser durch Erhitzen auf knapp 100 °C keimfrei gemacht und anschließend gekühlt wird (Modelle der Firmen Olympus und BHT), sind aus hygienischer Sicht zu bevorzugen. Allerdings liegen der Anschaffungspreis und Energieverbrauch dieser Geräte deutlich höher, was ihren Einsatz in der niedergelassenen Praxis in Deutschland aus Kostengründen bei ohnehin schlecht honorierten endoskopischen Leistungen erheblich erschwert.

Um das Aufkeimen von Mikroorganismen im Restwasser, z. B. im Kanalsystem des Endoskops, bei längeren Standzeiten zu vermeiden, sollen die Kanäle (ggf. nach Durchspülen mit Alkohol/cave: Lösen der Harze, mit denen die Linse an der Endoskopiespitze fixiert ist (s. o.)) mit filtrierter Preßluft trockengeblasen werden (*Trocknung*). Dies ist nicht nur die wichtigste Maßnahme zur Verhinderung von Pseudomonas-Übertragungen durch Endoskope [43], sondern auch eine wichtige Maßnahme zur Beseitigung eventueller Rückstände des Desinfektionsmittels bzw. des mit Desinfektionsmittel verunreinigten Spülwassers und damit zur Vermeidung Desinfektionsmittel-bedingter allergischer Schleimhautreaktionen. Ferner soll das Endoskop von außen gewissenhaft mit einem sterilen Tuch abgetrocknet werden, um auch an den Außenteilen minimale Desinfektionsmittelrückstände zu beseitigen und ein Rekontaminationsrisiko durch Wasserkeime sicher auszuschließen. Sofern das Endoskop unmittelbar wiederverwendet und zur Spülung jedesmal steriles Wasser verwendet wird, ist ein derartiger Trocknungsprozeß nicht unbedingt notwendig.

Aufbewahrung und Transport von Endoskopen

Alle Endoskope sollen hängend in einem speziellen Endoskopschrank in der Endoskopieabteilung aufbewahrt werden, da so Stagnationszonen für Feuchtigkeitsreste vermieden werden und die Lebensdauer des Instruments erhöht wird. Endoskope, die für sterile Eingriffe verwendet werden (z. B. intraoperative Cholangioskope) müssen mit Ethylenoxid sterilisiert und nach entsprechender Auslüftung in geeigneter Verpackung kontaminationsgeschützt im geschlossenen Schrank aufbewahrt werden. Werden endoskopische Untersuchungen außerhalb der Endoskopie-Abteilung, z. B. auf einer Intensivstation durchgeführt, sollte das Endoskop während des Transportes dorthin (Aufzug mit Publikumsverkehr!) in sterile Tücher eingeschlagen werden, um eine Rekontamination des Gerätes zu vermeiden. Ein Transport von Endoskopen in der Schaumstoffhülle des Endoskopkoffers, z. B. zu Untersuchungen von Patienten im Altenheim, ist strikt abzulehnen.

Vergleich manuelle vs. vollautomatische Aufbereitung

Die Sicherheit der manuellen Desinfektion von Endoskopen hängt von Kenntnisstand, Schulung, Erfahrung und Gewissenhaftigkeit der die Desinfektion durchführenden Endoskopieschwester ab. Ein Vorteil der manuellen Aufbereitung ist die gleichzeitige Überprüfung der Endoskop-Funktionen, ein Nachteil die Belastung der Endoskopieschwester mit Desinfektionsmittel (Geruchsbelästigung, Hautallergie nach Glutaraldehyden). Aufgrund der Fehlermöglichkeiten bei der manuellen Aufbereitung von Endoskopen wurde die vollautomatische Aufbereitung mit standardisierter Reinigung und Desinfektion im geschlossenen System und Nachspülung mit keimfreiem Wasser entwickelt. Auch bei Aufbereitung der Endoskope in einer Endoskop-Waschmaschine ist eine manuelle Vorreinigung mit Abwischen des Instruments, Bürstenreinigung des Instrumentierkanals und Durchspülen des Wasser/Luftkanals nötig, d. h. es sind auch hier Fehlermöglichkeiten gegeben. Z. T. ist auch eine Dichtigkeitsprüfung erforderlich, bei einigen Waschmaschinen ist das Einlegen des Endoskops und das Anschließen der Kanäle umständlich. Eine Selbstdesinfektion der Waschmaschine ist nicht bei allen Geräten möglich oder erfolgt nicht automatisch [62]. Eine aus hygienischer Sicht wünschenswerte Bestückung der Waschmaschine von einer unreinen Seite und Entnahme der desinfizierten Geräte von einer reinen Seite der Waschmaschine, ist technisch bisher nicht realisiert. Die derzeit auf dem Markt befindlichen automatischen, chemothermisch arbeitenden Geräte zeichnen sich zwar durch standardisierten Ablauf, geringen Personal- und Zeitaufwand aus, haben jedoch z. T. einen hohen Energie-, Desinfektionsmittel- und Wasserverbrauch und sind leider in den Anschaffungskosten noch zu teuer, um die manuelle Desinfektion in absehbarer Zeit auch in der niedergelassenen Praxis zu ersetzen. Zur Betriebssicherheit müssen ferner regelmäßige technische Inspektionen und hygienische Kontrollen durchgeführt werden.

Qualitätssicherung der hygienischen Aufbereitung von Endoskopen

Die infektiologischen Probleme und Kontaminationsmöglichkeiten endoskopischer Geräte und die Infektionsgefährdung für Patienten und Personal machen es unabdingbar, daß die Qualität der hygienischen Aufbereitung der Endoskope regelmäßig überprüft wird. Mehrere multizentrische Untersuchungen haben ergeben, daß die hygienische Aufbereitung von Endoskopen in knapp der Hälfte der Fälle nicht den Empfehlungen gastroenterologischer oder hygienischer Fachgesellschaften entspricht [7, 28, 36] und infolge fehlerhafter und nie überprüfter Aufbereitungsverfahren kontaminierte Geräte zum Einsatz kommen. Die Qualität der Aufbereitung von Endoskopen sollte daher durch regelmäßige, mindest halbjährliche, hygienische Kontrollen überprüft werden. Die Untersuchung sollte die Außenteile und den Biopsie- und Absaugkanal, Bürsten und nichtautoklavierbare Faßzangen, Desinfektionsmittellösung und Spüllösung umfassen. Desinfizierte Endoskope sollten sowohl unmittelbar nach Aufbereitung als auch nach mehrtägiger Lagerung untersucht werden. Eine derartige Kontrolle ist auch bei automatischen Aufbereitungsverfahren erforderlich (siehe Übersicht).

Zur Qualitätssicherung der hygienischen Aufbereitung von flexiblen Endoskopen wurden verschiedene Modelle vorgeschlagen [24]. In Analogie zur Qualitätssicherung bei laborchemischen Untersuchungen könnten z. B. ‚Ringversuche‘ zur Qualitätskontrolle eingeführt werden. Eine Abrechenbarkeit endoskopischer Untersuchungen könnte dann nur bei Vorlage eines für einen bestimmten Zeitraum gültigen Zertifikats durch ein Hygiene-Institut möglich sein. Alternativ könnte in Analogie zur MedGV (Medizin-Geräteverordnung) eine HygVEn (Hygiene-Verordnung Endoskopie) mit der Notwendigkeit entsprechender Kontrollen eingeführt werden. Zur Finanzierung solcher Maßnahmen müssen endoskopische Untersuchungen entweder in der Gebührenordnung höher bewertet bzw. Zuschläge für hygienische Kontrollen (analog den Zuschlägen für ambulantes Operieren) eingeführt werden oder ähnlich wie in der Kardiologie Sonderentgelte mit den Krankenkassen vereinbart werden. Während Maßnahmen zur Qualitätssicherung in anderen Bereichen der Medizin, wie Labormedizin, Radiologie oder Sonographie längst Eingang gefunden haben, gibt es bei endoskopischen Untersuchungen zu wenig qualifizierte Anforderungen an die Kompetenz des Untersuchers/Untersucherin, den technischen Stand und die hygienische Aufbereitung der Endoskope.

Qualitätskontrolle der hygienischen Aufbereitung eines Endoskops
(nach Dr. L. Bader, Max von Pettenkofer-Institut, München)

1. *Methodik der Probenentnahme*
   - Durchspülflüssigkeit 20 ml sterile 0,9 %ige NaCl-Lösung
   - jeweils Instrumentierkanal, Absaugkanal, Luft-Wasser-Spülkanal durchspülen
   - Durchspülflüssigkeit für Instrumentierkanal und Luft-Wasser-Kanal jeweils in sterilen 50-ml Röhrchen (z. B. Urin-Kultur-Box) auffangen
   - Durchspülflüssigkeit für Absaugkanal in Trachealsekret-Absaug-Set (direkt am Endoskop angeschlossen) auffangen
   - Probentransport gekühlt
   - Probenverarbeitung nach Möglichkeit innerhalb von 12 h nach Probenentnahme

2. *Labormethodik*
   - Gesamtkeimzahl-Bestimmung
     Agargußverfahren (Keimzahlagar Firma Biotest)
   - Membranfiltration von 10 ml Durchspülflüssigkeit
     Bebrütung des Membranfilters
     Differenzierung von angezüchteten Kulturen

3. *Geforderter Standard*
   für Gastroskop und Koloskop:
   Gesamtkeimzahl < 10 KBE/ml (Agar)
          < 50 KBE/10 ml (Membranfilter)
   für ERCP-Gerät:
   Gesamtkeimzahl = 0 KBE/ml (Agar)
          < 5 KBE/10 ml (Membranfilter)

   kein Nachweis von Pseudomonas oder anderen Naßkeimen
   kein Nachweis von E. coli, Enterobacteriaceae oder Enterokokken
   kein Nachweis von Staph. aureus

Zusammenfassung

Sicherlich sind Forderungen an die Hersteller von Endoskopen oder Instrumenten zur laparoskopischen Operation hinsichtlich einfacherer und sicherer Desinfektion der Geräte berechtigt und müssen von der Industrie umgesetzt werden – ‚blind loops‘ sind wegen des Risikos der bakteriellen Besiedelung abzulehnen. Zur Zeit scheint jedoch das größere Risiko von ‚blind mind‘, falscher Risikoeinschätzung und falschem Sicherheitsbewußtsein, auszugehen. Unwissenheit oder Fehler bei der hygienischen Aufbereitung von Endoskopen müssen durch regelmäßige Schulungen beseitigt und das Infektionsrisiko in der Endoskopie so gering wie möglich gehalten werden. Nur dann kann eine bewährte Methode, wie die Endoskopie, die Gesicht und Leistungsfähigkeit der modernen Medizin entscheidend mitgeprägt hat, weiterhin mit geringem Risiko und hohem Nutzen für den Patienten durchgeführt und zusammen mit Maßnahmen zur Sicherstellung von Kompetenz und Erfahrung des Untersuchers eine hohe Qualität in der Endoskopie gesichert werden.

Literatur

1. Allen JI, Allen MO, Olson MM, Gerding DN, Shanholtzer CJ, Meier B, Vennes JA, Silvis SE (1987) Infection of the biliary system resulting from a contaminated endoscope. Gastroenterology 92:759–763
2. American Society for Gastrointestinal Endoscopy (1995) Antibiotic prophylaxe for gastrointestinal endoscopy. Gastrointest Endoscop 42:630–635
3. Arbeitskreis Endoskopie: Prüfung und Bewertung der Reinigungs- und Desinfektionswirkung von Endoskop-Dekontaminationsautomaten sowie -Desinfektionsautomaten/Testing and evaluating the cleaning and disinfection efficacy of endoscope washer/disinfectors and disinfection automats. Hyg Med 1995; 20:40–47
4. Axon ATR (1988) Infection and disinfection: special review. In: Annual of Gastrointestinal Endoscopy 1988, PB Cotton, GNJ Tytgat, CB Williams (eds), Gower Academic Press, pp 181–192
5. Axon ATR (1991) Disinfection of endoscopic equipment. Bailliere's Clinical Gastroenterology 5:61–77
6. Axon ATR (1991) Working party report ot the world congress of gastroenterology, Sydney 1990. Disinfection and endoscopy: Summary and recommendations. J Gastroenterol Hepatol 6:23–24
7. Bader L, Ruckdeschel QZGE (1995) Hygienekontrollen flexibler Endoskope als Qualitätssicherungsmaßnahme der Gastroenterologie in Klinik und Praxis. 47. Kongreß der DGHM. Immun Infekt 23 (Suppl):95
8. Baltch AL, Buhac I, Agrawal A, O'Connor P, Bram M, Malatino E (1977) Bacteremia after upper gastrointestinal endoscopy. Arch Intern Med 137:594–597
9. Birnie GG, Quigley EM, Clements GB, Follet EAC, Watkinson G (1983) Endoscopic transmission of heptatitis B virus. Gut 24:171–174
10. Bond WW (1991) Disinfection and endoscopy: Microbial considerations. J Gastroenterol Hepatol 6:31–36
11. Bond WW, Ott JB, Franke KA, McCracken JE (1991) Effective use of liquid chemical germicides on medical devices: instrument design problems. In: Block SS (ed), Disinfection, sterilisation, and preservationl. 4th edition, Lea & Febiger, Philadelphia, pp 1097–1106
12. Botoman VA, Surawics CM (1986) Bacteremia with gastrointestinal endoscopic procedures. Gastrointest Endosc 32:342–346
13. Bottrill PM, Axon ATR (1991) Cleaning and disinfection of flexible endoscopes and ancillary equipment: Use of automatic disinfectors. J Gastroenterol Hepatol 6:45–47
14. British Society of Gastroenterology, Endoscopy Committee working party: Aldehyde disinfectants and health in endoscopy units. Gut 1993; 34:1641–1645
15. Calder IM, Wright LA, Grimstone D (1992) Glutaraldehyde allergy in endoscopic units. Lancet 339:433
16. Campbell I, Tzipori S, Hutchinson G, Angus KW (1982) Effects of disinfectants on survival of cryptosporidium oocysts. Vet Rec 111:414–415
17. Chong J, Marshall BJ, Barkin JS, McCallum RW, Reiner DK, Hoffman SR, O'Phelan C (1994) Occupational exposure to Helicobacter pylori for the endoscopy professional: a sera epidemiological study. Am J Gastroenterol 89:1987–1992
18. Coghill SB, Mason CH, Studley JG (1989) Endoscopic biopsy forceps and transfer of tissue between cases. Lancet I:388–389
19. Cowen AE (1991) Disinfection and endoscopy (1991) The clinical risks of infection. J Gastroenterol Hepatol 6:25–30
20. Cowen AE (1992) Infection and endoscopy (1992) Who infects whom? Scand J Gastroenterol 27 Suppl 192:91–96
21. Deutschsprachiger Arbeitskreis für Krankenhaushygiene, Leitung Rudolph H und Werner H-P (1988) Hygienemaßnahmen bei der Endoskopie – Stand 15.09.1988 Hyg + Med 13:354–356
22. Durante L, Zulty J, Isreal E, Powers PJ, Russell RG, Qizilbash A, Morris JG jr (1992) Investigation of an outbreak of bloody diarrhea: Association with endoscopic cleaning solution and demonstration of lesions in an animal model. Am J Med 92:476–480
23. Dwyer DM, Klein G, Istre GR, Robinson MG, Neumann DA, McCoy DA (1987) Salmonella newport infections transmitted by fibreoptic colonoscopy. Gastrointest Endosc 33:84–87
24. Exner M, Leiß O, Tuschewitzki G-J (1990) Hygiene in der Endoskopie. Z Gastroenterol 28:635–643
25. Fleisher DE (1991) Disinfection and endoscopy: Procedures and staff safety. J Gastroenterol Hepatol 6:41–43
26. Gerberding JL (1994) Incidence and prevalence of human immunodeficiency virus, hepatitis B virus, hepatitis C virus, and cytomegalovirus among health care personnel at risk for blood exposure: final report from a longitudinal study. J Infect Dis 170:1410–1417
27. Gerberding JL (1995) Management of occupational exposures to blood-borne viruses. N Engl J Med 332:444–450
28. Van Gossum A, Loriers M, Serruys E, Cremer M (1989) Methods of disinfecting endoscopic material: results of an international survey. Endoscopy 21:247–250
29. Hallauer JF (1993) Hepatitis B – the most important but neglected infectious occupational hazard. In: Hagberg M, Hofmann F, Stößel U, Westlander G (eds) Occupational health for health care workers. ecomed Verlagsgesellschaft, Landsberg, S 166–171
30. Hanson PJ, Gord D, Clarke JR, Chadwick MV, Nicholson G, Shah N et al. (1989) Contamination of endoscopes used in AIDS patients. Lancet II:86–88
31. Hanson PJV, Gor D, Jeffries DJ, Collins JV (1990) Elimination of high titre HIV from fibreoptic endoscopes. Gut 31:657–659
32. Hanson PJ, Gor D, Clark JR, Chadwick MV, Gazzard B, Jeffries DJ et al. (1991) Recovery of the human immunodeficiency virus from fibreoptic bronchoscopes. Thorax 46:410–412
33. Helm EB, Bauernfeind A, Frech K, Hagenmüller F (1984) Pseudomonas-Septikämie nach endoskopischen Eingriffen am Gallengangsystem. DMW 109:697–701
34. Hofmann F (1993) Infectious diseases – an occupational hazard for health care workers. In: Hagberg M, Hofmann F, Stößel U, Westlander G (eds) Occupational health for health care workers. ecomed Verlagsgesellschaft, Landsberg, S 113–121
35. Janos G, Mahoney A, Murray J, Gertler S (1988) Chemical Colitis due to endoscope cleaning solutions: a mimic of pseudomembranous colitis. Gastroenterology 95: 1403–1408
36. Kaczmarek RG, Moore RM, McCrohan J, Goldmann DA, Reynolds C, Caquelin C, Israel E (1992) Multi-State investigation of the actual disinfection/sterilisation of endoscopes in health care facilities. Am J Med 92:257–261
37. Kok ASF, Lai C-L, Hui W-M, Hg MMT, Wu P-C, Lam S-K, Leung EKY (1987) Absence of transmission of hepatitis B by fibreoptic upper gastrointestinal endoscopy. J Gastroenterol Hepatol 2:175–180

38. Langenberg W, Rauws EAJ, Oudbier JH, Tytgat GNJ (1990) Patient-to-patient transmission of campylobacter pylori infection by fiberoptic gastroduodenoscopy and biopsy. J Infectious Diseases 161:507-511
39. Leiß O, Exner M, Niebel J (1995) Vermeidung einer Infektionsübertragung in der Endoskopie: hygienische Aufbereitung flexibler Endoskope und Maßnahmen zum Personalschutz. Leber-Magen-Darm 25:251-257
40. Leiß O, Niebel J, Exner M (1995) Infektionsrisiko in der Endoskopie. Leber-Magen-Darm 25:198-202
41. Liste der Deutschen Gesellschaft für Hygiene und Mikrobiologie. mhp-Verlag GmbH, Wiesbaden-Nordenstadt
42. Mitchell HM, Lee A, Carrick J (1989) Increased Incidence of Campylobacter pylori infection in gastroenterologists: further evidence to support person-to-person transmisson of C. pylori. Scand J Gastroenterol 24:396-400
43. Moayyedi P, Lynch D, Axon A (1994) Pseudomonas and endoscopy. Endoscopy 26:554-558
44. O'Connor BH, Bennett JR, Alexander JG, Sutton DR, Leighton I, Mawer SL, Dunlop JM (1982) Salmonellosis infection transmitted by fibreoptic endoscopes. Lancet II:864-866
45. Perez-Trallero E, Cilla G, Saenz JR (1994) Occupational transmission of HCV. Lancet 344:548
46. Schembre D, Bjorkman DJ (1993) Review article: endoscopy-related infections. Aliment Pharmacol Ther 7: 347-355
47. Schuman BM, Beckman JW, Tedesco FJ et al. (1987) Complications of endoscopic injection sclerotherapy: A review. Am J Gastroenterol 82:823-830
48. Spach DH, Silverstein FE, Stamm WE (1993) Transmission of infection by gastrointestinal endoscopy and bronchoscopy. Ann Intern Med 118:117-128
49. Tandon RK (1991) Endoscopic disinfection: Practices and recommendations. J Gastroenterol Hepatol 6:37-39
50. Bronowicki JP, Venard V, Botte C, Monhoven N, Gastin I, Choné L et al. (1997) Patient-to-patient transmission of hepatitis C virus during colonoscopy. New Engl J Med 337:237-240
51. BSG Endoscopy Committee Working Party (1998) Cleaning and disinfection of equipment for gastrointestinal endoscopy. Report of a Working Party of the British Society of Gastroenterology Endoscopy Committee. Gut 42:585-593
52. ESGE Guidelines (1998) Guidelines of the European Society of Gastrointestinal Endoscopy (E.S.G.E.): Antibiotic prophylaxis for gastrointestinal endoscopy. Endoscopy 30: 318-324
53. Euler K (1998) Hygieneplan für die Endoskopie. In: Endoskopie: Struktur und Ökonomie - Planung, Einrichtung und Organisation einer Endoskopieeinheit. Phillip J, Allescher HD, Hohner R (Hrsg.) Normed Verlag, International Medical Publisher, Bad Homburg - Englewood, N.J., S 176-191
54. Hepatitis B Prevention - U.S. Department of Health and Human Services, Public Health Service, Center for Disease Controll and Prevention, National Center for Infectious Disease Division of Viral and Rickettsial Diseases (1997). In: CDC Prevention Guidelines - A Guide for Action. Friede A, O'Carroll PW, Nicola RM, Oberle MW, Teutsch SM (eds) Williams & Wilkins, Baltimore - Philadelphia - London, pp 180-182
55. Hepatitis C Prevention - U.S. Department of Health and Human Services, Public Health Service, Center for Disease Control and Prevention, National Center for Infectious Disease Division of Viral and Rickettsial Diseases (1997) In: CDC Prevention Guidelines - A Guide for Action. Friede A, O'Carroll PW, Nicola RM, Oberle MW, Teutsch SM (eds) Williams & Wilkins, Baltimore - Philadelphia - London, pp 184-186
56. Guideline for Handwashing and Hospital Environmental Control (1997) In: CDC Prevention Guidelines - A Guide for Action. Friede A, O'Carroll PW, Nicola RM, Oberle MW, Teutsch SM (eds) Williams & Wilkins, Baltimore - Philadelphia - London, pp 1253-1270
57. Guideline for Infection Control in Hospital Personnel (1997) In: CDC Prevention Guidelines - A Guide for Action. Friede A, O'Carroll PW, Nicola RM, Oberle MW, Teutsch SM (eds) Williams & Wilkins, Baltimore - Philadelphia - London, pp 1355-1389
58. Guidelines for Prevention of Transmission of HIV and Hepatitis B Virus to Health-Care and Public-Safety-Workers (1997) In: CDC Prevention Guidelines - A Guide for Action. Friede A, O'Carroll PW, Nicola RM, Oberle MW, Teutsch SM (eds) Williams & Wilkins, Baltimore - Philadelphia - London, pp 291-310
59. Guidelines for Preventing the Transmission of Mycobacterium Tuberculosis in Health-Care-Facilities (1997) In: CDC Prevention Guidelines - A Guide for Action. Friede A, O'Carroll PW, Nicola RM, Oberle MW, Teutsch SM (eds) Williams & Wilkins, Baltimore - Philadelphia - London, pp 798-889
60. Kozarek RA (1998) Coming clean on reuse of endoscopic equipment. Gut 42:155-156
61. Mani V, Cartwright K, Dooley J, Swarbrick E, Fairclough P. Oakley C (1997) Antibiotic prophylaxis in gastrointestinal endoscopy: A report of the Working Party for the British Society of Gastroenterology Endoscopy Committee. Endoscopy 29:114-119
62. Pineau L, Roques C, Luc J, Michel G (1997) Automatic washer disinfector for flexible endoscopes: a new evaluation process. Endoscopy 29:372-379
63. Public Health Services Statement on Management of Occupational Exposure to HIV, Including Considerations Regarding Zidovudine Postexposure Use (1997) In: CDC Prevention Guidelines - A Guide for Action. Friede A, O'Carroll PW, Nicola RM, Oberle MW, Teutsch SM (eds) Williams & Wilkins, Baltimore - Philadelphia - London, pp 284-291
64. Rösch T, Hagenmüller F, Hohner R, Classen M (1997) Gerätedesinfektion bei der gastroenterologischen Endoskopie. In: Leitlinien der Deutschen Gesellschaft für Verdauungs- und Stoffwechselerkrankungen (DGVS). 2. Auflage 1997, Sauerbruc T, Scheurlen Ch (Hrsg.) Demeter Verlag, Balingen, S 167-172
65. Sauter G, Ruckdeschel G, Sauerbruch T (1997) Antibiotische Prophylaxe und Therapie infektiöser Komplikationen. In: Leitlinien der Deutschen Gesellschaft für Verdauungs- und Stoffwechselerkrankungen (DGVS). 2. Auflage 1997, Sauerbruch T, Scheurlen Ch (Hrsg.) Demeter Verlag, Balingen, S 153-159
66. Universal Precautions for Prevention of Transmission of HIV, Hepatitis B Virus, and Other Bloodborne Pathogens in Health-Care Settings (1997) In: CDC Prevention Guidelines - A Guide for Action. Friede A, O'Carroll PW, Nicola RM, Oberle MW, Teutsch SM (eds) Williams & Wilkins, Baltimore - Philadelphia - London, pp 336-341
67. Wilkinson M, Simmons N, Bramble M, Leicester R, D'Silva J, Boys R, Gray R (1998): Report of the Working Party of the Endoscopy Committee of the British Society of Gastroenterology on the reuse of endoscopic accessories. Gut 42:304-306

Qualitätsmanagement in der Endoskopie

P. FRÜHMORGEN

Qualitätssicherung und Qualitätsverbesserung als wesentlicher Teil eines Qualitätsmanagements ist aus ethischen und moralischen Erwägungen mit ärztlichem Handeln zwangsläufig verbunden.

Neben standes- und berufsrechtlichen Vorgaben (Ärztliche Berufsordnung) ist die Teilnahme an qualitätssichernden Maßnahmen für die ambulante und stationäre Versorgung von Patienten seit Inkrafttreten des Gesundheitsreformgesetzes 1989 sowie des Gesundheitsstrukturgesetzes 1993 und des 2. Gesetzes zur Neuordnung von Selbstverwaltung und Eigenverantwortung der Gesetzlichen Krankenversicherung (2. GKV-NOG) 1997 verbindlich vorgeschrieben und geregelt.

Die Umsetzung qualitätssichernder Maßnahmen wird im stationären Bereich der Deutschen Krankenhausgesellschaft, den Spitzenverbänden der gesetzlichen Krankenkassen und den Ärztekammern übertragen. Diesen Vorgaben unterliegt auch die Qualitätssicherung und, in ihrer umfassenden Form, das Qualitätsmanagement in der Endoskopie [2, 23]. Ziel ist eine Verbesserung der Patientenversorgung unter Anpassung des medizinischen Fortschrittes, aber auch eine Verbesserung der Wirtschaftlichkeit, was oft unter begrenzten Ressourcen einer Kostenreduktion entspricht.

Während das Hauptinteresse von Kostenträgern und Patienten in erster Linie die Ergebnisqualität (Verbesserung des Gesundheitszustandes) ist, entstehen die Kosten jedoch überwiegend im Bereich der Struktur- und Prozeßqualität (Personal-, Raum-, Geräte-, Dokumentationskosten). Der Beweis, daß Qualitätsmanagement, insbesondere die auf hohem Niveau den Leitlinien folgende Ausübung des ärztlichen Berufes kostendämpfend ist, steht, von einzelnen Beispielen abgesehen, auch unter juristischen Aspekten aus.

Gesetzliche und standespolitische Vorgaben

Art, Umfang sowie die Verpflichtung zur Teilnahme an qualitätssichernden Maßnahmen ergeben sich aus internationalem Recht, nationalen Gesetzen, Verordnungen, Empfehlungen, Richtlinien und Vorschriften, die der zugewiesenen Kompetenz entsprechend, u. a. vom Gesetzgeber, den Ärztekammern, der Kassenärztlichen Bundesvereinigung, den Kostenträgern sowie den Fachgesellschaften vorgeschrieben bzw. empfohlen sind. Damit wird deutlich, daß Qualitätsmanagement neben fachlich-medizinischen auch ethische, berufsrechtliche, juristische, politische und ökonomische Implikationen hat.

Als wenige Beispiele seien genannt:

a) *mit weltweiter Geltung*: Genfer Erklärung, Deklaration von Helsinki,
b) *mit Geltungsbereich Europäische Union*: Empfehlungen des Europarates zur Qualitätssicherung in Krankenhäusern (Doc. 7213), Guidelines for Good Clinical Practice, EN ISO-Normen,
c) *Geltungsbereich Deutschland*: Sozialgesetzbuch V, Approbationsordnung, Muster-Berufs- und Muster-Weiterbildungsordnung für Ärzte der Bundesärztekammer,
d) *Geltungsbereich einzelne Bundesländer*: Landeskrankenhausgesetze, Berufs- und Weiterbildungsordnungen der Landesärztekammern, vertragliche Vereinbarungen der Vertragspartner im Gesundheitswesen (z. B. Kassenärztliche Vereinigungen, Kostenträger, Krankenhausgesellschaft).

Definition von Begriffen

Die Vielzahl der Konzepte und Begriffe zur Qualitätssicherung und zum Qualitätsmanagement in der Medizin und damit auch in der Endoskopie sowie deren Anwendung in der Praxis macht verbindliche Definitionen erforderlich. Dabei muß darauf hingewiesen werden, daß diese Begriffe fachübergreifend normativen Charakter haben, jedoch vielfach unterschiedlich definiert und interpretiert werden [5, 6, 16].

Qualität

Der Qualitätsbegriff beschreibt als Zielvorgabe wertneutral die Gesamtheit von Merkmalen (Qualitätsindikatoren), die zum Beispiel von Fachgesellschaften definiert werden. Qualitätsbestimmungen messen die Erfüllung festgelegter Normen (Konformität). Als solche können u.a. die Effektivität, Effizienz, Relevanz, Verfügbarkeit, Morbidität, Letalität und die Patientenzufriedenheit im Rahmen endoskopischer Untersuchungen gelten. Normabweichungen sind möglich, bisweilen erforderlich, bedürfen jedoch einer nachvollziehbaren Begründung.

Qualitätsmanagement

Qualitätsmanagement im stationären Bereich bezieht sich auf die von der Krankenhausführung (z. B. Krankenhausträger, Krankenhausdirektorium) oder im ambulanten Bereich von anderen Gremien (z. B Kassenärztliche Vereinigung) formulierten Zielsetzungen und Maßnahmen, die geeignet sind, ein bestimmtes Maß der Qualität zu erreichen bzw. zu verbessern. Verantwortlich sind *alle* Ausführungsebenen, wobei, für den Mediziner oft konfliktträchtig, Aspekte der Wirtschaftlichkeit eingehen. Die Arbeitsmittel und Verfahren (Organisationsstrukturen, Prozeßabläufe) werden in Qualitätsmanagementsystemen zusammengefaßt.

Umfassendes Qualitätsmanagement

Das umfassende Qualitätsmanagement (total quality management) beschreibt *alle* Aktivitäten, die geeignet sind, definierte Ziele zu erreichen, zu bewahren und evtl. zu verbessern. Integriert sind *alle* Ebenen (Ärzte, Pflegedienste, Verwaltung, Technik u. a.), die diesen Zielen mittel- oder unmittelbar dienen.

Qualitätsindikatoren

Qualitätsindikatoren stellen gut definierbare quantitative Meßwerte dar, die ergebnis-, prozeß- und/oder strukturbezogen sind. Mit ihrer Hilfe können vorbestimmte Parameter erfaßt und zur Qualitätsbeurteilung herangezogen werden [15]. In Verbindung mit Referenzwerten bzw. Referenzbereichen, die einen Handlungsspielraum zulassen, beschreiben sie eine gute oder schlechte Qualität.

Referenzbereich

Ober- und Untergrenzen von Qualitätsindikatoren sind durch Referenzbereiche definiert. Sind Ober- und Untergrenze identisch, so handelt es sich um einen Referenzwert. Bewegt sich ein Qualitätsindikator im Referenzbereich, so gilt dieser zunächst als unauffällig. Referenzbereiche werden empirisch (statistisch) oder normativ (Expertenkonsens) festgelegt. Ein Abweichen vom Referenzbereich ist nicht in jedem Fall mit einer „schlechten Qualität" gleichzusetzen. So kann z. B. ein Abweichen durch eine besonders gute oder negative Selektion behandelter Patienten bedingt sein. Als Beispiel sei die ambulante Schlingenektomie bevorzugt kleiner Polypen (positive Selektion) und die stationäre Ektomie besonders großer Polypen (negative Selektion) genannt. Dies ist im Einzelfall zu begründen.

Qualitätsdimensionen

Von Donabedian wurden die heute allgemein gültigen Begriffe Struktur-, Prozeß- und Ergebnisqualität eingeführt [3, 4].

Die zu fordernden Voraussetzungen, wie klare Definitionen und Formulierungen, Flexibilität (Zulässigkeit von Abweichungen), nachgewiesene Effektivität und Effizienz, Reproduzierbarkeit, Umsetzbarkeit, multidisziplinärer Entstehungsprozeß und vorgegebene Revisionstermine, sind unabdingbar, werden jedoch nicht immer beachtet.

a) Strukturqualität
- Qualifikation der Ärzte (Facharztstandard) und des Assistenzpersonals
- Räumliche, apparative und hygienische Voraussetzungen
- Organisation (Information, Aufklärung und ihre Dokumentation)

b) Prozeßqualität
- Vorbereitung und Durchführung des Diagnose- und Behandlungsprozesses
- Dokumentation der erhobenen Befunde sowie des Untersuchungsablaufes, einschl. der Komplikationen
- Nachbehandlung und Nachsorge
- Übermittlung von Befunden und Behandlungsberichten

c) Ergebnisqualität
- Erfassung und Beurteilung der Früh- und Spätergebnisse, einschl. der Komplikationen
- Akzeptanz durch die Patienten (Patientenzufriedenheit)
- Interne und/oder externe Qualitätssicherung

Standard

Standards sind definitionsgemäß normative Vorgaben qualitativer und/oder quantitativer Art bezüglich vorgegebener Qualitätsforderung [3]. Dieser Begriff, der z. B. in Deutschland als „Hygienestandard" und „Pflegestandard" Verwendung gefunden hat, sollte, da er wenig differenziert und weltweit sehr unterschiedlich definiert wird, durch die Begriffe „Empfehlung", „Leitlinie" und „Richtlinie" ersetzt werden. Wenngleich in der Praxis diese Begriffe häufig noch synonym gebraucht und im angelsächsischen Sprachraum als „guidelines" bezeichnet werden, so haben sie doch unterschiedliche Verbindlichkeiten.

Empfehlungen, Leit- und Richtlinien basieren auf dem aktuellen Stand medizinischen Wissens. Dies impliziert ein „Verfallsdatum", zu dem eine Überarbeitung und ggf. eine Anpassung erforderlich wird.

Empfehlung

Die Empfehlung beschreibt eine Möglichkeit des Handelns oder des Unterlassens. Sie läßt andere Vorgehensweisen durchaus zu, solange sie die Regeln ärztlichen Handelns beachten. Dennoch besteht ein wenn auch geringer Grad der Verbindlichkeit, deren Nichtbeachtung auch forensische Konsequenzen haben kann.

Leitlinie

Leitlinien stehen bezüglich der Verbindlichkeit zwischen den Empfehlungen und den Richtlinien. Sie definieren einen Referenzbereich (Ober- und Untergrenzen), in dessen Rahmen die Mehrzahl der Patienten unter definierten Vorgaben zu behandeln sind. Die Angabe eines Referenzwertes erfährt eine weitere Einschränkung des Handlungsspielraumes. Flexibilität des Handelns besteht insofern, als unter nachprüfbaren besonderen und fallbezogenen Verhältnissen ein Abweichen erforderlich ist. Die Nichtbeachtung einer Leitlinie impliziert somit prima vista keine ärztliche Fehlbehandlung [7].

Richtlinie

In der Hierarchie Empfehlung, Leitlinie, Richtlinie hat letztere den höchsten Grad der Verbindlichkeit. Richtlinien, deren Nichtbeachtung Sanktionen nach sich ziehen, werden von legitimierten Gremien formuliert und publiziert. Sie sind für das medizinische Handeln verbindlich.

Qualitätssicherung

Qualitätssicherung gilt, insbesondere in Deutschland, als zentraler und übergeordneter Begriff für alle Maßnahmen, die geeignet sind, die Struktur-, Prozeß- und Ergebnisqualität zu definieren, zu messen (überprüfen) und zu verbessern. Dem internationalen Sprachgebrauch folgend wird „Qualitätssicherung" zunehmend durch den Oberbegriff „Qualitätsmanagement" ersetzt.

Die Qualität kann intern, d.h. von den Leistungserbringern selbst überprüft und gesichert werden, oder extern, d.h. im Vergleich mit den Ergebnissen anderer Leistungserbringer mit in der Regel zentraler Auswertung, erbracht werden. Beispiele hierfür sind Qualitätssicherungsprojekte im Bereich der Peri- und Neonatologie sowie der Chirurgie.

Qualitätszirkel

Qualitätszirkel sind Zusammenschlüsse von auf dem gleichen Gebiet tätigen Ärzten auf freiwilliger Basis mit dem Ziel, definierte ärztliche Handlungen und deren Ergebnisse zu analysieren und zu bewerten. Erfahrungsaustausch, Problemerkennung und Problemlösung sowie der Abgleich mit Leitlinien, Lehrbuchmeinungen und deren Praktikabilität im ärztlichen Alltag gelten als Schwerpunkte.

Anwendungsbeispiele

Generelle Maßnahmen zur Qualitätssicherung

Die qualitätssichernden Maßnahmen in der Endoskopie beziehen sich, den Qualitätsdimensionen entsprechend, auf die Struktur-, Prozeß- und Ergebnisqualität. Diese Qualitätsparameter werden z.B. vom Beirat der Sektion Endoskopie der Deutschen Gesellschaft für Verdauungs- und Stoffwechselkrankheiten erarbeitet und als Leitlinien der Deutschen Gesellschaft für Verdauungs- und Stoffwechselkrankheiten publiziert [25]. Der regelmäßigen Überarbeitung und Aktualisierung kommt dabei eine besondere Bedeutung zu.

Grundlagen für die Messung der Qualität sind eine standardisierte Terminologie sowie definierte Qualitätsindikatoren, die mit Hilfe von Erhebungsbögen bzw. computerunterstützten Befundeingabesystemen dokumentiert werden [10, 11, 14, 19] (s. auch Kapitel 1.3). Beispielhaft führt deren Auswertung zu einer Ergebnisqualität (Ist-Analyse). Dieses, das tatsächliche Handeln beschreibende Ergebnis, wird vorgegebenen Qualitätsindikatoren (Soll-Wert eines optimalen Handelns) gegenübergestellt. Das in der Regel vorhandene Soll-Ist-Gefälle führt über eine Schwachstellenanalyse zu qualitätsverbessernden Maßnahmen [19]. Dies geschieht über eine Verbesserung bzw. Modifikation der Struktur- und Prozeßqualität sowie im Einzelfall auch über modifizierte Qualitätsindikatoren, was in einem wiederholten Soll-Ist-Vergleich zur weiteren Verbesserung der Qualität führt (Abb. 1).

Diese Analysen können intern und/oder extern, zweckmäßigerweise durch Qualitätszirkel durchgeführt werden. Die teilnehmenden Praxen und Kliniken erhalten ihre ausgewerteten Ergebnisse sowie, in anonymisierter Form, die Resultate der anderen Kliniken zum Vergleich.

Spezielle Maßnahmen zur Qualitätssicherung

Neben den bereits publizierten Leitlinien [25], die für eine Vielzahl endoskopischer Untersuchungen (z.B. intestinale Blutung, kolorektale Polypen, Endo-Sonographie in der Gastroenterologie, Laser- und Elektrokoagulationsverfahren, perkutane endoskopische Gastrostomie, perkutane Leberbiopsie, Patientenüberwachung, Gerätedesinfektion bei der gastroenterologischen Endoskopie) Qualitätsindikatoren, Anhaltspunkte und Arbeitshilfen unter Berücksichti-

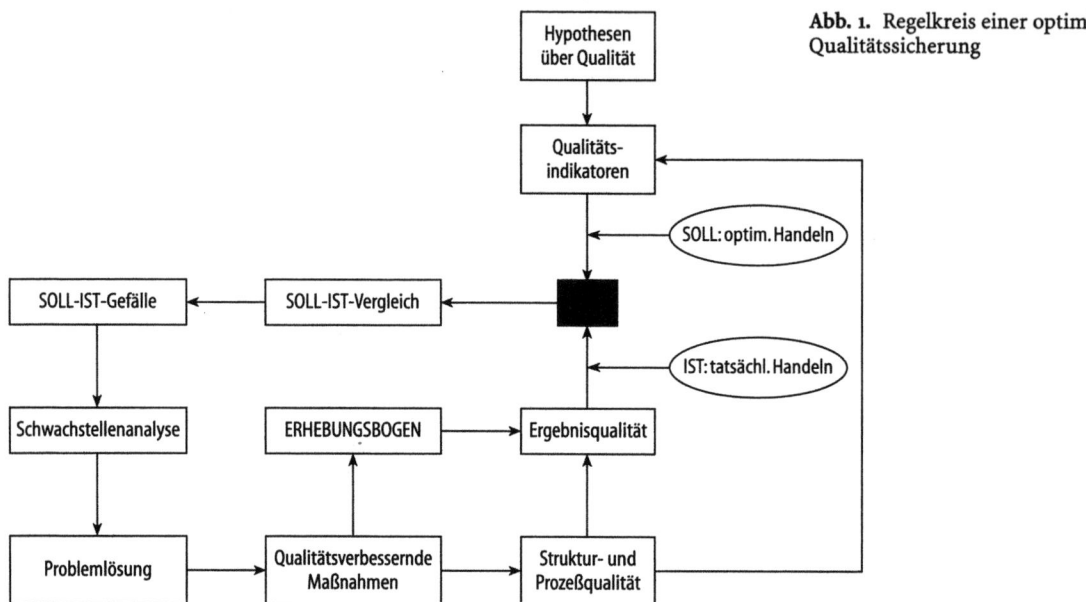

Abb. 1. Regelkreis einer optimierten Qualitätssicherung

gung des jeweils aktuellen medizinischen Wissens bieten, seien beispielhaft Hygienepläne, Leitlinien zur Ektomie kolorektaler Polypen, die Qualitätssicherung der ambulanten retrograden Cholangio-Pankreatikographie und Papillotomie sowie die Richtlinien der Bundesärztekammer zur Qualitätssicherung endoskopischer Eingriffe erwähnt.

Hygienepläne

Unter hygienischen und infektiologischen Aspekten kommt der baulichen Gestaltung, der Geräteaufbereitung und damit der Verhinderung nosokomialer Infektionen bei Endoskopien eine besondere Bedeutung zu (s. Kapitel 1.1 u. 1.5) [17, 20, 21]. Als Qualitätsindikatoren dienen die Qualifikation der Ärzte und des Assistenzpersonals, Zahl, Art und Zustand der eingesetzten Geräte, Anzahl der Untersuchungen, räumliche Ausstattung (Strukturqualität), die Art der Reinigung und Desinfektion von Endoskopen und Hilfsinstrumenten, Keimspektrum und Hygienepläne (Prozeßqualität) sowie die Keimart, Keimzahl, Temperaturerhöhung innerhalb von 24 Stunden und Kosten-Nutzenanalysen (Ergebnisqualität). Zur praktischen Umsetzung existieren neben der Unfallverhütungsvorschrift Gesundheitsdienst (VBG 103) mehrere Empfehlungen und Richtlinien [1, 12, 13, 24]. Auf die Leitlinien der Deutschen Gesellschaft für Verdauungs- und Stoffwechselkrankheiten zur Gerätedesinfektion bei der gastroenterologischen Endoskopie [24] sei besonders hingewiesen.

Stichprobenweise mikrobiologische Untersuchungen von Endoskopen, Aufbereitungsgeräten und Spülflüssigkeiten dienen der Qualitätskontrolle. Sie sollten in Intervallen von 3–6 Monaten, abhängig von den Ergebnissen vorausgegangener Untersuchungen, durchgeführt werden. Entsprechend den Vorgaben [18] müssen für jeden Raum den endoskopischen Eingriffen Rechnung tragende Hygienepläne erstellt werden.

Als Qualitätssicherungsmaßnahmen plant die Deutsche Gesellschaft für Verdauungs- und Stoffwechselkrankheiten in Verbindung mit Partnern die Durchführung einer Studie zur „Qualität der Hygiene bei der Geräteaufbereitung in der gastroenterologischen Endoskopie".

Leitlinien zur endoskopischen Ektomie kolorektaler Polypen

Als Ergebnis einer multizentrischen und interdisziplinären prospektiven Studie zur optimierten Qualitätssicherung im Rahmen der Schlingenektomie kolorektaler Polypen, an der Gastroenterologen und Pathologen teilgenommen haben, wurden 16 Leitlinien formuliert und mit einer bereits existierenden Richtline zur Infektionsprophylaxe bei Risikopatienten als Leitlinien der Deutschen Gesellschaft für Verdauungs- und Stoffwechselkrankheiten erarbeitet und publiziert [8].

Leitlinien zur endoskopischen Ektomie kolorektaler Polypen mit der Schlinge:

1. *Goldstandard der Diagnose und Therapie von Polypen ist die hohe Koloskopie.*

Sie sollte bei radiologisch diagnostizierten Polypen und bei partiell durchgeführten endoskopischen Verfahren folgen, um keine Polypen zu übersehen. Die primäre Durchführung einer hohen Koloskopie sollte angestrebt werden, um die Anzahl der Voruntersuchungen im Sinne der Patienten und der Kosten zu reduzieren.

2. *Eine vollständige endoskopische Untersuchung des Kolons umfaßt die rektal-digitale Austastung und die hohe Koloskopie.*
   Mit der rektal-digitalen Austastung werden *vor* Einführen des Koloskopes insbesondere stenosierende Prozesse im Analkanal und der distalen Ampulla recti diagnostiziert. Eine ergänzende Proktoskopie kann Aufschluß über einen pathologischen Prozeß (z. B. Blutungsquellen) im Analkanal geben und ermöglicht die Klassifikation von Hämorrhoiden.

3. *Eine hohe Koloskopie ist erfolgt, wenn das Coecum erreicht wurde. Sie sollte bei 95 % der Untersuchungen möglich sein, vorausgesetzt, daß keine unpassierbare Stenose vorliegt.*
   Eine partielle Untersuchung des Kolons sollte nur erfolgen, wenn eine hohe Koloskopie vorausgegangen und in den proximalen Abschnitten ein pathologischer Prozeß *sicher* ausgeschlossen ist. Bei aus technischen Gründen unvollständiger Koloskopie muß eine Röntgenuntersuchung in Doppelkontrast-Technik folgen.

4. *Vor einer geplanten Polypektomie muß der Quickwert (Thromboplastinzeit), bzw. INR, die Thrombocytenzahl und die PTT (Plasmathrombinzeit) bestimmt werden.*
   Dabei gelten folgende Grenzwerte, unterhalb derer nur in Ausnahmefällen polypektomiert werden sollte:
   – Quick-Wert > 50 %
   – Thrombocyten > 50/nl
   Der INR sollte < 1.5 liegen, die PTT nicht über das 2fache der Norm verlängert sein.
   Heparininjektionen, Marcumar- oder NSAR-Einnahme müssen vor der Polypektomie zusätzlich erfragt und berücksichtigt werden.

5. *Durch geeignete Abführmaßnahmen ist eine vollständige Darmreinigung anzustreben.*
   Die gute Vorbereitung eines Patienten zur Koloskopie trägt zu einer niedrigen Abbruchrate bei und ist insofern ein Qualitätsindikator, als Mehrfachuntersuchungen durch einen hohen Verschmutzungsgrad und das Übersehen von Befunden vermieden werden.

6. *Die Gabe von Sedativa und Analgetika sollte nach Bedarf situationsgerecht und individuell erfolgen. Die generelle Gabe einer Prämedikation ist nicht notwendig.*
   Abhängig vom Befinden des Patienten, dem vorliegenden Befund und äußeren Umständen kann die Gabe von Medikamenten erforderlich werden. Auf die Dosisreduktion bei älteren Patienten und insbesondere bei der kombinierten Gabe von Benzodiazepinen und Morphinderivaten wird hingewiesen. Eine pulsoxymetrische Überwachung bei Risikopatienten sollte erfolgen.
   Die Anwendung von Spasmolytika ist nur in Ausnahmefällen notwendig.

7. *Die Ektomie aller Polypen in einer Sitzung sollte angestrebt werden.*
   Als begrenzende Faktoren kommen u. a. in Frage:
   → Multiple Polypen
   → Kuppengröße > 4 cm oder Breite der Polypenbasis > 2 cm
   → Dauer der Untersuchung
   → Zustand des Patienten
   → Komplikationen während der Ektomie
   → Makroskopisches Vorliegen eines Karzinomes

8. *Ektomierte Polypen müssen für die histologische Begutachtung vollständig geborgen werden, da 3–8 % aller ektomierten Adenome, Adenome mit einem invasiven Karzinom sind.*
   Die Möglichkeit, nach der Untersuchung durch Einläufe und Spülungen Polypen zu bergen, ist nicht ideal, da zunehmend eine Autolyse der Polypen eintritt, welche die histologische Untersuchung erschwert oder unmöglich macht.

9. *Die Lokalisation eines Polypen muß angegeben werden, da im Falle von Komplikationen, der Diagnose eines Karzinoms oder einer notwendigen Nachresektion auf diese Angabe zurückgegriffen werden muß.*
   Die Lokalisation von Polypen darf nur dann durch cm-Angabe beschrieben werden, wenn diese im Rektum oder unterem Sigma liegen, da die Ungenauigkeit der cm-Angabe mit der Entfernung zur Anokutanlinie wächst.
   Die Durchleuchtung ist exakter als die endoskopische Bestimmung nach anatomischen Strukturen oder die Lokalisationsbestimmung mittels Diaphanoskopie.

10. *Komplikationen, insbesondere die Blutung, bedürfen einer exakten Definition und vollständigen Dokumentation.*
    Im Sinne der Qualitätssicherung ist ein einheitlicher Bewertungsmaßstab für die Erfassung von Komplikationen zu fordern, um einen nationalen und internationalen Vergleich ziehen zu können. Sofern eine definitive endoskopische Blutstillung nicht möglich ist, sollte die Häufigkeit von Blutungen mit längerer Liegezeit, Operation oder Bluttransfusion 2,5 % nicht überschreiten. Die Rate endoskopisch stillbarer Blutungen sollte bei

über 80% liegen und die Perforationsrate sollte 0,5% nicht übersteigen.

11. *In der Regel wird es möglich sein, die Polypektomie ambulant durchzuführen. Die Liegezeit ist die Zeit, die ein Patient wegen des endoskopischen Verfahrens der Polypektomie inklusive der Vorbereitungszeit stationär bleibt.*
Es gibt Gründe, die eine stationäre Behandlung oder eine längere Behandlungsdauer erfordern. Hierzu zählen:
   → längere Vorbereitungszeit zur Säuberung des Kolons bei älteren Patienten und bei Patienten mit Risikofaktoren
   → Ektomie großer Polypen
   → Komplikationen

12. *Polypen mit einem Kuppendurchmesser von ≥ 5 mm werden nicht biopsiert, sondern in toto mit der Schlinge abgetragen.*
Polypen < 5 mm Größe sollten mit der PE Zange ektomiert werden (Zangenektomie), da sie beim Versuch der Schlingenektomie in der Regel verkochen und somit eine histologische Befundung unmöglich wird.
Idealerweise erfolgt die Abtragung des Polypen mit der Schlinge in toto, da die Beurteilung der Ektomie im Gesunden bei mehreren Partikeln erschwert bzw. unmöglich wird.

13. *Die Abtragungsstelle muß für den Pathologen ersichtlich sein.*
Die Markierung von Polypenstielen (z. B. mit Tipex oder einer Stecknadel) wird bei sessilen und taillierten Polypen empfohlen, da hierdurch die histologische Beurteilbarkeit der Ektomie im Gesunden signifikant verbessert werden kann.

14. *Der Antrag zur histo-pathologischen Untersuchung muß sorgfältig ausgefüllt sein.*
Die Mitteilungen an den Pathologen müssen enthalten:
   → Größe des Polypen (Kuppe, Stiel)
   → Lokalisation des Polypen
   → Anzahl der Partikel
   → Form des Polypen (gestielt, tailliert, sessil)
   → makroskopische Einschätzung der Entfernung im Gesunden

15. *Die pathologisch-histologische Befundung der ektomierten Polypen erfolgt nach der WHO-Klassifikation.*
Dies geschieht u. a. aus Gründen der Vergleichbarkeit und der sich daraus ableitenden therapeutischen Konsequenzen.
Die histologische Begutachtung muß folgende Angaben enthalten:
   → histologische Befundung nach der WHO-Klassifikation
   → Dysplasiegrad (bei Adenomen)
   → Angaben über Entfernung im Gesunden
   → bei Karzinom im Adenom Angaben über das Grading sowie den Differenzierungsgrad (high risk und low risk)
   Definition low risk – high risk:
   low risk:
   Jedes Karzinom mit dem Differenzierungsgrad G1 oder G2 ohne Lymphgefäßeinbrüche.
   high risk:
   Jedes G1 oder G2 Karzinom mit Lymphgefäßeinbrüchen.
   Jedes G3 oder G4 Karzinom sowie jedes Siegelringkarzinom.

16. *Der histologische Befund sollte in der Regel innerhalb von zwei Arbeitstagen nach Eingang des Polypen im Pathologischen Institut beim Einsender vorliegen bzw. abrufbar sein.*

17. *Für Risikopatienten wird eine Infektionsprophylaxe empfohlen.*[1]
Hierzu zählen Patienten mit:
   → Herzklappenfehlern
   → Herzklappenprothesen
   → Zustand nach Knochenmarkstransplantation und Cortison-Dauermedikation
   → Zustand nach infektiösen Endokarditiden
   → angeborenen Herzfehlern
   → erworbenen Mitral- und Aortenklappenvitien
   → arterio-venösen Fisteln
   → Mitralklappenprolaps
   → Trikuspidal- und Pulmonalklappenvitien
   → hypertropher, obstruktiver Kardiomyopathie
   30–60 Minuten vor dem endoskopischen Eingriff sollten einmalig ein Aminopenicillin 2 g intravenös oder alternativ bei Penicillin-Allergie 0,6 g Clindamycin bzw. 1 g Vancomycin (langsam über 60 Minuten) gegeben werden.

Qualitätssicherung der ambulanten retrograden Cholangio-Pankreatikographie (ERCP) und Papillotomie (EPT)

Im Rahmen eines Demonstrationsprojektes wird derzeit eine Untersuchung zur Qualitätssicherung im Rahmen der ambulant einsetzbaren ERCP und EPT durchgeführt [9]. Definitive Ergebnisse stehen noch aus.

---

[1] Die Empfehlungen zur Infektionsprophylaxe wurden im Einvernehmen aller Studienteilnehmer den Richtlinien „Antibiotische Prophylaxe und Therapie infektiöser Komplikationen" [25] der Deutschen Gesellschaft für Verdauungs- und Stoffwechselkrankheiten (DGVS) entnommen.

Richtlinie der Bundesärztekammer zur Qualitätssicherung endoskopischer Eingriffe

Diese Richtlinie [22] beschreibt detailliert die Anforderungen zur Qualitätssicherung bei endoskopischen Eingriffen. Sie definiert die nach Facharztstandard unter Beachtung der personellen, apparativen, hygienischen, räumlichen und organisatorischen Anforderungen zu beurteilende Struktur-, Prozeß- und Ergebnisqualität. Leider bezieht sich diese Richtlinie im wesentlichen nur auf laparoskopische Eingriffe im Rahmen der Minimal Invasiven Chirurgie.

Zusammenfassung

Qualitätssicherung im Rahmen der Vorbereitung, Durchführung und Nachsorge endoskopischer Untersuchungen begleitet diese Methoden von deren Entwicklung bis zum routinemäßigen Einsatz in Klinik und Praxis. Diese in der Vergangenheit nicht selten von Empirie und dem Vergleich mit Ergebnissen anderer Arbeitsgruppen getragenen Qualitätsbeurteilungen werden zunehmend definiert und strukturiert.

In Form des „umfassenden Qualitätsmanagements" werden alle Ebenen und Disziplinen integriert, die an der Entwicklung, Umsetzung und Kontrolle von Empfehlungen, Leit- und Richtlinien beteiligt sind. In Zeiten abnehmender Ressourcen kommt dem Aspekt der Wirtschaftlichkeit eine zunehmende Bedeutung zu.

Nach einer Phase vielfacher Unsicherheiten, Euphorie und babylonischer Sprachverwirrung finden alle Beteiligten zunehmend zu einer realistischen, gesetzeskonformen und fachbezogenen Betrachtungsweise zusammen.

Qualitätssicherung war und ist das ureigene Interesse und die Aufgabe der Ärzteschaft. Normative Vorgaben (Empfehlungen, Leit- und Richtlinien) und Qualitätsdimensionen (Struktur-, Prozeß- und Ergebnisqualität) müssen von der Ärzteschaft (z. B. Fachgesellschaften, Ärztekammer, Kassenärztliche Vereinigung) entwickelt und durchgeführt werden. Die Einbeziehung und Zusammenarbeit mit allen Leistungserbringern sowie an der Qualitätserbringung beteiligten Institutionen (Kostenträger, Krankenhausgesellschaft) ist dabei selbstverständlich.

Literatur

1. Anforderungen der Hygiene bei endoskopischen Maßnahmen. Richtlinie Krankenhausinfektion (1989) Gustav Fischer Verlag, Stuttgart
2. Birkner B (1996) Qualitäts- und Kostenmanagement in der Gastroenterologie (S. 2065). In: Hahn EG, Riemann JF (Hrsg) Klinische Gastroenterologie 3. Aufl. Thieme, Stuttgart
3. Donabedian A (1966) Evaluating the quality of medical care. Milbank Memorial Fund Quaterly 44:166
4. Donabedian A (1986) Criteria and Standards for Quality Assessment and Monitoring. Quality Review Bulletin 12:99
5. DGQ e.V. (1993): Begriffe zum Qualitätsmanagement. DGQ-Schrift 11:04, 5. Aufl., Berlin
6. DIN Deutsches Institut für Normung e.V. (1995) DIN EN ISO 8402: Qualitätsmanagement. Begriffe. Beuth, Berlin
7. Eddy DM (1990) Designing a Practice Policy. JAMA 263:3077
8. Frühmorgen P, Kriel L (1998) Leitlinien zur endoskopischen Ektomie kolorektaler Polypen mit der Schlinge. Z. Gastroenterol 36:117
9. Hahn EG, Riemann JF (im Druck) Qualitätssicherung der ambulanten ERCP und EPT
10. Heldwein W, Birkner B, Strauch L, König A (1996) Qualitätssicherung bei der Koloskopie in Praxis und Klinik. Dtsch Med Wschr 121:1040
11. Hermanek P (1996) Qualitätsmanagement bei Diagnose und Therapie kolorektaler Karzinome. Leber Magen Darm 26:20
12. Infection control during gastrointestinal endoscopy. Guidelines for clinical application (1988) ASGA Publication No 1018, Gastroint Endosc 34 (Suppl) 37
13. Infektionsprophylaxe in der Endoskopie (1990) Hyg Med 16:502
14. Jacob U, Foerster EC, Stettin J, Schübbe H, Domschke W (1994) Strukturierte Gastroskopie-Befundung: Ein Weg zur verbesserten Qualitätssicherung? Z Gastroenterol 32:514
15. Joint Commission on the Accreditation of Healthcare Organisations (1990) Primer on Indicator Development and Application. Measuring Quality in Health Care. Oakbrook Terrace
16. Kaminske GF, Brauer J-P (1993) Qualitätsmanagement von A bis Z: Erläuterungen moderner Begriffe des Qualitätsmanagements. München, Wien
17. Kommission des Bundesgesundheitsamtes „Erkennung, Verhütung und Bekämpfung von Krankenhausinfektionen" (1987) Anforderungen der Hygiene an die funktionelle und bauliche Gestaltung von Einheiten für die Endoskopie. Bundesgesundheitsblatt 30:144
18. Kommission des Bundesgesundheitsamtes „Erkennung, Verhütung und Bekämpfung von Krankenhausinfektionen" (1988) Anforderungen der Hygiene bei endoskopischen Maßnahmen. Bundesgesundheitsblatt 31:456
19. Kriel A (1997) Qualitätssicherung der endoskopischen Polypektomie kolorektaler Polypen. Inauguraldissertation, Med. Fakultät der Ruprecht-Karl-Universität Heidelberg
20. Leiß O, Niebel J, Exner M (1995) Infektionsrisiko in der Endoskopie. Leber Magen Darm 25:198
21. Leiß O, Exner M, Niebel J (1995) Vermeidung einer Infektionsübertragung in der Endoskopie: hygienische Aufbereitung flexibler Endoskope und Maßnahmen zum Personalschutz. Leber Magen Darm 25:251
22. Richtlinie der Bundesärztekammer zur Qualitätssicherung endoskopischer Eingriffe (1994). Deutsches Ärzteblatt 91: B1870
23. Riemann JF, Birkner B, Hahn EG (1996) Qualitätsbeurteilung in der Endoskopie. Internist 37:830
24. Rösch T, Hagenmüller F, Hohner R, Classen M (1997) Gerätedesinfektion bei der gastroenterologischen Endoskopie. In: Leitlinien der Deutschen Gesellschaft für Verdauungs- und Stoffwechselkrankheiten 1997 (Hrsg.: Sauerbruch T, Scheurlen Ch) St. 167, 2. Aufl. Demeter Verlag, Balingen
25. Sauerbruch T, Scheurlen Ch (Hrsg) (1997) Leitlinien der Deutschen Gesellschaft für Verdauungs- und Stoffwechselkrankheiten (DGVS) zur Durchführung endoskopischer Untersuchungen, 2. Aufl. Demeter Verlag, Balingen

KAPITEL 1.7

Komplikationen bei endoskopischen Untersuchungen (Art, Häufigkeit, Verhütung und Behandlung)

P. Frühmorgen

Endoskopische Untersuchungen werden heute im Rahmen der gastroenterologischen Diagnostik und Therapie routinemäßig und damit in großer Zahl weltweit eingesetzt. Vom Nutzen überzeugt, muß der Anwender auch über Art und Häufigkeit [16, 19, 32, 35, 38, 52, 54] sowie über die Verhütung und Behandlung von Komplikationen informiert sein. Dem Aufklärungsbedürfnis der Patienten und den juristischen Anforderungen entsprechend, bedarf es der Information über mögliche Komplikationen. Dabei sind alternative Methoden, aber auch seltene Zwischenfälle zu nennen, insbesondere, wenn es sich um typische Komplikationen handelt. Entscheidend ist dabei nicht die sich aus der Literatur ergebende Komplikationsdichte, sondern die Komplikationshäufigkeit, die der die Untersuchung ausführende Arzt hat (s. auch Kap. 1.11).

Art und Häufigkeit von Komplikationen (Blutung, Perforation, Atemstillstand, Aspiration, Bakteriämien, Rhythmusstörungen, Verbrennungen) sind, von Methode und Untersucher abhängig, unterschiedlich. Am Beispiel der diagnostischen und therapeutischen Koloskopie hat sich bei einer Umfrage gezeigt, daß die Komplikationsrate mit der Zahl durchgeführter Koloskopien und damit mit der Erfahrung des Untersuchers abnimmt (Tabelle 1).

Bezüglich der durch die Prämedikation bedingten Komplikationen sei auf Kap. 1.10 verwiesen.

Untersuchungsarten

Diagnostische Ösophago-Gastro-Duodenoskopie

Potentielle Komplikationsmöglichkeiten sind Blutungen, Perforationen, kardiopulmonale Zwischenfälle (Herzrhythmusstörungen, Myokardinfarkt, Asystolie, Blutdruckabfall, Atemstillstand, Aspirationspneumonie), Nebenwirkungen der Prämedikation (Kap. 1.10), Bakteriämien [6, 16–18, 41, 48] und Infektionen durch kontaminierte Endoskope (Kap. 1.5).

Die durchschnittliche Häufigkeit dieser Komplikationen im Rahmen der Diagnostik beträgt bei Blutungen 0,01%, bei Perforationen 0,02% und bei kardiopulmonalen Zwischenfällen 0,06% mit einer Gesamtletalität von 0,006% (Tabelle 2). Passagere Bakteriämien (Tabelle 3), insbesondere nach Biopsien, sind auf positive Blutkulturen bezogen mit 3–8% [2, 7, 45] relativ häufig. Sie sind in der Regel jedoch, ausgenommen Patienten mit Herzklappenfehlern, Herzklappenprothesen, Mitralklappenprolaps, Z.n. infektiösen Endokarditiden, hypertrophe, obstruktive Kardiomyopathie oder nach Knochenmarkstransplantation unter einer Cortison-Dauermedikation [4] (Antibiotikaprophylaxe!), ohne klinische Relevanz und bedürfen keiner Therapie.

Als Infektionsprophylaxe bei Risikopatienten (s. auch Kap. 1.5) müssen 2 g Amoxycillin i.v. oder 0,6 g Clindamycin i.v. oder 1 g Vancomycin i.v. 30–60 Minuten vor der Endoskopie gegeben werden.

Eine klare Indikationsstellung, der Verzicht auf eine generelle Prämedikation sowie die Beherrschung der Technik minimieren die ohnehin sehr seltenen Komplikationen der diagnostischen Ösophago-Gastro-Duodenoskopie.

Therapeutische Ösophago-Gastro-Duodenoskopie

Naturgemäß ist die Komplikationsdichte bei der therapeutischen Ösophago-Gastro-Duodenoskopie, bezogen auf Blutungen (0,16%), Perforationen (0,25%) sowie die Letalität (0,06%) gering höher (Tabelle 4).

Tabelle 1. Komplikationen (n = 246) der diagnostischen und therapeutischen Koloskopie (Umfrage)

Untersuchungen	Komplikationen	
– 10 Koloskopien	15	(6,1%)
50 Koloskopien	69	(28,0%)
100 Koloskopien	60	(24,4%)
200 Koloskopien	46	(18,7%)
500 Koloskopien	25	(10,2%)
1000 Koloskopien	19	(7,7%)
2000 Koloskopien	11	(4,5%)
4000 Koloskopien	1	(0,4%)

Tabelle 2. Komplikationen bei diagnostischer Ösophago-Gastro-Duodenoskopie

Autor	n	Blutung		Perforation		Kardiopulmonal		Letal	
		n	%	n	%	n	%	n	%
Silvis et al. 1976 [46][a]	211410	63	(0,03)	70	(0,03)	129	(0,06)	10	(0,005)
Miller 1987 [31][a]	252888	0		20	(0,01)	183	(0,07)	16	(0,01)
Eigene Ergebnisse (1982–1997)	38427	1	(0,002)	4	(0,01)	4	(0,01)	4	(0,01)
Gesamt	502725	64	(0,01)	94	(0,02)	316	(0,06)	30	(0,006)

[a] Sammelstatistik.

Tabelle 3. Bakteriämie nach endoskopischen Untersuchungen [7]

ÖGD	4,2%
Sklerosierungstherapie	31,0%
Ösophagusdilatation	45,0%
ERCP	5,6%
Koloskopie	2,2%
Sigmoidoskopie	4,9%

Bezüglich der Varizensklerosierung berichteten Kahn et al. [22] in einer prospektiven 10jährigen Studie über 41,4% mukosale Defekte (z.B. Sklerosierungsulzera) ohne spezifische Behandlung, in 8,2% über ein Leck an der Injektionsstelle, 10,5% Ösophagusstenosen und 1,3% Rupturen bei einer Gesamtmortalität von 28% im Beobachtungszeitraum. Bakteriämien wurden bei 31% (s. Tabelle 3) beschrieben [7].

Komplikationen bei der Bougierung von Ösophagusstenosen (Metalloliven) wurden von Silvis et al. [46] mit 0,61% in einer Umfrage von Davis u. Graham [10] bei 585 Behandlungen mit 1,4% (6 Perforationen, 2 Blutungen) und einer Letalität von 0,17% angegeben. Bakteriämien wurden bei der Ösophagusdilatation in 45% (Tabelle 3) beschrieben [7]. Die eigenen Komplikationsraten bei der Bougierung von 564 Ösophagusstenosen betragen für die Perforation 0,88%, für die Letalität 0,17% (Tabelle 4).

Bezüglich der Tubusimplantation berichtete Tytgat [50, 51] in einer europäischen Sammelstatistik bei 1847 Implantationen über 8,4% Perforationen, 10% Dislokationen und eine Letalität von 4,5%. Die eigenen Zahlen liegen für die Perforation bei 3,8%, für die Dislokation bei 5,1% und für die Letalität bei 1,3% (Tabelle 4).

Bei allen therapeutischen Ösophago-Gastro-Duodenoskopien ist ein Gerinnungsstatus (Quick-Wert, partielle Thromboplastinzeit, Thrombozyten) zu fordern.

Retrograde Cholangiopankreatikographie

Zu den häufigsten Komplikationsmöglichkeiten dieser Untersuchung gehört die Pankreatitis (0,9%), gefolgt von der Cholangitis (0,5%) bei einer Letalität von 0,1% (Tabelle 5). Bakteriämien wurden bei 5,6% (Tabelle 3) beschrieben [7].

Die Häufigkeit einer Pankreatitis hängt wesentlich davon ab, ob und wie intensiv der Ductus Wirsungianus dargestellt wurde (cave: Parenchymographie).

La Ferla et al. [25] beobachteten eine Pankreatitis bei 1,1% der Fälle bei alleiniger Darstellung des Pankreasganges und in keinem Fall bei isolierter Darstellung der Gallenwege. Eine transitorische Hyperamylasämie trat in 75% bei Darstellung des Pankreasganges, in 33% bei alleiniger Darstellung des Gallenganges auf.

Die isolierte Hyperamylasämie ist ohne Krankheitswert. Erst in Verbindung mit einer abdominellen Symptomatik und Entzündungszeichen ist sie Ausdruck einer akuten iatrogenen Pankreatitis.

Eine Parenchymographie, da ohne diagnostischen Gewinn, und eine zu starke instrumentelle

Tabelle 4. Komplikationen bei 3103 therapeutischen Ösophago-Gastro-Duodenoskopien (Eigene Ergebnisse 1982–1997)

Eingriff	n	Blutung	Perforation	Kardiopulmonal	Letal
Polypektomie	200	4 (2,0%)	0	0	0
Sklerosierung	1913	1 (0,05%)	0	0	0
Dilatation	348	0	0	0	0
Bougierung	564	0	5 (0,88%)	0	1 (0,17%)
Tubusimplantation	78	0	3 (3,84%)	0	1 (1,28%)
Gesamt	3103	5 (0,16%)	8 (0,25%)	0	2 (0,06%)

Tabelle 5. Komplikationen bei endoskopischer retrograder Cholangiopankreatikographie (ERCP)

Autor	n	Cholangitis	Pankreatitis	Letal
Nebel et al 1975 [33] [a]	3884	0,64%	1,3%	0,13%
Bilbao et al. 1976 [5] [a]	10435	0,8%	1,0%	0,2%
Classen 1981 [9]	1012	0,6%	1,6%	k.A.[b]
Riemann 1985 [39]	9500	0,3%	0,4%	0,09%
Eigene Ergebnisse (1982–1997)	3552	0,11%	0,14%	0,03%
Gesamt	28383	0,5%	0,9%	0,1%

[a] Sammelstatistik.
[b] k.A.: keine Angaben.

Traumatisierung der Papilla Vateri sollten vermieden werden.

Um die Kontrastmittelinjektion in eine Pankreaspseudozyste und damit eine mögliche Infektion zu verhindern, sollte vor einer retrograden Pankreatikocholangiographie sonographisch eine Pankreaszyste ausgeschlossen werden. Wenn die Untersuchung dennoch indiziert ist, so empfiehlt es sich, die Untersuchung in Operationsbereitschaft (Zystendrainage) durchzuführen.

Endoskopische Papillotomie

Die zu erwartenden Komplikationen sind, literaturbezogen in absteigender Häufigkeit Blutungen (2,34%), Cholangitiden (1,74%), Pankreatitiden (1,71%) und Perforationen (0,84%) bei einer Letalität von 0,84% (Tabelle 6). Letztere ist in etwa der Hälfte der Todesfälle Folge einer Cholangitis.

Blutungsmindernd ist der Einsatz von sog. Mischstrom, perforationsverhütend eine der Plica longitudinalis angepaßte und peripapilläre Divertikel beachtende Schnittführung sowie eine nasobiliäre Sonde und Antibiotikaprophylaxe bei unvollständiger Steinextraktion zur Verhinderung einer Cholangitis.

Ein Gerinnungsstatus (Quick-Wert, partielle Thromboplastinzeit, Thrombozyten) muß auch für die endoskopische Papillotomie vorliegen.

Diagnostische Koloskopie

Im Rahmen der rein diagnostischen Koloskopie sind neben der in der Regel mit 2,2% harmlosen Bakteriämien (Tabelle 3) relativ selten Perforationen (0,16%) und Blutungen (0,04%) bei einer Letalität von 0,01% zu erwarten (Tabelle 7).

Zur Vermeidung von Perforationen sollte nach einer vorausgegangenen Rekto-Sigmoidoskopie bzw. Koloskopie mit großkalibriger Zangenbiopsie oder einer Polypektomie im intraperitonealen Bereich des Kolons eine erneute Koloskopie, aber auch ein Kontrasteinlauf, erst nach mindestens 14tägiger Latenzzeit durchgeführt werden [15, 30]. Eine Durchleuchtungsmöglichkeit, die Beachtung technischer Regeln (Kap. 2.8) und der sparsame Umgang mit der Prämedikation (Kap. 1.10) vermindern das Komplikationsrisiko.

Tabelle 6. Komplikationen bei der endoskopischen Papillotomie (EPT)

Autor	n	Blutung		Perforation		Cholangitis		Pankreatitis		Letal	
		n	%	n	%	n	%	n	%	n	%
Classen 1981 [9]	248	7	(2,82)	1	(0,40)	14	(5,64)	2	(0,80)	5	(2,02)
Cremer 1981 (zit. nach [9])	220	9	(4,09)	1	(0,45)	2	(0,91)	2	(0,91)	4	(1,81)
Demling 1981 (zit. nach [9])	247	7	(2,83)	2	(0,81)	6	(2,43)	9	(3,64)	3	(1,21)
Safrany 1981 (zit. nach [9])	498	9	(1,81)	8	(1,61)	8	(1,61)	6	(1,20)	5	(1,00)
Sahel 1987 [42] [a]	18422	473	(2,56)	180	(0,97)	359	(1,94)	254	(1,37)	172	(0,93)
Freeman 1996 [12] [a]	2347	48	(2,00)	8	(0,30)	24	(1,00)	127	(5,40)	10	(0,40)
Eigene Ergebnisse (1982–1997)	1185	8	(0,68)	1	(0,08)	1	(0,08)	3	(0,25)	2	(0,17)
Deans 1997 [11]	1000	4	(0,40)	3	(0,30)	7	(0,70)	10	(1,00)	2	(0,20)
Gesamt	24167	565	(2,34)	204	(0,84)	421	(1,74)	413	(1,71)	203	(0,84)

[a] Sammelstatistik.

Tabelle 7. Komplikationen bei der diagnostischen Koloskopie

Autor	n	Blutung		Perforation		Letal	
		n	%	n	%	n	%
Wolff u. Shinya 1973 [53]	2000	0		0		0	
Berci et al. 1974 [3]	3850	0		7	(0,18)	1	(0,03)
Rogers et al. 1975 [40][a]	25298	10	(0,040)	55	(0,22)	2	(0,008)
Smith 1976 [47][a]	12746	9	(0,070)	39	(0,30)		
Frühmorgen 1979 [14][a]	35892	3	(0,008)	51	(0,14)	7	(0,02)
Macrae et al. 1983 [28]	3205	2	(0,060)	3	(0,09)		
Jentschura et al. 1994 [20]	6864	0		3	(0,04)		
Eigene Ergebnisse (1982–1997)	18052	0		7	(0,04)	1	(0,006)
Gesamt	107907	26	(0,02)	165	(0,15)	11[b]	(0,01)

[a] Sammelstatistik.
[b] 11 von 85092 Untersuchungen mit Angabe der Letalität.

Rektosigmoidoskopie mit starrem Instrumentarium

Diese Untersuchung (Kap. 2.7) ist mit einem sehr niedrigen Risiko behaftet. Gefürchtet ist die instrumentelle Perforation, die sich klinisch durch einen heftigen Schmerz, Peritonitis und Schocksymptomatik manifestiert.

Die subphrenische Luftsichel (Abdomenleeraufnahme) ist beweisend. Die Therapie sollte unverzüglich chirurgisch erfolgen, da nach einem Intervall von 12 h die Mortalität bereits bei 75 % liegt.

Koloskopische Polypektomie

Im Gegensatz zur diagnostischen Koloskopie steht bei der Polypektomie nicht die klinisch schwerwiegende Perforation (0,4 %), sondern die Blutung (1,6 %) als häufigste Komplikation im Vordergrund. Die Letalität liegt bei 0,04 % (Tabelle 8).

Komplikationsverhindernd ist die Anwendung einer guten und standardisierten Technik (Kap. 2.8 und 2.14) sowie eine ausreichende Erfahrung.

Die optimale Darmreinigung (Kap. 2.8) und ein Gerinnungsstatus (Quick-Wert, partielle Thromboplastinzeit, Thrombozyten) sind obligat.

Das Abheben des Polypen mit der geschlossenen Schlinge während der Ektomie von der Darmwand reduziert das Perforationsrisiko, die Verwendung eines sog. Koagulationsstromes die Blutung. Eine routinemäßige Unterspritzung mit physiologischer Kochsalzlösung oder mit Vasopressiva erscheint uns nicht erforderlich. Vereinzelt wurde bei elektrochirurgischen Eingriffen (Polypektomie, Koagulation) über Wasserstoff- und Methangasexplosionen berichtet. Der routinemäßige Einsatz eines Schutzgases

Tabelle 8. Komplikationen bei der koloskopischen Polypektomie

Autor	n	Blutung		Perforation		Letal	
		n	%	n	%	n	%
Wolff u. Shinya 1973 [53]	499	1	(0,2)	1	(0,2)	0	
Berci et al. 1974 [3]	901	6	(0,7)	3	(0,2)		
Rogers et al. 1975 [40][a]	6214	115	(1,9)	16	(0,3)	0	
Smith 1976 [47][a]	7393	74	(1,0)	37	(0,5)		
Frühmorgen 1979 [14][a]	7365	165	(2,2)	25	(0,3)	8	(0,10)
Macrae et al. 1983 [28]	1795	48	(2,7)	2	(0,1)	1	(0,06)
Nivatvongs 1988 [34]	1576	9	(0,6)	6	(0,4)		
Jentschura et al. 1994 [20]	1526	38	(2,5)	13	(0,9)		
Eigene Ergebnisse (1982–1997)	3308	42	(1,3)	15	(0,5)	1	(0,03)
Gesamt	30577	498	(1,6)	120	(0,4)	10[b]	(0,03)

[a] Sammelstatistik.
[b] 10 von 19181 Untersuchungen mit Angabe der Letalität.

Autor	n	Komplikationen		Letal	
		n	%	n	%
Brühl 1966 [8]	63845	1595	(2,50)	13	(0,02)
Look 1975 [27]	21387	336	(1,57)	3	(0,01)
Leinweber 1975 [26]	1894	18	(0,95)	0	
Paolaggi u. Debray 1976 [36]	34597	176	(0,51)	32	(0,09)
Takemoto u. Okita 1980 [49]	31672	276	(0,87)	24	(0,08)
Kane 1984 [23]	603	45	(7,40)	3	(0,49)
Kunz 1987 [24]	5992	58	(0,97)	0	
Phillips 1987 [37]	313	3	(0,90)	0	
Adamek 1996 [1]	747	11	(1,50)	1	(0,13)
Eigene Ergebnisse (1982–1997)]	683	2	(0,29)	0	
Gesamt	161733	2520	(1,56)	76	(0,05)

Tabelle 9. Komplikationen bei der Laparoskopie

(CO_2) erscheint bei vollständiger Darmreinigung und Meidung von Mannitollösungen zur Darmspülung jedoch nicht erforderlich [13].

Laparoskopie

Die Zahl der internistischen Laparoskopien ist durch die Verfügbarkeit weniger invasiver Methoden (Ultraschall, Feinnadelpunktion, Computertomographie, retrograde Pankreatikocholangiographie) rückläufig. Um so wichtiger ist die Kenntnis der Technik (Kap. 2.16), damit es bei abnehmender Übung nicht zu einem Anstieg der Komplikationen und einem Rückgang der diagnostischen Ausbeute kommt – ein Trend, der bislang bei einer durchschnittlichen Komplikationsrate von 1,56 % und einer Letalität von 0,05 % noch nicht erkennbar ist (Tabelle 9).

Die Blutung nach einer Leberpunktion ist ebenso wie die Blutung bei Anlage des Pneumoperitoneums mit einem Anteil von 72 % aller Zwischenfälle die häufigste Komplikation [27]. Haut-, Netz- und Mediastinalemphysem treten zahlenmäßig in den Hintergrund.

Als schwere Zwischenfälle gelten Verletzungen von Darm- und Gallenwegen, insbesondere mit nachfolgender Peritonitis. Herzrhythmusstörungen, Pneumothorax, Gas- und Luftembolien sowie Einklemmungen von Hiatus- oder Bauchwandhernien sind seltene Ereignisse. Eine klare Indikationsstellung, verfügbare Gerinnungswerte (Quick-Wert, partielle Thromboplastinzeit, Thrombozyten) und die lege artis durchgeführte Untersuchung (Kap. 2.16) sind ein wirksamer Schutz vor Komplikationen.

Komplikationsarten

Komplikationen bei der Anwendung von Lokalanästhetika (Rachenanästhesie)

Diagnose: Aspiration, Allgemeinreaktionen, wie Bronchospasmus, Vasomotorenkollaps, Bewußtseinseintrübung bis Atemstillstand.
Therapie: Je nach Art und Schwere Barbiturate i. v., künstliche Beatmung.
Verhütung: Verzicht bzw. individuelle Rachenanästhesie

Aspirationspneumonien

Diagnose: Aspiration während der Ösophago-Gastro-Duodenoskopie, Fieber, Röntgenbefund (Thorax).
Therapie: Absaugen, Antibiotika.
Verhütung: Untersuchung in Linksseitenlage, Verzicht auf Rachenanästhesie bei Notfallendoskopien und bei bewußtlosen Patienten (Untersuchung evtl. in Intubation), keine übermäßige Luftinsufflation.

Komplikationen bei der Prämedikation

Diagnose: Atemdepression, Atemstillstand, Bewußtseinsverlust,

	Koronarinsuffizienz, Herzstillstand.	Therapie:	HNO-ärztliche oder allgemeinchirurgische Versorgung.
Therapie:	Symptombezogen, wie Sauerstoffgabe, evtl. künstliche Beatmung, Antidot.	Verhütung:	Cave federnder Widerstand.

Ösophagus

Diagnose:	Mediastinalemphysem, Pneumotorax, Fieber, Schmerzen, Rö-Extravasat (wasserlösliche Kontrastmittel).
Verhütung:	Keine! Prämedikation aus Prinzip, situativ adaptierte Prämedikation, Dosisreduktion bei älteren- und Risikopatienten, Pulsoxymetrie. Bezüglich weiterer Informationen sei auf Kap. 1.10 verwiesen.
Therapie:	Sofortige Operation, im Einzelfall bei strenger Indikationsstellung Magensonde, parenterale Ernährung und Antibiose.
Verhütung:	Einführung unter Sicht ohne Gewalt und nie gegen einen „federnden Widerstand".

Postbiopsiesyndrom/Postpolypektomiesyndrom

Diagnose:	Abdominelle Schmerzen mit p.m. in der Region der Ektomie bzw. Biopsie, Meteorismus, Fieberschub.
Therapie:	Nahrungskarenz (24–48 h), evtl. Antibiotika.
Verhütung:	Kleine Biopsiezangen zur Routinediagnostik, Optimierte Polypektomie-Technik, Abheben der Polypenbasis während der Stromapplikation von der Darmwand, Verhinderung einer breiten Koagulationszone.

Magen

Diagnose:	Mangelnde Aufdehnbarkeit des Magens, geblähtes bzw. gespanntes Abdomen (persistierend), tympanitischer Klopfschall (gesamtes Abdomen), evtl. Probepunktion (Luft entweicht aus dem Abdomen), aufgehobene Leberdämpfung, subphrenische Luftsichel (Röntgen).
Therapie:	Magenschlauch, Absaugen, parenterale Ernährung, Antibiotika, Operation (bei Zeichen peritonealer Reizung).
Verhütung:	Cave Luftinsufflation in großen Mengen, Inversion, penetrierender Ulcus, Neoplasma und Stenose.

Sofortmaßnahmen bei Komplikationen während der Endoskopie

Komplikationen sind, insbesondere bei der therapeutischen bzw. operativen Endoskopie, auch bei strenger Beachtung der Indikationen und Kontraindikationen sowie einer lege artis durchgeführten Untersuchung nicht immer vermeidbar. Die rechtzeitige Erkennung und sofortige Behandlung einer Komplikation kann jedoch in aller Regel Folgeschäden oder schwerere Verläufe verhindern. Die Beherrschung der Sofortmaßnahmen, die rasche Verfügbarkeit von Medikamenten und Infusionen, aber auch Kenntnisse der Intubation sowie Reanimation sind unverzichtbar. Ein venöser Zugang sollte stets, so nicht vorhanden, geschaffen werden.

Kolon

Diagnose:	Geblähtes Abdomen, freie Luft im Abdomen (Röntgen), Schmerzen (Spätsymptom), Fieber (Spätsymptom).
Therapie:	Sofortige Operation, Antibiotika.
Verhütung:	Cave bei florider Colitis, Divertikel, Stenose und Neoplasma.

Instrumentelle Perforation

Recessus piriformis

Diagnose:	Hautemphysem im Halsbereich, Schmerzen (spontan und beim Schlucken).

Akute Blutungen nach Biopsie, Polypektomie oder Papillotomie

Diagnose: Hämatemesis oder Dyschezie,
  Blässe,
  flacher Puls,
  Kollapsneigung,
  Schweißausbruch,
  RR-Abfall,
  Pulsanstieg,
  Notfallendoskopie,
  Angiographie.
Therapie: Endoskopische Blutstillung (s. auch Kap. 2.12):
  – Unterspritzung,
  – Sklerosierung,
  – Thermokoagulation (EHT, BICAP, Laser),
  – Argon-Plasmakoagulation,
  – Ballontamponade,
  Humanalbumin, Plasmaexpander, evtl. Blutkonserven,
  Operation, wenn endoskopische Blutstillung unmöglich oder erfolglos.
Verhütung: Anamnese,
  Gerinnungsparameter,
  kleine Zangen,
  optimierte Technik,
  Clip (gestielte Polypen),
  Unterspritzung (breitbasige Polypen),
  Verwendung von sog. Koagulationsstrom.

Eine vermehrte Blutungsneigung durch angeborene, erworbene oder medikamentös ausgelöste Störungen des Blutgerinnungssystems muß erfragt und insbesondere bei therapeutischen Eingriffen (Polypektomie, Papillotomie, Bougierung etc.) überprüft und beachtet werden.

Wenngleich ein relevant erhöhtes Blutungsrisiko unter üblicher Dosierung von ASS oder NSAR weder für Biopsien noch für therapeutische Eingriffe als gesichert gelten kann, empfehlen wir, wenn möglich, 3 Tage vor therapeutischen Eingriffen mit Gewebedurchtrennung diese Medikamente abzusetzen. Ein Quick-Wert unter 50 % muß hingegen für therapeutische Eingriffe, speziell für Polypektomien und Papillotomien, als signifikant erhöhtes Blutungsrisiko bzw. Kontraindikation gelten.

Ist der endoskopisch-therapeutische Eingriff nicht zu umgehen, muß die Gerinnungsstörung zuvor behoben werden.

So muß eine bestehende Marcumarisierung durch eine Heparinisierung ersetzt und eine Erhöhung des Quick-Wertes auf mindestens 50 % erfolgen. Die Vollheparinisierung ist vier Stunden vor dem geplanten Eingriff, eine Low-dose-Heparinisierung am Untersuchungstag abzusetzen. Die Heparinisierung kann in der Regel sechs Stunden nach der endoskopischen Behandlung fortgesetzt werden [44].

Bei durch eine Leberzirrhose unter 50% abgesunkenem Quick-Wert gelingt gelegentlich dessen Anhebung durch eine 3tägige Vitamin-K-Gabe.

Komplikationen im Rahmen der *Laparoskopie* sind selten. Wegen der unverzüglich einzuleitenden Maßnahmen sollen sie jedoch nachfolgend genannt werden.

Präperitoneales Emphysem

Diagnose: Schneeballknirschen,
  Vorwölbung der Haut.
Therapie: Bei geringen Gasmengen nicht erforderlich,
  bei größeren Mengen und Gefahr eines sekundären Mediastinalemphysem (s. S. 61).
Verhütung: Überprüfung der freien intraperitonealen Lage der Veress-Nadel),
  (Auskultation, Druckmessung, Inspektion).

Netzemphysem

Diagnose: Nach Einführung des Laparoskopes sichtbar,
  evtl. intraabdominelle Blutung.
Therapie: Nur bei Blutung (s. S. 62).
Verhütung: Überprüfung der freien intraperitonealen Lage der Veress-Nadel
  (Auskultation, Druckmessung, Inspektion).

Verbrennung der Haut durch HF-Strom

Diagnose: Rötung,
  Schmerz,
  Verbrennung im Bereich der indifferenten Elektrode.
Therapie: Lokalbehandlung.
Verhütung: großflächiger Hautkontakt der indifferenten Elektrode.

Mediastinalemphysem

Diagnose: Druck- und Engegefühl (retrosternal),
  kardiale, pulmonale und/oder ösophageale Symptome,
  sonorer Klopfschall über dem Sternum,
  obere Einflußstauung (bei schweren Formen),

	Zyanose, Dyspnoe, Tachykardie, Rö.- Thorax.
Therapie:	Kopftief- und Beckenhochlagerung, Sauerstoffzufuhr, Gas aus dem Peritoneum ablassen (LAP), Intensivstation, kollare Mediastinotomie (Inzision oberhalb des Sternums, stumpfe Eröffnung des Mediastinums mit dem Finger in Lokalanästhesie) bei lebensbedrohlichen Zuständen (Zunahme von Atemnot, Pulsfrequens und Venendruck), chirurgisches Konsil.

Pneumothorax und Pneumoperikard

Diagnose:	Atemgeräusch abgeschwächt bis aufgehoben, Klopfschall hypersonor bis tympanitisch, Herztöne leise, Mediastinal- und Herzverdrängung zur Gegenseite, Tachycardie, Zyanose und Einflußstauung bei Pneumoperikard, Dyspnoe, Rö.- Thorax.
Therapie:	*bei leichten Formen ohne wesentliche Klinik:* → Überwachung auf Intensivstation; *bei massiven Formen:* → transthorakale Entlastung (Kanülenpunktion, besser Monaldi-Drainage).

Gas- oder Luftembolie

Diagnose:	*Symptomatik einer akuten Lungenembolie:* – Schock, – Zyanose, – Dyspnoe, Tachypnoe, – Tachykardie, – Vernichtungsgefühl. *Symptomatik einer Hirnembolie:* – Bewußtseinstrübung, – Krämpfe (Herdsymptomatik), – „Schlürfendes" oder „Sprudel"-Geräusch präkordial.
Therapie:	Beckenhoch-Kopftief-Lagerung, Linksseitenlagerung, Ablassen des Gases aus der Pleura- oder Bauchhöhle, Sauerstoffbeatmung, Katecholamine (wenn Blutdruck systolisch unter 100 mm Hg), 10 mg Valium i. v. (Sedierung bei stärkerer Unruhe); Intensivmaßnahmen wie – Ventrikelpunktion, – Intubation, – Beatmung, – Schockbehandlung.

Einklemmung einer Hernie (Hiatus-Bauchwand)

Diagnose:	*Hiatushernie:* – Schmerzen und Druckgefühl retrosternal, – Dysphagie, – Atemnot, – Vagusreizerscheinung (gelegentlich), wie Bradykardie, Blutdruckabfall, Schweißausbruch, sehr selten Herzstillstand. *Bauchwandhernie:* – Lokale Vorwölbung des Bruchsackes, – starke lokale Schmerzen.
Therapie:	Gas bei Laparoskopie ablassen, Analgetika (z. B. 1 Amp. Fortral i. v.), Atropin (0,5 – 1 mg) i. v. bei bradykarder Hypotonie, evtl. Volumengabe. Falls nicht ausreichend 2 ml Akrinor oder 1 – 2 ml Effortil i. v., Intensivstation.
Verhütung:	Anamnese (bek. Hernie?), keine übermäßige Gasinsufflation.

Intraabdominelle Blutung nach laparoskopischer Leberpunktion

Diagnose:	Z. n. laparoskopischer Punktion, Schocksymptomatik, Laparoskopie.
Therapie:	Minimale Blutungen stehen in der Regel spontan unter Beobachtung; bei leichter bis mittelschwerer Blutung Menghini-Punktionskanüle (Mandrain zur besseren Spülung entfernen) oder Taststab für wenige Minuten in den Punktionskanal einführen (Tamponade);

bei stärkerer Blutung Elektrokoagulation;
wenn Blutstillung nicht möglich, zur Schockprophylaxe Plasmaexpander infundieren und Blutkonserven bestellen (Kreuzblut abnehmen);
Operation.

Verhütung: Anamnese (Gerinnungsstörungen),
Gerinnungsstatus,
Optimierte Technik.

Herzschrittmacher

Herzschrittmacher können bei Anwendung von Elektrochirurgiegeräten (HF-Strom) außer Betrieb gesetzt werden, sich umprogrammieren oder Zeichen der Erschöpfung abgeben, wodurch u. a. Kammerflimmern erzeugt werden kann.

Schrittmacherpatienten bedürfen daher beim Einsatz von HF-Chirurgiegeräten einer besonders strengen Indikationsstellung und einer sorgfältigen Überwachung während der Anwendung von Hochfrequenzströmen (Papillotomie, Blutstillung, Polypektomie) [21]. Dies gilt insbesondere für uniplare Geräte.

Diagnose: Anamnese,
Kammerflimmern,
EKG-Überwachung (Monitor) während der Untersuchung.

Therapie: Defibrillation,
Magnet.

Verhütung: Überprüfung des Schrittmachers vor HF-Anwendung.
Weiter Abstand zur Elektrode (>15 cm),
EKG-Überwachung.

Notfallausrüstung

In jeder Endoskopieeinheit (Abteilung oder Raum) müssen Medikamente und Instrumente für den Notfall verfügbar sein.

Notfallinstrumentarium

- Venenverweilkanülen unterschiedlicher Größe,
- Infusionssysteme,
- Infusionsständer,
- Intubationsbesteck (Laryngoskop) mit Erwachsenen- und Kinderspatel,[1]
- Erwachsenen- und Kinder-Endotrachealtuben mit passenden Führungsstäben,
- Beatmungsbeutel mit Ventil[1] sowie Erwachsenen- und Kindermasken,
- Sauerstoff-Flasche mit Reduzierventil und Anfeuchter oder bei zentraler Sauerstoffversorgung Sauerstoffstecker mit Anfeuchter,
- Absaugvorrichtung,
- Blutdruck-Meßgerät,
- Pulsoxymetrie-Gerät,
- Defibrillator[1],
- Magnet (Herzschrittmacher),
- Koagulationssystem (EHT-Sonde, BICAP-Sonde,
- Laser, Argonplasma-Beamer),
- Sklerosierungsnadel.

Notfallmedikamente

- künstliches kolloidales Volumenersatzmittel, 2 × 500 ml (z.B. Gelatine- oder Hydroxyäthylstärke-Präparate),
- Vollelektrolytlösung, 2 × 1000 ml (z.B. Ringer-Laktat-Lösung) oder 0,9 % NaCl-Lösung,
- Natrium-Bicarbonat 8,4%, 100 ml,
- Suprarenin, 1 mg-Ampullen,
- Atropin-Ampullen,
- Itrop-Ampullen,
- Akrinor-Ampullen,
- Dopamin-Ampullen,,
- Novodigal-Ampullen,
- Xylokain (Lidocain) 2%,
- Isoptin-Ampullen,
- Euphyllin-Ampullen,
- Adalat-Kapseln oder Bayotensin akut-Lösung,
- Nitroglyzerin-Spray,
- Berotec-Dosieraerosol,
- Solu Decortin H, 100/250 mg Ampullen,
- Fenistil-Ampullen,
- Buscopan-Ampullen
- Dormicum-5 mg-Ampullen,
- Tramal-100 mg-Ampullen,
- Anexate-0,5 mg-Ampullen (Antagonist von Dormicum),
- Naloxon-0,4 mg-Ampullen (Antagonist von Fortral),
- Hypnomidate-2 mg-Ampullen,
- Lysthenon 1%-Ampullen.

Literatur

1. Adamek HE, Maier M, Benz C, Huber T, Schilling D, Riemann JF (1996) Schwerwiegende Komplikationen der diagnostischen Laparoskopie. Medizinische Klinik 91:694
2. Baltch A, Bulac J, Agrawal A, O'Connor P, Braun M, Malatino E (1977) Bacteremia after upper gastrointestinal endoscopy. Arch Intern Med 137:594
3. Berci G, Panish JF, Schapiro M, Corlin R (1974) Complications of colonoscopy and polypectomy. Gastroenterology 67:584

---

[1] Regelmäßige (z.B. dreimonatige) Überprüfung auf Funktionsfähigkeit.

4. Bianco JA, Pepe MS, Higano C, Appelbaum FR, McDonald GB, Singer JW (1990) Prevalance of clinically relevant bacteremia after upper gastrointestinal endoscopy in bone marrow transplant recipients. Am J Med 89:134
5. Bilbao MK, Dotter CT, Lee TG, Katon RM (1976) Complications of endoscopic retrograde cholangio-pancreaticography. A study of 10000 cases. Gastroenterology 70:314
6. Börsch G, Großmann R (1988) Kardiale Kompliationen bei Endoskopien. Dtsch Med Wochenschr 113:1850
7. Botoman VA, Surawicz CM (1986) Bacteremia with gastrointestinal endoscopic procedures. Gastrointest Endosc 32: 342
8. Brühl W (1966) Zwischenfälle und Komplikationen bei der Laparoskopie und gezielten Leberpunktion. Dtsch Med Wochenschr 91:2297
9. Classen M (1981) Endoskopische Therapie von Gallenwegserkrankungen. In: Allgöwer M, Harder F, Holländer LF, Piper HJ, Siewert IR (Hrsg) Chirurgische Gastroenterologie. Springer, Berlin Heidelberg New York, S 917–922
10. Davis RE, Graham DY (1979) Endoscopic complications. The Texas experience. Gastrointest Endosc 25:146–149
11. Deans GT, Sedman P, Martin DF et al. (1997) Are complications of endoscopic sphincterotomy age related? Gut 41:545
12. Freeman ML, Nelson DB, Sherman S et al. (1996) Complications of endoscopic biliary sphincterotomy. N Engl J Med 13:909
13. Frühmorgen P, Joachim G (1976) Gaschromatographic analyses of intestinal gas to clarify the question of inert gas insufflation in electrosurgical endoscopy. Endoscopy 8:133
14. Frühmorgen P (1979) Komplikationen der diagnostischen und therapeutischen Koloskopie in der BRD – Ergebnisse einer Umfrage. Witzstrock, Baden-Baden Köln New York (Fortschritte der gastroenterologischen Endoskopie, Bd 10, S 109–114)
15. Frühmorgen P (1984) Intervall zwischen Biopsie und Colon-Kontrasteinlauf. Dtsch Med Wochenschr 109:553
16. Frühmorgen P, Pfähler A (1990) Komplikationen bei 39397 endoskopischen Untersuchungen – eine 7jährige prospektive Dokumentation über Art und Häufigkeit. Leber Magen Darm 1:20
17. Großmann R, Börsch G, Ricken D (1987) Kardiovaskuläre Komplikationen der gastroenterologischen Endoskopie. Leber Magen Darm 6:371
18. Habr-Gama A, Waye JD (1989) Complications and hazards of gastrointestinal endoscopy. World J Surg 13:193
19. Hart R, Classen M (1990) Complications of Diagnostic Gastrointestinal Endoscopy. Endoscopy 22:229
20. Jentschura D, Raute M, Winter J et al. (1994) Complications in endoscopy of the lower gastrointestinal tract. Surg Endos 8:672
21. Jung W, Neubrand M, Lüderitz B (1997) Einsatz von Hochfrequenzstrom in der Endoskopie bei Patienten mit Herzschrittmachern. In: Leitlinien der Deutschen Gesellschaft für Verdauungs- und Stoffwechselkrankheiten (Hrsg.: Sauerbruch T, Scheurlen Ch). Demeter Verlag, Balingen
22. Kahn D, Jones B, Bornman PC, Terblanche J (1989) Incidence and management of complications after injection sclerotherapy: a ten-year prospective evaluation. Surgery 105:160
23. Kane MG, Krejs GJ (1984) Complications of diagnostic laparoscopy in Dalles: a 7-year prospective study. Gastrointest Endosc 30:237
24. Kuntz E (1987) 30 Jahre Erfahrungen bei 6000 Laparoskopien (1965–1986). Fortschr Med 105:521
25. La Ferla G, Gordon S, Archibald M, Murray WR (1986) Hyperamylasaemia and acute pancreatitis following endoscopic retrograde cholangiopancreatography. Pancreas 1:160
26. Leinweber B, Korte M, Kratz F, Gerhardt H, Matthes KJ (1975) Die laparoskopische Untersuchung: Ergebnisse und Erfahrungen. Med Welt 26:1762
27. Look D (1975) Risiken der Laparoskopischen Untersuchung. In: Linder H (Hrsg) Laparoskopie und Leberbiopsie. 17. Seminar der Deutschen Gesellschaft für Gastroenterologische Endoskopie und Gesellschaft für Endoskopie 15.–16.2.1975. Witzstrock, Baden-Baden
28. Macrae FA, Tan KG, Williams CB (1983) Towards safer colonoscopy: a report on the complications of 5000 diagnostic or therapeutic colonoscopies. Gut 24:376
29. Mani V, Cartwright K, Dooley J et al. (1997) Antibiotic Prophylaxis in Gastrointestinal Endoscopy: A Report by a Working Party for the British Society of Gastroenterology Endoscopy Committee. Endoscopy 29:114
30. Matek W, Frühmorgen P, Fuchs H-F (1978) Barium enema with subsequent perforation of the rectum following rectoscopic biopsy. Endoscopy 10:132
31. Miller G (1987) Komplikationen bei der Endoskopie des oberen Gastrointestinaltraktes. Leber Magen Darm 5: 299–304
32. Mühldorfer SM, Kekos G, Hahn EG, Ell C (1992) Complications of therapeutic gastrointestinal endoscopy. Endoscopy 24:276
33. Nebel OT, Silvis SE, Rogers G, Sugawa C, Mandelstam P (1975) Complications associated with endoscopic retrograde cholangiopancreatography. Gastrointest Endosc 22:34
34. Nivatvongs S (1988) Complications in colonoscopic polypectomy: Lessons to learn from an experience with 1576 polyps. Am Surg 54:61
35. Orsoni P, Berdah S, Verrier C et al. (1997) Colonic Perforation Due to Colonoscopy: A Retrospective Study of 48 Cases. Endoscopy 29:160
36. Paolaggi JA, Debray C (1976) Accidents de la laparoscopie. Enquête nationale. Ann Gastroenterol Hepatol 12:335
37. Phillips RS, Reddy KR, Jeffers J, Schiff ER (1987) Experience with diagnostic laparoscopy in a hepatology training program. Gastrointest Endosc 33:417
38. Quine MA, Bell GD, McCloy RF et al. (1995) Prospective audit of upper gastrointestinal endoscopy in two regions of England: safety, staffing, and sedation methods. Gut 36:462
39. Riemann JF (1985) ERCP In: Blum AL, Siewert JR, Ottenjann R, Lehr L (Hrsg) Aktuelle gastroenterologische Diagnostik. Springer, Berlin Heidelberg New York Tokyo, S 385
40. Rogers BHG, Silvis SE, Nebel OT, Sugawa C, Mandelstam P (1975) Complications of flexible fiberoptic colonoscopy and polypectomy. Gastrointest Endosc 2:73
41. Safrany L (1991) Antibiotic Prophylaxis in Endoscopy: New Round in an Old Discussion. Endoscopy 23:91
42. Sahel J (1987) Komplikationen nach endoskopischer Papillotomie – Ergebnisse einer internationalen Umfrage. Leber Magen Darm 6:364
43. Sauter G, Ruckdeschel G, Sauerbruch T (1997) Antibiotische Prophylaxe und Therapie infektiöser Komplikationen. In: Leitlinien der Deutschen Gesellschaft für Verdauungs- und Stoffwechselkrankheiten (Hrsg.: Sauerbruch T, Scheurlen Ch). Demeter Verlag, Balingen
44. Schepke M, Unkrig C, Sauerbruch T (1997) Endoskopie bei Patienten mit Blutungsrisiko. In: Leitlinien der Deutschen Gesellschaft für Verdauungs- und Stoffwechselkrankheiten (Hrsg.: Sauerbruch T, Scheurlen Ch). Demeter Verlag, Balingen
45. Schull HJ, Greene BM, Allen SD, Dünn DG, Schenker S (1975) Bacteremia with upper gastrointestinal endoscopy. Ann Intern Med 83:212
46. Silvis SE, Nebel O, Rogers G, Sugawa C, Mandelstam P (1976) Endoscopic complications. Results of the 1974 American Society for Gastrointestinal Endoscopy survey. JAMA 9:928
47. Smith LE (1976) Fiberoptic colonoscopy: Complications of colonoscopy and polypectomy. Dis Col Rectum 19:407

48. Sontheimer J, Salm R, Friedrich G, v Wahlert J, Pelz K (1991) Bacteremia Following Operative Endoscopy of the Upper Gastrointestinal Tract. Endoscopy 23:67
49. Takemoto T, Okita K (1980) Complications of laparoscopy in Japan. Gastroenterol Jpn 15:140
50. Tytgat GN (1980) Endoscopic methods of treatment of gastrointestinal and biliary stenoses. Endoscopy (Suppl) 12:57
51. Tytgat GN (1983) Palliativmaßnahmen an der Speiseröhre und ihre Folgen. In: Demling L, Lux G, Domschke W (Hrsg) Therapie postoperativer Störungen. Thieme, Stuttgart, S 90–101
52. Vallera R, Baillie J (1996) Complications of Endoscopy. Endoscopy 28:187
53. Wolff WI, Shinya H (1973) A new approach to colonic polyps. Ann Surg 178:367
54. Mergener K, Baillie J (1998) Complications of Endoscopy. Endoscopy 30:230

Gastroenterologie und Pathologie: Wann, wo und wie punktieren und biopsieren?

M. STOLTE

Angenommen, Sie gründen oder übernehmen eine Praxis und wollen die gastroenterologische Endoskopie in Ihr diagnostisches und therapeutisches „Programm" aufnehmen: Dann brauchen Sie auch einen Pathologen, denn Gastroenterologie ist ohne die Partnerschaft mit der gastroenterologischen Pathologie nicht möglich, gastroenterologische Histologie und Zytologie sind unverzichtbar. Das endoskopische Aufsichtsbild muß durch das histologische Schnittbild und/oder das zytologische Präparat bestätigt oder korrigiert, ergänzt oder erklärt werden.

Grundsätzlich gilt: je besser die Zusammenarbeit zwischen dem endoskopierenden Arzt und dem Pathologen, desto besser wird auch der diagnostische und therapeutische Erfolg sein.

Beginn der Zusammenarbeit mit dem Pathologen

Ihr erster Kontakt mit dem Pathologen ihrer Wahl sollte ein persönlicher Kontakt sein. Im direkten Gespräch kann so der Grundstein für eine gute vertrauensvolle Zusammenarbeit gelegt werden.

Der Pathologe stellt Ihnen dann all das zur Verfügung, was Sie zur Fixation und zum Versand des Untersuchungsmaterials benötigen:

- Versandgefäße mit 4%igem gepufferten Formalin,
- adressierte Versandbeutel,
- Objektträger für die Zytologie mit Versandboxen und
- Untersuchungsanträge.

Versand des Untersuchungsmaterials an den Pathologen

Histologieversand

Das zur Untersuchung entnommene Gewebe (Zangenbiopsie, Stanzbiopsie, Polypektomie usw.) muß *sofort* in die Fixationsflüssigkeit gegeben werden (s. Abb. 1), „Zwischenlagerung" in Kochsalz- oder Ringer-Lösung führt zu falschen „Ödem"-Befunden und zu diagnostisch nicht verwertbaren autolytischen Proben. Das Versandgefäß *muß fest verschlossen werden:* Das Auslaufen des Formalins ist für Postbedienstete und Pathologiepersonal unzumutbar, schlimmer aber ist die Gefahr des Verlusts oder der Vermischung von Untersuchungsmaterial.

Verwechslungen von Materialien unterschiedlicher Patienten müssen unbedingt vermieden werden. Die Arzthelferinnen *müssen* deshalb peinlich genau „erzogen" werden:

Jedes Gefäß muß mit den Patientendaten – Name, Vorname, Geburtsdatum – und dem Entnahmeort des Materials beschriftet werden.

Zusammen mit dem gut ausgefüllten Untersuchungsantrag und dem ebenfalls gut und vollständig ausgefüllten Überweisungsschein wird das Material nach nochmaliger Überprüfung des sicheren Verschlusses *sicher verpackt, richtig frankiert und* per Post an den Pathologen verschickt.

Untersuchungsantrag für den Pathologen

Der Pathologe ist kein Diagnoseautomat, in den man Gewebestücke einwirft und dann ungeduldig auf das „Auswerfen" der Diagnose wartet. Der Pathologe ist ein Konsiliararzt, der neben breitem Fachwissen, spezieller Erfahrung und ständigem Training immer auch *zusätzliche Informationen* benötigt, um eine relevante Diagnose und Begutachtung stellen zu können.

Der Idealfall, daß Sie dem Pathologen im eigenen Krankenhaus während der endoskopischen Untersuchung den Befund selbst demonstrieren, ist selten realisierbar. Der Untersuchungsantrag für den Pathologen ist deshalb die Visitenkarte für die Qualität des einsendenden Arztes.

Ein gut ausgefüllter Untersuchungsantrag dokumentiert die Sorgfalt des einsendenden Arztes.

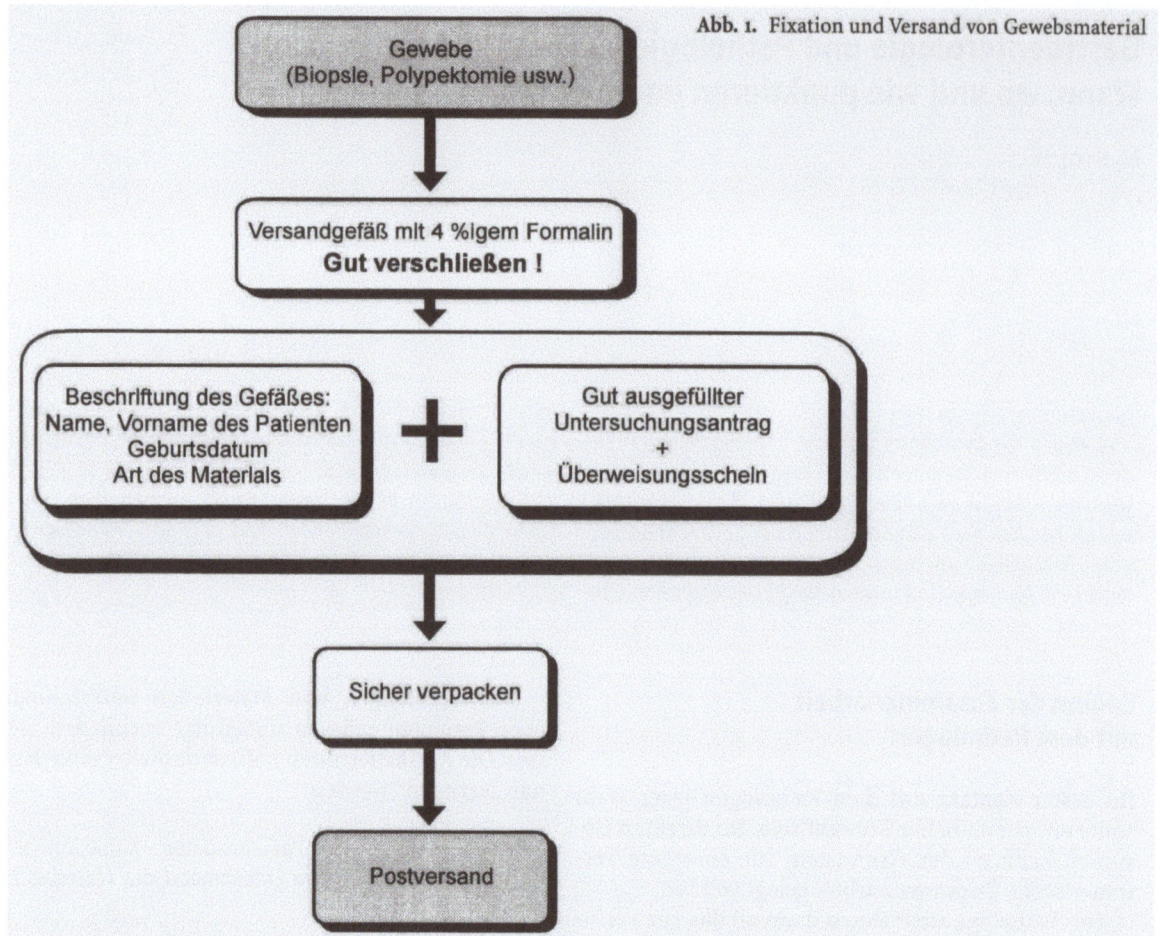

Abb. 1. Fixation und Versand von Gewebsmaterial

Die Ausfüllung des „Kerns" des Untersuchungsantrages (s. Abb. 2) ist Sache des Arztes. Er muß zunächst überprüfen, ob seine Mitarbeiter den „Kopf" des Antrags – also die Patienten-Personaldaten und deren Krankenversicherung – richtig und vollständig ausgefüllt haben.

Dann folgen die ärztlichen Angaben:

Essentiell sind:
- Anamnese,
- Symptomatik,
- klinische Befunde,
- endoskopischer Befund,
- topographische Zuordnung,
- Befunde anderer bildgebender Verfahren,
- Anzahl der Biopsiepartikel.

Auf den ersten Blick mag dies nach „großem Aufwand" aussehen. In aller Regel reichen aber wenige telegrammartige Stichworte.

Zum endoskopischen Befund hat sich vielfach bewährt, daß einfach ein Ausdruck des schriftlichen endoskopischen Befundes für den Pathologen mitgeschickt wird.

Der endoskopische Befund muß exakt sein. Globale Begriffe wie „Raumforderung", „Tu-Verdacht", „Npl", „verdächtiger Herd", „Entzündung" usw. sind nichtssagend und ein Indiz für die Unsicherheit des Untersuchers.

Besonders hilfreich für den Pathologen sind Videoprints von wichtigen und interessanten Befunden. Vor allem bei seltenen Befunden läßt sich die Diagnose durch die Kombination des endoskopischen und histologischen Bildes leichter stellen. Dies gilt insbesondere für seltene Befunde, wie z. B. die lymphozytäre Gastritis varioliformis, Angiodysplasien, Frühkarzinome, Frühlymphome, spezielle Colitiden, Pneumatosis coli u. v. a.

Besonders wichtige Informationen oder eilige Wünsche sollten – z. B. mit Rotstift – besonders hervorgehoben werden, so Wünsche nach Spezialfärbungen, histochemischen Reaktionen, immunhistochemischen Untersuchungen oder besondere Fragestellungen, z. B.:

- Eisen?
- Amyloid?

AOK	LKK	BKK	IKK	VdAK	AEV	Knappschaft

Name des Versicherten | Vorname | geb. am

Ehegatte/Kind | Vorname | geb. am

Mitgl.-Nr.

Wohnung des Patienten

Stationär Allg. Klasse ○

WL-Arzt Rechnung an Patienten ○

Ambulant Ü-Schein liegt bei ○

Privat Rechnung an Patienten ○

Untersuchungs-Antrag an Prof. Dr. M. Stolte

Institut für Pathologie

KLINIKUM BAYREUTH

Postfach 10 10 43
95410 Bayreuth

Preuschwitzer Str. 101
95445 Bayreuth

Tel. (09 21) 4 00 - 17 90
Fax (09 21) 4 00 - 17 99

Gastroenterologischer Befund: Rückseite →

Art und Lokalisation des übersandten Materials: ______

Beginn der Erkrankung: ______

Klinische Diagnose: ______

Klinische Befunde (evtl. Rückseite benützen) ______

Frühere hist. Untersuchungen ______ E-Nr. ______ und Datum ______

Bei gynäkologischen Abrasionen ______

Letzte Periode ______ Letzte Geburt (Abort?) ______ Hormonbehandlung ja/nein
(Bitte angeben!)

Datum ______

Unterschrift des Arztes

Stempel

Abb. 2. Untersuchungsantrag (Vorder- und Rückseite) für den Pathologen

Endoskopischer Befund

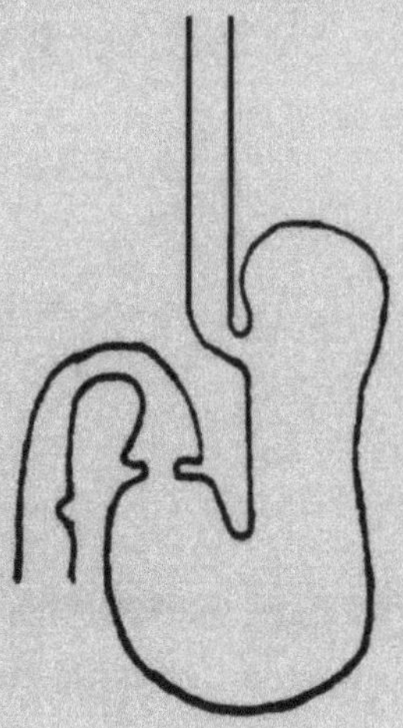

Endoskopischer Befund

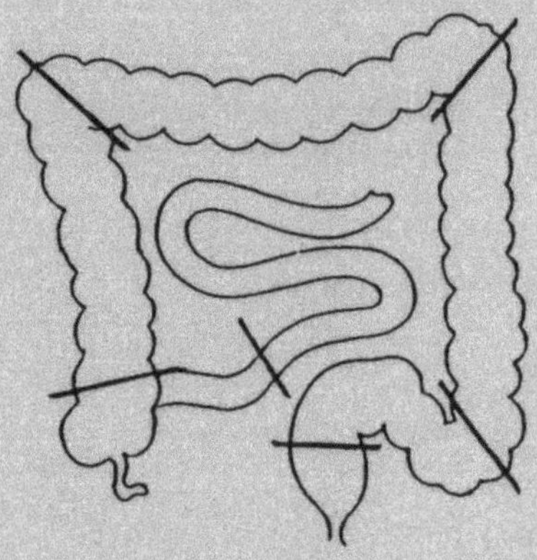

Abb. 2 (Fortsetzung)

- Soor?
- Lymphom?
- Tumor?

Auch wenn eine eilige Befundübermittlung per Telefon oder Telefax gewünscht wird, sollte dies – ebenfalls am besten mit Rotstift – besonders auf dem Untersuchungsantrag vermerkt werden.

Last not least:

▶ **Absenderstempel nicht vergessen!**

Zytologieversand

Auch für die gastroenterologische Zytologie gilt, daß die Güte der Angaben auf dem Untersuchungsantrag direkt proportional der Qualität des einsendenden Arztes sein soll. Anmerkungen wie „Tu-Zellen?" oder „Pankreas" oder „Leber-Tu" sind völlig unzureichend. Die Ausführungen zum Histologieuntersuchungsantrag (s. oben) gelten also auch für den Zytologieuntersuchungsantrag.

Für die *Materialbearbeitung vor dem Versand* müssen zunächst die 3 wichtigsten Materialgewinnungsarten der gastroenterologischen Zytologie unterschieden werden:

- Punktatflüssigkeit
- Abstrichpräparate
- Feinnadelpunktate

Punktatflüssigkeit

Punktatflüssigkeiten müssen in ein leeres sauberes Gefäß *ohne* Formalin gegeben werden. Dann folgt die

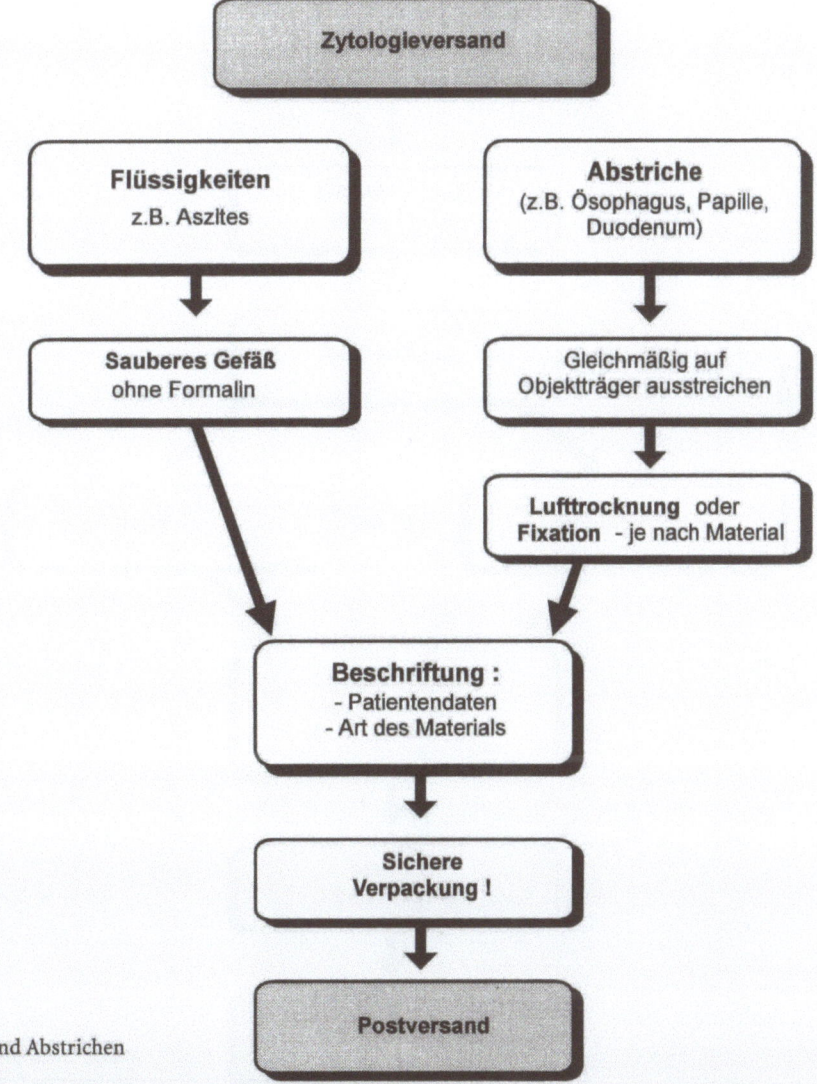

Abb. 3. Versand von Flüssigkeiten und Abstrichen für die zytologische Untersuchung

Beschriftung des Gefäßes mit Patientendaten und Herkunft des Materials und der schnelle Versand an den Pathologen, der dann das Material weiterbearbeitet (z. B. Zentrifugieren usw.).

Sputum 1:81 mit 50%igem Alkohol vermischen, sicher verpacken, schnell zum Pathologen schicken.

Zytologiepräparate

Zellmaterial von Organoberflächen (z. B. Ösophagus, Magen, Duodenum, Papilla Vateri usw.) muß gleichmäßig und dünn auf dem Zytologieobjektträger ausgestrichen werden. Die vorher mit den Patientendaten und den Angaben zur Art des Materials auf dem Mattrand beschrifteten Objektträger werden dann – je nach Fragestellung – entweder luftgetrocknet oder fixiert. Ob und welche Art der Fixation erforderlich ist, sollte mit dem Pathologen vereinbart werden, da es hier unterschiedliche „Schulen" mit unterschiedlichen Ratschlägen und Färbungen gibt.

Ganz wichtig ist die sichere Verpackung in Zytologieversandboxen, die dann sicherheitshalber mit Zell- oder Schaumstoff umwickelt werden sollten. Der Postversand erfolgt mit dem voradressierten Versandbeutel (Abb. 3).

Feinnadelpunktate

Das mit der Feinnadelpunktion gewonnene Zellmaterial wird auf den Objektträger, der vorher mit den Patientendaten und dem Entnahmeort beschriftet worden ist, aufgetragen. Dabei sollte unbedingt darauf geachtet werden, daß dieses Material nicht wie aus einer „Gießkanne" beim Aufspritzen verteilt

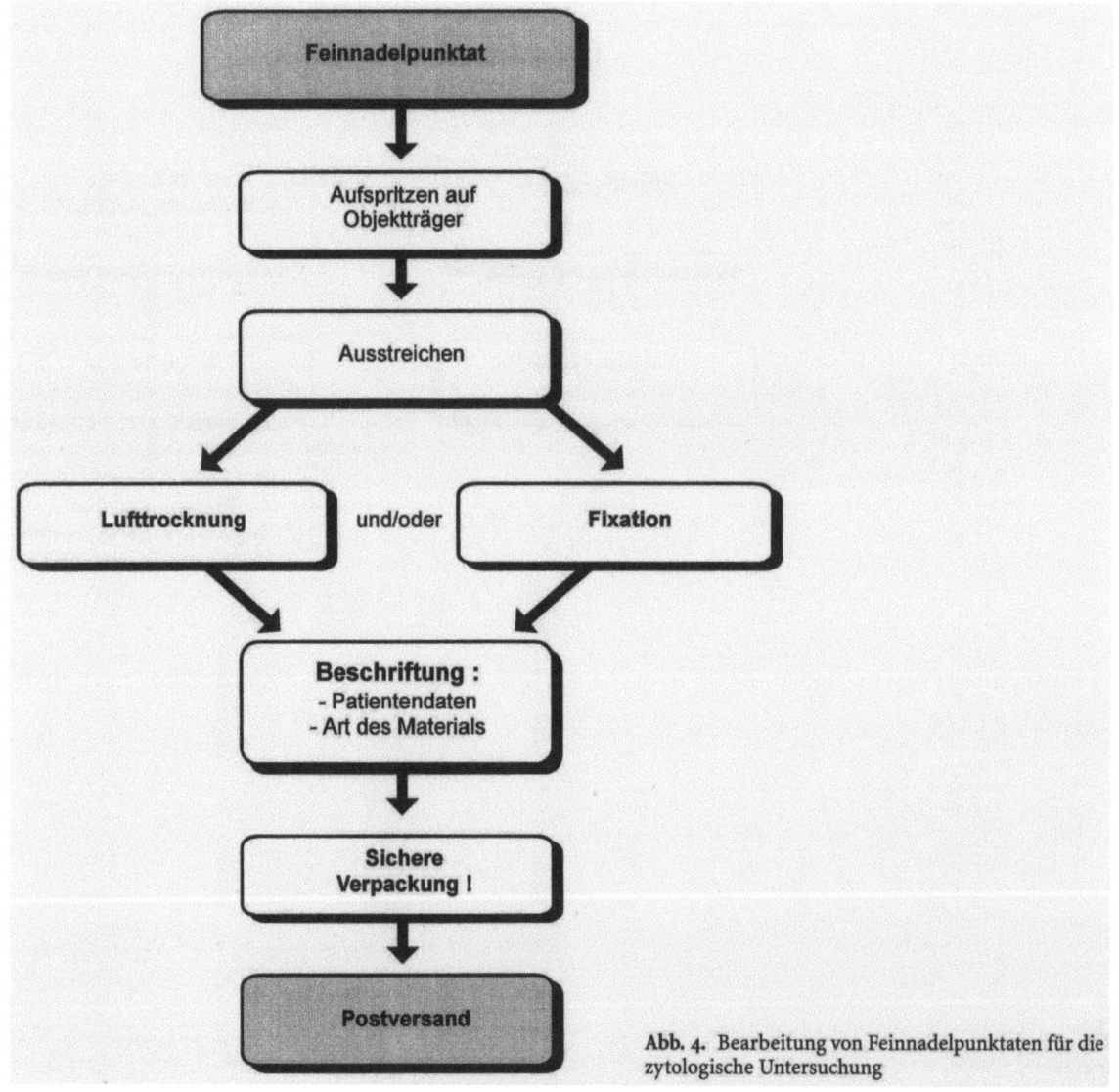

Abb. 4. Bearbeitung von Feinnadelpunktaten für die zytologische Untersuchung

wird. Wichtig ist, daß das Material am Rand des Objektträgers einen „Tropfen" bildet, der dann mit einem zweiten Objektträger – wie bei einem Blutausstrich – ausgestrichen wird (Abb. 4).

Je nach Fragestellung folgt dann die Lufttrocknung oder die sofortige Fixation (Isopropyl-Alkohol oder Fixationsspray). Die Fixation *muß sofort* erfolgen, das Zellmaterial darf nicht erst „antrocknen".

▶ **Zytologiepräparate und Histologiematerial immer getrennt versenden!**

Bitte schicken Sie die Zytologiepräparate in einem gesonderten Versandbeutel an den Pathologen und geben Sie die Präparate nicht in den Beutel mit den Histologieeinsendungsgefäßen, denn durch die nie ganz zu vermeidenden Formalindämpfe kann es zu Schrumpfungsartefakten des zytologischen Materials kommen.

Wann, wo und wie biopsieren?

Damit die Zusammenarbeit zwischen dem endoskopierenden Arzt und dem Pathologen zum Erfolg führt, sollten auch spezielle Regeln für die Gewebsentnahme in Abhängigkeit vom speziellen Befund in den jeweiligen intestinalen Organen beachtet werden.

Nach dem Motto, „wann, wo und wie biopsieren" wollen wir – ausgehend vom endoskopischen „Normalbefund" – bei den unterschiedlichen pathologischen Endoskopiebefunden „Regeln" für die gastroenterologische Biopsie aufstellen (*ausgenommen:* Leber, Gallenwege und Pankreasgang).

Ösophagus

Endoskopischer Normalbefund

Der Ösophagus wird vielfach immer noch zu „oberflächlich" inspiziert, als „Rohr" für das Hineinschieben und Herausziehen des Endoskops benutzt. Manche „Normalbefunde" müssen deshalb sicherlich skeptisch interpretiert werden.

▶ **Die subtile Suche nach „Minimalveränderungen" (z. B. weißliche Flecken, rote Flecken, Einsenkungen oder winzige Erhabenheiten und Erosionen) als mögliche makroskopische Kriterien für ein Ösophagusfrühkarzinom sollte überall zum „Standardprogramm" gehören.**

Ein Carcinoma in situ des Plattenepithels der Ösophagusschleimhaut läßt sich endoskopisch insbesondere dann vermuten, wenn „rote Flecken" nachzuweisen sind. Die Ursache hierfür ist, daß das Carcinoma in situ der Ösophagusschleimhaut vielfach nicht oberflächlich verhornt ist, also nicht als „Leukoplakie" imponiert, sondern die Papillenkapillaren vermehrt sind, oft bis knapp unter die Oberfläche reichen. Ein Carcinoma in situ des Plattenepithels der Ösophagusschleimhaut wird deshalb auch von erfahrenen Gastroenterologen häufig als Magenschleimhautheterotopie verkannt.

Angenommen, der endoskopische Befund im Ösophagus ist wirklich völlig ohne krankhafte Veränderungen, so sollte bei einer Refluxsymptomatik dennoch Biopsiematerial aus dem präkardialen distalen Ösophagus und dem ösophagokardialen Übergang (je 2–3 *Partikel*) entnommen werden. So läßt sich dann histologisch vielfach doch eine geringgradige Refluxösophagitis nachweisen. Besonders wichtig sind diese Biopsate zur Frühdiagnostik des Barrett-Ösophagus, denn in 10 bis 20 % dieser Patienten ist in diesen Biopsaten ein spezialisiertes intestinalisiertes metaplastisches Zylinderepithel, also eine Barrettschleimhaut nachzuweisen.

Ösophagitis

Ösophagitis ohne gastroösophagealen Reflux

Rötungen, Erosionen, Fibrinauflagerungen, Bläschen, weißliche und gelbliche Auflagerungen, petechiale Blutungen und Ulzerationen ohne Einbeziehung des präkardialen distalen Ösophagus sind vielfach ein Indiz für eine Ösophagitis, die nicht Folge des gastroösophagealen Säurerefluxes ist. Der Pathologe muß über diese Besonderheit des endoskopischen Befundes und die Topographie der Veränderungen genau informiert werden, dann wird er sicherlich die Spezialfärbungen und seltenen Ösophagitiden, wie die Soorösophagitis, Herpes-simplex-Ösophagitis, CMV-Ösophagitis, radiogene Ösophagitis und durch gewebsschädigende Substanzen induzierte Ösophagitiden nicht „übersehen" oder fehlinterpretieren. Je mehr Biopsiepartikel vorliegen, desto sicherer wird die histologische Diagnose (*mindestens 5 Partikel*).

Bei langstreckigen entzündlichen Veränderungen sollten getrennte Stufenbiopsate aus unterschiedlichen Abschnitten des Ösophagus entnommen werden. So kann der Pathologe z. B. die seltene, zumeist durch Nahrungsmittelallergene induzierte idiopathische eosinophile Ösophagitis gut diagnostizieren.

Auch die noch seltenere diffuse chronische Ösophagitis mit vermehrten intraepithelialen Lymphozyten, verstärkter Desquamation der Superfizialzellschicht und Hyperplasie der basalen Zellschicht des Plattenepithels kann durch derartige getrennte Stufenbiopsate gut erkannt werden. In seinem Kommentar zu dieser seltenen Ösophagitis kann der Pathologe auf mögliche Ursachen wie Motilitätsstörungen der Speiseröhre, chronischen Alkoholabusus (hochprozentige Spirituosen) oder die Rarität der Pseudodivertikulose des Ösophagus hinweisen.

Gastroösophageale Refluxkrankheit (GERD)

Die gastroösophageale Refluxkrankheit („GERD" = gastroesophageal reflux disease) wird immer noch überwiegend nur endoskopisch diagnostiziert aber nicht biopsiert. Diese Refluxoesophagitis wird dann nach Savary-Miller oder mit dem MUSE-System klassifiziert. Gerade das MUSE-System macht aber deutlich, wie dringend bei jeder Erstdiagnostik der Refluxkrankheit eine bioptische Abklärung erfolgen sollte.

Die MUSE-Abkürzung steht für Metaplasie, Ulkus, Stenose und Erosion.

Fragen wir uns, welche makroskopischen Befunde ein Karzinom, besonders ein Frühkarzinom, in der gastroösophagealen Übergangszone hervorrufen kann, so sind dies aber auch Erosionen, Ulzera und Stenosen. Wenn man dann noch berücksichtigt, daß die Metaplasie als Rötung auffällt und wenn man weiß, daß Dysplasien und Frühkarzinome in dieser metaplastischen Barrettschleimhaut auch nur als Rötung imponieren, wird klar:

Bei jeder Erstdiagnostik einer Refluxösophagitis sollten die makroskopisch sichtbaren Läsionen biopsiert und histologisch abgeklärt werden. Dies ist die beste Qualitätssicherung des endoskopischen Befundes. Seltene Ösophagus-Entzündungen, die eine Refluxösophagitis vortäuschen, Superinfektionen einer Refluxösophagitis, mechanische oder medikamentös-toxische Läsionen, Dysplasien und Karzinome können dadurch früh erkannt oder ausgeschlossen werden.

Barrett-Ösophagus (GERD mit CELLO)

Zur Früherkennung eines „mikroskopischen" Barrett-Ösophagus sollte bei jeder Erstdiagnostik bei Patienten mit Refluxsymptomatik eine histologische Diagnostik an Biopsaten aus der Z-Linie der Kardia (Quadrantenbiopsate) erfolgen.

Bei endoskopischem Verdacht auf Vorliegen eines Barrett-Ösophagus bei chronischer Refluxkrankheit und bei endoskopisch eindeutiger Diagnose eines Barrett-Ösophagus sollten bei der Erstdiagnostik und bei jeder Kontrolluntersuchung unbedingt Biopsien entnommen werden, denn der Barrett-Ösophagus gehört zu den präkanzerösen Konditionen. Bei ca. 10% der Patienten mit Barrett-Ösophagus muß mit der Entwicklung eines Barrett-Adenokarzinoms gerechnet werden. Aus den zungenförmigen Rötungen muß gezielt biopsiert werden. Erforderlich ist die Höhenangabe der Entnahmestelle in Beziehung zum ösophagokardialen Übergang. Damit der Pathologe das Barrett-Epithel des CELLO („columnar epithelium lined lower oesophagus") leichter erkennt, ist zusätzliche eine Biopsie aus dem ösophagokardialen Übergang und dem benachbarten Plattenepithel der Ösophagusschleimhaut zu empfehlen.

Diese Methodik sichert eine gute histologische Diagnostik des Barrett-Ösophagus und erlaubt die Bestimmung des *Typs der Zylinderepithelmetaplasie*.

Bei bekanntem Barrett-Ösophagus ist eine regelmäßige Vorsorgeuntersuchung indiziert. Hier geht es jetzt um Krebsvorsorge bzw. Früherkennung.

Innerhalb des CELLO muß gezielt gesucht werden nach

- Erhabenheiten,
- Einsenkungen,
- Erosionen,
- Ulzerationen,
- verstärkten Rötungen und
- Diskolorationen.

Diese müssen gezielt biopsiert werden (3–5 PE), außerdem sind Quadranten-Stufenbiopsate im CELLO in 2 cm-Abständen erforderlich. Mit dieser Methode wird nicht nur der Typ der Barrett-Schleimhaut histologisch sicher diagnostiziert, sondern damit ist auch die diagnostische Aussagekraft hinsichtlich eventueller Dysplasien oder eines Karzinoms relativ hoch.

Die Biopsieempfehlungen bei der gastroösophagealen Refluxkrankheit sind in Abhängigkeit von der MUSE-Klassifikation in Abb. 5 zusammengefaßt.

Dysplasien und Karzinome im Barrett-Ösophagus

Das Barrett-Karzinom wird in unseren Breiten immer häufiger. Man hat es „eine neue Epidemie" genannt. Das Barrett-Karzinom wird aber zur Zeit überwiegend fast nur in fortgeschrittenen Stadien diagnostiziert und hat deshalb eine sehr schlechte Prognose. Ziel unserer Bemühungen muß deshalb die Verbesserung der endoskopisch-bioptischen Diagnostik im distalen Ösophagus und in der gastroösophagealen Übergangszone sein. Ziel ist die Frühdiagnostik der Neoplasien im Barrett-Ösophagus, möglichst im Stadium der intraepithelialen Neoplasie (Dysplasie) oder im Stadium des auf Mukosa oder Mukosa und Submukosa beschränkten Frühkarzinoms.

Wenn histologisch bei endoskopisch unverdächtigem Barrett-Ösophagus eine geringgradige oder hochgradige Dysplasie diagnostiziert wird, sollte nach zwei- bis dreiwöchiger hochdosierter Protonenpumpenblocker-Therapie (z. B. Omeprazol 2 × 40 mg/Tag) eine endoskopisch-bioptische Kontrolluntersuchung folgen. Diese Untersuchung sollte außerhalb

Abb. 5. Biopsieempfehlungen bei der gastroösophagealen Refluxkrankheit in Abhängigkeit von der MUSE-Klassifikation

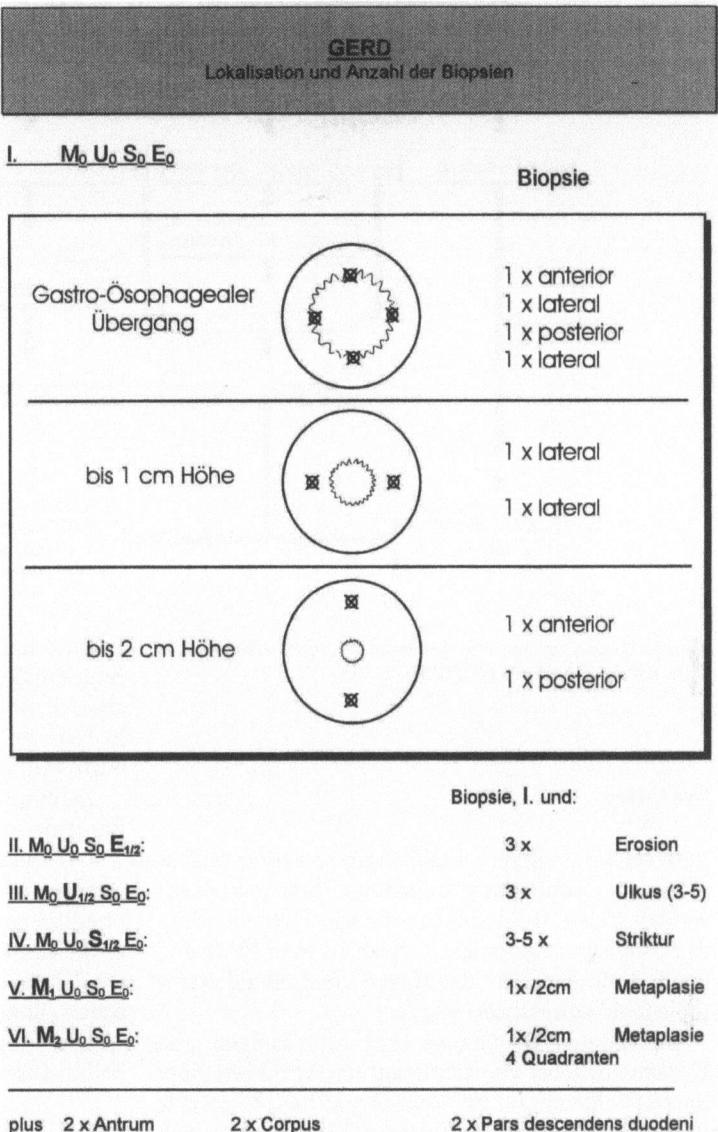

des normalen „Routineprogramms" durchgeführt werden. Ohne Zeitdruck muß jetzt zunächst noch einmal subtil nach Dysplasie-assoziierten Veränderungen der Schleimhaut (siehe oben) gesucht werden.

Nach Bestätigung der Dysplasie-Diagnose durch einen zweiten, auf diesem Gebiet besonders erfahrenen Pathologen ist zunächst eine endosonographische Diagnostik zu empfehlen, denn vielfach geht die hochgradige Dysplasie an anderer Stelle schon in ein Karzinom über. Ist der Prozeß auf die Mukosa beschränkt, könnte man über eine eingeschränkte endoskopische Therapie, z.B. eine Mucosaresektion, eine Laserablation oder eine photodynamische Therapie diskutieren. Ansonsten besteht bei Karzinom die Indikation zur operativen Therapie.

Das diagnostische Stufenschema bei Dysplasien und Karzinomen im Barrett-Ösophagus ist in Abb. 6 zusammengefaßt.

Gelbliche oder weißliche Erhabenheiten im Ösophagus

Kleine weißliche oder gelbliche Erhabenheiten sollten gezielt biopsiert werden, denn differentialdiagnostisch könnte es sich hier neben „harmlosen" Befunden, wie Glykogenakanthose, Talgdrüsenheterotopie, Lipidinseln, subepithelialen Tumoren (z.B. Granularzelltumor), um eine intraepitheliale ösophageale Neoplasie (Dysplasie, Carcinoma in situ) handeln. Je nach Größe der Läsion sollten 2–5 Zangenbiopsiepartikel entnommen werden.

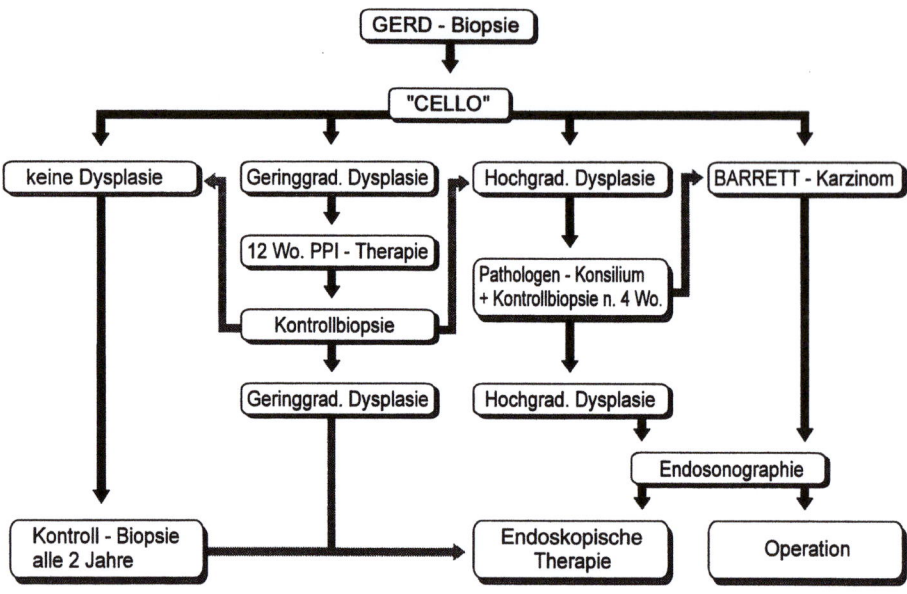

Abb. 6. Diagnostisches und therapeutisches Stufenschema beim Barrett-Ösophagus (CELLO)

Rote Flecken

Rote Flecken sollten – unabhängig von ihrer Lokalisation im Ösophagus – unbedingt immer biopsiert werden. Das Carcinoma in situ des Plattenepithels des Ösophagus imponiert vielfach als roter Fleck und kann endoskopisch als Magenschleimhautheterotopie fehldiagnostiziert werden.

Im distalen Ösophagus sind rote Zungen und Flecken zunächst verdächtig auf das Vorliegen einer Barrett-Schleimhaut bei Refluxkrankheit. Verstärkte Rötungen innerhalb der Barrett-Schleimhaut können ein Indiz für Dysplasien und Frühkarzinome sein (verstärkte Angiogenese im neoplastischen Areal).

Ösophaguspolyp

Die meisten Ösophaguspolypen sind benigne (Papillom u. a.), eine Zangen-PE zur Artdiagnose ist also durchaus als Primärdiagnostik möglich. Zu empfehlen sind dann 3 Partikel. Aus der histologischen Diagnose dieses Materials – Art, Dignität – ergibt sich dann das weitere diagnostische oder therapeutische Vorgehen (keine Konsequenz, Schlingenabtragung, Operation).

Ösophagustumor

Die Angaben zur Größe und Form (polypös, ulzerös, zirkulär-stenosierend, kugelig submukös) und zur Lokalisation sind oft für die histologische Differentialdiagnose sehr wichtig. Daraus läßt sich schon ablesen, ob der Tumor eher von der Mukosa ausgeht, in tieferen Schichten lokalisiert ist (mesenchymale Tumoren) oder den Ösophagus von außen infiltriert.

Zu empfehlen sind 5–10 Biopsiepartikel aus dem Zentrum und dem Rand des Tumors.

Bei Ulzera im Ösophagus ergibt sich neben der Differentialdiagnose zwischen der ulzerösen Ösophagitis und einem ulzerierten Tumor auch noch die Frage nach einem medikamentös-toxisch induzierten Ulkus, das zumeist in der mittleren physiologischen „Enge" der Speiseröhre lokalisiert ist.

Die Ösophagusbiopsieempfehlungen sind in Tabelle 1 zusammengefaßt.

Magen

Endoskopischer Normalbefund

Früher bestand bei endoskopisch normaler Magenschleimhaut oder bei einem Gastritis-Bild keine zwingende Indikation zur Biopsie.

Seitdem klar ist, daß

- 80 bis 90% aller Gastritiden heilbare Helicobacter pylori-Infektionen sind,
- die Helicobacter pylori-Gastritis endoskopisch nicht sicher zu diagnostizieren ist und
- die histologische Untersuchung der Magenschleimhaut zu einer nicht nur deskriptiven,
- sondern zur ätiopathogenetischen Diagnose der Gastritiden führt,

hat sich diese Situation grundlegend geändert.

Tabelle 1. Ösophagusbiopsieempfehlungen

Endoskopischer Befund	Biopsieempfehlungen
Normal bei Refluxsymptomatik	2 Partikel aus ösophagokardialem Übergang 2 Partikel aus distalem Ösophagus Fragen: Geringgradige Refluxösophagitis? Hyperregeneratorische Ösophagopathie? Barrettschleimhaut
„Ösophagitis" ohne Reflux	5 Partikel, Stufenbiopsate, genaue Lokalisationsangabe, genauer endoskopischer Befund Frage: Spezielle Ösophagitis (Soor, Herpes, CMV u. a.?)
Refluxösophagitis – Rötung – Erosion – Ulkus – Stenose – polypoide Läsion	 2–3 Partikel 3–5 Partikel 5 Partikel zur Diagnostik der Reflux-Ösophagitis, Korrektur des Grades der Ösophagitis, Frühdiagnose des Barrett-Ösophagus und zum Ausschluß oder Nachweis eines Tumors
Verdacht auf Barrett-Ösophagus	2–3 Partikel aus roten Schleimhautarealen oberhalb des ösophagokardialen Übergangs; 2 Partikel aus ösophagokardialem Übergang; 2 Partikel aus benachbartem Plattenepithel des Ösophagus; Frage: „CELLO"-Diagnose, Art der Zylinderepithelmetaplasie?
Bekannter Barrett-Ösophagus	5 Partikel aus Erhabenheiten, Einsenkungen, Erosionen, Ulzerationen Diskolorationen und Rötungen. Quadranten-PE in 1–2-cm-Abständen; Frage: Typ der Barrett-Schleimhaut, Dysplasie, Karzinom?
Gelbliche und weißliche Erhabenheiten	2–5 Partikel, Angaben über Lokalisation, Zahl, Größe und Form; Frage: Glykogenakanthose, Lipidinsel, Talgdrüsenheterotopie, subepithelialer Tumor (z. B. Granularzelltumor), Dysplasie, Carcinoma in situ, Frühkarzinom?
„Polyp"	3–5 Zangenbiopsiepartikel oder Schlingenbiopsie mit Angaben zur Größe und Form des Polypen; Frage: Artdiagnose, Dignität?
„Tumor"	5–10 Partikel aus dem Zentrum und Rand, bei submukösen Tumoren evtl. Knopfloch-PE; Angabe zur Größe, Form und Lokalisation; Frage: Artdiagnose, Dignität?

Heute gilt:

▶ **Eine Gastroskopie ohne histologische Diagnostik ist eine unvollständige Untersuchung. Bei jeder Gastroskopie besteht die Indikation zur Biopsie mit histologischer Diagnostik.**

Zur Gastritisdifferentialdiagnostik – Helicobacter pylori-Gastritis, Autoimmungastritis, medikamentös-toxisch oder durch Gallereflux chemisch induzierte reaktive Gastritis, Sonderformen der Gastritis, wie granulomatöse Gastritis, Crohn-Gastritis, eosinophile Gastritis, kollagene Gastritis, lymphozytäre Gastritis usw. – reicht es nicht aus, wenn aus irgendeiner Region des Magens nur 1 Partikel entnommen wird.

▶ **Zur Gastritisdifferentialdiagnostik sind mindestens je 2 Partikel aus dem Antrum und Korpus erforderlich.**

Im updated Sydney-System zur Klassifikation und Graduierung der Gastritis werden außerdem 1 bis 2 Biopsien aus der Angulusregion empfohlen, da hier am häufigsten intestinale Metaplasien und fokale Atrophien vorkommen sollen (s. Abb. 7).

In seltenen Fällen – z. B. bei Verdacht auf Autoimmungastritis – sind multiple Stufenbiopsate aus allen Regionen des Magens zu empfehlen.

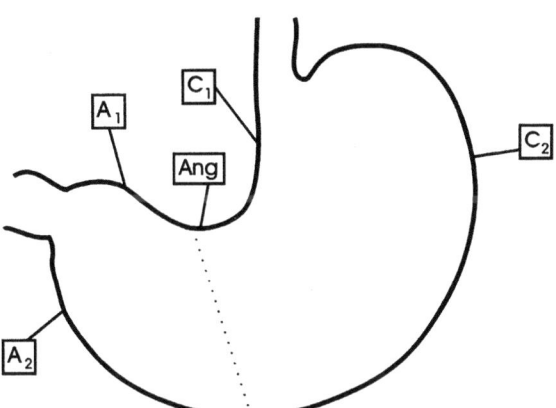

Abb. 7. Biopsiestellen im Magen bei endoskopischem Normalbefund oder Verdacht auf Gastritis (nach dem aktualisierten Sydney-System)

Erosionen im Magen

Früher war man der Auffassung, daß nur solitäre und makroskopisch ungewöhnlich geformte Erosionen biopsiert werden müßten, um ein Minifrühkarzinom oder Frühlymphom zu erfassen. Dies gilt im Prinzip auch heute noch. Darüber hinaus kann der Pathologe aber heute oft Aussagen über die Ätiopathogenese der Erosionen machen, also die Helicobacter pylori-induzierten Erosionen von den ischämischen oder medikamentös-toxisch induzierten Erosionen abgrenzen. Hierzu helfen auch die Angaben über die Lokalisation, Zahl, Größe, Anordnung und den endoskopischen Typ der Erosionen.

Die Erosionsdiagnostik wird ergänzt durch die Gastritis-Standarddiagnostik, also die Entnahme von je 2 Partikeln aus Antrum und Korpus zur Abklärung der Grundkrankheit, in der die Erosionen entstanden sind. Hier geht es vor allem um die Differentialdiagnose zwischen der Helicobacter pylori-Gastritis und der chemisch-induzierten Gastritis.

Die meisten medikamentös-toxisch induzierten (NSAR/ASS) Erosionen und die meisten Helicobacter pylori-induzierten Erosionen sind in der Antrumschleimhaut lokalisiert.

Eine Sonderform der Gastritis mit Erosionen ist die Gastritis varioliformis („Gastritis en nappes"). Hier sind die Erosionen im Fundus und Corpus lokalisiert, haben einen polypoiden Randwall und eine zentrale Delle. Auch hier ist die zusätzliche Entnahme von je 2 Partikeln aus Antrum und Korpus erforderlich, um die „lymphozytäre" Gastritis mit reichlich intraepithelialen Lymphozyten im Deckepithel der Leistenspitzen und Grübchen der Korpus- und Fundusschleimhaut nachweisen zu können.

Zur bioptischen Differentialdiagnostik von Erosionen ist die Entnahme von 3 – 5 Partikeln aus dem Zentrum und Rand der Erosionen und je 2 Partikel aus Antrum und Korpus zur Abklärung der Grundkrankheit zu empfehlen.

Ulkus im Magen

Die wohl wichtigste bioptische Differentialdiagnostik im Magen ergibt sich aus dem endoskopischen Befund eines Ulkus, denn prinzipiell läßt sich ein ulzerierter Tumor – v. a. im Frühstadium – nicht von einem benignen Ulkus abgrenzen. Zur Differentialdiagnose der verschiedenen ulzerierten Tumoren und der benignen Ulzera sind neben Angaben zur Lokalisation, Größe, Form und Struktur der Ulkusränder 7–10 Zangenbiopsiepartikel zu empfehlen; 2–3 Partikel sollten aus dem Zentrum zur histologi-

Abb. 8. Ätiopathogenese von Ulzera im Magen mit sich daraus ergebenden Biopsieempfehlungen

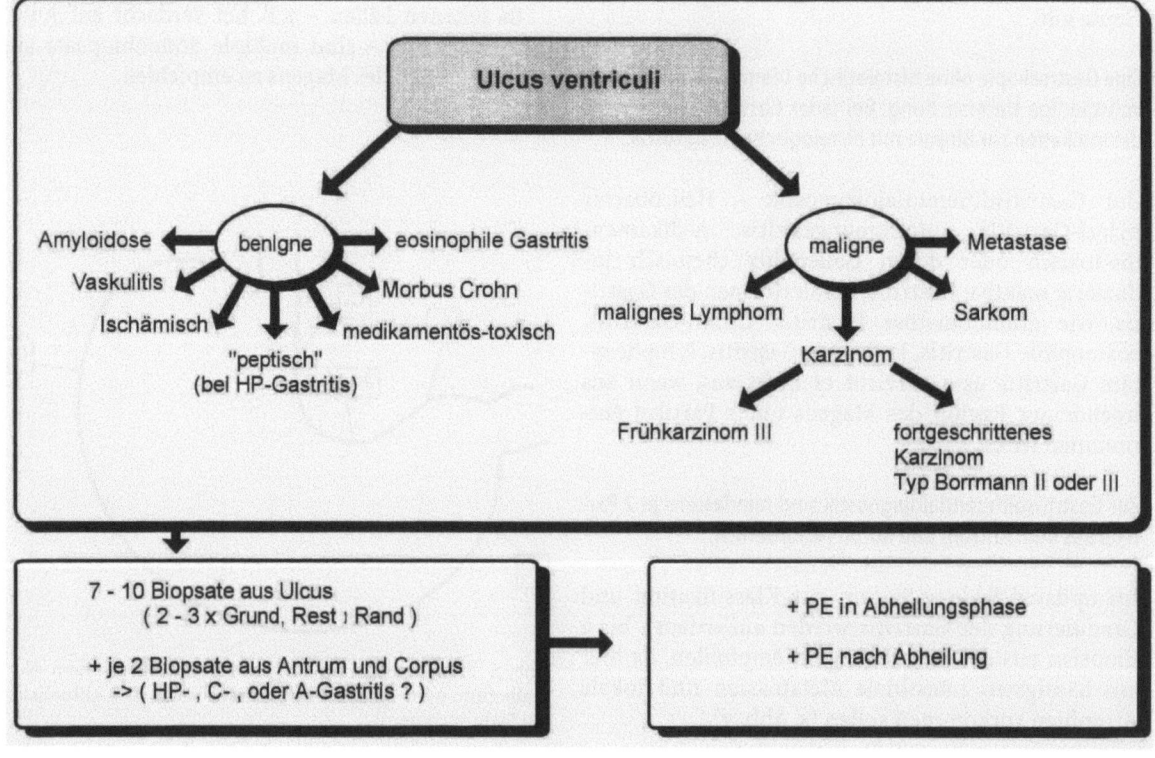

schen Bestimmung der Art der Nekrose und der Rest aus der Ulzeration entnommen werden. Auch bei den benignen Ulzera läßt sich aus der Art der Nekrose und der Morphologie des Ulkusrandes vielfach schon eine Aussage zur unterschiedlichen Ätiopathogenese dieser Ulzera machen (Abb. 8). So läßt sich bei Nachweis von Nekrosen vom ischämischen Typ in Kombination mit einer C-Gastritis die Diagnose eines medikamentös-toxisch induzierten Ulkus mit hoher Wahrscheinlichkeit stellen.

Ein ulzeriertes Magenfrühkarzinom kann „im ersten Anlauf" bioptisch nicht immer erfaßt worden sein. Deshalb gilt nach wie vor:

▶ **Ein Ulkus im Magen muß auch in der Abheilungsphase und nach Abheilung biopsiert werden.**

Nach Abheilung des durch einen malignen Tumor entstandenen Ulkus ist dieser Tumor vielfach sicherer zu diagnostizieren als im Stadium des Ulkus, da sich das Tumorgewebe im Zentrum der Abheilungszone konzentriert (s. Abb. 9).

Zur bioptischen Abklärung eines Ulkus im Magen gehört auch die Gastritis-Standarddiagnostik mit je 2 zusätzlichen Biopsaten aus Antrum und Korpus, um so aus der Abklärung der „Grundkrankheit" der Magenschleimhaut wichtige Schlüsse ziehen zu können. Bei Nachweis einer Hp-Gastritis besteht bei einem benignen Ulkus die Indikation zur Hp-Eradikationstherapie. Der Nachweis einer C-Gastritis spricht für ein medikamentös-toxisch induziertes Ulkus, bei dem keine Indikation zur Hp-Eradikationstherapie besteht. Bei Nachweis einer atrophischen A-Gastritis der Corpusschleimhaut wäre ein benignes Ulkus ganz unwahrscheinlich, so daß bei benignem Ausfall der histologischen Biopsiediagnostik eine dringliche Indikation zur ausgiebigen bioptischen Kontrolle besteht.

Magenpolyp

Ein Polyp im Magen kann eine tumorähnliche Läsion oder ein „echter Tumor" (Neoplasie) sein (Abb. 10). Im Gegensatz zum Kolon sind die meisten Polypen im Magen tumorähnliche Läsionen, v. a. hyperplasiogene (hyperplastische) Polypen und Elster-Drüsenkörperzysten der Magenkorpusschleimhaut. Eine primäre Schlingenabtragung jedes Polypen ist also nicht unbedingt erforderlich.

◀ **Mit der Zangenbiopsie (Empfehlung: 5 Partikel) läßt sich die Art und Dignität der meisten Magenpolypen histologisch gut diagnostizieren.**

Aus der Diagnose am Zangenbiopsiematerial ergibt sich dann das weitere diagnostische und therapeutische Vorgehen (Abb. 11).

Unverzichtbar sind bei Magenpolypen Angaben über Größe, Form, Lokalisation, Oberflächenbeschaffenheit und Anzahl der Polypen. Nur so läßt sich z. B. die Differentialdiagnose zwischen dem hyperplasiogenen (hyperplastischen) Polypen und den im Magen sehr seltenen juvenilen Polypen und Peutz-Jeghers-Polypen stellen. Bei submukösen polypösen Prozessen gelingt die Artdiagnose meist nur, wenn diese polypösen Vorwölbungen zu einer Ulzeration der Schleimhaut an der Kuppe geführt haben; ansonsten wäre zur Diagnostik die Schlingen- bzw. Knopflochbiopsie zu empfehlen.

Fokale foveoläre Hyperplasien rechnen wir genauso wie hyperplastische Lymphfollikel heute nicht mehr zu den Magenpolypen. Zur histologischen Diagnose der fokalen foveolären Hyperplasie muß man als Endoskopiker aber wissen, daß diese Veränderungen – als Zeichen einer abgeheilten Schleimhautläsion – auch an der Kuppe von tiefer gelegenen Prozessen (z. B. mesenchymale Tumoren, Lymphome, Karzinoidtumoren) vorkommen können, worauf der Pathologe sicher hinweisen wird, wenn er weiß, daß der endoskopische Befund nicht dem „klassischen" Befund einer fokalen foveolären Hyperplasie – also der linsen- bis bohnengroßen Erhabenheit – entspricht, oder die fokale foveoläre Hyperplasie ungewöhnlich lokalisiert ist, z. B. in einer atrophischen Autoimmungastritis der Korpusschleimhaut, in der gehäuft Karzinoidtumoren vorkommen.

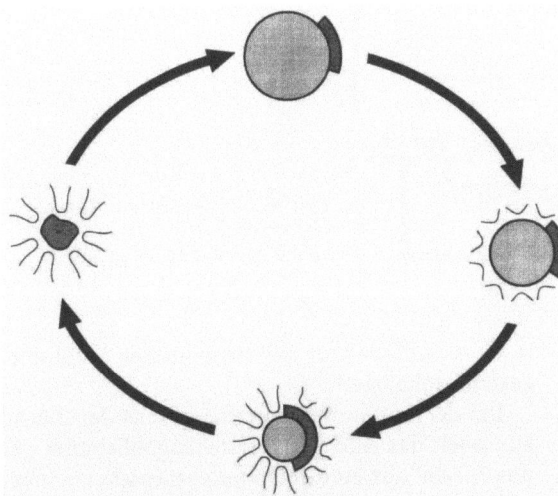

Abb. 9. „Maligner Zyklus" eines ulzerierten Magenfrühkarzinoms vom Typ III. Der dunkle Balken im Rand des Ulkus symbolisiert das Karzinom, das mit zunehmender Abheilung der Ulzeration besser „getroffen" werden kann.

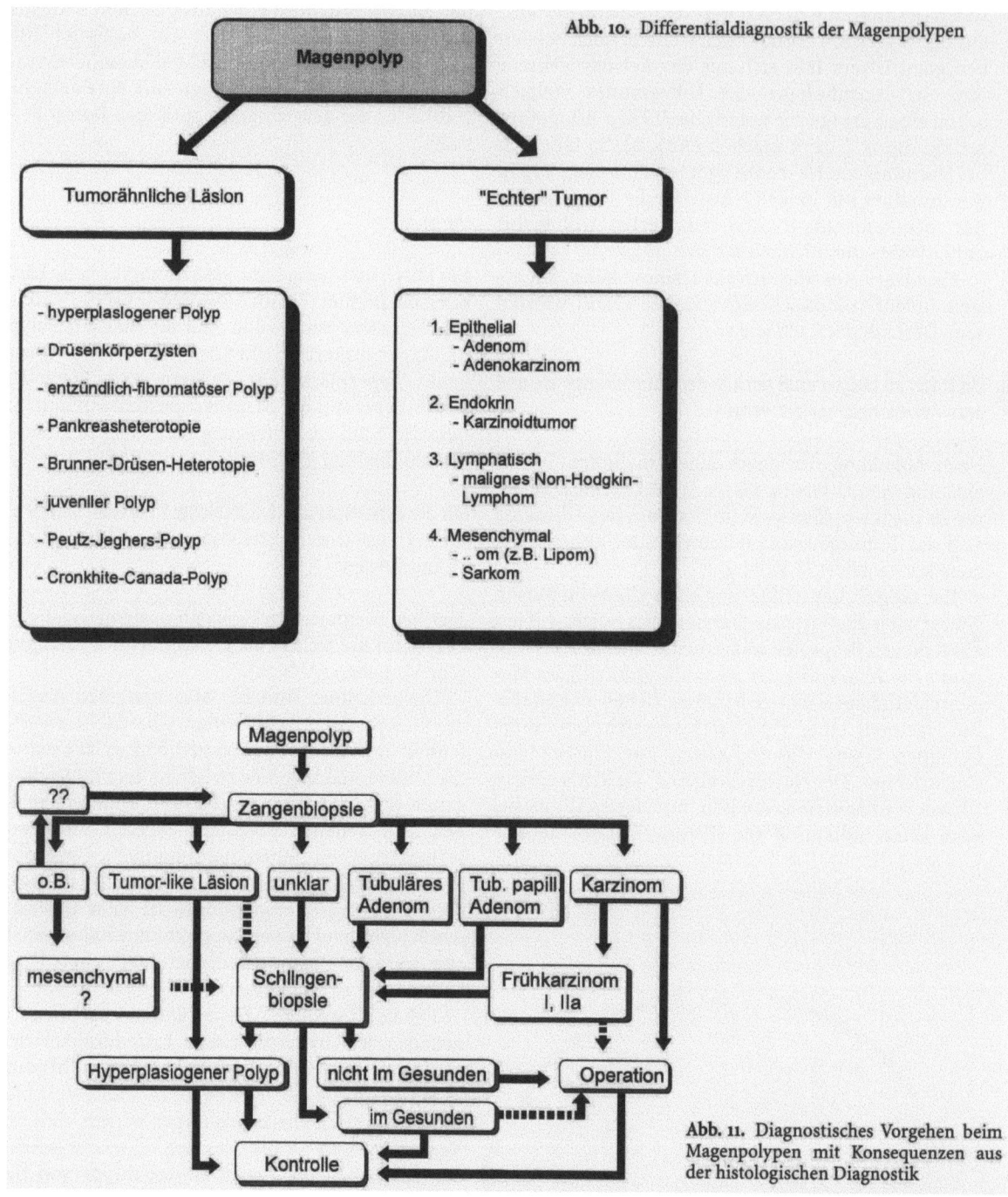

Abb. 10. Differentialdiagnostik der Magenpolypen

Abb. 11. Diagnostisches Vorgehen beim Magenpolypen mit Konsequenzen aus der histologischen Diagnostik

Multiple kleine Polypchen

Bei multiplen kleinen Polypchen im Korpus und Fundus empfiehlt sich immer auch die *getrennte* Entnahme von Biopsien aus der makroskopisch „normalen" umgebenden Schleimhaut, denn die Elster-Drüsenkörperzysten sind immer in einer normalen Schleimhaut ohne Hp-Gastritis, die multiplen kleinen Karzinoidtumoren dagegen fast ausschließlich in einer Schleimhaut mit atrophischer Autoimmungastritis lokalisiert.

Bei der Autoimmungastritis gibt es darüber hinaus noch das Bild kleiner stehengebliebener „Korpus-Inseln", die eine Polypose vortäuschen können.

Die histologische Diagnose „Karzinoidtumor der Magenschleimhaut" macht immer eine gezielte problemorientierte Kontrollgastroskopie mit Biopsie erforderlich. Nur so ist die exakte Klassifikation der

Karzinoidtumoren möglich und nur so läßt sich die Therapie im Einzelfall festlegen.

Wir unterscheiden heute 4 Typen der neuroendokrinen Tumoren der Magenschleimhaut:

1. Karzinoidtumoren bei A-Gastritis
2. Sporadische Karzinoidtumoren
3. Karzinoidtumoren bei multipler endokriner Neoplasie Typ I und
4. neuroendokrine Karzinome.

Am häufigsten (über 80%) sind die Karzinoidtumoren bei A-Gastritis. Diese gelten bis zu einem Durchmesser von 1 cm als benigne, so daß bei diesen Patienten eine operative Therapie nicht unbedingt erforderlich ist. Bei neuroendokrinen Karzinomen besteht die Indikation zur operativen Therapie. Bei den sporadischen Karzinoidtumoren und bei den Karzinoidtumoren bei MEN-I-Syndrom ist die Therapie vom Durchmesser der Tumoren abhängig. Die Karzinoidtumoren unter 1 cm Durchmesser gelten als benigne, können also lokal abgetragen werden, während die größeren Karzinoidtumoren schon relativ häufig lymphogen metastasiert haben, also operativ behandelt werden sollten.

Das differentialdiagnostische Vorgehen zur Klassifikation der Karzinoidtumoren ist in Abb. 12 dargestellt.

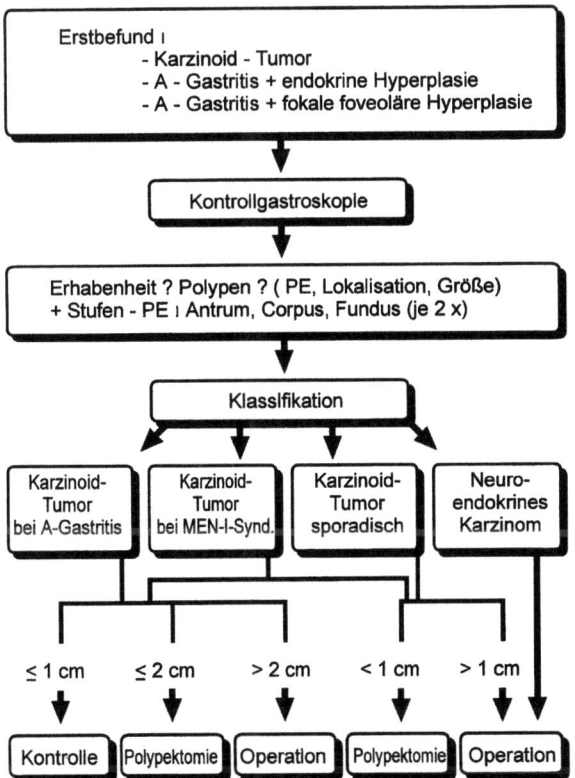

Abb. 12. Diagnostisches Vorgehen zur Klassifikation der Karzinoidtumoren des Magens

„Buntes Bild" von pathologischen Veränderungen der Magenschleimhaut

Das Nebeneinander von irregulären Erosionen, flachen Ulzera, polypoider Regeneratschleimhaut, narbigen Einziehungen und verdickten Schleimhautfalten sowie Faltenabbrüchen – also ein „buntes Bild" von makroskopisch sichtbaren pathologischen Veränderungen – findet man häufig bei Frühlymphomen des Magens (s. Abb. 13). In derartigen Fällen sind besonders viele Zangenbiopsate erforderlich, denn auch diese Frühlymphome machen häufig einen malignen Zyklus durch, so daß man oft nur „Regeneratschleimhaut" erfaßt. Außerdem resultiert die Empfehlung von 10 bis 15 Zangenbiopsaten aus der Tatsache, daß die für die Lymphomdiagnose – besonders bei den niedrig malignen MALT-Lymphomen – so wichtigen lymphoepithelialen Läsionen oft nur in einigen wenigen Partikeln nachzuweisen sind. Dies ist auch der Grund dafür, daß bei MALT-Lymphomen des Magens bis zur endgültigen Diagnose nicht selten zwei oder mehrere endoskopisch-bioptische Untersuchungen erforderlich sind.

Die früher häufig empfohlene Schlingenbiopsie hat den Nachteil der „Verkochungsartefakte".

Durch die Entnahme von multiplen großen Zangenbiopsaten aus makroskopisch suspekten Arealen mit einem „bunten Bild" ist auch die früher häufig zu hörende Empfehlung einer Probelaparotomie mit diagnostischer Magenwandexzision überflüssig geworden.

Riesenfalten und starre Wandung

Grundsätzlich können Riesenfalten der Magenschleimhaut durch Entzündungen, Hyperplasien und Neoplasien entstehen (s. Abb. 14).

Herdförmig ausgeprägte und diffuse Riesenfaltenbildungen in der Korpus- und Fundusregion sind zumeist Folge einer ungewöhnlich heftigen entzündlichen Reaktion auf den Helicobacter pylori. Nach Eradikation des Helicobacter pylori verschwinden auch die Riesenfalten, was im Einzelfall ein wichtiges differentialdiagnostisches Kriterium gegenüber den anderen Ursachen der Riesenfaltenbildungen, insbesondere den neoplastischen Riesenfalten, sein kann. Bei Kindern und bei Aids-Patienten können Riesenfalten auch Folge einer CMV-Infektion sein.

Die seltene lymphozytäre Gastritis, die endoskopisch entweder kein auffälliges Bild produziert oder als Gastritis varioliformis imponiert, kann in ihrem dritten Phänotyp auch zu Riesenfalten in Fundus und Korpus führen.

Neben diesen entzündlich bedingten Riesenfalten geht es um die extremen Raritäten einer diffusen fo-

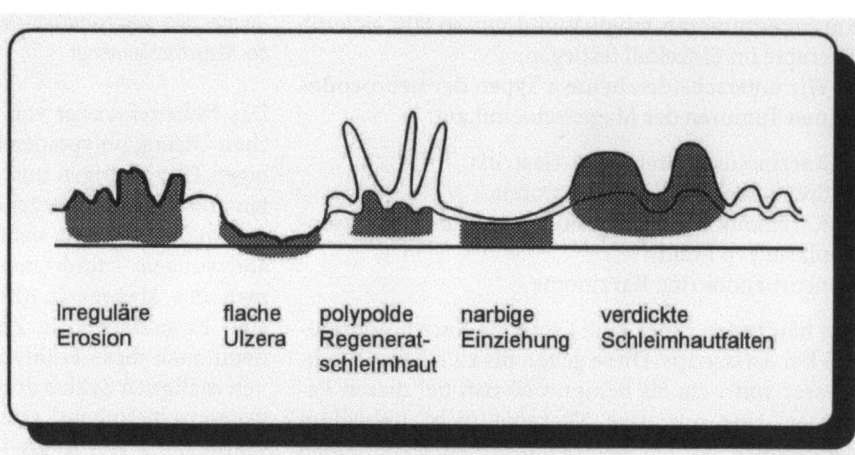

Abb. 13. Das „bunte Bild" der Magenfrühlymphome

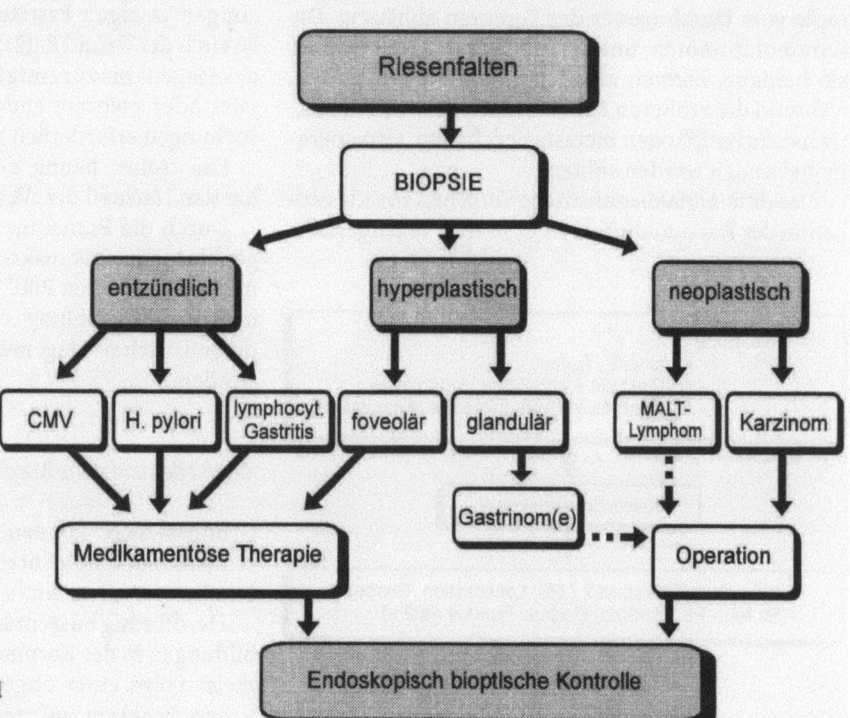

Abb. 14. Differentialdiagnostik und Konsequenzen aus dem endoskopischen Befund „Riesenfalten" des Magens

veolären Hyperplasie beim Morbus Ménétrier und die glanduläre Hyperplasie bei Zollinger-Ellison-Syndrom und um neoplastisch bedingte Riesenfalten (Karzinom, Lymphom).

In den meisten Fällen reichen zur Riesenfalten-Differentialdiagnostik 5 Zangenbiopsiepartikel. Wenn sich dadurch keine sichere Diagnose ergibt, kommt als nächster diagnostischer Schritt – insbesondere bei klinischem Verdacht auf Morbus Ménétrier oder Zollinger-Ellison-Syndrom – die Schlingenbiopsie mit anschließender morphometrischer Diagnostik der verschiedenen Schleimhautbestandteile (Breite des Drüsenkörpers in Relation zur Länge der Foveolae) in Betracht.

Bei starrer verdickter Magenwandung handelt es sich zumeist um ein diffuses, szirrhös wachsendes Karzinom, das in den meisten Abschnitten vielfach diffus unter der Mukosa wächst. Hier empfiehlt sich neben der möglichen Schlingenbiopsie die subtile endoskopische Suche nach feinen erosiven Defekten der Mukosa mit gezielter Biopsie, denn diese erosiven Defekte zeigen an, daß hier der Tumor bis unter die Oberfläche der Mukosa reicht und das Deckepithel destruiert hat.

Ausgedehnter großer Tumor

Bei der Biopsiediagnostik ausgedehnter großer Tumoren wird vielfach der Fehler gemacht, daß unter dem Eindruck des „klaren Falles" nur sehr wenige Biopsiepartikel entnommen werden. Die Enttäuschung und die Indikation zur erneuten Gastroskopie kommt dann, wenn nur *nekrotisches* Material erfaßt worden ist.

Gerade bei ausgedehnten Tumoren sollten deshalb zur Artdiagnostik dieser Tumoren – Karzinom, Lymphom, Sarkom, Tumoreinbruch von außen, Metastase oder Imitation eines Tumors durch andere seltene Erkrankungen (z. B. Vaskulitis, Amyloidose, Churg-Strauss-Syndrom, Übergreifen einer Pankreatitis auf die Magenwandung) – immer *multiple* Partikel entnommen werden.

Zur Diagnostik eines ausgedehnten großen Tumors gilt deshalb die Regel:

Bei großen Tumoren müssen multiple (10–15) Partikel aus dem Zentrum und dem Rand des Tumors entnommen werden.

Auch in der bioptischen Tumordiagnostik sollte – wie in der Ulkusdiagnostik – die Abklärung der möglichen Grundkrankheit durch je 2 Biopsate aus der tumorfernen Antrum- und Korpusschleimhaut zur Regel werden. Wenn man in diesen Biopsaten z. B. keine Hp-Gastritis und keine A-Gastritis findet, sollte die Tumordiagnose noch einmal kritisch überprüft werden, denn differentialdiagnostisch müßte man dann z. B. bei der Lymphomdiagnose an die Infiltration der Magenwandung durch ein nodales Lymphom und bei der Karzinomdiagnose an Metastasen denken (z. B. Mammakarzinom).

Frühkarzinomdiagnostik

Ihre diagnostische Ausbeute der „Frühkarzinome", – also der auf Mukosa oder Mukosa und Submukosa begrenzten Karzinome – unter allen von Ihnen diagnostizierten Magenkarzinomen wird sicherlich relativ hoch sein, wenn alle vorausgegangenen, vom makroskopischen Befund ausgehenden Biopsieempfehlungen beachtet werden.

Die Magenfrühkarzinome vom Typ I (polypös) und vom Typ II a (flach erhaben) sind bei den „Polypen" und die Magenkarzinome vom Typ III (ulzerös) bei den Ulzera abgehandelt worden.

Flache, nicht ulzerierte Einsenkungen mit zumeist unregelmäßigen Rändern sollten immer den Verdacht auf das Vorliegen eines Magenkarzinoms vom Typ II c hervorrufen, also die Entnahme von multiplen Biopsaten (7–10) aus dem Zentrum und den Rändern induzieren.

Am schwierigsten ist sicherlich die bioptische Diagnostik des Magenfrühkarzinoms vom Typ II b, also dem im Mukosaniveau wachsenden Karzinoms ohne Einsenkung, ohne Erhabenheit und ohne Ulzeration. Die Tatsache, daß die tumoröse Infiltration der Schleimhaut nicht selten zu feinen erosiven Defekten der Oberfläche führt, die dann vielfach nur als winzige Fibrinauflagerungen zu erahnen sind, weist jedoch dem aufmerksamen Endoskopiker den Weg für die Biopsie. Ein weiteres endoskopisches „Alarmsignal" sind neben den feinen Erosionen mit Fibrinauflagerungen auch fokal verstärkte Rötungen.

Wenn man sich zur Regel macht, auch die kleinsten makroskopisch auffälligen Befunde als mögliches Magenfrühkarzinom ernst zu nehmen und nicht zu bagatellisieren, wird man wahrscheinlich die Karzinomdiagnostik in Zukunft verbessern können.

Die diagnostische Ausbeute an Magenfrühkarzinomen läßt sich dadurch erhöhen, daß man sich bei jeder Ösophago-Gastro-Duodenoskopie zum Ziel setzt, ganz besonders nach minimalen und fraglichen pathologischen Veränderungen zu suchen und diese zu biopsieren.

Die Qualität eines Gastroskopikers ist direkt proportional der Häufigkeit der von ihm entdeckten Magenfrühkarzinome unter allen Magenkarzinomen.

Die Magenbiopsieempfehlungen sind in Tabelle 2 zusammengefaßt.

Duodenum und oberer Dünndarm

Endoskopischer Normalbefund

Der endoskopische Normalbefund ist auf den ersten Blick keine Indikation zur Biopsie. Bei Patienten mit unklaren Oberbauchbeschwerden – insbesondere Epigastralgie, Diarrhö, Meteorismus – und bei Patienten mit Verdacht auf Malabsorptionssyndrom sollten jedoch mindestens *3 Partikel* aus dem tiefen Duodenum entnommen werden, um so eine Lambliasis, Sprue oder einen Morbus Whipple diagnostizieren oder ausschließen zu können.

Die Dünndarmsaugbiopsie zur Malabsorptionsdiagnostik wird bei Erwachsenen nur noch sehr selten durchgeführt. Bei Kindern gehört sie noch zum Standardprogramm. Diese Saugbiopsate sollten mit der Unterfläche zunächst auf ein kleines Stückchen Filzpapier gegeben werden, dann ist eine gezielte senkrechte Einbettung mit exakter senkrechter Schnittführung garantiert.

Tabelle 2. Magenbiopsieempfehlungen

Endoskopischer Befund	Biopsieempfehlungen
Normalbefund oder „Gastritis"	Je 2 Partikel aus Antrum und Korpus (evtl. zusätzlich aus Angulusregion) zur Gastritis-differentialdiagnostik
Erosionen	3–5 Partikel und 2 Partikel aus der Umgebung: Angaben zur Lokalisation, Zahl und Art sowie Medikamenteneinnahme; Frage: Art der Erosion (peptisch, medikamentös-toxisch, ischämisch, Tumor), Dignität?
Ulkus	7–10 Partikel (2 aus Zentrum, Rest aus Rand); Angaben zur Lokalisation, Größe, Tiefe und Struktur der Ränder; zusätzlich 2 Partikel aus Antrum und Korpus; Frage: Art des Ulkus (peptisch, medikamentös-toxisch, tumorös usw.), Dignität?
Polyp	5 Zangenbiopsiepartikel oder Schlingen-PE, bei submukösen Prozessen evtl. Knopfloch-PE; Angaben zur Größe, Lokalisation, Form und Oberflächenbeschaffenheit; Frage: Art des Polypen, Dignität, Konsequenzen?
„Buntes Bild"	10–15 Biopsiepartikel aus Erhabenheiten, Rändern von Ulzerationen, Erosionen, Einsenkungen usw.; genaue Angaben über makroskopischen Befund und Lokalisation; Frage: Frühlymphom des Magens?
Riesenfalten	5 Zangenbiopsiepartikel, falls erforderlich (je nach Ergebnis der Zangenbiopsie), Schlingenbiopsie; Angaben zur Ausdehnung und Lokalisation; Frage: Riesenfaltengastritis, Morbus Ménétrier, glanduläre Hyperplasie, Tumor?
„Großer Tumor"	10–15 Partikel (3 aus Zentrum, Rest aus Rand); Angaben zur Größe, Lokalisation und Form; Frage: Artdiagnose, Dignität, Malignitätsgrad?
Suche nach Magenfrühkarzinom	Multiple Zangenbiopsate aus Polypen, Erosionen, Ulzera, flachen Einsenkungen, Schleimhaut mit Fibrinauflagerungen und allen anderen „minimalen" pathologischen Veränderungen

Duodenitis

Wenn der Pathologe nicht nur eine deskriptive, zumeist nichtssagende Diagnose einer „geringgradigen" oder „erosiven" Duodenitis stellen soll, so müssen ihm unbedingt zusätzliche Informationen gegeben werden über

- Anamnese und Symptomatik,
- endoskopischen Befund,
- Medikamenteneinnahme und
- Entnahmestelle der Biopsate.

Im Bulbus duodeni ergibt sich nämlich fast ausschließlich nur die Differentialdiagnose zwischen der Helicobacter pylori-Bulbitis (früher „peptische" Bulbitis), dem Morbus Crohn und der medikamentös-toxisch oder ischämisch induzierten Läsion.

In den tiefen Abschnitten des Zwölffingerdarms ist die Hp-Duodenitis in einer gastralen Metaplasie eine extreme Rarität. Hier ergibt sich dann aber neben der Crohn-Duodenitis mit fokal-diskontinuierlichen aktiven Entzündungsinfiltraten ein breites Spektrum von Differentialdiagnosen, wie die infektiöse Duodenitis, die Duodenitis bei Pankreatitis, Vaskulitis, Schoenlein-Henoch-Syndrom, floride Endokarditis mit Mikroembolien und andere Grunderkrankungen. Die Entnahme von mindestens 5 *Partikeln* ist in derartigen seltenen Fällen mit entzündlichem Schleimhautbild und atypisch lokalisierten Aphthen oder Erosionen sehr zu empfehlen.

Ulcus duodeni

Beim „typischen" Ulkus im Bulbus duodeni ergibt sich nach wie vor keine zwingende Indikation zur Biopsie aus diesem Ulkus. Beim heutigen Wissen um die Helicobacter pylori-Induktion von nahezu 100 % der Ulcera duodeni sollte die Grundkrankheit aber durch je 2 Biopsiepartikel aus dem Antrum und Korpus des Magens geklärt werden, um so die richtige Indikation zur antibiotischen Hp-Eradikationstherapie stellen zu können.

Bei den seltenen Fällen mit Hp-Negativität sollten bei der Kontrolluntersuchung jedoch auch Biopsate aus dem Zentrum und dem Rand des Ulkus im Bulbus duodeni entnommen werden, um andere seltene Ursachen derartiger Ulzerationen abklären zu können (z.B. medikamentös-toxisch induzierte Ulzera, ischämische Ulzera, Rarität eines ulzerierten Adenokarzinoms, ulzerierter Karzinoidtumor, Einbruch eines benachbarten Tumors).

Postbulbäre Ulzera und Ulzera in der Pars descendens duodeni sind dagegen eine zwingende Indikation zur bioptischen Diagnostik mit Entnahme von multiplen (7–10) Partikeln aus dem Grund (3–4) und Rand (4–6), denn hier geht es v.a. um die Differentialdiagnose primärer oder sekundärer maligner ulzeröser Prozesse (Duodenalkarzinom, Pankreaskarzinom, Nierenkarzinom, Karzinom der Gallenwege) und seltener benigner Ulzerationen.

Duodenalpolypen

Die meisten im Bulbus duodeni lokalisierten „Polypchen" resultieren aus einer herdförmigen polypoiden Regeneratschleimhaut nach abgelaufener Mukosaläsion. In dieser Regeneratschleimhaut sind häufig inkomplette gastrale Metaplasien nachzuweisen. Relativ häufig finden sich hier auch kleine sagokornartige polypoide Erhabenheiten, deren bioptische Diagnostik dann vielfach komplette Magenkorpusschleimhautheterotopien ergaben. Diese „Polypchen" sind anhand von 2-3 Zangenbiopsaten einfach zu diagnostizieren.

Auch die submukösen polypösen Prozesse (Lipome, sog. Brunneriome u.a.) sind zumeist mit der Zangenbiopsie zu erfassen. Ebenso lassen sich die im Duodenum seltenen Adenome, die hier vielfach flächenhaft wachsen und nur als flache Erhabenheit oder Diskoloration auffallen, gut am Zangenbiopsiematerial diagnostizieren. Aus der Artdiagnose ergeben sich dann die weiteren Konsequenzen, also z.B. bei Adenomen die Empfehlung zur Totalabtragung und zur koloskopischen Suche nach gehäuft kombiniert vorkommenden kolorektalen epithelialen Tumoren.

Die Duodenumbiopsieempfehlungen sind in Tabelle 3 zusammengefaßt.

Tabelle 3. Duodenumbiopsieempfehlungen

Endoskopischer Befund	Biopsieempfehlungen
Normal	3 Partikel aus der Pars descendens duodeni bei unklaren Oberbauchbeschwerden, Epigastralgien, Diarrhö, Meteorismus usw. Frage: Lambliasis, Sprue, Morbus Whipple oder andere seltene Dünndarmerkrankungen?
„Duodenitis"	5 Biopsiepartikel, Angaben zur Lokalisation, Anamnese, Symptomatik und zum endoskopischen Befund. Frage: H. pylori-Bulbitis, Morbus Crohn, infektiöse Duodenitis, andere seltene Erkrankungen?
Ulkus im Bulbus	2 Partikel aus Antrum und Korpus; nur bei atypischem und bei Helicobacter pylori-negativem Ulkus: 3 Partikel aus Rand, 1 Partikel aus Grund; Frage: Art des Ulkus, seltene Ulkusursachen, Dignität?
Postbulbäres Ulkus	7-10 Zangenbiopsiepartikel; Angaben zur Größe, Form und Lokalisation; Frage: Art des Ulkus, Dignität?
Duodenalpolyp	3-5 Zangenbiopsiepartikel, evtl. Schlingenbiopsie; Angaben zur Größe, Form, Lokalisation und Anzahl; Frage: Artdiagnose, Dignität, Konsequenz?

Papilla Vateri

Die Indikation zur Biopsie aus der Papilla Vateri ergibt sich bei Verdacht auf einen von der Papilla Vateri ausgehenden Tumor. Dieser Tumorverdacht sollte schon bei der *endoskopisch vergrößerten* Papille ohne größeren polypösen Tumor oder ohne Ulzeration gestellt werden, insbesondere dann, wenn ein *Ikterus oder Subikterus* vorausgegangen ist, denn die meisten Tumoren der Papilla Vateri entwickeln sich in der *Ampulla Vateri*. Bei klinischem Verdacht auf einen Papillentumor ergibt sich zunächst die Indikation zur ERCP. Wenn dabei eine Stenosierung in der Papille oder eine Ektasie des Gallengangs, evtl. auch des Pankreasgangs vorliegt, so erhärtet dies den Tumorverdacht. Wenn dann im Biopsiematerial (s. Abb. 15) ein Karzinom diagnostiziert wird, besteht die Indikation zur operativen Therapie. Bei der Diagnose „Anteile eines Adenoms der Ampulla Vateri" sollte eine diagnostische endoskopische Papillotomie mit Biopsie aus der gespaltenen Papille durchgeführt werden, denn in den meisten Fällen liegt bei diesen Patienten in tieferen Abschnitten der Ampulle schon ein Adenokarzinom vor. Bei erneuter Adenomdiagnose wäre die lokale Papillotomie zu empfehlen. Das weitere Vorgehen ergibt sich dann aus der endgültigen histologischen Diagnose am Papillektomiepräparat (s. Abb. 15).

Ileum, Kolon und Rektum

Endoskopischer Normalbefund

Bei endoskopischem Normalbefund besteht die Indikation zur histologischen Diagnostik, wenn eine Diarrhö, insbesondere eine chronische Diarrhö, bekannt ist. Die Fragestellung an den Pathologen lautet dann (s. Tabelle 4), ob eine *kollagene oder mikroskopische* (lymphozytäre) *Kolitis* oder ein anderer Befund vorliegt, der die chronische Diarrhö erklären könnte.

Für diese Diagnostik sind getrennte Stufenbiopsate aus den verschiedenen Abschnitten des Kolons und Rektums erforderlich, denn diese Kolitiden sind nicht immer in allen Abschnitten des Kolorektums zu finden.

Neben der kollagenen und mikroskopischen lymphozytären Kolitis kann die Biopsie bei endoskopischem Normalbefund auch die histologische Diagnose einer eosinophilen Kolitis, einer Spirochätose und eines Laxanziendarms als Erklärung für die Diarrhö ergeben. Die Diagnose des Laxanziendarms ist dann einfach, wenn eine „Pseudomelanose" vorliegt. Bei Abusus von Bisacodyl-haltigen Laxanzien ist eine derartige Pseudomelanose aber nicht nach-

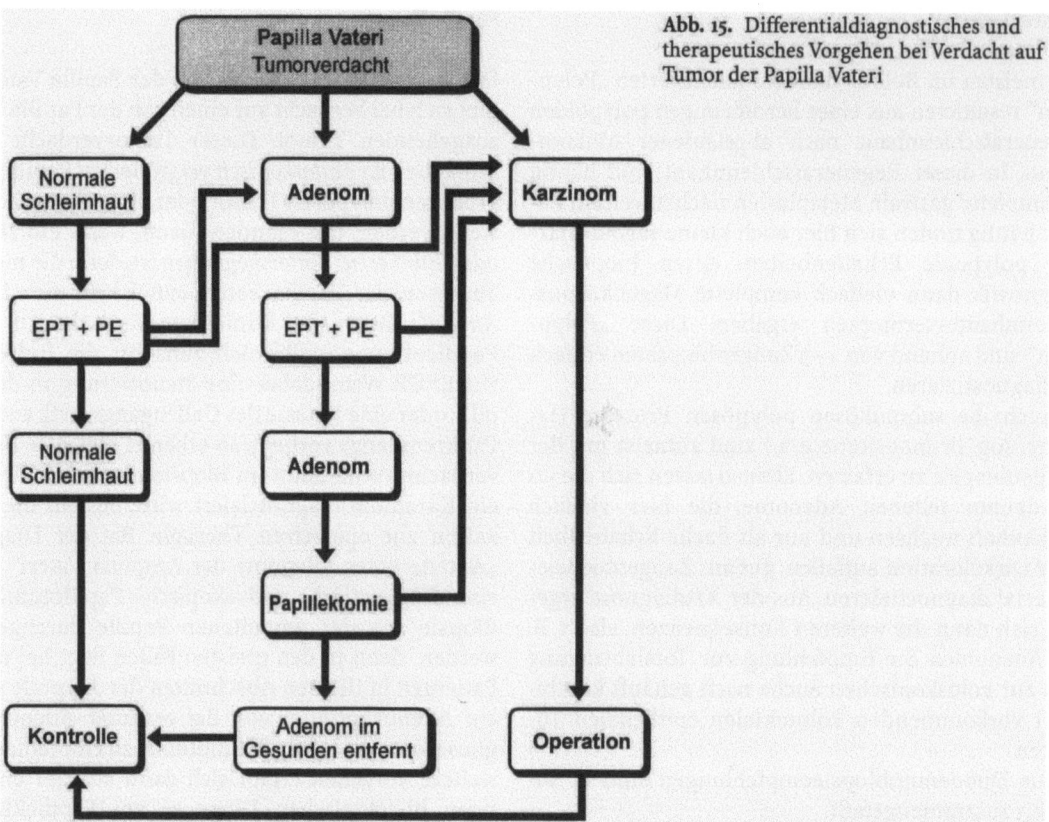

Abb. 15. Differentialdiagnostisches und therapeutisches Vorgehen bei Verdacht auf Tumor der Papilla Vateri

zuweisen, wenn aber sektglasartige Ektasien der Krypten vorliegen und am Oberrand der Krypten fokale pseudopapilläre Deckepithelien nachzuweisen sind, läßt sich aus dieser Histologie der Verdacht auf einen Bisacodyl-Abusus ableiten.

Ileitis, Kolitis und Proktitis

Die differentialdiagnostische Abklärung einer entzündlichen Erkrankung des Ileums und/oder Kolorektums erfordert eine besonders gute Zusammenarbeit zwischen dem endoskopierenden Arzt und dem Pathologen. In den beiden großen Gruppen der ätiologisch unklaren und ätiologisch klaren Enterokolitiden (s. Tabelle 4) gibt es manche histologische Befunde, die eine klare diagnostische Zuordnung möglich machen (z. B. ischämische Kolitis, radiogene Kolitis, Amöbenkolitis, pseudomembranöse Kolitis, Schistosomiasis, kollagene Kolitis, eosinophile Kolitis), während bei anderen entzündlichen Darmerkrankungen gleichartige histologische Befunde vorliegen können, die eine differentialdiagnostische Abgrenzung erschweren.

Besonders wichtig und schwierig ist die Differentialdiagnose zwischen dem Morbus Crohn und der Colitis ulcerosa und die Abgrenzung dieser beiden chronischen entzündlichen Darmerkrankungen (CEDE) von infektiösen Kolitiden durch invasive darmpathogene Bakterien und von den medikamentös-toxisch induzierten entzündlichen Veränderungen.

Hier muß der Gastroenterologe wissen, daß diese entzündlichen Erkrankungen in einzelnen Regionen des Darms und in einzelnen Biopsiepartikeln vielfach das gleiche histologische Bild produzieren, also nicht immer von einander abzugrenzen sind. Die

Tabelle 4. Einteilung der Kolitiden

Ätiologie	Kolitisarten
Unbekannt	Proktocolitis ulcerosa
	Morbus Crohn
	Kolitis bei Kollagenosen
	Kollagene Kolitis
	Mikroskopische Kolitis
	Eosinophile Kolitis
Bekannt	Infektiöse Kolitis
	Medikamentös-toxisch induzierte Kolitis
	Ischämische Kolitis
	Radiogene Kolitis
	Pseudomembranöse Kolitis
	Diversionskolitis
	Kolitis bei Divertikulitis

Entnahme von 1 oder 2 Biopsiepartikeln aus irgendeinem Abschnitt des Darms ist also eine absolut insuffiziente inadäquate Diagnostik.

Folgende 4 Regeln der Zusammenarbeit müssen beachtet werden:

1. **Genaue Information des Pathologen über die Dauer der Anamnese und die Symptomatik.**
2. **Genaue Information über den endoskopischen Befund.**
3. **Gute problemorientierte Biopsietechnik.**
4. **Angabe zur Einnahme von Medikamenten.**

„Gute problemorientierte Biopsietechnik" beinhaltet die Forderung nach *getrennten* Stufenbiopsaten aus allen anatomischen Abschnitten des Kolon und des Rektum und aus makroskopisch gesunden und kranken Arealen (s. Abb. 16). Diese Empfehlung mag auf den ersten Blick „überzogen" erscheinen. Wenn man aber bedenkt, daß mit dieser Methodik bei der *Erstdiagnostik* die Differentialdiagnose der Enterokolitiden in nahezu 90 % schon mit an Sicherheit grenzender Wahrscheinlichkeit möglich ist, die Einleitung der richtigen Therapie also in den meisten Fällen sofort beginnen kann, sollte man diese endoskopisch-bioptische Mehrarbeit akzeptieren. Durch diese primär aufwendig erscheinende Methodik wird die Zahl der erforderlichen Kontrolluntersuchungen reduziert.

In den Fällen, in denen bei der Erstdiagnostik keine sichere Diagnose möglich ist, sollte eine endoskopisch-bioptische Kontrolluntersuchung nach 2- bis 4wöchiger Therapie erfolgen. Der zeitliche Verlauf der entzündlichen Veränderungen mit Vergleich der histologischen Präparate läßt dann mit wenigen Ausnahmen die endgültige diagnostische Einordnung zu.

Bei endoskopischem und/oder histologischem Verdacht auf einen Morbus Crohn im unteren Verdauungstrakt sollte immer ein „Crohn-Staging" mit Dünndarm-Röntgenuntersuchung und Endoskopie und Biopsie des oberen Verdauungstrakts erfolgen. Da sich in ca. 60 % der Fälle mit Morbus Crohn eine Crohn-Gastritis oder -Duodenitis auch ohne Epitheloidzellgranulome oder Riesenzellen nachweisen läßt, ist gerade diese endoskopisch-bioptische Diagnostik – auch bei endoskopischem Normalbefund – sehr wertvoll für die differentialdiagnostische Abgrenzung des Morbus Crohn gegenüber der infektiösen Enterokolitis und der Colitis ulcerosa.

Die Forderung nach Angaben zur Einnahme von Medikamenten resultiert aus der Tatsache, daß die Liste der Medikamente, die Enterokolitiden auslösen können, in den letzten Jahren immer länger wird:

- nichtsteroidale Antirheumatika,
- „Gold"präparate,
- Zytostatika,
- Flucytosin,
- Kontrazeptiva,
- Methyldopa,
- Penicillamin,
- Vasopressin,
- Ergotamin,
- Benzbromaron.

Die medikamentös-toxisch induzierten Kolitiden können endoskopisch und histologisch teilweise auch einen Morbus Crohn oder eine Colitis ulcerosa imitieren. Der Pathologe muß also unbedingt über die Medikamente informiert werden. Dies gilt insbesondere für die Einnahme von Goldpräparaten, denn bei der Goldkolitis kann es zu großen tiefreichenden Ulzera mit Perforation und Peritonitis kommen.

Bei Einnahme von NSAR-Präparaten in Retard-Form sind gehäuft Veränderungen im Dünndarm, an der Valvula Bauhini, im Zoekum und im Colon ascendens zu finden. Hierbei handelt es sich vor allem um Erosionen und Ulzerationen vom ischämischen Typ, wahrscheinlich durch die NSAR-induzierten Spasmen der submukösen Blutgefäße ausgelöst. Die Abheilung der Ulzera kann im Dünndarm und im rechtsseitigen Kolon zu diaphragmaartigen Strikturen führen („Diaphragma-Dünndarm", „Diaphragma-Kolon").

Falls aufgrund der Anamnese der Verdacht auf das Vorliegen einer HIV-Infektion besteht, sollte der Pathologe darüber unbedingt informiert werden. Dann wird er neben den bei diesen Patienten gehäuft vor-

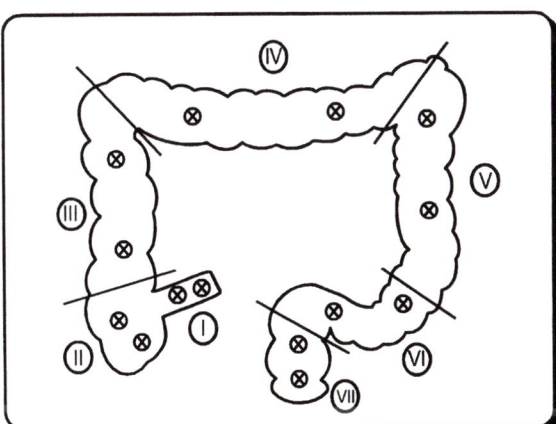

Abb. 16. Empfehlung zur Biopsieentnahme bei der Erstdiagnostik einer entzündlichen Darmerkrankung

kommenden „üblichen" infektiösen Kolitiden auch gezielt nach den bei AIDS-Patienten vermehrt nachzuweisenden opportunistischen Infektionen fahnden:

- Zytomegalievirus (CMV-)Kolitis,
- Mycobacterium-avium-Enterokolitis,
- Kryptosporidien-Enterokolitis,
- Lambliasis.

Das Bild einer Proktokolitis kann endoskopisch auch durch andere Grunderkrankungen vorgetäuscht werden. Die wichtigsten „Imitatoren einer Proktokolitis" sind:

- Amyloidose,
- Descending-perineum-Syndrom,
- Pneumatosis coli,
- Endometriose,
- Malakoplakie,
- Koprostaseulzera.

Bei einer länger als 10 Jahre bestehenden Colitis ulcerosa, die mindestens bis zur linken Flexur reicht, ist eine jährliche Vorsorgeuntersuchung zur Frühdiagnostik von Dysplasien (intraepitheliale Neoplasien) erforderlich. Diese Untersuchung sollte möglichst in der Remissionsphase der Kolitis außerhalb des täglichen Routineprogramms durch einen sehr erfahrenen Koloskopiker durchgeführt werden.

Bei der Koloskopie sollte vor allem primär nach Veränderungen gesucht werden, die ein „Marker" für das Vorliegen einer intraepithelialen Neoplasie (Dysplasie) sein können.

Außerdem sind Stufenbiopsate aus der makroskopisch unauffälligen Schleimhaut (in getrennte Einsendungsgefäße geben!) vom Zoekum bis zum Sigma in 10 cm-Abständen, vom Sigma bis zum anorektalen Übergang in 5 cm-Abständen (je 3 Partikel) erforderlich.

Die Empfehlungen zur Dysplasie-Diagnostik sind in nachfolgender Übersicht zusamengefaßt.

Empfehlungen zur Dysplasie-Diagnostik bei Colitis ulcerosa

1. Untersuchung in der *Remissionsphase*.
2. Untersuchung durch den *erfahrensten Coloskopiker* in ihrem Team.
3. Untersuchung außerhalb des Routineprogramms ohne Zeitdruck.
4. Ileocoloskopie mit:
   a) Suche und gezielte Biopsie von *DALMs* „DALMs" (*d*ysplasia-*a*ssociated-*l*esions or *m*asses) sind makroskopisch sichtbare Folgen der intraepithelialen Neoplasie (Dysplasie). Bitte achten Sie auf
   – samtartige Areale
   – fein-verruköse Beete
   – Plaques
   – Erhabenheiten
   – Einsenkungen
   – Polypen und
   – Stenosen.
   Diese DALMs müssen mit Angabe der *Größe*, *Form* und lateralen *Begrenzung* (scharf oder unscharf) und *Lokalisation* gesondert biopsiert werden (je 5 Partikel).
   b) Stufenbiopsate
   1. Vom Coecum bis Descendens-Sigma-Übergang *je 10 cm-Segment 4 Partikel* (Quadrantenbiopsie).
   2. Sigma und Rectum:
   Je 5 cm-Segment 4 Zangenbiopsate (Quadrantenbiopsie)

Polypen

Kolorektale Polypen sind in 80 – 90 % Adenome. Wegen der bekannten Adenom-Karzinom-Sequenz gilt deshalb die Regel:

Bei kolorektalen Polypen besteht die Indikation zur Polypektomie.

Der Pathologe sollte informiert werden über:

- **Lokalisation, Größe und Form der Polypen,**
- **ob mehrere Polypen vorhanden sind,**
- **ob die Abtragung aus endoskopischer Sicht partiell oder total erfolgte.**

Bei winziger retrahierter Abtragungszone hilft dem Pathologen zur gezielten Aufarbeitung die Markierung der Abtragungsstelle (Stecknadel, tip ex). Der Pathologie „liefert" Ihnen dann zunächst die histologische Klassifikation nach WHO:

- nicht neoplastischer Polyp,
- neoplastischer epithelialer Polyp:
  – Adenom,
  – Adenom mit Karzinom,
  – andere neoplastische Polypen (z.B. endokrine oder mesenchymale Tumore).

Bei Adenomen wird auch mitgeteilt, ob eine hochgradige Dysplasie (früher: „schwere Zellatypie") vorliegt. Die Diagnostik einer „mittelgradigen Dysplasie" ist zu unsicher, hat keine weiteren Konsequenzen und wird deshalb von der WHO nicht mehr empfohlen.

Der Befund des Pathologen muß auch darüber Auskunft geben, ob die Abtragung des Tumors komplett, inkomplett oder nicht sicher komplett ist.

Bei der Diagnose eines invasiven Adenokarzinoms müssen zunächst der histologische Typ nach WHO (Adenokarzinom, muzinöses Adenokarzinom, Siegelringzellkarzinom, undifferenziertes Karzinom) und dann der Malignitätsgrad (G 1: gut differenziert, G 2: mäßig differenziert, G 3: schlecht differenziert und G 4: undifferenziert) angegeben werden. Dann muß die Frage nach Einbrüchen in Lymphgefäße im Anschluß an eine Stufenschnittaufarbeitung beantwortet werden. Vielfach wird auch mitgeteilt, ob das Karzinom nur in die obere Schicht der Submukosa (sm 1), in die mittlere Schicht (sm 2) oder in die tiefe Schicht der Submukosa (sm 3) infiltrativ eingewachsen ist. Zusätzlich kann auch der Dissoziationsgrad der Karzinomzellen in der Invasionsfront angegeben werden. Die mögliche Bedeutung der morphometrischen Bestimmung der Tiefeninfiltration und des Abstands des Karzinoms von der Abtragungsfläche wird noch wissenschaftlich geprüft.

Bei Karzinomen folgt abschließend eine zusammenfassende Beurteilung des Risikos der Metastasierung in die regionalen Lymphknoten. Danach werden 2 Risikogruppen unterschieden:

„High risk": schlecht differenziert (G 3) oder undifferenziert (G 4) und/oder Nachweis von Lymphgefäßeinbrüchen
„low risk": alle anderen Karzinome.

Die Einstufung in diese „Risikogruppen" ergibt dann den abschließenden Ratschlag zum weiteren therapeutischen Vorgehen (s. Abb. 17).

Kolorektale de novo-Karzinome

Das „Dogma" der Adenom-Karzinom-Sequenz im Kolon und Rektum mit steigendem Karzinomrisiko bei zunehmender Größe der Adenome hat dazu geführt, daß man vielfach die kleinen Veränderungen der kolorektalen Schleimhaut zu wenig beachtet oder vielleicht sogar übersehen hat. Mehr und mehr wird aber klar, daß es auch im Kolorektum eine de novo-Karzinogenese gibt. Ausgehend von Japan breitet sich die Diagnose der de novo-Karzinome auch in vielen anderen Teilen der Welt aus.

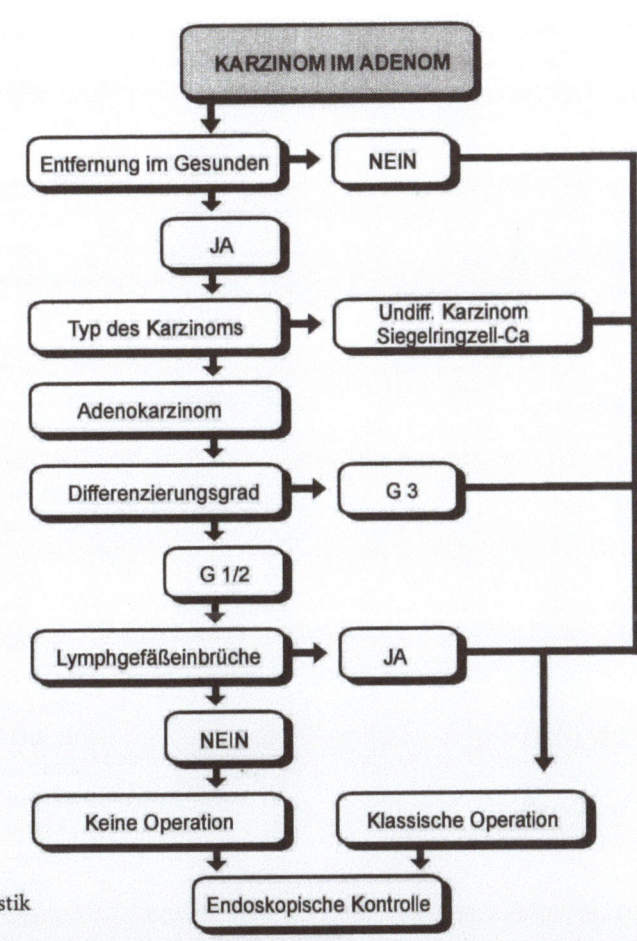

Abb. 17. Konsequenzen aus der histologischen Diagnostik von Frühkarzinomen in Adenomen

Erste makroskopische Klassifikationsvorschläge der de novo-Karzinome ähneln der makroskopischen Klassifikation der Magenfrühkarzinome (s. Abb. 18). Die im Mukosaniveau wachsenden de novo-Karzinome sind oft nur als roter Fleck zu erkennen. Die meisten in Japan zur Zeit diagnostizierten de novo-Karzinome gehören in die Gruppe der eingesenkten Formen und der im Niveau wachsenden Frühkarzinome. Nach Besprühen mit Methylenblau und mit endoskopischer Vergrößerungsoptik sind die Herde oft schon endoskopisch als malignomverdächtig zu erkennen. Außerhalb Japans werden diese Typen der de novo-Karzinome zur Zeit noch extrem selten diagnostiziert. Hier dominieren die flach erhabenen breitbasigen de novo-Karzinome, die vielfach zentral konkav eingesenkt sind. An den Rändern sind diese Karzinome häufig unscharf begrenzt, weil sie sich lateral spreitend ausbreiten.

Die de novo-Karzinome des Kolorektum sind kein japanisches Phänomen.

Um den diagnostischen Rückstand gegenüber Japan aufzuholen, sollten wir uns vornehmen:

Wir müssen mehr als bisher bei der Koloskopie nicht nur nach großen Polypen, sondern vor allem auch nach suspekten roten Flecken, flachen Erhabenheiten mit und ohne zentraler konkaver Einsenkung, breitbasigen Polypen mit unscharfen Rändern, flachen Depressionen und kleinen Ulzerationen suchen!

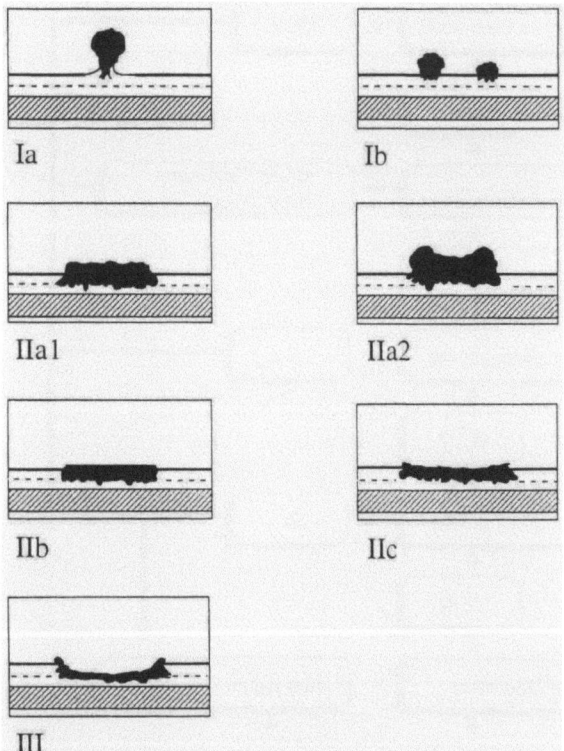

Abb. 18. Makroskopische Klassifikation der kolorektalen de novo-Karzinome

Große Tumoren

Bei großen Tumoren im Kolon und Rektum handelt es sich meist um Adenokarzinome. Lymphome, Sarkome und Einbrüche anderer Tumoren in den Darm sind demgegenüber Raritäten.

Der Pathologe sollte über Größe, makroskopische Wuchsform und Lokalisation informiert werden. Zur Artdiagnose und zur Bestimmung des Malignitätsgrades sind 5–10 Biopsiepartikel aus dem Zentrum und Rand zu empfehlen, weil auch hier bei wenigen Partikeln die Gefahr besteht, daß nur diagnostisch nicht verwertbares nekrotisches Material erfaßt wird.

Die Biopsieempfehlung für das Ileum, Kolon und Rektum sind in Tabelle 5 zusammengefaßt.

Analkanal und perinale Haut

Immer noch soll es Ärzte geben, die Knoten aus der Analregion nach makroskopischer Diagnose von „Hämorrhoiden", „hypertrophen Analpapillen", „Marisken" usw. entfernen und wegwerfen. Dies muß eindeutig als „Kunstfehler" gewertet werden, denn ein Knoten in der Analregion (s. Tabelle 6) kann auch ein echter Tumor, z. B. ein malignes Melanom, sein.

Deshalb gilt die Regel:

Jeder aus dem Analbereich entfernte „Knoten" muß histologisch untersucht werden.

Natürlich muß auch hier der Pathologe immer über die genaue Lokalisation, Anzahl und Größe der „Knoten" informiert werden. Dies ist besonders zur differentialdiagnostischen Abgrenzung des Morbus Bowen von der anders zu behandelnden bowenoiden Papulose erforderlich. Die häufigste echte Neoplasie in der Analregion – das Plattenepithelkarzinom – beginnt natürlich nicht mit einem „Knoten" sondern durchläuft zunächst das Stadium der intraepithelialen Neoplasie (ACIN = „anal canal intraepithelial neoplasia" bzw. PSIN = "perianal skin intraepithelial neoplasie"), also ein Stadium, das auch „Dysplasie" bzw. „Carcinoma in situ" genannt wird. Die Oberfläche dieser intraepithelialen Neoplasie unterscheidet sich vielfach von dem umgebenden normal geschichteten Plattenepithel durch eine Hyper- oder Parakeratose oder eine Schuppenbildung, was makroskopisch zu erkennen ist und manchmal zur Fehldiagnose eines „Ekzems" führen kann. Im Analkanal kann das Carcinoma in situ auch nur durch eine verstärkte herdförmige Rötung auffallen. Aus diesen Veränderungen sind 2–3 gezielte Biopsien zu empfehlen.

Da in chronischen Analfisteln in sehr seltenen Fällen ein sog. Fistelkarzinom – zumeist ein muzinöses

Tabelle 5. Ileum-, Kolon- und Rektumbiopsieempfehlungen

Endoskopischer Befund	Biopsieempfehlungen
Normalbefund	Bei chronischer Diarrhö getrennt Stufenbiopsate aus Ileum, den verschiedenen Abschnitten des Kolons und Rektums; Frage: Kollagene Kolitis, mikroskopische Kolitis, eosinophile Kolitis, Spirochätose, Laxanziendarm?
Enterokolitis Kolitis Proktitis	Stufenbiopsate aus allen anatomischen Abschnitten des terminalen Ileums, Kolons und Rektums (je 2–3 Partikel), Angaben zur Anamnese, Symptomatik, Einnahme von Medikamenten, genauer endoskopischer Befund; Frage: Colitis ulcerosa, Morbus Crohn, infektiöse Kolitis, andere ätiologisch bekannte Enterokolitiden, „Imitatoren" von entzündlichen Darmerkrankungen?
Dysplasie	Möglichst in der Remissionsphase der CEDE je 3 Stufen-PE alle 10 cm vom Coecum bis Sigmadescendens-Übergang alle 10 cm, je 3 Stufenbiopsate im Sigma und Rektum alle 5 cm, zusätzlich gezielte PE aus allen Erhabenheiten, samtigen Beeten, verrukösen Arealen, Plaques, Polypen, Einsenkungen und Stenosen.
Polypen	Indikation zur Schlingenabtragung, Angaben zu Lokalisation, Form, Zahl und Größe; Frage: Artdiagnose, Dignität, Totalabtragung, Malignitätsgrad, Lymphgefäßeinbrüche, Risikogruppen und Konsequenz?
Große Tumoren	5–10 Partikel aus Zentrum und Rand, Angaben zur Lokalisation, Größe und Form; Frage: Artdiagnose, Malignitätsgrad?

Tabelle 6. Differentialdiagnose bei „Knoten im Analbereich"

Tumorähnliche Läsion	„Echter" Tumor
Condyloma acuminatum (Riesenkondylom) Rektumschleimhautprolaps Oleogranulom Polypöses Analfibrom Bowenoide Papulose Pseudoepitheliomatöse Hyperplasie Hämorrhoiden Perianale venöse Thrombose Mariskien	*Epitheliale Tumoren* Papilläres Hidradenom Plattenepithelpapillom Plattenepithelkarzinom – großzellig, verhornend – großzellig, nicht verhornend – basaloid Adenokarzinom – Rektumtyp – Analdrüsenkarzinom – Analfistelkarzinom Kleinzelliges Karzinom Undifferenziertes Karzinom *Nichtepitheliale Tumoren* *Malignes Melanom* Morbus Bowen Morbus Paget Abszeß Hidradenitis

Adenokarzinom – entstehen kann, müssen auch sämtliche Fistelexzidate histologisch untersucht werden.

Angiodysplasiediagnostik

Bei der Suche nach einer gastrointestinalen Blutungsquelle stellt sich immer auch die Frage nach dem Vorliegen einer Angiodysplasie.

Im Magen sollte bei der Suche nach Angiodysplasien auf fleckförmige Rötungen, Spider-naevi-ähnliche Schleimhautzeichnungen, streifige rote Areale und nach einer Rötung der Antrumschleimhaut gesucht werden, die der Oberfläche einer Wassermelone ähnelt.

Gezielte Biopsien aus diesen Veränderungen (3–5 Partikel) gestatten dann die histologische Diagnose von Teleangiektasien. Bei Patienten mit Wassermelonen-ähnlichen Streifen findet man histologisch zusätzlich eine Vermehrung der in der Tunica propria aszendierenden glatten Muskulatur bis hin zum Bild einer „muskulären Obliteration" der Tunica propria der Antrumschleimhaut. Dieser Befund des „Wassermelonenmagens" wird endoskopisch vielfach als „hämorrhagische Antrumgastritis" fehlinterpretiert.

Bei bekannter portaler Hypertension muß die Differentialdiagnose einer kongestiven Gastropathie beachtet werden. Hier sind die Erweiterungen der Kapillaren nicht so ausgeprägt wie bei den Angiodysplasien. Außerdem ist die portale kongestive Gastropathie auch in der Korpusschleimhaut nachzuweisen, nicht aber die Angiodysplasie bei Wassermelonen-Magen.

Bei unscharf begrenzten petechialen interstitiellen subepithelialen Hämorrhagien – vorwiegend im Korpus – läßt sich der Hinweis auf einen möglichen chronischen Alkoholabusus geben.

Im Kolorektum sind die Angiodysplasien am häufigsten im Zoekum und Colon ascendens, seltener im Descendens-Sigma-Übergangsbereich lokalisiert, hier zumeist in Gestalt von himbeerroten „Flecken". Die Biopsie aus diesen Flecken (2–3 Partikel) zeigt dann das typische Bild der Teleangiektasien. Sehr seltene Angiodysplasien im Kolorektum sind Spider-naevi-ähnliche Veränderungen der Schleimhaut beim Morbus Osler-Rendu-Weber, extrem selten sind massive Hämangiomatosen im Rektum und Sigma, bei denen die Gefahr der Fehldiagnose von Hämorrhoiden besteht.

Wenn eine Strahlentherapie vorausgegangen ist, können in der radiogenen Proktokolitis auch unterschiedlich starke Ektasien der Kapillaren bis hin zu Teleangiektasien nachgewiesen werden. Im Gegensatz zur lokalen erworbenen Angiodysplasie findet sich hier aber immer eine flächenhafte ausgedehnte Rötung des Darmanteils, der früher im Strahlenfeld gelegen hat.

Bei portaler Hypertension – insbesondere bei Portalvenen- oder Mesenterialvenenthrombose ist im Kolon nicht selten eine sog. portale Kolopathie nachzuweisen. Endoskopisch fällt dabei vielfach nur eine verstärkte Rötung der Mukosa auf. Histologisch finden sich in nahezu allen Stufenbiopsaten aus dem Kolon auffällige ektatische Kapillaren in normaler anatomischer Anordnung, manchmal mit leicht verdickter Wandung.

Zusammenfassung

Wenn Sie sich nach Gründung Ihrer Praxis an all diese Ratschläge und Grundregeln der Zusammenarbeit zwischen gastroenterologisch tätigem Arzt und dem Pathologen halten, wird die diagnostische „Ausbeute" Ihrer Arbeit sicher sehr hoch sein. So wie für den gastroenterologisch tätigen Arzt das Endoskop, so ist für den Pathologen das Mikroskop das wichtigste Instrument. Der zweitwichtigste „Apparat" der Zusammenarbeit sollte für beide das Telefon sein. Die telefonische Vorinformation, die schnelle Schilderung der klinischen Problematik, des besonderen endoskopischen Befundes, die telefonische Rückfrage und Rückkopplung, das gemeinsame Gespräch über „Problemfälle" verbessert und vertieft die Zusammenarbeit, korrigiert Fehler, spornt gegenseitig an, macht also aus der fachlichen Zusammenarbeit eine symbiotische kollegiale Partnerschaft.

Literatur

1. Day DW, Dixon MF (1995) Biopsy Pathology of the Oesophagus, Stomach and Duodenum 2nd Ed. London: Chapmann Hall
2. Fenoglio-Preiser CM, Lanz PE, Listrom MB, Davis M, Rilke FO (1998) Gastrointestinal pathology. An atlas and text 2nd ed. Raven, New York
3. Goldman H (1996) Gastrointestinal Mucosal Biopsy. New York: Churchill Livingston
4. Lewin KJ, Riddell RH, Weinstein WM (1992) Gastrointestinal Pathology and its Clinical Implications. New York, Tokyo: Jgaku-Shoin
5. Lewin KJ, Appelmann HD (1996) Tumors of the Esophagus and Stomach. Atlas of Tumor Pathology. Third Series, Fascicle 18. Armed Forces Institute of Pathology, Washington
6. Morson BC, Dawson IMP, Day DW, Jass JR, Price AB, Williams GT (1996) Gastrointestinal pathology, 3rd Ed. Blackwell, Oxford
7. Remmele W (Hrsg) (1996) Pathologie Bd 2 Verdauungstrakt. 2. Aufl. Springer, Berlin Heidelberg New York
8. Rotterdam H, Sheahan DG, Sommers SC (1993) Biopsy Diagnosis of the Digestive Tract. 2nd Ed. New York: Raven Press
9. Whitehead R (ed) (1995) Gastrointestinal and oesophageal patholoy. 2nd Ed. Churchill Livingstone, Edinburgh London Melbourne New York

KAPITEL 1.9

Mikrobiologische und molekularbiologische Untersuchungen in Biopsaten

T. SCHMIDT-WIELAND, M. KIST

Die Klärung der Ätiologie einer Infektionskrankheit erfolgt durch den Nachweis des jeweiligen Krankheitserregers [1, 3, 10]. Hierzu stehen direkte Methoden (Mikroskopie, kulturelle Anzucht des Erregers, Antigennachweis, molekularbiologische Nachweisverfahren) sowie indirekte Methoden, wie die serologischen Verfahren zur Verfügung. Die gezielte Anwendung von sogenannten Nukleinsäureamplifikationstechniken (NAT), wie zum Beispiel die Polymerasekettenreaktion (PCR), kann den Nachweis langsamwachsender, schwer oder gar nicht anzüchtbarer Erreger wesentlich erleichtern [5, 7, 8]. Die endgültige Evaluierung dieser Verfahren steht allerdings in vielen Fällen noch aus, so daß ihr routinemäßiger Einsatz weiterhin Einschränkungen unterliegt.

Mikrobiologische Untersuchungen von gezielt entnommenen Biopsaten bieten in bestimmten Fällen deutliche Vorteile gegenüber der Untersuchung von Stuhl, Dünndarmsekret und Magensaft. Durch die Materialentnahme direkt am Ort des pathologischen Geschehens läßt sich häufig die Sensitivität steigern und es können auch mikrobielle Prozesse, die sich in der Hauptsache innerhalb der Darmwand abspielen, erkannt werden. Des Weiteren kann der behandelnde Arzt durch die Zusammenschau der mikrobiologischen und (in der Regel parallel durchgeführten) histopathologischen Befunde wertvolle Informationen gewinnen, die ihm bei isolierter Betrachtung entgehen würden.

Im Folgenden sollen in erster Linie die Untersuchungsmethoden besprochen werden, die traditionellerweise durch den Mikrobiologen durchgeführt werden: kulturelle Anzucht von Infektionserregern sowie mikroskopische und molekularbiologische Untersuchungen. Auf die Bedeutung histopathologischer Befunde für den Nachweis von gastrointestinalen Infektionen kann in diesem Rahmen nur am Rande eingegangen werden.

Indikationen zur Entnahme von Biopsaten für die mikrobiologische Untersuchung

Eine endoskopische Untersuchung mit Entnahme von Biopsaten für die mikrobiologische Diagnostik sollte gezielt bei bestimmten klinischen Fragestellungen vorgenommen werden.

Tabelle 1 gibt einen Überblick über wichtige Untersuchungsindikationen, die Erreger sowie deren häufigste Lokalisationen.

Entnahme und Transport von gastrointestinalen Biopsien für die mikrobiologische Untersuchung

Die erfolgreiche Anzucht von Krankheitserregern erfordert die Verwendung von sorgfältig gespülten Endoskopen, da schon Reste von Desinfektionsmitteln die Erregeranzucht unmöglich machen können. Zur Vermeidung von Kontaminationen ist es sinnvoll, die Proben für die mikrobiologische Untersuchung zuerst zu entnehmen. Die frisch entnommenen Biopsate sollten zur Vermeidung von Austrocknung möglichst sofort in ein gekennzeichnetes und fest verschließbares Gefäß mit isotoner Kochsalzlösung (ca. 0,5 – 1 ml) oder in ein anderes geeignetes Transportmedium gegeben werden. In manchen Fällen kann das Überleben der Erreger durch besondere Maßnahmen, wie zum Beispiel Vorkühlung des Gefäßes und gekühlten Transport, gefördert werden (siehe folgenden Abschnitt: Besprechung der einzelnen Erreger).

Formalin kann schon in Spuren eine verheerende Wirkung auf die verschiedenen mikrobiologischen Untersuchungen haben und kommt als Fixierungsmittel für mikrobiologische Proben nicht in Frage. Auch die Kontamination von Biopsiezangen durch Formalin ist unbedingt zu vermeiden.

Material für molekularbiologische Untersuchungen, wie zum Beispiel die Polymerasekettenreaktion, kann ebenfalls in isotoner Kochsalzlösung oder (besonders bei längerer Transportdauer) in gefrorenem Zustand eingesandt werden. Das Fixieren der Probe in absolutem Ethanol ist für diesen Zweck ebenfalls möglich.

Manche Untersuchungen werden nur in spezialisierten Laboratorien durchgeführt. Durch eine recht-

Tabelle 1. Untersuchungsindikationen, Erreger und häufigste Lokalisation bei endoskopischen Untersuchungen mit Biopsie

Klinischer Verdacht	Erreger	Lokalisation des Erregers
Chronische Gastritis Ulcus ventriculi Ulcus duodeni MALT-Lymphom des Magens	Helicobacter pylori	Magen (besonders Antrum)
Tuberkulose des Gastrointestinaltraktes	Mycobacterium tuberculosis Komplex (M. tuberculosis, M. bovis, M. africanum)	Terminales Ileum, Kolon, Zoekum seltener andere Abschnitte des GI-Traktes
Infektion mit ubiquitären Mykobakterien bei Immunschwäche	meist Mycobacterium avium Komplex	Duodenum seltener: Ösophagus, Magen u. a.
Cytomegalievirusinfektion bei Immunschwäche	Cytomegalievirus (CMV)	Ösophagus, Magen, Duodenum, Kolon, Rektum, Sigmoid
Morbus Whipple	Tropheryma whippelii	Duodenum, Jejunum seltener: Magen
Herpes-simplex-Virus-lnfektion (fast ausschließlich bei Immunschwäche)	Herpes simplex Virus (HSV) 1 und 2	Ösophagus, Rektum (besonders bei homosexuellen Männern)
Bakterielle Ösophagitis (fast ausschließlich bei Immunschwäche)	Verschiedene pathogene Keime der oberen Atemwege	Ösophagus
Phlegmonöse Gastritis (selten!)	Streptokokken der Gruppe A und andere pathogene Keime	Magen
Persistierende Diarrhoe ohne Erregernachweis aus Stuhlproben	z. B. Salmonellen, Shigellen, Yersinien, Campylobacter	Terminales Ileum, Kolon
Candidainfektion (fast ausschließlich bei Immunschwäche)	meist Candida albicans	Ösophagus seltener: Magen, Duodenum u. a. Darmabschnitte

zeitige Absprache mit dem zuständigen Labor können lange Transportwege und Lagerzeiten mit allen daraus entstehenden Nachteilen vermieden werden.

Für eine gezielte und sinnvolle mikrobiologische Diagnostik sind Informationen über die Verdachtsdiagnose(n), Anamnese, das klinische Bild und die laufende Therapie unentbehrlich.

Mikrobiologische Untersuchungen auf verschiedene Erreger

Helicobacter pylori

Helicobacter pylori, ein gut bewegliches, spiralförmiges, gramnegatives Stäbchen mit ausgeprägter Ureaseaktivität, ist regelhaft nachweisbar bei chronisch atrophischer und chronisch superfizieller Gastritis sowie der Gruppe von gastrointestinalen Ulkusleiden, die weder medikamentös (zum Beispiel durch NSAID) noch durch ein Zollinger-Ellison-Syndrom oder andere seltene Ursachen (Karzinome, Lymphome, Morbus Crohn, Stressulcus, Anastomosenulcus) bedingt sind. Des Weiteren besteht eine Assoziation von *Helicobacter pylori* Infektionen mit den sogenannten MALT-Lymphomen des Magens [6].

Eine Eradikation des Erregers führt in einem hohen Prozentsatz (> 95%) zu einer Rückbildung der entzündlichen Veränderungen bzw. der Ulcera. Die Rückbildung von MALT-Lymphomen im Frühstadium nach erfolgreicher Eradikation wurde ebenfalls berichtet. Ein kultureller Nachweis von *Helicobacter pylori* mit anschließender Resistenztestung sollte spätestens bei einem Rezidiv nach Eradikationstherapie angestrebt werden.

Materialentnahme

Biopsieproben aus Antrum und Corpus sind besonders geeignet für den Erregernachweis. Liegen Ulcera vor, so ist eine Biopsie aus dem Randbereich erfahrungsgemäß ergiebiger als die Probennahme aus dem Ulcusgrund. Besonders bei bereits vorbehandelten Patienten empfiehlt sich neben der Probennahme aus dem Antrum auch die Entnahme von mindestens zwei weiteren Biopsien aus proximaleren Magenabschnitten, da die Erregerdichte im Antrum bereits herabgesetzt sein kann (Tabelle 2).

Transport

Für eine erfolgreiche kulturelle Anzucht von *Helicobacter pylori* ist der möglichst rasche Transport in das

Tabelle 2. Biopsien für die *Helicobacter pylori* Diagnostik

Nicht vorbehandelter Patient	Vorbehandelter Patient
1 × Antrum für den Ureaseschnelltest 1 × Antrum für den kulturellen Nachweis 1 × Corpus für den kulturellen Nachweis	1 × Antrum für den Ureaseschnelltest 1 × Corpus für den Ureaseschnelltest 1 × Antrum für den kulturellen Nachweis 1 × Corpus für den kulturellen Nachweis

mikrobiologische Labor entscheidend. Als Transportmedium eignet sich isotone NaCl- oder 20%ige Glucose-Lösung (0,5–1 ml) in einem auf 4 °C vorgekühlten Röhrchen. Der Transport sollte unter Kühlung erfolgen. Bei Transportzeiten von mehr als 4 Stunden vermindert sich die Zahl der anzüchtbaren Erreger zunehmend. Ist ein längerer Transport unumgänglich, müssen anstelle der Salz- oder Glucoselösung spezielle Transportmedien eingesetzt werden (z.B. halbflüssiges Stuart-Medium oder das kommerziell erhältliche „Portagerm Pylori"), in denen der Erreger ohne spezielle Kühlmaßnahmen bis zu 24 Stunden Transportzeit überleben kann.

Mikrobiologische Untersuchungen

- *Mikroskopie.* In gramgefärbten Tupfpräparaten finden sich die typischen, gramnegativen, gewundenen Stäbchen.

- *Kultur auf festen oder flüssigen Selektivmedien.* Anzucht der typischen komma- oder s-förmigen Erreger mit positivem Oxidase-, Katalase- und Ureasenachweis innerhalb von 2–7 Tagen. Nach erfolgter Therapie sollten die Kulturen bis zu 14 Tage beobachtet werden. Vorteile dieses aufwendigen und relativ langwierigen Verfahrens sind die hohe Spezifität und die Möglichkeit einer Resistenztestung für die gezielte Chemotherapie. Die Sensitivität der kulturellen Verfahren liegt bei ca. 80 bis 90 % im Vergleich mit dem Harnstoff-Atemtest.

Als Schnellverfahren hat sich der Ureasenachweis aus dem Direktmaterial bewährt (Dauer 2 bis 24 Stunden), wobei das Ergebnis besonders bei längerer Inkubation durch eine Überwucherung mit anderen ureasepositiven Erregern verfälscht werden kann.

- *Resistenztestung.* Zur Prüfung der Antibiotikaempfindlichkeit wird die minimale Hemmkonzentration des zu testenden Antibiotikums bestimmt. Hierfür stehen verschiedene Verfahren zur Verfügung. Routinemäßig sollten Clarithromycin, Metronidazol und gegebenenfalls Tetrazyklin geprüft werden. Die primären Resistenzquoten gegen Metronidazol liegen in Deutschland zur Zeit bei 20 bis 30 %, gegen Clarithromycin bei etwa 2 bis 3 % der untersuchten Stämme. Resistenzen gegen Amoxycillin wurden bisher nicht beobachtet.

- *Molekularbiologische Verfahren.* Verfahren, wie die Polymerasekettenreaktion (PCR) oder die Hybridisierung mit spezifischen Gensonden stehen in manchen Speziallabors zur Verfügung, finden jedoch derzeit keinen Platz in der Routinediagnostik. Vorteile dieser Methodik sind die hohe Spezifität und die schnelle Durchführbarkeit, Nachteile die fehlende Quantifizierbarkeit der Ergebnisse und der notwendige Aufwand zur Vermeidung von Kontaminationen der Probe. Zudem entfällt die Möglichkeit einer Resistenztestung.

Tropheryma whippelii

Der mikroskopische und molekularbiologische Nachweis des bisher auf künstlichen Nährböden nicht kultivierbaren Bakteriums *Tropheryma whippelii* ist eindeutig assoziiert mit dem klinischen und histopathologischen Bild eines Morbus Whipple. Obwohl das Vorkommen von Bakterien in den typischen Darmwandläsionen schon bei der Erstbeschreibung auffiel, gelang die Identifizierung des Erregers erst in den frühen 90er Jahren durch den Einsatz molekularbiologischer Methoden [9, 11].

So konnte mit Hilfe einer sogenannten „broad range" Polymerasekettenreaktion (PCR) ein großer Teil des 16S rRNA-Gens des Erregers aus infiziertem Gewebe amplifiziert werden. Vergleichende Sequenzanalysen zeigten, daß der Erreger keiner bisher bekannten Gattung angehört und erlaubten eine phylogenetische Zuordnung in die Nähe der Aktinomyzeten (grampositive Bakterien mit typischerweise sehr hohem chromosomalen Guanosin/Cytosin-Gehalt).

Die Kenntnis der 16S rRNA-Sequenz von *Tropheryma whippelii* ermöglichte die Konstruktion von spezifischen Oligonukleotiden (sog. Primern), mit deren Hilfe in der Polymerasekettenreaktion eine selektive Anreicherung von erregerspezifischer DNA aus Patientenmaterial möglich ist.

Materialentnahme

Bei klinischem Verdacht auf einen Morbus Whipple empfiehlt sich die Entnahme mehrerer Biopsien aus dem postbulbären Duodenum für die mikrobiologische und histopathologische Untersuchung. Seltener wurde die DNA des Erregers auch aus anderen Darmabschnitten isoliert.

Transport

Eine Fixierung der Proben mit Formalin kann die molekularbiologische Untersuchung beträchtlich erschweren und macht eine zusätzliche Aufreinigung des Materials notwendig. Daher sollte das Material in isotoner NaCl-Lösung – oder alternativ in absolutem Ethanol – möglichst rasch in das mikrobiologische Labor gelangen. Da der molekularbiologische Nachweis von *Tropheryma whippelii* nur in wenigen Zentren durchgeführt wird, sollte zuvor Kontakt mit einem dieser Labors aufgenommen werden.

Mikrobiologische Diagnostik

Bis heute ist die kulturelle Anzucht von *Tropheryma whippelii* auf künstlichen Medien nicht gelungen, so daß die PCR mit anschließender Sequenzanalyse derzeit als Methode der Wahl für den Erregernachweis anzusehen ist. Bei diesem Verfahren wird mit Hilfe zweier speziesspezifischer Oligonukleotide in der PCR zunächst ein definiertes Fragment des 16S rRNA-Gens angereichert, dessen Identität man zum Beispiel durch Hybridisierung mit einer speziesspezifischen DNA-Sonde oder durch die direkte Sequenzierung nochmals überprüfen sollte.

Wegen der bei der PCR und anderen Nukleinsäureamplifikationstechniken stets vorhandenen Gefahr von Kreuzkontaminationen mit erregerspezifischer DNA und den dadurch notwendigen Vorsichtsmaßnahmen ist der Einsatz dieser Methode mit einem erheblichen Aufwand verbunden. Die Dauer der Untersuchung dürfte je nach Labor unterschiedlich ausfallen.

Bei der Beurteilung der Befunde sind die folgenden Punkte zu berücksichtigen:

1. Trotz sehr vielversprechender Erfahrungen ist der molekularbiologische Nachweis von *Tropheryma whippelii* noch nicht als Routinemethode anzusehen. Die abschließende Evaluierung und Standardisierung des Verfahrens stehen noch aus und werden in Anbetracht der Seltenheit der Erkrankung noch eine gewisse Zeit in Anspruch nehmen. Bei Berücksichtigung der klinischen und histopathologischen Befunde kann die Methode jedoch schon jetzt eine wertvolle Ergänzung der Diagnostik darstellen.
2. Es sollte ein klinisches und/oder histopathologisches Korrelat zu dem Laborbefund vorhanden sein (Plausibilität).
3. Bei wenig plausiblen positiven Befunden sollte stets auch an die Möglichkeit einer Kontamination des Materials gedacht werden. Eine Kontrolluntersuchung kann in solchen Fällen zusätzliche Sicherheit schaffen (Reproduzierbarkeit).
4. Trotz der hohen Empfindlichkeit der Methode kann auch ein negativer PCR-Befund einen Morbus Whipple nicht ausschließen: *T. whippelii* ist in den meisten Fällen ungleichmäßig in der Darmwand verteilt – womöglich befindet sich in dem eingesandten Material tatsächlich keine Erreger-DNA, obwohl der Patient an einem Morbus Whipple leidet.

Mykobakterien

Aus medizinischer Sicht ist es sinnvoll, die Gattung Mycobacterium zu unterteilen in den sogenannten *„Mycobacterium tuberculosis Komplex"* einerseits und die große Gruppe der ubiquitären („atypischen") Mykobakterien andererseits. Letztere spielen besonders bei Patienten mit angeborener oder erworbener Immunschwäche ein große Rolle [2].

Weder der mikroskopische noch der kulturelle Nachweis von Mykobakterien im Stuhl kann einen sicheren Aufschluß darüber geben, ob bei einem Patienten tatsächlich eine gastrointestinale Mykobakteriose vorliegt. Differentialdiagnostisch kommt der Nachweis von mit Sputum verschluckten Mykobakterien bei pulmonaler Mykobakterieninfektion in Frage oder auch das Vorliegen einer harmlosen Kolonisation der Darmschleimhaut mit ubiquitären Mykobakterien. Aus diesem Grund ist eine endoskopische Untersuchung mit Entnahme von Biopsien für die Diagnosestellung unabdinglich.

- *Mycobacterium tuberculosis Komplex (Tuberkuloseerreger):* Der *Mycobacterium tuberculosis Complex (MTC)* umfaßt die Tuberkuloseerreger *M. tuberculosis*, *M. bovis* und *M. africanum* sowie *M. bovis BCG*. *Mycobacterium microtii*, das ebenfalls dem *MTC* zugerechnet wird, kommt beim Menschen extrem selten vor und ruft gewöhnlich nur bei Nagetieren eine der Tuberkulose ähnliche Erkrankung hervor. Die Mitglieder des *MTC* sind mit den diagnostisch eingesetzten Nukleinsäureamplifikationstechniken bisher nicht voneinander abgrenzbar.

Die gastrointestinale TB (GI-TB) ist nach Sanierung der Viehbestände, Einführung der Pasteurisierung sowie der in der Regel rechtzeitigen Behandlung der pulmonalen TB in unseren Breiten eine Seltenheit geworden.

Liegt tatsächlich eine GI-TB vor, so ist abzuklären, ob man es mit einer primären, isolierten GI-TB zu tun hat oder mit einer sekundären, von einer pulmonalen TB oder einer Organ-TB ausgehenden Form.

Die bevorzugten Lokalisationen der GI-TB sind die Ileozökalregion, Kolon, Appendix sowie seltener Sigmoid, Rektum und Jejunum. In Ausnahmefällen sind auch Ösophagus, Magen oder Duodenum betroffen.

• *Ubiquitäre Mykobakterien:* Unter den ubiquitären Mykobakterien spielen die Mitglieder des Mycobacterium avium Komplexes („MAC": M. avium und M. intracellulare) eine herausragende Rolle [4]. Während gastrointestinale Infektionen mit MAC bei Immungesunden so gut wie nicht vorkommen, ist die disseminierte MAC-Infektion eine der häufigsten opportunistischen Infektionen bei AIDS-Patienten in fortgeschrittenem Stadium (CD4-Zellen < 100/mm³). Bei einem Großteil dieser Patienten besteht eine Beteiligung des Gastrointestinaltraktes, und es kann mit Recht spekuliert werden, daß der Gastrointestinaltrakt in vielen Fällen die Eintrittspforte für die disseminierte Infektion darstellt. Typische Läsionen einer MAC-Infektion lassen sich am häufigsten im Duodenum nachweisen, allerdings können auch alle anderen Darmabschnitte betroffen sein. Disseminierte MAC-Infektionen werden in aller Regel durch die positive Blutkultur nachgewiesen. Die endoskopische Diagnostik ist insbesondere dann sinnvoll, wenn Verdacht auf eine gastrointestinale MAC-Infektion besteht und wiederholte Blutkulturen kein positives Ergebnis liefern.

Materialentnahme

Aus verdächtigen Arealen sollten multiple tiefe Biopsien entnommen werden. Achtung: Insbesondere bei MAC-Infektionen ist die betroffene Darmregion nicht notwendigerweise auch makrokopisch verändert.

Transport in isotoner Kochsalzlösung. Auch hier sei darauf hingewiesen, daß eine Kontamination der Probe mit Formalin unbedingt vermieden werden muß.

Mikrobiologische Untersuchungen

• *Mikroskopie.* Wegen der charakteristischen Säurefestigkeit der Mykobakterien kommen vergleichsweise aggressive Färbemethoden, wie z.B. die Ziehl-Neelsen-Färbung und die Rhodamin-Auramin-Färbung zum Einsatz. Eine sichere Aussage über die Spezies- oder Gruppenzugehörigkeit der säurefesten Stäbchen ist aus dem mikroskopischen Bild nicht abzuleiten! Die Nachweisgrenze der Mikroskopie liegt mit 10^4–10^5 Erregern pro ml hoch, womit sich auch die geringe Sensitivität dieses Verfahrens erklärt.

• *Kultur.* Nach erfolgter Dekontamination wird die Probe auf verschiedene Festnährböden (z.B. Löwenstein-Jensen-Medium) und ein Flüssigmedium verteilt. Aufgrund des langsamen Wachstums der meisten Mykobakterien muß mit einer Zeit von mindestens 10 Tagen bis zu mehreren Wochen gerechnet werden, bis ein erkennbares Wachstum vorliegt. Die angezüchteten Mykobakterien können dann mit Hilfe biochemischer Methoden (Dauer: bis zu mehreren Wochen) oder durch Einsatz von Gensonden (Dauer: Stunden bis Tage) identifiziert werden. Mit einer Nachweisgrenze von 10^2–10^3 Erregern pro ml sind die kulturellen Verfahren deutlich empfindlicher als die Mikroskopie.

Ubiquitäre Mykobakterien werden – anders als die Tuberkuloseerreger – in geringer Keimzahl im Stuhl vieler Gesunder gefunden. Dementsprechend ist ihr Nachweis aus einer Darmbiopsie keinesfalls immer mit dem Befund einer gastrointestinalen Mykobakteriose gleichzusetzen! Vielmehr dürfte es sich in vielen Fällen um eine harmlose Besiedlung der Schleimhaut handeln.

• *Resistenzbestimmung.* Während die Resistenzbestimmung bei den Tuberkuloseerregern sehr zuverlässige Ergebnisse liefert, fehlen für die inter- und auch intraspezifisch ausgesprochen heterogene Gruppe der ubiquitären Mykobakterien gut evaluierte und standardisierte Methoden. Wegen der z. T. nur schlechten Reproduzierbarkeit der Ergebnisse, unzureichenden Definitionen von Empfindlichkeit und Resistenz sowie größtenteils fehlender Korrelation zwischen in-vivo-Testergebnis und klinischem Verlauf hat die Resistenzbestimmung bei den ubiquitären Mykobakterien zur Zeit nur einen Wert als Orientierungshilfe.

• *Molekularbiologische Nachweisverfahren.* Zur Überbrückung der langen Wartezeit bis zur kulturellen Diagnose, sind in den letzten Jahren verschiedene Nukleinsäureamplifikationstechniken (NAT), wie zum Beispiel die PCR, die Ligasekettenreaktion oder die sogenannte „Translation mediated Amplification" für die Diagnostik direkt aus dem Patientenmaterial herangezogen worden. Aufgrund der momentan noch geringen Erfahrungen mit nichtrespiratorischen Proben sollten diese Untersuchungen spezialisierten Laboratorien vorbehalten bleiben und die Ergebnisse mit aller nötigen Vorsicht gewertet werden. So ist dem molekularbiologischen Nachweis ubiquitärer (also auch in Nahrungsmitteln und der Umwelt vorkommender) Mykobakterien aus einer Darmbiopsie für sich genommen sicherlich kaum eine Bedeutung beizumessen. Auch ein Nachweis von Tuberkuloseerregern mittels NAT sollte angesichts der Tatsache, daß die Evaluierung dieser Verfahren längst nicht abgeschlossen ist, stets im Kontext mit allen klinischen, anamnestischen, histopathologischen und mikrobiologischen Daten gesehen werden. Ferner ist zu beachten, daß Mitglieder des MTC mit molekularbiologischen Methoden bisher nicht voneinander abzugrenzen sind.

Nichtsdestoweniger kann es als sicher gelten, daß die NAT in Zukunft eine wichtige Rolle beim Nachweis extrapulmonaler Mykobakterieninfektionen spielen werden.

Die Diagnose der GI-TB gilt zu recht als schwierig. Der Nachweis typischer makroskopischer Veränderungen, der mikrobiologische Erregernachweis aus verdächtigen Läsionen und ein passendes histopathologisches Bild erleichtern die Diagnosefindung. Schwierigkeiten treten jedoch auf, wenn z. B. bei einem AIDS Patienten mit defekter zellulärer Abwehr weder das makroskopische noch das mikroskopische Bild in typischer Weise ausgeprägt sind. Da bei der GI-TB – wie bei vielen Organmanifestationen der Tuberkulose – häufig nur sehr geringe Keimzahlen vorliegen, kann auch der Erregernachweis trotz bestehender Tuberkulose negativ ausfallen. Aus diesem Grunde können wiederholte Untersuchungen indiziert sein.

Salmonellen, Shigellen, Yersinien und Campylobacter

Der Nachweis dieser klassischen Durchfallerreger ist normalerweise eine Domäne der Stuhldiagnostik. In seltenen Fälle führt jedoch erst die Untersuchung von endoskopisch entnommenen Biopsaten zu einer Klärung der Situation. In Frage kommen z. B. Patienten mit einer persistierenden Diarrhoe oder unklaren Bauchbeschwerden (z. B. einer durch Yersinien bedingten Pseudoappendizitis), bei denen bisher kein Erregernachweis geführt werden konnte.

Materialentnahme

Insbesondere wegen der Hinfälligkeit der Shigellen ist auf einen raschen Transport in das mikrobiologische Labor zu achten.

Mikrobiologische Untersuchungen

Für die Anzucht von Salmonellen, Shigellen, Yersinien und Campylobacter stehen verschiedene Fest- und Flüssigmedien unterschiedlicher Selektivität zur Verfügung. Yersinien lassen sich zusätzlich gut bei einer Temperatur von 4 °C anreichern. Mit dem mikrobiologischen Befund ist nach einem bis drei Tagen zu rechnen. Die Kälteanreicherung auf Yersinien wird bei geringen Keimzahlen meist erst nach einer Woche positiv.

Beispiele für seltenere bakterielle Erreger und Krankheiten

• *Erreger der bakteriellen Ösophagitis.* Als Ursache für dieses seltene Krankheitsbild, das in aller Regel nur bei immunsupprimierten Patienten auftritt, kommen verschiedene Erreger aus dem Mund- und Rachenraum in Frage. Für die Diagnosestellung sind sowohl das histopathologische Bild, als auch die mikrobiologische Untersuchung von Bedeutung. Der mikrobiologische Erregernachweis ermöglicht die Identifizierung des Erregers und die Resistenztestung. Der Gewebeschnitt ist in der Lage, die Invasion der Bakterien in das Gewebe darzustellen und somit zu sichern, daß es sich bei den nachgewiesenen Keimen nicht nur um Kontaminanten aus dem Mund-Rachenraum handelt.

Mikrobiologische Untersuchung: Die Anzucht der Erreger erfolgt auf entsprechenden Kulturmedien. Die biochemische Identifizierung und Resistenztestung liegt meist nach einem bis drei Tagen vor. Während dem Nachweis eines Keimgemisches aus dem Mund-Rachenraum in der Regel keine pathogenetische Bedeutung zukommt, hat der Nachweis einer Monokultur eines erfahrungsgemäß pathogenen Erregers (zum Beispiel Streptokokken der Gruppe A) eine hohe diagnostische Wertigkeit. Besonders bei einem kulturellen Nachweis von Bakterien mit fraglicher Pathogenität (vergrünende Streptokokken u. a.) sollten auf jeden Fall andere Ursachen (Pilze, Viren) ausgeschlossen sein und im Zweifelsfall eine Kontrolluntersuchung eingeleitet werden.

• *Erreger der phlegmonösen Gastritis.* Diese seltene und dramatische Erkrankung präsentiert sich in der Mehrzahl der Fälle als akutes Abdomen. Häufig werden betahämolysierende Streptokokken als Ursache identifiziert. Die Diagnose wird in vielen Fällen intraoperativ gestellt.

Mikrobiologische Untersuchung: Dauer bis zur Erregeridentifikation und Resistenzbestimmung ein bis drei Tage. Ein mikroskopisches Direktpräparat (Dauer ca. 30 Minuten) kann eine erste Orientierung liefern.

Pilzinfektionen

Bei einer Pilzinfektionen des GI-Traktes handelt es sich entweder um ein begrenztes, lokales Geschehen (wie zum Beispiel in den meisten Fällen einer Candidamykose) oder um die Manifestation einer disseminierten Infektion (bei Aspergillosen, Cryptococcosen, Mucorinfektionen oder Infektionen mit dimorphen Pilzen, wie zum Beispiel Histoplasma capsulatum).

Für die Interpretation des kulturellen Nachweises von Pilzen, die in unseren Breiten ubiquitär vorkommen (Candida, Aspergillus sowie die Erreger der Mucormykosen) oder häufig den Darm kolonisieren (Candida-Arten) ist es außerordentlich wichtig, die genaue anatomische Herkunft des eingesandten Materials zu berücksichtigen. So ist der Nachweis von Candidahefen aus einem oberflächlichen Abstrich makroskopisch unauffälliger Schleimhaut pathogenetisch in aller Regel ohne Bedeutung, während die Herkunft aus einer tiefen Biopsie eher für ein krankhaftes Geschehen spricht. Hier kann die histopathologische Untersuchung wertvolle Informationen über die Invasivität einer Pilzinfektion liefern. Folglich ermöglicht häufig erst die Kombination aus mikrobiologischer und histologischer Untersuchung die Beurteilung der Situation.

- *Candida-Infektionen.* Die verschiedenen Candida-Arten sind häufig ein Bestandteil der normalen Darmflora. Allerdings kann es im Rahmen einer lokalen oder generalisierten Immunschwäche durchaus zu oberflächlichen oder tiefen Candidosen kommen, die sich am häufigsten im Ösophagus, seltener in anderen Darmabschnitten manifestieren.

- *Cryptococcose, Aspergillose, Mucormycose.* Die seltenen GI-Manifestationen dieser ohnehin schon seltenen Erkrankungen treten in aller Regel im Rahmen disseminierter Infektionen bei Immunschwäche auf. Alle Abschnitte des GI-Traktes können befallen sein.

- *Primäre Systemmykosen (Histoplasma capsulatum, Blastomyces dermatitidis, Paracoccidioides brasiliensis, Coccidioides immitis).* Keiner dieser Erreger ist in Mitteleuropa endemisch. Ein wesentlicher Hinweis auf das Vorliegen einer primären Systemmykose ist daher die Auslandsanamnese. Da die Lunge das primär betroffene Organ ist und der GI-Trakt erst im Rahmen der Disseminierung in Mitleidenschaft gezogen werden kann, dürfte eine Erstdiagnose durch Darmbiopsien eine Rarität darstellen.

Mikrobiologische Untersuchungen

Die Anzucht erfolgt auf verschiedenen antibiotikahaltigen Fest- und Flüssigmedien mit erniedrigtem pH-Wert, die Differenzierung entweder nach biochemischen (bei Hefepilzen) oder morphologischen Kriterien. Mit einer Diagnose ist in den meisten Fällen innerhalb eines Zeitraumes von zwei bis vier Tagen zu rechnen.

Cytromegalievirus (CMV)

Gastrointestinale Manifestationen einer *CMV*-Infektion können bei massiv immungeschwächten Patienten (AIDS, Transplantationen) zu subklinischen, chronischen und akut lebensbedrohlichen Krankheitsbildern führen. Bei bis zu 90 % aller AIDS-Patienten läßt sich autoptisch eine gastrointestinale *CMV*-Infektion nachweisen, eine klinische Symptomatik besteht jedoch nur in ca. drei Prozent der Fälle. In absteigender Häufigkeit sind das Kolon, der obere Gastrointestinaltrakt, Leber und Gallenwege betroffen. Die Symptomatik richtet sich nach der Lokalisation der Läsionen. Die Herausforderung bei der Beurteilung eines positiven *CMV*-Nachweises liegt in der Unterscheidung zwischen dem (pathogenetisch bedeutungslosen) „Carrier-Status" und der manifesten *CMV*-Erkrankung und erfordert eine differenzierte Bewertung klinischer, kultureller, serologischer, molekularbiologischer, immunhistochemischer und histologischer Befunde.

Materialentnahme

Beim Vorliegen von ulzerösen Läsionen ist die Biopsieentnahme aus dem Ulkusgrund erfahrungsgemäß am ergiebigsten. Zum Ausschluß anderer Erreger – wie zum Beispiel *Herpes simplex Viren* (in bis zu 25 % der Ösophagitisfälle liegen Mehrfachinfektionen vor!) – wird eine zusätzliche Entnahme aus dem Ulkusrandbereich empfohlen. Anderweitig verdächtige Schleimhautareale kommen ebenfalls für die Biopsie in Frage.

Transport

Die eisgekühlten, in isotoner Kochsalzlösung aufgenommenen Biopsate sollten auf schnellstem Wege in das virologische Labor transportiert werden. Auch eingefrorene Materialien sind geeignet.

Mikrobiologische Untersuchungen

- *Kurzzeitkultur.* Zwei Tage nach Inokulation einer Zellkultur (humane Fibroblasten) mit dem Biopsiematerial erfolgt der Virusnachweis mit Hilfe von gegen virusspezifische Proteine gerichteten monoklonalen Antikörpern.

- *Herkömmliche Kultur.* Bei dieser wesentlich zeitaufwendigeren Methode (Dauer ca. drei Wochen) werden die Viren anhand des typischen „zytopathischen Effektes" in der Zellkultur nachgewiesen. Die Empfindlichkeit ist mit der der Kurzzeitkultur zu vergleichen.

- *Nukleinsäureamplifikationstechniken (NAT).* Aufgrund der lebenslangen Persistenz einer *CMV*-lnfektion besteht besonders bei diesen zum Teil äußerst empfindlichen Verfahren die Möglichkeit, daß pathogenetisch nicht bedeutsame, latente Infektionen nachgewiesen werden. Um diesem Problem zu begegnen wurden verschiedene Modifikationen der PCR untersucht, wie zum Beispiel die sogenannte

„RT-PCR", deren abschließende Evaluierung allerdings noch aussteht.

Herpes-simplex-Virus (HSV)

Gastrointestinale *HSV*-Infektionen treten in erster Linie bei immungeschwächten Patienten auf und manifestieren sich hauptsächlich im Ösophagus (meist *HSV 1*), seltener im Rektum (besonders bei homosexuellen Männern; meist *HSV 2*), und anderen Darmabschnitten. In vielen Fällen ist eine Verdachtsdiagnose bereits anhand der typischen makroskopischen Veränderungen zu stellen. Diese sollte jedoch durch den mikrobiologischen Erregernachweis untermauert werden.

Materialentnahme

Ein Nachweis von *HSV* aus ulzerösen Veränderungen gelingt am ehesten bei Proben aus dem Ulkusrandgebiet. Allerdings empfiehlt es sich, zum Ausschluß anderer Erreger (wie zum Beispiel *CMV*) auch eine Probe aus dem Ulkusgrund zu entnehmen.

Transport

Hier gelten die gleichen Empfehlungen wie für den Nachweis von Cytomegalieviren (s. Abschn. „Cytomegalievirus").

Mikrobiologische Untersuchungen

Als Methode der Wahl gilt die kulturelle Isolierung der Viren. Nach Inokulation einer Zellkultur (humane Fibroblasten oder Vero-Zellen) kommt es innerhalb von 24–48 Stunden zum Auftreten des typischen zytopathischen Effektes.

Während die Herpesenzephalitis häufig mit Hilfe von PCR-Methoden diagnostiziert wird, kommen diese Verfahren bei der Untersuchung gastrointestinaler Biopsate nicht routinemäßig zum Einsatz.

Literatur

1. Blaser MJ, Smith PD, Ravdin JI, Greenberg HB, Guerrant RL (1995) Infections of the Gastrointestinal Tract. Raven Press, New York
2. Böttger EC (1991) Systematik, Differenzierung und Nachweis von bakteriellen Infektionserregern – die Familie Mycobacteriaceae. Immun Infekt 19:143–152
3. Burkhardt F (1992) Mikrobiologische Diagnostik. Thieme Verlag
4. Inderlied CB, Kemper CA, Bermudez LEM (1993) The Mycobacterium avium Complex. Clin Microbiol Rev 6: 266–310
5. Innis AI, Gelfand HG, Sninsky JJ (1995) PCR Strategies. Academic Press
6. Lee A, Megraud F (1996) Helicobacter pylori: Techniques for Clinical Diagnosis and Basic Research. Saunders
7. Persing DH, Smith TF, Tenover FC, White TJ (1993) Diagnostic Molecular Microbiology. American Society for Microbiology
8. Pfyffer GE (1994): Amplification Techniques: Hope or Illusion in the direct Detection of Tuberculosis. Med Microbiol Lett 3:335–347
9. Relman DA, Schmidt TM, MacDermott RP, Falkow S (1992) Identification of the uncultured bacillus of Whipple's disease. N Engl J Med 327:293–301
10. Richman DD, Whitley RJ, Hayden FG (1997) Clinical Virology. Churchill Livingstone
11. Wilson KH, Blitchington R, Frothingham R, Wilson JA (1991) Phylogeny of the Whipple's-disease-associated bacterium. Lancet 338:474–475

Medikation vor und während endoskopischer Untersuchungen

P. Frühmorgen

Die Notwendigkeit einer generellen Prämedikation wird bei endoskopischen Untersuchungen im Gegensatz zu einer situativen und individuellen Bedarfsmedikation während der Endoskopie kontrovers diskutiert [1, 8, 9, 14, 16, 23, 30, 33–36, 38, 41, 45]. Sie wird in unterschiedlicher Häufigkeit eingesetzt, wobei dies von Untersucher zu Untersucher und von Land zu Land variiert. Während in den Vereinigten Staaten und Frankreich eine intravenöse Prämedikation von den Patienten ganz überwiegend erbeten und in England in einem hohen Prozentsatz zum Einsatz kommt, werden in Japan, Deutschland, Polen, Spanien, Finnland und Schweden die Mehrzahl der Endoskopien ohne eine intravenöse Prämedikation, obere Intestinoskopien lediglich mit einer Lokalanästhesie des Rachenraums durchgeführt [1, 10, 13, 22, 24, 34, 36, 42, 43, 47].

Einigkeit besteht darin, daß die Untersuchungen für Patienten und Untersucher effektiv, tolerabel, komplikationslos bzw. komplikationsarm sein sollen und in einem zeitlich vertretbaren Rahmen durchführbar sein müssen. Um dieses Ziel zu erreichen, ist gelegentlich eine Prä- bzw. eine Medikation während der Untersuchung erforderlich. Sofern die eingesetzten Medikamente über die Untersuchung hinaus zu einer eingeschränkten Reaktionsfähigkeit (z. B. Lenken von Motorfahrzeugen) führen, ist der Patient neben der generellen Aufklärung über Risiken der Untersuchung und der Medikation auch hierüber aufzuklären (Kapitel 1.11).

Zum Einsatz kommende Pharmaka, die sich in ihrem Wirkungsspektrum und ihrer Wirkungsdauer unterscheiden, führen in unterschiedlicher Weise zur Sedierung, Analgesie, Anxiolyse, Amnesie, Spasmolyse und zur Lokalanästhesie im Pharynx und Hypopharynxbereich, aber auch zu unerwünschten Nebenwirkungen (Atemdepression, Hypoxämie, kardiovaskuläre Reaktionen, Einschränkung des Reaktionsvermögens etc. [3, 4, 6, 26, 34, 37, 46]. Zur Minderung des Risikos einer medikamentenbedingten Nebenwirkung wird zunehmend eine „milde" Sedierung bei erhaltener Kommunikation mit dem Patienten (conscious sedation) diskutiert [14, 30, 38] und empfohlen.

Bestimmende Faktoren, Indikationen und Risiken

Da die Indikation zur Prämedikation vor bzw. Medikation während endoskopischer Untersuchungen, wie übrigens jede Art der Pharmakotherapie, sich am Einzelfall orientieren muß, soll zunächst auf die wesentlichen und bestimmenden Faktoren hingewiesen werden.

Sie sind gekennzeichnet durch:
a) die persönliche Erfahrung des Untersuchers, einschließlich der eingesetzten Technik,
b) die psychische Situation des Patienten,
c) den Situs sowie
d) die zu erwartenden Nebenwirkungen der Medikation.

Persönliche Erfahrung des Untersuchers einschließlich der eingesetzten Technik

Der noch immer nicht verbindlich vorgeschriebene Nachweis einer adäquaten Ausbildung und eine fehlende Qualitätskontrolle bzw. Qualitätssicherung führen zwangsläufig dazu, daß auch weniger erfahrene Untersucher Fiber- bzw. Videoskope kaufen und diese ohne größere Erfahrung mit unzureichender Technik einsetzen. Es ist nicht zu vertreten, daß dadurch bedingte Ängste und Schmerzen während der Untersuchung durch Sedierung, Analgesie und Amnesie kompensiert werden. Dieses um so mehr, da durch Heraufsetzen der Schmerzschwelle das Komplikationsrisiko (z. B. Perforation) erhöht wird.

Der Aufklärung, Zuwendung und dem Einsatz optimierter Techniken muß vor einer großzügigen Prämedikation weitaus mehr Beachtung geschenkt werden [1, 18, 19, 21, 25, 32, 37, 41].

Die umfassende Aufklärung über den Ablauf der Endoskopie, insbesondere vor Erstuntersuchungen, reduziert in Verbindung mit einer optimierten Technik Ängste und damit die Notwendigkeit einer Prämedikation.

Psychische Situation des Patienten

Die Akzeptanz und Toleranz der Patienten ist individuell sehr unterschiedlich. Sie hängt u. a. ab vom Alter, Geschlecht und der ethnischen Herkunft. So tolerieren alte Patienten eine Untersuchung in der Regel wesentlich besser als junge Menschen, Alkoholiker, funktionell Kranke und Personen aus südlichen Ländern. Generelle Empfehlungen tragen diesen individuellen Unterschieden und Bedürfnissen nicht Rechnung.

Situs

Malrotation, Verwachsungen, Dolichocolon und/oder extreme Schleifenbildungen im Dickdarm können die Einführung von Endoskopen in einer Weise erschweren, daß eine Pharmakotherapie erforderlich wird. Sie sollte jedoch nicht als Prämedikation *vor* der Untersuchung, sondern bei Bedarf und situationsgerecht *während* der Untersuchung gegeben werden. Dies gilt auch für Spasmolytika, da der Schaft des Koloskopes während der Einführung die Schubkraft leichter und effektvoller auf die Instrumentenspitze überträgt, solange durch den Darm selbst eine Führung gegeben ist. Die Durchleuchtung, sie sollte verfügbar sein, erleichtert oder ermöglicht erst die optimale Begradigung von unüberwindbaren oder nur unter Schmerzen passierbaren Schleifen. Durch ihren Einsatz kann vielfach auf eine Medikation während der Koloskopie verzichtet werden.

Zu erwartende Nebenwirkungen der Medikation

Nicht selten haben die zur Prämedikation eingesetzten Medikamente namentlich in höherer Dosierung unerwünschte Nebenwirkungen.

Eines der häufig eingesetzten *Sedativa* ist Diazepam (Valium). Diazepam kann, insbesondere bei älteren Patienten, zu verminderter Toleranz und/oder respiratorischer Insuffizienz, zu Hyperkapni, Atemdepression und Hypoxämie führen [17]. Eine Apnoe wurde bereits bei einer Dosis von 2,5 mg beschrieben [11]. Liebermann et al. [29] berichten unter dieser Medikation über gehäuft auftretende und ernstere Herzrhythmusstörungen. Bei höheren Dosen können unerwünschte anterograde Amnesien und anhaltende Koordinationsstörungen eintreten, was insbesondere bei ambulanten Patienten problematisch ist.

Im Einzelfall und nicht vorhersehbar wurden nach vorübergehendem Abklingen der Wirkung erneut motorische und zentrale Funktionsstörungen beobachtet. Erfolgt die Injektion von Diazepam in kleine Venen, so ist bei 3,5 bis 10% der Fälle mit einer Thrombophlebitis zu rechnen [27, 28]. Als Kasuistik wurde von Hoare [20] eine Lungenembolie beschrieben. Wenn überhaupt, muß Diazepam individuell und wirkungsbezogen dosiert in größere Venen injiziert werden. Die Möglichkeit der endotrachealen Intubation und künstlichen Beatmung muß, wie bei allen potentiell zur Atemdepression und sekundären Hypoxämie führenden Medikamenten, gegeben sein.

Wegen der langen Halbwertszeit von über 20 Stunden und nachweisbaren aktiven Metaboliten von Diazepam wird alternativ heute in der Mehrzahl Midazolam (Dormicum) mit einer Halbwertszeit von 2 Stunden eingesetzt [2]. Dadurch sind die Patienten in der Regel schon kurze Zeit nach der Untersuchung wieder voll ansprechbar. Bei einer Überdosierung (Atemdepression, Hypoxämie, zu starke Sedierung) steht als Antidot Flumazenil (Anexate) zur Verfügung. Die empfohlene Initialdosis beträgt 0,2 mg Flumazenil i. v. Bei unzureichender Wirkung kann nach 60 Sekunden eine zweite Dosis mit 0,1 mg Flumazenil gegeben werden.

Dosisabhängig ist jedoch auch bei Midazolam eine, die eingeschränkte physische und psychische Leistungsfähigkeit vortäuschende, anterograde Amnesie beschrieben worden [40]. Dies bedeutet, daß die Patienten wach und aufnahmefähig wirken. Tatsächlich erinnern sie sich jedoch später nicht mehr an zu dieser Zeit geführte Gespräche und Empfehlungen. In dieser Weise prämedizierte Patienten sollten innerhalb von 24 Stunden danach keinen Tätigkeiten nachgehen, bei denen die Reaktionsfähigkeit voll erhalten sein muß (Fahren von Kraftfahrzeugen, Bedienen von Maschinen etc.). Die Gefahr juristischer Konsequenzen sei ergänzend erwähnt.

Analgetika, wie Pethidin (Dolantin) und Pentazocin (Fortral) können im Einzelfall und bei höherer Dosierung ebenfalls zu Atemdepressionen, Hypoxämie, Hypotonie, Bradykardie, Übelkeit, Erbrechen, Singultus, Miktionsbeschwerden und Bronchospasmen führen.

Spasmolytika (Buscopan, Glucagon) haben eine sehr kurze Wirkungsdauer von unter 5 Minuten. Sie sollten deshalb nur bei Bedarf *während* der Untersuchung zur Ruhigstellung des Duodenums bei der Papillenintubation und, selten nötig, bei extremer Spastik während der retrograden Koloninspektion oder bei Polypektomien gegeben werden. Saunders [39] berichtet über verkürzte Koloskopiezeiten (13,0 versus 17,5 Minuten) unter Einsatz von Spasmolytika.

Die Notwendigkeit einer *lokalen Rachenanästhesie* (z. B. Novesine-Lösung 1%ig), unmittelbar vor der oberen gastrointestinalen Endoskopie, wird sowohl von Seiten der Patienten wie auch der Untersucher objektiv unterschiedlich bewertet. Subjektiv empfinden jedoch viele Patienten eine solche Maßnahme als angenehm. Dies wurde in randomisierten Doppelblindstudien von Patienten und Untersuchern bestätigt [7, 14, 31]. Bei gleichzeitiger Sedierung ist eine Rachenanästhesie jedoch nicht zuletzt wegen der Aspirationsgefahr mit sekundärer Pneumonie überflüssig. Wegen des Risikos einer Aspiration von erbrochenem Blut sollte auch bei der Notfallendoskopie auf eine Prämedikation verzichtet werden. Seltene Allergien gegen Lokalanästhetika müssen beachtet werden.

Dimethylpolysiloxan-Präparate (Endo-Paractol-Emulsion, Lefax Tropfen Suspension, sab simplex Suspension), in der Regel vor der oberen Intestinoskopie, selten während der Koloskopie, gegeben, reduzieren die Schaumbildung und optimieren dadurch die Sicht auf die Schleimhaut.

Beim Einsatz von Medikamenten mit atemdepressiver Wirkung oder der Gefahr einer Aspiration muß die Untersuchung unter pulsoxymetrischer Kontrolle [30, 43] und der Möglichkeit einer Sauerstoffgabe durchgeführt werden. In diesen Fällen muß auch die Möglichkeit [26] der Intubation und Reanimation gegeben sein.

Mehrere nationale Fachgesellschaften haben zwischenzeitlich Empfehlungen bzw. Richtlinien zur Sedierung erlassen [5, 15, 44], wobei die Deutsche Gesellschaft für Verdauungs- und Stoffwechselkrankheiten in ihren Leitlinien auch ohne Prämedikation eine generelle und kontinuierliche Überwachung mit Hilfe von Pulsoxymetrie bei *allen* endoskopischen Untersuchungen sowie bei Risikopatienten (u. a. koronare Herzkrankheit, chronisch obstruktive Lungenerkrankungen, Herzrhythmusstörungen, schwere Anämie) zusätzlich die Gabe von 2–4 Liter Sauerstoff/Minute über eine Nasensonde empfiehlt [15].

Komplikationen

Eine „milde" Sedierung, d. h. eine Sedierung ohne Bewußtseinsverlust (conscious sedation) [30], reduziert das prämedikatonsbedingte Komplikationsrisiko. Insgesamt werden jedoch 50% der Folgekrankheiten und 60% der Todesfälle auf eine Sedierung mit Hypoxämie und nachfolgende kardiopulmonale Komplikationen zurückgeführt [4, 12]. Schätzungen zufolge muß mit einem Todesfall pro 7500–11000 Gastroskopien [10] bzw. einem Todesfall pro 2000 diagnostischen Endoskopien [8], von denen etwa 85% in Sedierung durchgeführt wurden, aufgrund kardiopulmonaler Komplikationen gerechnet werden.

Komplikationsraten einer Prämedikation bei der Ösophago-Gastro-Duodenoskopie wurden von Quine et al. [34] auf der Grundlage einer prospektiven multizentrischen Studie publiziert (Tabelle 1).

Untersuchungsfrequenzen sowie Art und Zahl der Komplikationen bei konsekutiv erfaßten Untersuchungen *mit* Prämedikation im eigenen Krankengut sind in Tabelle 2 und 3 zusammengestellt.

Tabelle 1. ÖGD-Komplikationen (Prämedikation) [34]

Komplikationen	n	Alter (Jahre)	Pulsoxymetrie eingesetzt
ÖGD	14149		
Prämedikation 85%	12026		
Todesfälle	4 (0,03%)	36–83	1/4
Herzstillstand, erfolgreiche Reanimation	4 (0,03%)	77–80	3/4
Atemstillstand			
Ang. pectoris, Arrhythmie	5 (0,04%)	46–78	4/5

Tabelle 2. Endoskopie-Prämedikation (1982–1996)

Untersuchung	Gesamtzahl	Prämedikation
ÖGD	38 881	194 (0,49%)
KS	14 426	720 (4,99%)
ERCP	3558	3558 (100%)
PEG (ab 1989)	304	304 (100%)
Gesamt	57 169	4776 (8,4%)

Tabelle 3. Komplikationen (Sedierung)

Untersuchung mit Prämedikation	Atemdepression	Atemstillstand	letal
ÖGD (n = 194)	2 (1,0%)	0	0
KS (n = 720)	5 (0,7%)	1 (0,1%)	0
ERCP (n = 3558)	1 (0,03%)	1 (0,03%)	0
PEG (n = 304)	2 (0,7%)	1 (0,3%)	0
Gesamt (n = 4776)	10 (0,2%)	3 (0,06%)	0

Praktisches Vorgehen

Mit den dargelegten Einschränkungen und individuellen Indikationsstellungen setzen wir folgende Medikamente im Einzelfall ein. Lediglich bei der perkutanen endoskopischen Gastrostomie (PEG), der Laparoskopie, der retrograden Pankreatikocholangiographie (ERCP) einschließlich therapeutischer Maßnahmen sowie bei Bougierungen und Tubusimplantationen prämedizieren wir, eine Kontraindikation ausgeschlossen, regelmäßig. Dabei setzen wir kurzwirksame Benzodiazepine als Sedativa, bei Bedarf in Kombination mit einem Analgetikum ein. Auf einen sicheren venösen Zugang ist in jedem Fall zu achten.

- Entschäumer: z. B. Endo-Paractol-Emulsion, Lefax Tropfen Suspension, sab simplex Suspension
- Rachenanästhesie: z. B. Novesine-Lösung 1 %ig
- Sedativa: z. B. Dormicum (2–7,5 mg i. v.), als Antidot Anexate
- Analgetika: z. B. Fortral (15–30 mg i. v.) oder Dolantin (25–50 mg i. v.)
- Spasmolytika: z. B. Busopan (2–4 ml i. v.), bei Glaukom und Prostataadenom mit Restharnbildung Glucagon (1 mg i. v.).

Die Zuordnung zu den verschiedenen endoskopischen Untersuchungen ist in Tabelle 4 zusammengestellt.

Als Benzodiazepin-Antagonist muß Flumazenil (Anexate) mit einer Initialdosis von 0,2 mg als Bolus, als Opiat-Antagonist Naloxon (Narcanti) mit einer Initialdosis von 0,4–2,0 mg verfügbar sein.

Jeder Patient muß, abhängig vom Verlauf und dem Risiko der Endoskopie, während und nach der Untersuchung überwacht werden (Monitoring). Dies gilt insbesondere für prämedizierte bzw. während der Untersuchung medizierte Patienten. Die Überwachung der Vitalfunktionen muß bis zum Abklingen der atemdepressiven und sedierenden Wirkung fortgeführt werden. Die Entlassung des Patienten sollte in Begleitung eines Angehörigen oder mit einem Taxi, in keinem Fall innerhalb von 24 Stunden als Fahrer mit dem eigenen Auto erfolgen. Die in der Regel gegenüber den Agonisten kürzere Wirkdauer der Antagonisten ist zu beachten.

Tabelle 4. Prämedikation bzw. Bedarfsmedikation bei endoskopischen Untersuchungen

Untersuchung	Sedativa	Analgetika	Spasmolytika
Ösophago-Gastro-Duodenoskopie	(+)	–	–
Bougierung	+	+	–
Tubusimplantation	+	+	–
ERCP (EPT)	+	–	+[a]
Koloskopie/Ileoskopie	(+)	(+)	(+)[b]
Rektoskopie/Sigmoidoskopie	–	–	–
Laparoskopie	+	(+)	–

+ Regelmäßig; (+) selten bei Bedarf oder auf ausdrücklichen Wunsch; – keine.
[a] Unmittelbar vor Papillenkanülierung.
[b] Bei extremer Spastik nur während der retrograden Inspektion.

Monitoring

Jeder Patient, insbesondere unter Medikation, bedarf der Überwachung. Hierzu ist neben dem Untersucher eine qualifizierte Assistenz (Schwester/Pfleger) erforderlich. Als Standard gelten neben der klinischen Überwachung die Blutdruck- und Pulsmessung sowie bei gegebener Indikation eine Pulsoxymetrie. Ein Elektrokardiogramm ist nur bei Risikopatienten erforderlich.

Als technische Voraussetzungen (siehe auch Kapitel 1.7) müssen für den Notfall entsprechende Medikamente, Intubationsbesteck mit Tuben, Atembeutel, Absaugeinrichtung, Sauerstoffanschluß oder eine Sauerstoffflasche verfügbar sein.

Zusammenfassung

Zusammenfassend ist eine *routinemäßige Prämedikation* vor endoskopischen Untersuchungen überflüssig und wegen der potentiellen Nebenwirkungen abzulehnen [1]. Insbesondere dann, wenn durch diese Maßnahmen eine unzureichende Erfahrung und Technik des Untersuchers kompensiert wird. Dies gilt insbesondere für alte und ambulante Patienten. Im Einzelfall erleichtert und ermöglicht die patienten- und situationsgerechte Gabe einer Prämedikation jedoch die endoskopische Untersuchung, wobei lediglich eine Anxiolyse mit erhaltener Kommunikationsfähigkeit im Sinne der „conscious sedation" angestrebt werden sollte.

In allen Fällen, in denen eine Prä- bzw. Medikation gegeben wird, muß eine Pulsoxymetrie durchgeführt werden und die Möglichkeit der Intubation und Reanimation im Hinblick auf die Sedierung mit Atemdepression gegeben sein. Da die Komplikationsrate mit der Dosis der Medikamente korreliert, sollte diese, wenn überhaupt erforderlich, möglichst gering und individuell, d. h. alters- und risikoadaptiert (Titrieren der Dosis) gewählt werden. Ziel der Prämedikation ist die Anxiolyse, Amnesie und Kooperation, nicht die Somnolenz, Dysarthrie und Ptose. Ist eine Prämedikation unumgänglich, so müssen die personellen und apparativen Voraussetzungen zur Intubation und Reanimation sowie zur Überprüfung der Sauerstoffsättigung (Pulsoxymetrie) und bei Risikopatienten ein EKG-Monitoring möglich sein.

Die Entscheidung zu einer Medikation während der Untersuchung sollte in der Regel vom Patienten getroffen werden. Eine generelle und standardisierte Prämedikation widerspricht den Notwendigkeiten und der Fürsorgepflicht im Rahmen der Risikoabwägung gegenüber den Patienten.

Literatur

1. Al-Atrakchi HA (1989) Upper gastrointestinal endoscopy without sedation: a prospective study of 2000 examinations. Gastrointest Endosc 35:79
2. Bardhan KD, Morris P, Taylor PC, Hinschliffe RFC (1984) Intravenous sedation for upper gastrointestinal endoscopy: diazepam vs. midazolam. Br Med J 288:1046
3. Bell GD, Morden A, Coady T, Lee J, Logan RFA (1988) A comparison of diazepam and midazolam as endoscopic premedication assessing changes in ventilation and oxygen saturation. Brit J Clin Pharmacol 26:595
4. Bell GD (1990) Premedication and intravenous sedation for upper gastrointestinal endoscopy. Aliment Pharmacol Ther 4:103
5. Bell GD (1991) Recommendations for standards of sedation and patient monitoring during gastrointestinal endoscopy. Gut 32:823
6. Bianci Porro G, Lazzaroni M (1992) Preparation, premedication and surveillance. Endoscopy 24:1
7. Campo R, Brullet E, Montserrat A et al. (1995) Topical pharyngeal anesthesia improves tolerance of upper gastrointestinal endoscopy: a randomized double-blind study. Endoscopy 27:659
8. Charlton JE (1995) Monitoring and supplemental oxygen during endoscopy. One death per 2000 procedures demands action. Brit Med J 310:886
9. Classen M, Phillip J, Frühmorgen P et al. (1975) Prämedikation bei der peroralen Endoskopie. Inn Med 2:257
10. Daneshmend TK, Bell GD, Logan RFA (1991) Sedation for upper gastrointestinal endoscopy: results of a nationwide survery. Gut 32:12
11. Del Veccio PJ (1978) Apnea after intravenous diazepam administration. JAMA 239:614
12. Fleischer D (1989) Monitoring the patient receiving conscious sedation for gastrointestinal endoscopy: Issues and guidelines. Gastrointest Endosc 35:262
13. Froehlich F, Gonvers M, Fried M (1994) Conscious sedation, clinically relevant complications and monitoring of endoscopy: Results of a nationwide survey in Switzerland. Endoscopy 26:231
14. Froehlich F, Schwizer W, Thorens J (1995) Conscious sedation for gastroscopy: Patient tolerance and cardiorespiratory parameters. Gastroenterology 108:697
15. Froehlich F, Fried M, Sauerbruch T (1997) Patientenüberwachung. In: Leitlinien der Deutschen Gesellschaft für Verdauungs- und Stoffwechselkrankheiten (DGVS) (Hrsg.: Sauerbruch T, Scheuerlen Ch) Demeter Verlag, Balingen
16. Gebbensleben B, Rohde H (1990) Angst vor der gastrointestinalen Endoskopie – ein bedeutsames Problem? Dtsch Med Wschr 115:1539
17. Hall SC, Ovassapian A (1977) Apnea after intravenous diazepam therapy. JAMA 238:1052
18. Hasselkus W, Freitag P (1992) Belastung des Patienten durch die Gastroskopie. Z Allg Med 68:388
19. Hedenbro JL, Lindblom A (1991) Patient attitudes to sedation for diagnostic upper endoscopy. Scand J Gastroent 26:1115
20. Hoare AM (1974) Pulmonary embolus after diazepam sedation. JAMA 230:210
21. Hsu RK, Young R, Beaton G et al. (1997) Impact of a 5 minutes courtesy phone call in patients scheduled for outpatient endoscopic procedures – a prospective randomized study. Gastroint Endosc 45:AB 49 (abstract)
22. Keeffe EB, O'Conner KW (1990) 1989 A/S/G/E survey of endoscopic sedation and monitoring practice. Gastroint Endosc 36:513
23. Keeffe EB (1995) Sedation and Analgesia for Endoscopy. Gastroenterology 108:932
24. Ladas SD, Giorgiotis C, Pipis P et al. (1990) Sedation for upper gastrointestinal endoscopy: time for reappraisal? Gastrointest Endosc 36:417
25. Lanius M, Zimmermann P, Heegewaldt H et al. (1990) Reduziert ein Informationsheft über die Magen- bzw. Dickdarmspiegelung die Angst vor diesen Untersuchungen? Z Gastroenterol 28:651
26. Lazzaroni M, Bianchi Porro G (1996) Preparation, Premedication and Surveillance Endoscopy 28:6
27. Langdon DE (1973) Thrombophlebitis following diazepam. JAMA 225:1389
28. Langdon DE, Harlan JR, Bailey RL (1973) Thrombophlebitis with diazepam used intravenously. JAMA 223:184
29. Liebermann DA, Wuerker CK, Katon RM (1985) Cardiopulmonary risk of oesophagogastroduodenoscopy. Role of endoscopic diameter an systemic sedation. Gastroenterology 88:468
30. McCloy R, Nagengast F, Fried M, Rohde H, Froehlich F, Whitwam J (1996) Conscious sedation for endoscopy. European Journal of Gastroenterology and Hepatology 8:1233
31. Mulcahy HE, Greaves RRSH, Ballinger B et al. (1996) A double-blind randomized trail of low-dose versus high-dose topical anaesthesia in unsedated upper gastrointestinal endoscopy. Aliment Pharmacol Ther 10:975
32. Perieira SP, Hussaini SH, Hanson PJV, Wilkinson ML, Sladen GE (1994) Endoscopy: throat spray or sedation. JR Coll Physicians Lond 28:411
33. Petersen H, Myren J (1972) Premedication for peroral endoscopy. Two double-blind-studies. Scand J Gastroent 7:583
34. Quine MA, Bell GD, McCloy RF et al. (1995) Prospective audit of upper gastrointestinal endoscopy in two regions of England: safety, staffing and sedation methods. Gut 36:462
35. Quine MA, Colin-Jones DG (1996) Gastrointestinal Endoscopy: To Sedate or not to Sedate? Endoscopy 28:306
36. Rey JF (1996) Sedation for Upper Gastrointestinal Endoscopy: As Much as Possible, or Without? Endoscopy 28:308
37. Roos WA (1989) Premedication for upper gastrointestinal endoscopy. Gastrointest Endosc 35:120
38. Sasaki I, Okazaki K, Inometa Y, Suzuki H (1997) Importance of conscious sedation and monitoring for safe and effective total colonoscopy. Gastroint Endosc 46:199
39. Saunders BP, Williams CB (1996) Premedication with intravenous antispasmotic speeds colonoscope insertion. Gastrointest Endosc 43:209
40. Schneider-Helmert D (1985) Dämmerzustände nach dem Hypnotikum Midazolam. Schweiz Med Wochenschr 115:247
41. Schwenkmezger G, Asshoff H, Schütz S, Buchhorn S (1997) Angst- und Streßreaktion und ihre Bewältigung bei ambulanter gastrointestinaler Endoskopie: Ist eine Prämedikation gerechtfertigt? Z Gastroenterol 35:913
42. Seow-Choen F, Leong AFPK, Tsang C (1994) Selective sedation for colonoscopy. Gastrointest Endosc 40:661
43. Smith MR, Bell DG (1993) Routine oxygen during endoscopy? An editorial review. Endoscopy 25:298
44. Standards of Practice Commitee. American Society of Gastrointestinal Endoscopy: Monitoring patients undergoing gastrointestinal endoscopic procedures. Guidelines for clinical application (1991). Gastrointest Endosc 37:120
45. Fisher NC, Bailey S, Gibson JA (1998) A Prospective, Randomized Controlled Trail of Sedation vs. No Sedation in Outpatient Diagnostic Upper Gastrointestinal Endoscopy. Endoscopy 30:21
46. Lazzaroni M, Bianchi Porro G (1998) Preparation, Premedication and Surveillance. Endoscopy 30:53
47. Ristikankare MKO, Julkunen RJK (1998) Premedication for gastrointestinal endoscopy is a rare practic in Finland: a nationwide survey. Gastroint Endosc 47:204

Aufklärung vor endoskopischen Untersuchungen

P. Frühmorgen

Jeder ärztliche Eingriff in die körperliche Unversehrtheit erfüllt aus juristischer Sicht und der Rechtsprechung folgend den Tatbestand der Körperverletzung (§ 223 StGB) [5]. Dieser Tatbestand ist nur dann rechtmäßig, wenn vorausgehend eine mündliche Aufklärung stattfand, der Patient eingewilligt hat und der Eingriff fachgerecht durchgeführt wurde.

Folgerichtig ist in der Muster-Berufsordnung für die deutschen Ärztinnen und Ärzte in der Fassung der Beschlüsse des 100. Deutschen Ärztetages [2] ausgeführt:

„Jede medizinische Behandlung hat unter Wahrung der Menschenwürde und unter Achtung der Persönlichkeit, des Willens und der Rechte des Patienten, insbesondere des Selbstbestimmungsrechts, zu erfolgen" (§ 7).

„Zur Behandlung bedarf der Arzt der Einwilligung des Patienten. Der Einwilligung hat grundsätzlich die erforderliche Aufklärung im persönlichen Gespräch vorauszugehen" (§ 8).

Daraus abgeleitet, hat auch vor endoskopischen Untersuchungen jeder Patient das Recht und der Arzt die Pflicht einer situationsgerechten Information [4]. Dabei sind die Dringlichkeit des Eingriffs sowie der Bildungs- und Wissensstand des Patienten zu berücksichtigen.

Rechtslage und Rechtsprechung

In einem vom Arzt, der unter bestimmten Voraussetzungen (Kompetenz, Sachkunde) nicht mit dem Untersucher identisch sein muß, zu führenden verständlichen und rechtzeitigen Gespräch muß jeder Patient *mündlich* über die Notwendigkeit, Dringlichkeit, Art und den Ablauf sowie über mögliche Risiken (Komplikationen) des vorgesehenen Eingriffs und die eventuell zur Verfügung stehenden alternativen Untersuchungs- und Behandlungsmöglichkeiten unterrichtet werden. *Schriftliche Aufzeichnungen* über die formfreie Aufklärung haben im Streitfall einen „gewissen Beweiswert".

Bei Minderjährigen ist das Einverständnis zur Endoskopie von den Sorgeberechtigten (Eltern, Beauftragte) einzuholen. Die Befugnis zur Einwilligung haben jedoch auch Jugendliche unter 18 Jahren, wenn sie die Bedeutung und Tragweite des Eingriffes ermessen können.

Bei bewußtlosen Patienten hat der Arzt bei seiner Entscheidung dem mutmaßlichen Willen (mutmaßliche Einwilligung) des Patienten zur Herstellung seiner Gesundheit zu folgen. Ein Gespräch mit dem Patienten nahestehenden Personen kann ergänzende Entscheidungshilfen geben.

Aufklärungsbögen und schriftliche Einverständniserklärung können das Gespräch in keinem Fall ersetzen, aber dokumentieren, daß, wann und mit welchen Inhalten es stattgefunden hat. In diesem Gespräch muß auch auf eine eventuell durchzuführende Medikation vor, und/oder während der Endoskopie sowie deren potentielle Risiken (medikamentenabhängige Nebenwirkung, Einschränkungen der Verkehrstüchtigkeit) hingewiesen werden [4].

Bezüglich der potentiellen Risiken des Eingriffs ist nicht die sich aus der Literatur ergebende Komplikationshäufigkeit, sondern jene des ausführenden Untersuchers Grundlage des Aufklärungsgespräches.

Für die Aufklärungspflicht gibt es keine absolute Schwelle der Komplikationshäufigkeit. Ungeachtet der Komplikationsrate muß insbesondere auf typische, mit der Eigenart der vorgesehenen Endoskopie verbundene spezifische Risiken hingewiesen werden. Bezüglich der Aufklärung über andere Risiken (atypische Risiken) ist der Informationsgrad abhängig von der Komplikationsrate. Generell sind die Anforderung an die Aufklärung (Umfang, Sorgfalt) bei weniger dringlichen oder relativen Indikationen (z. B. Vorsorge, Verfügbarkeit von Methoden mit geringerem Risiko) größer, bei Notfällen geringer; d. h., eine rein diagnostische Endoskopie ohne therapeutischen Nutzen stellt an die Aufklärung höhere Anforderungen als ein therapeutischer Eingriff (z. B. endoskopische Blutstillung) [1].

---

[1] Die Einwilligung des Patienten erstreckt sich allein auf eine sachgemäße, dem jeweiligen medizinischen Standard entsprechende Behandlung.

Grenzen der Aufklärung sind dann zu beachten, wenn eine psychische Beeinträchtigung des Patienten zu erwarten ist. Der Zeitpunkt des Gespräches ist so zu wählen, daß der Patient im vollen Besitz seiner Erkenntniss- und Entscheidungsfähigkeit ohne äußere Zwänge ausreichend Zeit hat, sich seine Zustimmung oder Ablehnung zu überlegen (Überlegungsfrist), sofern die Dringlichkeit des Eingriffes dies zuläßt. Im Normalfall und allgemeiner Rechtsprechung folgend ist dies in der Regel spätestens der Vortag der Untersuchung. Zunehmend, insbesondere auch unter ambulanten Bedingungen, wird jedoch auch die Aufklärung am Untersuchungstag akzeptiert, wenn sie ohne direkten zeitlichen und räumlichen Zusammenhang mit der Endoskopie erfolgt. Aufklärungsfristen gelten jedoch nicht für vital indizierte Eingriffe (z.B. Notfallendoskopie bei akuter Blutung).

Aufklärungsgespräch

Das Aufklärungsgespräch, mit Inhalt, Datum und Zeit auf die geplante Untersuchung bezogen, sollte schriftlich dokumentiert und von Patient und Arzt unterschrieben werden. Dies ist für eine eventuell notwendige Beweislast, die beim Arzt liegt, von besonderer Bedeutung.

Die Form der Dokumentation (Ambulanzkarte, Krankenblatt, vorformulierte Aufklärungsbögen) ist nicht verbindlich vorgegeben. Allgemein gehaltene Einverständniserklärungen sind jedoch aus juristischer Sicht gegenstandslos. Auch die „Zeugenaussage" einer Praxishilfe ist namentlich nach längerer Zeit im Streitfall wenig hilfreich.

Werden vorformulierte Texte, wie sie auch kommerziell angeboten werden, benutzt, so müssen sie den Inhalt des Gespräches wiedergeben und auf die Besonderheiten und den Einzelfall Bezug nehmen. Vorformulierte Aufklärungsbögen, die nicht vorgeschrieben sind, können lediglich der Vorbereitung und der Dokumentation des Aufklärungsgespräches dienen, dieses jedoch keinesfalls ersetzen. Die *alleinige* Aushändigung eines „Merkblattes" ist unzulässig und im Falle einer juristischen Auseinandersetzung nutzlos.

Da die Einwilligungserklärung des Patienten nur solche Maßnahmen abdeckt, die Gegenstand des Aufklärungsgespräches waren, beziehen wir wegen der relativen Häufigkeit kolorektaler Polypen bei der Aufklärung zur Koloskopie routinemäßig auch die Polypektomie mit ein. Dies gilt auch für mögliche chirurgische Folgeeingriffe.

Der Patienten *muß* darüber hinaus neben dem ärztlichen Gespräch Gelegenheit haben, zusätzliche Fragen stellen zu können. Dies ist, wie übrigens auch ein ausdrücklicher Verzicht auf eine Aufklärung, von seiten des Patienten schriftlich zu dokumentieren. Die im Gesetz und in der Berufsordnung vorgegebene Aufklärungspflicht zu vernachlässigen, könnte im Streitfall für den beklagten Arzt schwerwiegende straf- und/oder zivilrechtliche Folgen haben. Dabei sollte besondere Beachtung finden, daß entgegen der Beweislast für den Behandlungsfehler – sie liegt beim Patienten – diejenige für die ausreichend erfolgte Aufklärung beim *Arzt* liegt. Dies hat dazu geführt, daß Rechtsanwälte in Arzt-Haftungsprozessen den Weg des behaupteten „Aufklärungsmangels" wählen und auf diesem Wege nicht selten erfolgreich sind. Daß dabei eine exakte, vollständige und aussagekräftige Dokumentation über das Aufklärungsgespräch unabdingbar ist, versteht sich von selbst. Eine fehlende Dokumentation geht aus juristischer Sicht beweisrechtlich in aller Regel zu Lasten des ausführenden Arztes.

Weitere Hinweise zur Aufklärung sind in den *Richtlinien zur Aufklärung der Krankenhauspatienten über vorgesehene ärztliche Maßnahmen* [3], einer mit der Bundesärztekammer abgestimmten Empfehlung der Deutschen Krankenhausgesellschaft (Anhang A, Seite 108) sowie in den *Empfehlungen zur Patientenaufklärung* [1] der Bundesärztekammer (Anhang B, Seite 120) enthalten. Sie gelten inhaltlich in Analogie auch für die ambulante Endoskopie in Klinik und Praxis.

Literatur

1. Empfehlungen zur Patientenaufklärung der Bundesärztekammer (1990) Deutsches Ärzteblatt, 87 (Heft 16): B 940
2. (Muster-) Berufsordnung für die deutschen Ärztinnen und Ärzte (1997). Deutsches Ärzteblatt 94: A 2354
3. Richtlinien zur Aufklärung der Krankenhauspatienten über vorgesehene ärztliche Maßnahmen (1992). 3. veränderte Auflage. Deutsche Krankenhausverlagsgesellschaft, Düsseldorf
4. Schlund GH (1993) Aufklärung vor endoskopischen Untersuchungen und Eingriffen – einschließlich der Prämedikation. Tips für die Gastroenterologische Praxis. 20 (Heft 2): 31
5. Strafgesetzbuch, 30. Auflage (1996) Beck-Texte im Deutschen Taschenbuchverlag, München

Anhang A

P. Frühmorgen

Richtlinien zur Aufklärung der Krankenhauspatienten über vorgesehene ärztliche Maßnahmen[1]

Der Vorstand der Deutschen Krankenhausgesellschaft verabschiedete in seiner Sitzung am 23.6.1980 das Muster einer Dienstanweisung an die Ärzte im Krankenhaus über die Aufklärung und Einwilligung der Patienten vor ärztlichen Eingriffen. Dieses Muster griff im wesentlichen einen Vorschlag auf, den eine Kommission aus Medizinern und Juristen der Universität Göttingen und der Medizinischen Hochschule Hannover erarbeitet hatte.

In den letzten Jahren ist vermehrt festzustellen, daß Schadensersatzansprüche gegen die Krankenhausträger auch damit begründet werden, daß keine entsprechende Aufklärung gegenüber dem behandelten Patienten erfolgt ist. Die Erfahrungen in der Vergangenheit haben dazu geführt, das seinerzeitige Muster einer Dienstanweisung umfassend zu überarbeiten und dabei zu einem übersichtlichen Aufbau zu kommen.

Die Empfehlungen für Richtlinien zur Aufklärung der Krankenhauspatienten über vorgesehene Maßnahmen stellen das Ergebnis mehrerer Gespräche mit der Bundesärztekammer dar, bei denen Einvernehmen über die wesentlichen Fragestellungen sowie den Aufbau und den Inhalt dieser Empfehlungen erzielt werden konnte.

Die jetzt vorliegenden Empfehlungen für Aufklärungsrichtlinien sind wie folgt gegliedert:

- Vorbemerkung (Teil I)
- Grundsätze und Inhalte des Aufklärungsgesprächs (Teil II)
- Organisatorische Maßnahmen (Teil III)
- Auszüge aus der Rechtsprechung zu den wesentlichen, immer wiederkehrenden Fragestellungen (Teil IV)
- Anhang (Teil V).

Mit diesem Aufbau ist der Versuch unternommen worden, die Grundsätze des Aufklärungsgesprächs, organisatorische Vorkehrungen sowie rechtliche Fragestellungen klar zu trennen. Dadurch soll die Anwendung in der Praxis erleichtert werden. Auszüge aus der Rechtsprechung dienen der vertieften Information zu bestimmten Sachverhalten. Dieser Teil soll jeweils einen aktuellen, auszugsweisen Überblick über die Rechtsprechung zu Schwerpunktthemen geben. Austausch und Ergänzungen dieses Teils sind somit möglich, ohne die Richtlinien selbst inhaltlich ändern zu müssen, während die Grundsätze und die organisatorischen Maßnahmen (Teil II und III) langfristig abgesicherte Aussagen enthalten sollen.

Im Rahmen der turnusgemäßen Überarbeitung der Teile I bis IV sind die Empfehlungen der Bundesärztekammer zur Patientenaufklärung als Anhang (Teil V) aufgenommen worden, die als Ergänzung dieser Richtlinien gedacht sind (Anhang B).

Die Empfehlungen sind durch den Vorstand der Deutschen Krankenhausgesellschaft am 17.12.1984 sowie durch den Vorstand der Bundesärztekammer am 12.10.1984 verabschiedet worden. Sie lösen damit das Muster einer Dienstanweisung aus dem Jahre 1980 ab. Wie auch in den Vorbemerkungen zum Ausdruck kommt, hat jeder Krankenhausträger dafür Sorge zu tragen, daß die von der Rechtsprechung entwickelten Anforderungen an das Aufklärungsgespräch verbindlich umgesetzt werden. Diese Anforderungen sind in der Richtlinie enthalten. Das Wort „Richtlinie" schließt nicht aus, daß der jeweilige Krankenhausträger zur Umsetzung der organisatorischen Maßnahmen im Innenverhältnis eine entsprechende Dienstanweisung erläßt.

Diese Richtlinien werden in der 3. Auflage mit Stand vom 2.1.1992 vorgelegt und berücksichtigen die bis zu diesem Zeitpunkt ergangene Rechtsprechung. Besonders hinzuweisen ist in diesem Zusammenhang auf das Urteil des Bundesgerichtshofs vom 17.12.1991 – VI ZR 40/91 – zur Aufklärungspflicht

---

[1] Veröffentlicht von der Deutschen Krankenhaus Verlagsgesellschaft mbH, Düsseldorf [3] (s. S. 107). Der Abdruck erfolgt mit freundlicher Genehmigung durch die Deutsche Krankenhaus Verlagsgesellschaft.

über die Infektionsgefahren bei Fremdbluttransfusionen, welches seinen Niederschlag in einem neuformulierten Leitsatz findet.

gez. Dr. Karsten Vilmar gez. Prälat Roland Ries
Präsident Präsident der Deutschen
der Bundesärztekammer Krankenhausgesellschaft

I. Vorbemerkung (Inhalt der Richtlinien)

Nach ständiger Rechtsprechung wird jeder ärztliche Eingriff in die körperliche Unversehrtheit als tatbestandsmäßige Körperverletzung angesehen. Er ist grundsätzlich nur dann rechtmäßig, wenn der Patient über den Eingriff aufgeklärt worden ist, nach erfolgter Aufklärung in den Eingriff eingewilligt hat und der Eingriff fachgerecht durchgeführt worden ist. Einer Einwilligung bedarf es nicht, wenn der Eingriff zur Abwendung einer drohenden Gefahr für den Patienten sofort durchgeführt werden muß und eine vorherige Einwilligung wegen der körperlichen oder geistigen Verfassung des Patienten nicht zu erlangen war.

Als Voraussetzung für eine rechtswirksame Einwilligung ist der Patient – soweit er nicht darauf verzichtet – über Ziel, Tragweite, Notwendigkeit und Dringlichkeit, Art und Verlauf einer ärztlichen Untersuchungs- oder Behandlungsmaßnahme sowie damit verbundenen Risiken aufzuklären.

Der Patient muß einerseits Kenntnis seiner Erkrankung und ihrer Gefahren, andererseits Kenntnis der Behandlung und ihrer unvermeidlichen Folgen haben, um sachgemäß abwägen und sich entscheiden zu können.

Da das Aufklärungsgespräch und die Einwilligung des Patienten von rechtserheblicher Bedeutung sind, ist insoweit eine Dokumentation unverzichtbar.

Jeder Krankenhausträger hat dafür Sorge zu tragen, daß die von der Rechtsprechung entwickelten Grundsätze zur Aufklärung der Patienten vor der Durchführung ärztlicher Untersuchungs- oder Behandlungsmaßnahmen beachtet werden. Jeder Arzt muß sein Aufklärungsgespräch an den Anforderungen dieser Rechtsprechung ausrichten.

Im folgenden Abschnitt II sind deswegen diese Anforderungen der Rechtsprechung in den wesentlichen Grundzügen in Form von Leitsätzen zusammengefaßt. Die diesen Leitsätzen zugrundeliegende Rechtsprechung des Bundesgerichtshofs und – soweit einschlägige Urteile des BGH nicht vorliegen – der Oberlandesgerichte ist auszugsweise im Abschnitt IV als Hilfestellung für den Arzt zur Durchführung des Aufklärungsgesprächs im Einzelfall zusammengefaßt.

Abschnitt III enthält eine Aufzählung organisatorischer Maßnahmen, die zur Sicherstellung einer ausreichenden Aufklärung von Patienten im Krankenhaus vor der Durchführung ärztlicher Untersuchungs- und Behandlungsmaßnahmen erforderlich sind.

Die „Sicherungsaufklärung" (Aufklärung nach einer ärztlichen Untersuchungs- und Behandlungsmaßnahme zur Gewährleistung des Behandlungserfolges bzw. der Vermeidung von Gesundheitsschäden) und die „Diagnoseaufklärung" (Aufklärung des Patienten über die Art und Schwere seines Leidens unabhängig von der Einwilligung in einen diagnostischen oder therapeutischen Eingriff) sind nicht Gegenstand dieser Richtlinie. Das gleiche gilt für die Besonderheiten der Aufklärung im Rahmen einer Zwangsbehandlung (insbesondere bei Unterbringung in einer psychiatrischen Anstalt).

II. Leitsätze zum Aufklärungsgespräch

1. Das Aufklärungsgespräch muß durch den Arzt erfolgen; es darf nicht an nichtärztliches Dienstpersonal delegiert werden. Der Arzt, der eine ärztliche Untersuchungs- oder Behandlungsmaßnahme durchführt, muß nicht mehr aufklären, wenn diese Aufklärung bereits durch einen anderen Arzt erfolgt ist; er muß sich jedoch hierüber Klarheit verschaffen.
2. Die Aufklärung muß individuell in einem Gespräch mit dem Patienten erfolgen. Das Aufklärungsgespräch kann nicht durch Formulare ersetzt werden. Formulare dienen nur der Vorbereitung und der Dokumentation des erfolgten Gesprächs.
3. Der Arzt muß den Patienten über die Grundzüge der vorgesehenen Untersuchung oder Behandlung aufklären, nicht jedoch über Einzelheiten. Dabei sind die Anforderungen an den Umfang der Aufklärung abhängig von der Dringlichkeit des Eingriffs sowie vom Bildungs- und Wissensstand des Patienten.
4. Über Risiken, die mit der Eigenart eines Eingriffs spezifisch verbunden sind (typische Risiken), ist unabhängig von der Komplikationsrate aufzuklären; bei anderen Risiken (atypische Risiken) ist die Aufklärung abhängig von der Komplikationsrate.
5. Stehen mehrere wissenschaftlich anerkannte Methoden ernsthaft zur Erwägung, so muß die Aufklärung auch diese alternativen Untersuchungs- und Behandlungsmöglichkeiten sowie deren Risiken umfassen.
   Das gilt nicht, wenn sich die gewählte Methode im Bereich der wissenschaftlich anerkannten Therapie hält und die zur Wahl stehende ebenfalls anerkannte Behandlungsmöglichkeit kein

ins Gewicht fallendes geringeres Risiko verspricht.

6. Besteht die Möglichkeit, daß eine Bluttransfusion bei einer Operation erforderlich wird, ist der Patient über die lnfektionsgefahren (insbesondere Hepatitis und HIV) bei der Verwendung von Fremdblut aufzuklären.

   Ist die Verwendung von Eigenblut beim Patienten möglich, ist er rechtzeitig darauf hinzuweisen, um entsprechende Blutkonserven anzulegen.

7. Die Aufklärung muß zu einem Zeitpunkt erfolgen, in dem der Patient noch in vollem Besitz seiner Erkenntnis- und Entscheidungsfähigkeit ist; ihm muß eine Überlegungsfrist verbleiben, sofern die Dringlichkeit der Maßnahmen dies zuläßt.

8. Die Aufklärung muß in einer für den Patienten behutsamen und verständlichen Weise erfolgen. Im persönlichen Gespräch soll der Arzt sich bemühen, die Information dem individuellen Auffassungsvermögen sowie dem Wissensstand des Patienten anzupassen und sich zugleich davon überzeugen, daß dieser sie versteht.

   Ist bei einem ausländischen Patienten nicht sicher, ob dieser die Erläuterungen versteht, muß der Arzt eine sprachkundige Person hinzuziehen. Wenn die Einwilligung des Patienten in eine mit Gefahren verbundene Untersuchungs- oder Behandlungsmaßnahme nur dadurch zu erreichen ist, daß ihn der Arzt auf die Art und Bedeutung seiner Erkrankung hinweist, so darf der Arzt auch bei schweren Erkrankungen davor grundsätzlich nicht zurückschrecken. Im übrigen ist er jedoch nicht zu einer restlosen und schonungslosen Aufklärung über die Natur des Leidens verpflichtet, sondern muß die Gebote der Menschlichkeit beachten und das körperliche und seelische Befinden seines Patienten bei der Erteilung seiner Auskünfte berücksichtigen.

9. Die von einem Patienten aufgrund der Aufklärung gegebene Einwilligung deckt nur solche Eingriffe ab, die Gegenstand des Aufklärungsgesprächs gewesen sind. Ist für den Arzt vorhersehbar, daß möglicherweise ein operativer Eingriff auf weitere Bereiche ausgedehnt werden muß, so ist der Patient hierüber vor dem Eingriff aufzuklären.

   Stellt sich erst während einer Operation heraus, daß ein weitergehender Eingriff erforderlich ist, muß der Arzt die Risiken einer Unterbrechung der Operation gegenüber den Risiken der Durchführung des erweiterten Eingriffs abwägen und danach seine Entscheidung über eine Operationsunterbrechung zum Zwecke der Einholung der Einwilligung des Patienten treffen.

10. Bei Minderjährigen ist die Einwilligung zum Eingriff im Regelfall von den Eltern oder sonstigen Sorgeberechtigten oder von deren Beauftragten einzuholen. In bestimmten Ausnahmefällen, wie Eil- und Notmaßnahmen sowie Eingriffen von minderer Bedeutung, reicht es aus, wenn die Einwilligung nur eines Elternteils vorliegt.

    Jugendliche unter 18 Jahren haben jedoch ausnahmsweise die Befugnis zur Einwilligung, wenn sie hinreichend reif sind, die Bedeutung und Tragweite des Eingriffs und seiner Gestattung zu ermessen[1].

    In jedem Fall sind aber auch die Kinder und Jugendlichen in groben Zügen über den vorgesehenen Eingriff und dessen Verlauf zu informieren, wenn und soweit sie in der Lage sind, die ärztlichen Maßnahmen zu verstehen.

    Entsprechendes gilt für die Aufklärung bei geschäftsunfähigen oder beschränkt geschäftsfähigen volljährigen Patienten; hier ist die Einwilligung in der Regel des Betreuers einzuholen.

11. Psychisch bzw. geistig Kranke sind in groben Zügen über den vorgesehenen Eingriff und dessen Verlauf zu informieren, wenn und soweit sie in der Lage sind, die Bedeutung und Tragweite zu verstehen.

12. Bei bewußtlosen Patienten hat der Arzt diejenigen medizinischen Maßnahmen durchzuführen, die im Interesse des Patienten zur Herstellung seiner Gesundheit erforderlich sind (mutmaßliche Einwilligung). Zur Erforschung des wirklichen oder mutmaßlichen Willens des Patienten kann sich ein Gespräch mit den ihm besonders nahestehenden Personen empfehlen; auch schriftlich vom Patienten abgegebene Erklärungen können ein Indiz für seinen mutmaßlichen Willen sein. Bei Suizidpatienten ist aus dem Suizidversuch kein mutmaßlicher Wille auf Unterlassen einer ärztlichen Hilfeleistung abzuleiten. Sobald und soweit die Einwilligungsfähigkeit des Patienten wieder vorliegt, ist zur Fortsetzung der Behandlung seine Einwilligung einzuholen.

13. Gibt der Patient deutlich zu erkennen, daß er eine Aufklärung nicht wünscht (Aufklärungsverzicht), so kann diese unterbleiben.

III. Organisatorische Maßnahmen

1. Der ärztliche Leiter ist dem Krankenhausträger gegenüber verantwortlich, daß in Zusammenar-

---

[1] Einwilligungsfähigkeit ist nicht gleichzusetzen mit Geschäftsfähigkeit im Sinne des Bürgerlichen Gesetzbuches.

beit mit den leitenden Ärzten des Krankenhauses sichergestellt wird, daß alle im Krankenhaus tätigen Ärzte über die ihnen im Zusammenhang mit der Aufklärung auferlegten Pflichten entsprechend diesen Richtlinien unterrichtet sind.
2. Der ärztliche Leiter hat zusammen mit den leitenden Ärzten der Krankenhausabteilung (Chefärzte und Belegärzte) festzulegen, in welcher Abteilung die Aufklärung über Untersuchungs- und Behandlungsmaßnahmen durchzuführen ist, wenn sich ein Patient gleichzeitig oder nacheinander in der Behandlung mehrerer Abteilungen befindet, sofern nicht ohnehin in jedem Fach eine Aufklärung erfolgen muß.
3. Jeder leitende Abteilungsarzt hat für seine Abteilung die ordnungsgemäße Durchführung der Aufklärung sicherzustellen, insbesondere festzulegen, welcher Arzt die Aufklärung durchzuführen hat. Dabei ist darauf zu achten, daß auch vor einzelnen mit zusätzlichen Gefahren verbundenen Eingriffen eine Aufklärung zu erfolgen hat, wenn sie nicht bereits Gegenstand eines früheren Aufklärungsgesprächs gewesen sind; dies gilt auch für diagnostische Eingriffe.
4. Unabhängig von den Ziffern 2 und 3 hat sich jeder Arzt, der nicht selbst aufklärt, davon zu überzeugen, daß eine ordnungsgemäße Aufklärung stattgefunden hat.
5. Der leitende Abteilungsarzt hat sicherzustellen, daß die Tatsache der Aufklärung und der wesentliche Inhalt des Aufklärungsgesprächs ordnungsgemäß dokumentiert sind. Die Tatsache der Aufklärung, ihr Zeitpunkt sowie der wesentliche Inhalt des Aufklärungsgesprächs sollen in der Krankengeschichte vermerkt werden. Der Patient soll in einer schriftlichen Einwilligungserklärung durch Unterschrift die erfolgte Aufklärung, einen eventuellen Aufklärungsverzicht und den wesentlichen Inhalt der Aufklärung bestätigen. Das Aufklärungsgespräch kann nicht durch eine formularmäßige Einwilligungserklärung ersetzt werden.

IV.

Auszüge aus der Rechtsprechung des Bundesgerichtshofs und rechtmäßiger oberinstanzlicher Gerichtsentscheidungen zur ärztlichen Aufklärungspflicht (Stand 2.1.1992):

Die Rechtsprechungsübersicht ist in folgende Teile gegliedert:
1. Zu den Grundlagen und Grundzügen des Aufklärungsgesprächs.
2. Zum Erfordernis der Aufklärung durch den Arzt.
3. Zum Erfordernis einer individuellen Aufklärung.
4. Zum Umfang der Risikoaufklärung.
5. Zur Aufklärung über alternative Behandlungsmethoden.
6. Zur Aufklärung bei operativen Eingriffen.
7. Zum Zeitpunkt des Aufklärungsgesprächs.
8. Zur Aufklärung bei Minderjährigen.
9. Zur Aufklärung bei willensunfähigen Patienten.
10. Zur Einschränkung der Aufklärung aus therapeutischen Gründen.
11. Zum Aufklärungsverzicht.

Zu 1: Zu den Grundlagen und Grundzügen des Aufklärungsgesprächs

a) „Auszugehen ist von dem Grundsatz, daß jedem das Recht auf körperliche Unversehrtheit zusteht (Art. 2 Abs. 2 GG). Dieser Rechtsgrundsatz gilt auch für das Verhältnis zwischen Patient und Arzt ... Soweit nicht ein Gesetz etwas anderes bestimmt, darf daher niemand zu einer Heilbehandlung gezwungen werden. Ein ärztlicher Eingriff in die körperliche Unversehrtheit des Kranken ist nur insoweit nicht widerrechtlich, als die Einwilligung des Kranken reicht. Das bedeutet, daß die Widerrechtlichkeit der ärztlichen Maßnahme nur durch den erklärten Rechtswillen des Patienten entfällt, durch den er dem Arzt die Befugnis zum Eingriff in den Körper einräumt." (BGHZ 29,176 ff. [179])

b) „Gewiß wird ein Kranker, der den Arzt aufsucht oder sich in eine Klinik begibt, um Hilfe gegen sein Leiden zu suchen, oft von vornherein in gewissem Umfang auch mit ärztlichen Eingriffen einverstanden sein, die sich als Voraussetzung der Heilung als notwendig erweisen. Hieraus kann aber nicht gefolgert werden, daß er keinen Wert darauf legt, in großen Zügen über die vorgesehene Behandlung, den üblichen Verlauf, den zu erwartenden Erfolg und auch über etwaige Gesundheitsschädigungen unterrichtet zu werden, die diese Behandlung mit sich bringt. Der Kranke, dem die Sachkunde in medizinischen Dingen fehlt, sieht in dem Arzt auch den Berater und erwartet in der Regel von ihm, daß er ihn in diesen Fragen belehrt und berät. Nur wenn der Patient Klarheit über seine Lage hat, also in großen Zügen weiß, worin er mit seiner Zustimmung zu dem ärztlichen Eingriff einwilligt, kann die Einwilligung ihren Sinn und Zweck erfüllen, die dahin gehen, dem Eingriff in den Körper des Patienten den Charakter des Rechtswidrigen zu nehmen und einen Teil der Verantwortung des Arztes auf den Patienten zu übertragen." (BGHZ 29, 46 ff. [53])

c) „Die Einwilligung erstreckt sich selbstverständlich nur auf sachgemäß (medizinisch richtig) durchgeführte Eingriffe. Wenn eine Injektionstechnik objektiv (nach dem Stand der jeweiligen ärztlichen Wissenschaft) falsch ist, so ist der Eingriff widerrechtlich." (BGH, Ärzt. Mitt. 1960, 80 ff.)

d) „Daß die behandelnden Ärzte in der Frage der Aufklärung, also in der Beurteilung einer Rechtsfrage, anderer Meinung sind, kann sie nicht von dem Vorwurf befreien, schuldhaft die Durchführung der Aufklärung unterlassen zu haben." „Auf eine etwaige gegenteilige ärztliche Übung können sich die Beklagten dann nicht mit Erfolg berufen, denn eine solche Übung wäre mißbräuchlich." (BGHZ 29, 176)

e) „Indessen reicht entgegen der Ansicht des Berufungsgerichtes im Streitfall die Einwilligung nur der Mutter des Klägers zu der Operation nicht aus, um diesen Eingriff in die körperliche Integrität des Kindes zu rechtfertigen." „Die elterliche Sorge für den Kläger stand und steht beiden Elternteilen gemeinsam zu." „Abweichend von diesem Grundsatz wird überwiegend angenommen, in bestimmten Ausnahmefällen könne ein Elternteil allein die Personensorge, insbesondere die Vertretung des Kindes wahrnehmen. Das soll für Eil- und Notmaßnahmen gelten, ferner für Geschäfte des Alltags und Besorgungen minderer Bedeutung aufgrund einer entsprechenden elterlichen Aufgabenverteilung." (BGH, Urteil vom 28.6.1988 – VI ZR 288/87 –, NJW 1988, 2936)

f) „Aushändigung und Unterzeichnung von Formularen und Merkblättern ersetzen nicht das erforderliche Aufklärungsgespräch und erst recht kann ihnen nicht entnommen werden, daß der Patient über ein nicht ausdrücklich erwähntes Risiko informiert worden ist. Die Existenz einer unterschriebenen Einwilligungserklärung des Patienten kann nur ein Indiz dafür sein, daß vor der Unterzeichnung überhaupt ein Aufklärungsgespräch über die Operation und deren mögliche Folgen geführt worden ist." „Schriftliche Aufzeichnungen im Krankenblatt über die Durchführung des Aufklärungsgesprächs und seinen wesentlichen Inhalt sind nützlich und dringend zu empfehlen." „Allein entscheidend bleiben muß das vertrauensvolle Gespräch zwischen Arzt und Patienten. Es sollte möglichst von jedem bürokratischen Formalismus, zu dem auch das Beharren auf einer Unterschrift des Patienten gehören kann, frei bleiben." (BGH, Urteil vom 8.1.1985 – VI ZR 15/83 –, NJW 1985, 1399)

g) „Die therapeutische Aufklärung naher Angehöriger, soweit sie überhaupt ohne Einwilligung des Patienten zulässig ist, kann in aller Regel nicht das direkte Gespräch zwischen Arzt und Patienten ersetzen. Keinesfalls darf ein Arzt sich damit beruhigen, daß der Patient offenbar eine Weiterbehandlung nicht wünscht, wenn für ihn erkennbar dem Patienten schwere Gesundheitsgefahren drohen und er ihn nicht entsprechend informiert hat." (BGH, Urteil vom 25.4.1989 – VI ZR 175/88 –, NJW 1989, 2318 ff.)

h) „Die erwähnten Urkunden belegen aber keineswegs auch, daß die Klägerin überhaupt in der Lage war, die ihr etwa zuteil gewordene Aufklärung über die Art und Weise des geplanten Eingriffs zu verstehen. Bei der Behandlung ausländischer Patienten muß der Arzt eine sprachkundige Person hinzuziehen, wenn nicht ohne weiteres sicher ist, daß der Patient die deutsche Sprache so gut beherrscht, daß er die Erläuterungen, die er von dem Arzt erhält, verstehen kann. Es muß gesichert sein, daß die Gefahr von Mißverständnissen ausgeschlossen ist. ... Auch insoweit trifft den Arzt die Beweislast, weil er grundsätzlich den Nachweis einer wirksam erklärten Einwilligung zu erbringen hat." (OLG Düsseldorf, Urteil vom 12.10.1989 – 8 U 60/88 – NJW 1990, 771)

Zu 2: Zum Erfordernis der Aufklärung durch den Arzt

a) „Die Einwilligung des Patienten in eine intravenöse Injektion durch eine nicht vollmedizinisch ausgebildete Hilfskraft (hier: Bromthaleintest bei allgemein erhöhter Thrombosebereitschaft) kann unwirksam sein, wenn sich der anordnende Arzt einem vorherigen Gespräch mit dem Patienten über Nutzen und Gefahren der Maßnahme entzogen hat." (Leitsatz BGH, VersR 1974, 486)

b) „Der erkennende Senat hat stets den aufklärungspflichtigen Arzt für verpflichtet angesehen, nachzuweisen, daß er die von ihm geschuldete Aufklärung erbracht hat. Ebenso hat der Senat den Arzt für beweisbelastet gehalten, wenn dieser sich darauf beruft, der Patient habe einer Aufklärung durch ihn nicht bedurft, weil er von anderer Seite hinreichend aufgeklärt worden sei." (BGH, VersR 1984, 539)

c) „Arbeiten Ärzte in einer Spezialklinik mit Ärzten einer anderen (hier: Universitäts-)Klinik in der Weise zusammen, daß der Patient in der Spezialklinik untersucht, über erforderliche Heilmaßnahmen (hier: Pericardektomie bei sog. Panzerherz) beraten und auf den Eingriff vorbereitet wird, während die Operation nach Abstimmung zwischen den Ärzten der Universitätsklinik vorgenommen wird, ist es mindestens auch Aufgabe der Ärzte der Spezialklinik, den Patienten umfassend über Verlauf, Risiken und Erfolgsaussichten des Eingriffs aufzuklären." (Leitsatz BGH, Urteil vom 8.5.1990 – VI ZR 227/89 –, NJW 1990, 2929)

d) „Auch ein Arzt, der nur die Aufklärung des Patienten über die ihm angeratene Operation übernommen hat, kann diesem zum Ersatz des durch die Operation entstehenden Körperschadens verpflichtet sein, wenn die Aufklärung unvollständig, daher die Einwilligung des Patienten unwirksam war. Verletzt er schuldhaft seine ärztlichen Pflichten bei der Aufklärung, so begeht auch er, wenn andere Ärzte den Patienten daraufhin ohne wirksame Einwilligung operieren, tatbestandsmäßig die so vorgenommene rechtswidrige Körperverletzung und haftet ihm für den daraus entstandenen Körperschaden." (BGH, NJW 1980, 1905, 1906, 1907)

e) „Ist ein Eingriff nicht nötig, sondern soll nur vorsorglich erfolgen (hier: Entfernung eines z. Z. nicht entzündeten Wurmfortsatzes), so ist die Einwilligung nur dann wirksam, wenn der Einwilligende in der Lage gewesen ist, das Für und Wider genau zu beurteilen und gegeneinander abzuwägen. Das würde voraussetzen, daß ein Arzt (nicht etwa eine Krankenschwester) dem Einwilligungsberechtigten die Gründe und Gegengründe auseinandersetzt, ihm Gelegenheit zu weiteren Fragen und Zeit zu ruhiger Überlegung gibt. Zu den Gegengründen gehört vor allem die Sterblichkeitsrate bei solchen Eingriffen. Ist ein Eingriff, der nicht gefährlich ist, nicht nötig, so muß das dem Einwilligenden gesagt werden." (BGH, MDR 1959, 503)

Zu 3: Zum Erfordernis einer individuellen Aufklärung

Der Patient soll eine allgemeine Vorstellung von dem Schweregrad des Eingriffs, von den Belastungen erhalten, denen er durch den Eingriff ausgesetzt wird. Das ihm richtig darzustellen, muß der verantwortungsvollen Führung des Aufklärungsgesprächs im Einzelfall überlassen werden. Insoweit können dem Arzt keine rechtlichen Vorschriften gemacht werden, wie er seinem Patienten ein zutreffendes Bild von dem Eingriff vermittelt ...

Das der Kl. übergebene „Merkblatt für Bestrahlungsschäden" führt als Nebenwirkung nur ‚vorübergehende Nebenerscheinungen aller Art (Mattigkeit, Kopfschmerzen, Appetitmangel, Übelkeit usw.), Hautreaktionen (Rötungen, trockene oder feuchte Abschilferung)', die aber von der Telekobaltbestrahlung ‚nicht oder nur geringfügig' bewirkt würden, schließlich Veränderungen an der Haut, der Harnblase, den Harnleitern, den Nieren, dem Darm und dem Skelett auf, die aber zur Wiedererlangung der Gesundheit ebenso in Kauf genommen werden müßten, ‚wie der Hautschnitt einer Operation'. Damit erfüllte das Merkblatt die hier zu stellenden Anforderungen an die Aufklärung über vom Rückgrat ausgehende Lähmungsfolgen nicht nur nicht, sondern es mußte bei der Kl. die Vorstellung erwecken, daß von der Bestrahlung gerade des Rückgrats keine spezifischen Nebenwirkungen zu erwarten waren.

Die Behauptung, der Zweitbekl. habe die Kl. über die zu erwartenden Nebenwirkungen einer Strahlenbehandlung in einem eingehenden Gespräch vor und während der Bestrahlungsplanung aufgeklärt, ist von den Vorinstanzen zu Recht als zu unsubstantiiert unbeachtet geblieben." (BGH, VersR 1984, S. 465 ff. [466])

Zu 4: Zum Umfang der Risikoaufklärung

a) „Für ihre Entschließung mußte die Kl. – wenn auch nur im großen und ganzen (st. Rspr ...) – wissen, worin sie einwilligte. Dazu war sie nicht nur über die Art des Eingriffs, sondern auch über seine nicht ganz außer Wahrscheinlichkeit liegenden Risiken ins Bild zu setzen, soweit diese sich für sie als medizinischem Laien aus der Art des Eingriffs nicht ohnehin ergaben und für ihre Entschließung von Bedeutung sein konnten. Zwar mußten ihr nicht die Risiken in allen denkbaren Erscheinungsformen aufgezählt werden; aber ihr mußte eine allgemeine Vorstellung von der Schwere des Eingriffs und den spezifischen mit ihm verbundenen Risiken vermittelt werden, insbesondere soweit diese, wenn sie sich verwirklichten, ihre Lebensführung schwerer belasten mußten und sie mit ihnen nach der Natur des Eingriffs nicht rechnen konnte.

Zwar hat der Sachverständige ... solche schweren Komplikationen bei Bestrahlungsdosen unterhalb der anerkannten Toleranzgrenzen, von denen hier zugunsten der Bekl. auszugehen ist, als sehr selten bezeichnet. Für im allgemeinen wesentlich höhere Strahlenbelastungen des Rückenmarks hat er die damals in der medizinischen Literatur genannte Quote dieser Rückenmarksschädigungen durch Kobaltbestrahlungen mit maximal 0,15 Prozent angegeben. Ob in dieser Prozentzahl auch Fälle berücksichtigt sind, in denen die Schädigung sich nicht – wie bisher – bis zu einer inkompletten Querschnittslähmung gerade dieses Schweregrades entwickelt hat, die aber gleichwohl wegen ihrer erheblichen Auswirkungen auf Befindlichkeit und Lebensführung des Patienten in die Aufklärung einzubeziehen sind, ist aus den Gutachten nicht klar zu beantworten, kann aber dahinstehen. Die Sachverständigen haben jedenfalls keinen Zweifel daran gelassen, daß bleibende Schädigungen des Rückenmarks – unbeschadet ihrer Seltenheit – als spezifische Folgen solcher Bestrahlung seit langem in der medizinischen Wissenschaft bekannt sind und als solche auch für eine niedrigere Bestrahlungsdosis, wie sie hier zugrunde zu legen ist, von dem Zweitbekl. nicht auszuschließen waren. Dann aber durfte er dieses Risiko bei der Aufklärung der Kl. nicht ganz vernachlässigen. Nicht die Komplikationsdichte eines trotz seiner Seltenheit spezifisch mit der Therapie verbundenen Risikos entscheidet über die Aufklärungsbedürftigkeit, sondern seine Bedeutung, die es für die Entschließung des Patienten haben kann.

Wegen der besonders schweren Belastung der Lebensführung durch eine Querschnittslähmung kann der Stellenwert dieses Risikos für die Einwilligung des Patienten in die Behandlung nicht verneint werden, auch wenn es sich sehr selten verwirklicht. Auch dann muß er selbst, nicht sein Arzt, darüber entscheiden, ob er sich diesem Risiko aussetzen will ... Freilich bedeutet die prinzipielle Aufklärungsbedürftigkeit des hier in Frage stehenden Risikos nicht, daß der Zweitbekl. der Kl. die Möglichkeit einer strahlenbedingten Querschnittslähmung im einzelnen schildern muß, wovon das Berufungsgericht offenbar ausgeht. Bei der Führung des Aufklärungsgesprächs konnte er durchaus der geringen Wahrscheinlichkeit dieser Folgen Rechnung tragen. Es ist, wie gesagt, nicht Aufgabe der Aufklärung, dem Patienten auch die entferntesten Möglichkeiten eines ungünstigen Behandlungsverlaufs im einzelnen so darzustellen, daß der Patient dem Behandlungsrisiko einen viel höheren Stellenwert beimißt, als dem Risiko in Wirklichkeit zukommt. Das würde im Ergebnis dem Patienten ebenfalls ein falsches Bild von der Bedeutung des Eingriffs vermitteln, das zu vermeiden gerade das Anliegen der Patientenaufklärung ist. Zwar darf der Arzt die möglichen Folgen des Eingriffs nicht beschönigen; er muß und darf sie aber nicht schlimmer darstellen, als sie sind." (BGH, VersR 1984, 465 ff. [466])

b) Ein „typisches" Risiko liegt nach der Rechtsprechung des BGH zum Beispiel auch vor bei:
Läsion des Rekurrens bei Eingriffen im Schilddrüsenbereich. (NJW 1980, 1333)
Gefahr der „nervus facialis" – Schädigung bei Eingriffen im Mittelohr. (NJW 1980, 1905)
„Risiko des Hodenverlustes durch Atrophie nach Leistenbruchoperation." (NJW 1980, 2751 ff. [2752])

c) „Nach der Rechtsprechung des Senats braucht über das allgemeine Wundinfektionsrisiko nicht aufgeklärt werden, da es auch dem Laien geläufig ist (s. Senatsurteile vom 19. 11. 1985 – VI ZR 134/84 – VersR 1986, 342, 343 = AHRS 4000/5 und vom 14. 2. 1989 – VI ZR 65/88 – VersR 1989, 514, 515, insoweit in BGHZ 106, 391, nicht mit abgedruckt). Aber auch eine Aufklärung über die hier aufgetretene besondere Wundinfektionskomplikation bedurfte es nicht, weil damit nach der rechtsfehlerfrei gewonnenen Überzeugung des Berufungsgerichts nach der Art des Eingriffs nicht zu rechnen war und es deshalb nicht zu den eingriffsspezifischen Risiken gehört, über die der Patient ins Bild gesetzt werden muß." (BGH, Urteil vom 8.1.1991 – VI ZR 102/90 –, NJW 1991, 1541)

d) „Patienten sind immer dann über das Risiko einer Infektion mit Hepatitis und AIDS bei der Transfusion von Fremdblut aufzuklären, wenn es für den Arzt ernsthaft in Betracht kommt, daß bei ihnen intra- oder postoperativ eine Bluttransfusion erforderlich werden kann. Darüber hinaus sind solche Patienten auf den Weg der Eigenblutspende als Alternative zur Transfusion von fremdem Spenderblut hinzuweisen, soweit für sie diese Möglichkeit besteht." (BGH, Urteil vom 17. 12. 1991 – VI ZR 40/91 –, NJW 1992, 743 f.)

e) „Allerdings sind sehr strenge Anforderungen an die Aufklärung über Gefahren eines Eingriffs zu stellen, der – wie im Streitfall – weder vital indiziert noch überhaupt dringlich war, sondern nur eine von vielen möglichen Diagnosemaßnahmen darstellt, die der Suche nach den Ursachen bisher ungeklärter Symptome beim Kl. diente. Es kommt hinzu, daß gerade die Möglichkeit einer Perforation der Darmwände dasjenige Risiko ist, das der Untersuchung des Darms mittels eines Darmrohres bei der Rektoskopie eigentümlich ist. Unter diesen Umständen ist eine durch die Untersuchungsmaßnahme für den Patienten entstehende schwere gesundheitliche Gefahr – und darum handelt es sich bei der Darmperforation – grundsätzlich auch dann zu offenbaren, wenn sie sich nur ganz selten verwirklicht. Deshalb entfällt die Aufklärungspflicht über ein solches Risiko nicht schon ohne weiteres deswegen, weil die statistische Komplikationsrate nach den Erklärungen des Sachverständigen Prof. B. in der Fachliteratur nur mit 1:10 000 bis 1:20 000 angegeben wird.

Dennoch ist nicht auszuschließen, daß das Risiko einer Darmperforation aufgrund der Besonderheiten des Streitfalles dem Kl. nicht offenbart zu werden brauchte. Möglicherweise war es vor allem aufgrund der besonderen Erfahrungen des Zweitbekl. nämlich in Wahrheit noch weit geringer. Der Zweitbekl. hat vorgetragen, er habe allein in den letzten drei Jahren vor der Untersuchung des Kl. etwa 8000 diagnostische Eingriffe am Darm ohne Komplikationen ausgeführt. Die dadurch erworbene Sicherheit in der Technik der

Rektoskopie kann die Gefahr einer Komplikation für vom Zweitbekl. untersuchte Patienten, sofern keine zusätzlichen Risikofaktoren bestanden, soweit herabgesetzt haben, daß sie praktisch keine Rolle mehr spielte." (BGH, NJW 1984, 1395 ff.)

f) Es ist zwar an dem Grundsatz festzuhalten, daß der Patient unter Umständen auch über extrem seltene Risiken eines Eingriffs aufzuklären ist. Das bedeutet aber nicht etwa, wie dies vielfach vor allem in Arztkreisen mißverstanden worden ist, daß bei einem dem Patienten seinem Wesen nach bekannten und damit als nicht unerheblich und nicht risikofrei erkennbaren Eingriff im einzelnen alle Formen aufgezählt werden müßten, in denen sich dieses hinsichtlich seines allgemeinen Stellenwertes ersichtliche Risiko verwirklichen kann. Vielmehr sind Einzelhinweise gegenüber einem Patienten, dem das allgemeine Risiko nicht verborgen ist, nur erforderlich, soweit sich Komplikationen in eine Richtung entwickeln können, die für ihn als Laien überraschend sein muß, und auch da, wo sie zu Ausfällen führen können, die in dessen besonderen Lebensverhältnissen erkennbar besonders schwerwiegend wären. Daneben steht es dem Patienten frei, spezielle Fragen zu stellen, die der Arzt jedoch nie unrichtig oder irreführend beantworten darf, allerdings muß der Arzt bei der Bemessung der ungefragt zu erteilenden Aufklärung auch in Rechnung stellen, daß eine situationsbedingte Befangenheit Patienten mitunter auch davon abhält, Umstände zu erfahren, die für sie ersichtlich von Interesse sein können."

„Daß bei alledem die allgemeine Erkenntnisfähigkeit, insbesondere der Bildungsstand des Patienten, eine entscheidende Rolle spielen für die Bemessung der Anforderungen, die billigerweise an die Pflicht des Arztes zu spontanen Belehrungen gestellt werden dürfen, hat der Senat ebenfalls schon früher betont." (BGH, NJW 1980, 633 ff. [634, 635])

g) „Ein Patient, der über seine Erkrankung und den Verlauf der geplanten Operation informiert ist, der auch Kenntnis von der ungefähren Größenordnung des Mißerfolgsrisikos erhalten hat, bedarf für eine selbstbestimmte Entscheidung über die Einwilligung zur Operation nicht der Erläuterung, aus welchen medizinischen Gründen im einzelnen der Eingriff möglicherweise nicht zum Erfolg führt." (Leitsatz BGH, Urteil vom 8.5.1990 – VI ZR 227/89 –, NJW 1990, 2929)

Zu 5: Zur Aufklärung über alternative Behandlungsmethoden

a) „Die Wahl der Behandlungsmethode ist primär Sache des Arztes. Er ist, sofern es mehrere, gleich erfolgversprechende und übliche Behandlungsmöglichkeiten gibt, nicht stets verpflichtet, dem Patienten alle medizinischen Möglichkeiten darzustellen und seine Wahl ihm gegenüber zu begründen.

Das kann etwa dann geboten sein, wenn jeweils unterschiedliche Risiken für den Patienten entstehen. Ihm muß dann die Entscheidung überlassen bleiben, auf welches Risiko er sich einlassen will. Es muß ihm etwa auch überlassen bleiben, ob er eine langwierige, konservative Behandlung oder einen operativen Eingriff vorzieht, wenn beides zur Wahl steht. Ist die vom Arzt vorgeschlagene Behandlungsmethode ernsthaft umstritten, ist der Patient darüber aufzuklären. Abgesehen davon, daß die Wahl eines riskanteren Eingriffs unter Umständen schon einen Behandlungsfehler darstellen kann, besteht in solchen Fällen eine echte Wahlmöglichkeit für den Patienten, dem dann die Entscheidung auch überlassen bleiben muß. Sonst aber darf der Arzt, wenn keine Umstände entgegenstehen, davon ausgehen, daß der Patient, der von sich aus nicht weiter nachfragt, seiner ärztlichen Entscheidung vertraut und nicht eine eingehende fachliche Unterrichtung über spezielle medizinische Fragen erwartet; diese kann er in der Regel als Nichtfachmann ohnehin nicht beurteilen, jedenfalls nicht besser als der Arzt, der ihm seine Meinung erläutert. Vor allem ist eine eingehende medizinisch-fachliche Unterrichtung durch den Arzt dann nicht angebracht, wenn der Patient – wie im Streitfall – schwer verletzt nach einem Unfall in das Krankenhaus eingeliefert worden ist und sich noch kaum vom Unfallschock erholt hat." (BGH, VersR 1984, 774 f.)

b) „Stehen für die Therapie zwei Behandlungsmethoden zur Verfügung, so bedarf es für die Erlangung einer wirksamen Einwilligung des Patienten keiner Aufklärung über die einzelne Methode, wenn sich die gewählte Methode im Bereich der wissenschaftlich anerkannten Therapie hält und die zur Wahl stehende ebenfalls anerkannte sonstige Heilmöglichkeit kein ins Gewicht fallendes geringeres Risiko verspricht." (OLG Bremen, Urteil vom 26.2.85 – 1 U 138/84 [c])

c) Den Arzt trifft keine Pflicht zum Hinweis auf alternativ in Betracht kommende Behandlungsmethoden, wenn es sich zum fraglichen Zeitpunkt um ein noch neues, ungewohntes und noch nicht mit bewiesenen Dauerfolgen ausgestattetes Verfahren gehandelt hat. (BGH, Urteil vom 23.2.1988 – VI ZR 56/87 –, NJW 1988, 1516 f., MedR 1988, 180) Ist die apparative Ausstattung für die Behandlung von besonderem Gewicht, ist der Patient über die Ausstattung des Krankenhauses aufzuklären, wenn dies ein Umstand ist, der für die Entscheidung des Patienten, wo er sich behandeln lassen will, von Bedeutung ist. (BGH, Urteil vom 30.5.1989 - VI ZR 200/88 -, NJW 1989, 2321 ff.)

Zu 6: Zur Aufklärung bei operativen Eingriffen

a) Eine besonders gründliche Erörterung des Für und Wider des geplanten Eingriffs war im Fall des Kl. geboten, um ihm eine eigenverantwortliche Entscheidung darüber zu ermöglichen, ob er sich der Operation unterziehen sollte. Das folgt schon aus dem Fehlen jeder dringenden Indikation zur Operation. Daher konnte nämlich ein verständiger Patient bei Abwägung dessen, was er an Beschwernissen und möglichen, wenn auch entfernten Risiken auf sich nehmen mußte, sich durchaus für den Verzicht auf die Operation entscheiden (vgl. dazu zuletzt Senatsurteil vom 22.4.1980 - VI ZR 37/79 - NJW 1980, 1905 m. Nachw.).
Gerade hier war der Erfolg der Operation durchaus zweifelhaft. Es handelte sich, wie der vom Berufungsgericht gehörte Sachverständige vor allem noch bei seiner mündlichen Anhörung ausgeführt hat, um eine von vornherein sehr schwierige Ausgangsposition, bei der ernsthaft zu überlegen war, ob man wegen des bestehenden Risikos auf eine Korrektur verzichten und den Zustand an der Ferse des Kl. belassen sollte. In einem solchen Fall muß der Operationsentschluß im besonderen dem Patienten anheimgegeben werden. Dabei kommt das Wagnis der Operation in vorheriger ausführlicher Diskussion aller für den gemeinsamen Entschluß von Arzt und Patient erheblicher Fakten schon einem ärztlichen Behandlungsfehler nahe; Fragen ärztlicher Kunst und Anforderungen an die Aufklärung des Patienten berührten sich hier.
Deshalb genügt nicht nur eine kurze Schilderung des Operationsablaufs und die unmißverständliche Aufklärung darüber, daß ernsthaft mit einem Fehlschlag der Operation zu rechnen ist.
Dem Patienten muß zunächst klar gesagt werden, welche Unannehmlichkeiten und Schmerzen er auf sich nimmt, welche Handlungskomplikationen eintreten können und wie langwierig und schmerzhaft ggf. deren Beseitigung sein kann. Vor allem aber darf ihm nicht verschwiegen werden, daß es, wenn auch in sehr seltenen Fällen, im Ergebnis sogar zu einer Verschlechterung des vor der Operation bestehenden Zustands kommen kann, wenn solche Risiken bestehen." (BGH, VersR 1980, 47)

b) „Zur ordnungsgemäßen Aufklärung gehört aber auch die zutreffende Information darüber, wie dringlich der Eingriff ist (vgl. OLG Hamm, VersR 1985, 577 = AHRS 5350/11, bestätigt durch Nichtannahmebeschluß des erkennenden Senats vom 26.1.1985 - VI ZR 77/84 -). Zwar genügt es auch insoweit, dem Patienten eine Vorstellung von der Bedeutung des Zeitfaktors ‚im groben und ganzen' zu geben. Er hat aber ein Recht darauf, zu erfahren, ob nach medizinischer Erkenntnis eine sofortige Operation zur Verhinderung schwerer Gesundheitsgefahren angezeigt ist oder ob er noch, ggf. wie lange, zuwarten kann, um sich nach seinen Lebensumständen und Bedürfnissen seinen Entschluß gründlich überlegen zu können, sich vielleicht anderweitig beraten zu lassen und einen ihm passend erscheinenden Operationstermin in einem Krankenhaus seiner Wahl auszusuchen." (BGH, Urteil vom 26.6.1990 - VI ZR 289/89 -, NJW 1990, 2928)

c) „Je weniger ein ärztlicher Eingriff medizinisch geboten ist, um so ausführlicher und eindrücklicher ist der Patient, dem dieser Eingriff angeraten wird oder den er selbst wünscht, über dessen Erfolgsaussichten und etwaige schädliche Folgen zu informieren. Das gilt im besonderen Maße für kosmetische Operationen, die nicht, jedenfalls nicht in erster Linie, der Heilung eines körperlichen Leidens dienen, sondern eher einem psychischen und ästhetischen Bedürfnis. Der Patient muß in diesen Fällen darüber unterrichtet werden, welche Verbesserungen er günstigerenfalls erwarten kann und ihm müssen etwaige Risiken deutlich vor Augen gestellt werden, damit er genau abwägen kann, ob er einen etwaigen Mißerfolg des ihn immerhin belastenden Eingriffs und darüber hinaus sogar bleibende Entstehungen oder gesundheitliche Beeinträchtigungen in Kauf nehmen will, selbst wenn diese nur entfernt als eine Folge des Eingriffs in Betracht kommen. Noch weniger als sonst ist selbstverständlich, daß er in Unkenntnis dessen, worauf er sich einläßt, dem ärztlichen Eingriff zustimmt, und es gehört andererseits zu der besonderen Verantwortung des Arztes, der eine kosmetische Operation durchführt, seinem Patienten das Für und Wider mit allen Konsequenzen vor Augen zu stellen. Deswegen stellt die Rechtsprechung auch sehr strenge Anforderungen an die Aufklärung des Patienten vor einer kosmetischen Operation (vgl. u.a. BGH, Urteil vom 16.11.1971 - VI ZR75/70 -)." (BGH, Urteil vom 6.11.1990 - VI ZR 8/90 -, NJW 1991, 2349)

d) „Hat der Arzt einen Patienten vor sich, dessen Leben nach seiner ärztlichen Ansicht bedroht ist, wenn er ihn nicht sofort operiert, so braucht er

mit der Einwilligung nicht viel Umstände zu machen. Er wird unter solchen Verhältnissen die Einwilligung einfach darin erblicken dürfen, daß der Kranke bei ihm zur Behandlung erscheint oder doch darin, daß er der ihm mitgeteilten Operationsabsicht nicht widerspricht. Das mag in solchen Fällen sogar dann gelten, wenn der Kranke minderjährig ist. Es kommt auf die Urteilskraft des Patienten an.
Auch einem Minderjährigen kann je nach den Umständen hinreichendes Verständnis zugetraut werden, um das Für und Wider verständig gegeneinander abzuwägen und die Tragweite seiner Einwilligung zu erkennen, wenn es um die sofortige Notwendigkeit eines lebensrettenden Eingriffs geht." (BGH, MDR 59, 503)

e) „Ein Arzt muß sich des Einverständnisses der Kranken zur Entfernung der Gebärmutter versichern, wenn die erkennbare Möglichkeit besteht, daß die Geschwulst nur bei völliger Ausräumung der Gebärmutter beseitigt werden kann." (BGH, NJW 1958, 267 ff.)

f) „Das BerG hat durchaus bedacht, welche Belastungen u. U. für den Patienten durch eine Unterbrechung oder einen Abbruch der Operation entstehen können, die aus der Sicht des Arztes sinnvollerweise fortgesetzt werden könnte. Es hat darin Recht, daß der Arzt, der während der Operation auf ein erhöhtes Operationsrisiko stößt, den Eingriff abbrechen muß, wenn er für seine Fortsetzung nunmehr mangels Aufklärung darüber keine wirksame Einwilligung des Patienten hat und die Operation ohne dessen Gefährdung unterbrochen oder abgebrochen werden kann, um die Einwilligung einzuholen. Allerdings mag es Fälle geben, in denen der Arzt die Einwilligung des Patienten voraussetzen kann, weil von ihm im Einzelfall vernünftigerweise unter Berücksichtigung der Belastungen, die ein wiederholter Eingriff für ihn bringen könnte, selbst bei Kenntnis des erhöhten Risikos keine andere Entscheidung erwartet werden kann als die, daß er die Fortsetzung der Operation wünschen werde. Ein Abbruch der Operation wird deshalb dann nicht in Betracht kommen, wenn dies den Patienten ebenso gefährden würde, wie das Risiko, das in der Fortsetzung des Eingriffs liegt, wenn also der Abbruch der Operation medizinisch kontraindiziert ist." (BGH, NJW 1977, 337 ff. [337/338])

g) „Bei medizinisch indizierten ärztlichen Eingriffen, insbesondere bei der Operationserweiterung, ist die Zulässigkeit ärztlichen Handelns auf der Grundlage mutmaßlicher Einwilligung des Patienten nicht auf Fälle vitaler Indikation beschränkt. Ärztliche Eingriffe, in die der Patient zwar nicht ausdrücklich oder konkludent eingewilligt hat, die aber seinem mutmaßlichen Willen entsprechen, dürfen nicht nur zur Beseitigung einer gegenwärtigen Lebensgefahr vorgenommen werden. Der (mutmaßliche) Wille des Patienten ist auch dann zu berücksichtigen, wenn der Arzt vor der Frage steht, ob er eine mit Zustimmung des Patienten begonnene Operation erweitern oder sie abbrechen und dem Patienten dem Risiko einer neuen, u. U. mit größeren Gefahren verbundene, jedenfalls aber weitere körperliche und seelische Beeinträchtigung mit sich bringenden, Operation aussetzen soll. Der Rechtfertigungsgrund der mutmaßlichen Einwilligung entfällt nicht bereits dann, wenn der Arzt es unterlassen hat, dem Patienten über eine vorhersehbare, gebotene Operationserweiterung aufzuklären und dadurch die Möglichkeit, eine ausdrückliche Entscheidung des Patienten herbeizuführen, fahrlässig ungenutzt gelassen hat. Entscheidend ist allein, ob die Voraussetzungen der mutmaßlichen Einwilligung in dem Augenblick gegeben sind, in dem der Arzt vor der Frage steht, ob der von der ursprünglich erteilten Einwilligung nicht mehr gedeckte weitere Eingriff vorgenommen werden soll oder nicht." (BGH, Beschluß vom 25.3.1988 – 2 StR 93/88 –, BGHSt 35, 246 ff.)

h) „Da für die Revisionsinstanz zu unterstellen ist, daß sich Eugen St. im Zeitpunkt des Abbruches der zweiten Operation in einem sehr schlechten Allgemeinzustand befunden hat, ist es schließlich zweifelhaft, ob er psychisch und physisch in der Lage gewesen wäre, eine Aufklärung über das Für und Wider des weiteren ärztlichen Vorgehens zu erfassen und darüber eine eigenverantwortliche Entscheidung zu treffen. Dem Berufungsgericht kann nicht ohne weiteres in seiner Auffassung gefolgt werden, die Operateure hätten den nur unter Lokal-Anästhesie stehenden Patienten befragen können und müssen, und sei es einige Stunden später. Ein sinnvolles Aufklärungsgespräch im Zeitpunkt der Entscheidung über den Abbruch der Operation ist schon nach den bisherigen Feststellungen des Berufungsgerichts schwer vorstellbar.
Sollte aus den dargestellten Gründen eine Aufklärung des Patienten nicht möglich gewesen sein, so wäre für die Entscheidung der Ärzte der mutmaßliche Wille des Patienten ausschlaggebend gewesen. Um ihn zu ermitteln, konnte es erforderlich sein, den nahen Angehörigen oder andere Bezugspersonen zu fragen." (BGH, Urteil vom 10.3.1987 – VI ZR 88/86 –, NJW 1987, 2291 ff.)

i) „Freilich hat der Senat wiederholt ausgesprochen, daß der Einwand, der Patient würde bei ordnungsgemäßer Aufklärung über die Risiken des Eingriffs seine Einwilligung erteilt haben, grundsätzlich beachtlich ist (Senatsurteile vom 22.1.1980 – VI ZR 263/78 – VersR 1980, 428, 429 m.w.N.; vom 7.2.1984 – VIZR 174/82 – BGHZ 90, 103, 111; vom 26.9.1990 – VI ZR 289/89 – zur Veröffentlichung bestimmt), wenn auch an einen dahingehenden Nachweis, der dem Arzt bzw. dem Krankenhausträger obliegt, strenge Anforderungen zu stellen sind, damit nicht auf diesem Wege der Aufklärungsanspruch des Patienten unterlaufen wird .... Von dieser Rechtsprechung ausgehend ist eine „hypothetische Einwilligung", wie dem Berufungsgericht einzuräumen ist, auch in der Form denkbar, daß es nicht schon an der Aufklärung sondern erst an der Einwilligung fehlt. Zwar entzieht eine klare Ablehnung des Patienten derartigen hypothetischen Erwägungen den Boden. Für sie kann aber etwa Raum sein, wenn der Patient, nachdem er aufgeklärt worden ist, in einen nicht mehr erklärungsfähigen Zustand gerät, aber auch, wie hier in Frage steht, wenn in Betracht kommende Erweiterungen der Operation zwar mit ihren Risiken erörtert worden sind, jedoch eine hinreichend klare Verständigung zwischen Arzt und Patient nicht zustande gekommen oder nicht nachweisbar ist. Gedankliche Voraussetzung der sog. hypothetischen Einwilligung ist aber stets die Hypothese einer ordnungsgemäßen, d.h. aber auch: vollständigen Aufklärung." (BGH, Urteil vom 5.2.1991 – VI ZR 108/90 –, NJW 1991, 2342 ff.)

Zu 7: Zum Zeitpunkt des Aufklärungsgesprächs

a) „Soll die Aufklärung ihren Zweck erfüllen, die Entscheidungsfreiheit des Patienten zu gewährleisten, dann muß sie rechtzeitig erfolgen, also zu einem Zeitpunkt, wo der Patient noch im vollen Besitz seiner Erkenntnis- und Entscheidungsfähigkeit ist und ihm bis zu dem beabsichtigten Eingriff eine gewisse Überlegungsfrist bleibt.
Im vorliegenden Fall wurde die Kl. erst unmittelbar vor dem Eingriff aufgeklärt, zu einem Zeitpunkt, als die Vorbereitungshandlungen bereits weitgehend abgeschlossen waren. Es wird kaum einen Patienten geben, der in einer solchen Situation noch fähig wäre, die für und wider den Eingriff sprechenden Gesichtspunkte richtig zu würdigen und in Ruhe abzuwägen, und der außerdem couragiert genug wäre, sich sozusagen in letzter Sekunde gegen die vom Arzt bereits eingeleitete Maßnahme zu stellen. Im vorliegenden Fall kommt hinzu, daß es sich nicht etwa um eine Notmaßnahme, sondern um einen diagnostischen Eingriff handelte, der auch wenn er der Abklärung eines möglicherweise vorhandenen Gehirntumors diente, die Einräumung einer gewissen Überlegungsfrist für die Kl. geduldet hätte. Gerade bei lediglich diagnostischen Eingriffen sind an die Aufklärung besonders strenge Anforderungen zu stellen." (OLG Stuttgart NJW 1979, 2356 f. [2357])

b) Eine Aufklärung über das Operationsrisiko darf nicht zur Unzeit erfolgen. Als ausreichend wird die Aufklärung des Patienten einen Tag vor dem geplanten Eingriff angesehen. (BGH, Urteil vom 8.1.1985 – VI ZR 15/83 –, NJW 1985, 1399)

c) „Zu einer ordnungsgemäßen Aufklärung gehört auch, daß sie im richtigen Zeitpunkt und nicht erst unmittelbar vor dem Eingriff stattfindet. Denn nur dann hat der Patient Gelegenheit, das Für und Wider der Operation abzuwägen, mit seinen Angehörigen zu besprechen und andere Ärzte zu konsultieren. Abgesehen von Notfällen muß die Aufklärung jedenfalls so rechtzeitig erfolgen, daß der Patient nicht unter Entscheidungsdruck steht. Grundsätzlich darf die Aufklärung deshalb nicht später als am Tage vor dem Eingriff gegeben werden. Eine Aufklärung am Tag vor der Operation kann andererseits genügen, wenn dem Patienten damit hinreichend Zeit verbleibt, um seinen Entschluß zu überdenken und sich in aller Ruhe mit den Gefahren auseinanderzusetzen, ohne dabei unter einem unzumutbaren psychischen Druck zu stehen." (OLG Köln, Urteil vom 10.4.1991 – 27 U 152/90 – (nicht rechtskräftig), Arzt und Recht 1991, Nr. 23, 12 ff.)

Zu 8: Zur Aufklärung von Minderjährigen

a) „Zwischen Minderjährigen im 21. (damaliges Volljährigkeitsalter) und solchen im 17. Lebensjahr bestehen aber in bezug auf geistige Entwicklung und allgemeine Reife regelmäßig erhebliche Unterschiede. Während für jene eine Gleichstellung mit Erwachsenen heute im politischen Bereich teilweise vollzogen ist und in privatrechtlicher Hinsicht erwogen wird, sind diese nach kaum umstrittener Auffassung im rechtlichen Bereich einer gesetzlichen Vertretung bedürftig bzw. für ihr Verhalten rechtlich nur bedingt verantwortlich. Daß diese Auffassung der Rechtsordnung allgemein zugrunde liegt, ergibt sich auch aus dem Institut für Personensorge, deren Minderjährige jedenfalls unter 18 Jahren auch heute allgemein zu ihrem persönlichen Schutz für bedürftig erachtet werden. Es ist daher davon auszugehen, daß ein Minderjähriger im damaligen Alter der Klägerin auch außerhalb des rechtsgeschäftlichen Bereichs bei wichtigen Entscheidungen der Unterstützung durch die vom Gesetz als überlegen vorgestellten Einsichts- und Urteilsfähigkeit der Eltern oder gesetzlichen Vertreter bedarf und diese daher auch beanspruchen kann." (BGH, NJW 1972, 335 ff. [336/337])

b) „Die Einwilligung eines Minderjährigen zu einem Eingriff in seine körperliche Unversehrtheit (Operation) ist rechtswirksam, wenn der Minderjährige nach seiner geistigen und sittlichen Reife die Bedeutung und Tragweite des Eingriffs und seiner Gestaltung zu ermessen vermag. Das elterliche Recht der Personensorge steht der Einwilligung jedenfalls dann nicht entgegen, wenn die Einholung der elterlichen Zustimmung aus besonderen Gründen undurchführbar ist." (in dem hier entschiedenen Falle stand der Minderjährige kurz vor der Vollendung des 21. Lebensjahres) (BGH, MDR 1959, 383)

Zu 9: Zur Aufklärung bei willensunfähigen Patienten

Die Aufklärung hat selbstverständlich nur gegenüber einem Kranken Sinn, der fähig ist, Art, Zweck und Folgen der Behandlung zu beurteilen und in der Frage der Behandlung einen Willensentschluß zu fassen, denn nur ein Kranker, der hierzu in der Lage ist, kann wirksam sein Einverständnis mit der vorgesehenen Behandlung erklären."

„Fehlt dem Patienten diese Willensfähigkeit, so entfällt damit aber auch noch nicht das Erfordernis der Einwilligung. Sie ist vielmehr von demjenigen zu erklären, der an Stelle des Kranken nach entsprechender Belehrung zu entscheiden hat, ob der Eingriff durchgeführt werden soll."

„Liegt eine Gefahrenlage, die einen sofortigen oder alsbaldigen Eingriff erforderlich macht, nicht vor, so ist zu fordern, daß für den Patienten ein Pfleger bestellt wird, der an Stelle des Kranken die Entscheidung darüber zu treffen hat, ob der vorgesehene ärztliche Eingriff durchgeführt wird." (BGHZ 29, 46)

Zu 10: Zur Einschränkung der Aufklärung aus therapeutischen Gründen

„Läßt sich, um die Einwilligung eines Kranken in eine notwendige Behandlung (hier: Strahlenbehandlung, die wegen ihrer typischen Gefahren einer besonderen Aufklärungspflicht unterliegt) zu erhalten, die Bekanntgabe des Krebsbefundes nicht vermeiden, so darf der Arzt hiervor nicht zurückschrecken. Nur in dem besonderen Falle, daß die mit der Aufklärung verbundene Eröffnung der Natur des Leidens zu einer ernsten und nicht behebbaren Gesundheitsschädigung des Patienten führen würde, könnte ein Absehen von der Aufklärung gerechtfertigt sein (BGHZ 19, 176 ff.)

Zu 11: Zum Aufklärungsverzicht

„Wenn der Patient zweifelsfrei zu erkennen gibt, daß er unter allen Umständen von seinem Leiden befreit werden will und dem Arzt vertrauensvoll die Entscheidung überläßt, welche Maßnahme erforderlich ist, ohne daß der Patient den Wunsch hat, Näheres darüber zu erfahren, kann davon ausgegangen werden, daß die Einwilligung zu allen objektiv erforderlichen Maßnahmen erteilt ist." (BGHZ 29, 46)

Anhang B

Empfehlungen zur Patientenaufklärung der Bundesärztekammer[1]

(Empfehlungen zu § 1a der Berufsordnung für die deutschen Ärzte[2]).

Der Vorstand der Bundesärztekammer hat anläßlich seiner Sitzung am 9. März 1990 in Köln Empfehlungen zur Patientenaufklärung beschlossen. Die Empfehlungen sollen Hinweise zur praktischen Anwendung des § 1a der Berufsordnung für die deutschen Ärzte geben. § 1a Satz 3 regelt die Verpflichtung des Arztes zur Aufklärung des Patienten. Rechtlich sind die Empfehlungen nicht Bestandteil der Berufsordnung; sie beschreiben aber den Rechtsrahmen der Aufklärungspflicht auf dem Hintergrund der Rechtsprechung des Bundesgerichtshofes.

1. Selbstbestimmungsrecht des Patienten und Einwilligung

Auch der ärztlich indizierte Heileingriff in die körperliche Integrität des Patienten bedarf der Einwilligung des Patienten. Dies folgt aus dem Persönlichkeits- und Selbstbestimmungsrecht des Patienten. Der Arzt hat deshalb das Selbstbestimmungsrecht des Patienten zu achten. Wenn der Heileingriff nicht von einer wirksamen Einwilligung gedeckt ist, ist er rechtswidrig.

2. Aufklärung des Patienten als Voraussetzung der Einwilligung

Neben der Fähigkeit des Patienten zur Einwilligung (vgl. Nrn. 10 und 11) ist es für die Wirksamkeit der Einwilligung grundsätzlich erforderlich, daß der Patient darüber, worin er einwilligt, *aufgeklärt* ist. Denn nur dann kann der Patient wirksam einwilligen, wenn er die ärztliche Maßnahme kennt und ggf. Gefahren, die sich mit ihr verbinden.

Die Einwilligung ist zu jedem diagnostischen oder therapeutischen Eingriff in die körperliche Integrität notwendig, also nicht nur zu Operationen, sondern z. B. auch zu Injektionen, Transfusionen, Blut- und Gewebeentnahmen, Bestrahlungen, Spiegelungen, Einnahme von Medikamenten. Allerdings erfordert nicht jede ärztliche Behandlungsmaßnahme eine *ausdrückliche* Aufklärung und Einwilligung. Die Einwilligung wird (bei einfachen Behandlungsmaßnahmen der täglichen Praxis, z. B. Verabreichung von Medikamenten ohne gravierende Nebenwirkungen) stillschweigend erteilt, wenn der Patient erkennt und widerspruchslos hinnimmt, was mit ihm geschieht.

Die Aufklärung ist nicht geboten, wenn Art und Risiken der beabsichtigten Behandlung allgemein bekannt sind oder wenn der Patient bereits genügend aufgeklärt ist, sei es, daß er beispielsweise beruflich über eigene Fachkunde verfügt oder von einem anderen Arzt über Art und Risiko der Behandlung aufgeklärt worden ist. Gleiches gilt, wenn der Patient ausdrücklich verzichtet. Das Beweisrisiko, daß der Patient durch einen vorbehandelnden Arzt ausreichend aufgeklärt worden ist, trägt allerdings der aufklärungspflichtige Arzt, der den einwilligungsbedürftigen Eingriff vornimmt.

3. Abgrenzung zu weiteren Aufklärungspflichten

Von dieser – aus der Notwendigkeit der Einwilligung „im Wissen" um den Heileingriff im Selbstbestimmungsrecht des Patienten rechtlich begründeten – Aufklärungspflicht, der sogenannten

---

[1] Veröffentlicht im *Deutschen Ärzteblatt*, Heft 16/1990 [1] (s. S. 107). Der Abdruck erfolgt mit freundlicher Genehmigung durch die Bundesärztekammer.
[2] § 1a: „Der Arzt hat das Selbstbestimmungsrecht des Patienten zu achten. Zur Behandlung bedarf er der persönlichen Einwilligung des Patienten. Der Einwilligung hat grundsätzlich eine Aufklärung im persönlichen Gespräch vorauszugehen". (Diese Inhalte entsprechen den §§ 7 und 8 der neuen (Muster-)Berufsordnung [2] (s. S. 107).

- Eingriffsaufklärung rechtlich zu unterscheiden sind
- das Recht des Patienten, über Befunde und Prognosen aufgeklärt zu werden; die entsprechende Pflicht für den Arzt ergibt sich als Pflicht aus dem Behandlungsvertrag.

Rechtlich wesensverschieden von der Eingriffsaufklärung ist

- die „Sicherungsaufklärung", das heißt die therapeutisch gebotene Aufklärung (zur Gefahrenabwehr für den Gesundheitszustand des Patienten); ihre Versäumnis ist ein Behandlungsfehler. Die therapeutische Aufklärung ist eine Verhaltensinstruktion, um den Patienten zu einer seinem Gesundheitszustand angepaßten Lebensweise zu veranlassen, für die richtige Einnahme verordneter Medikamente zu sorgen, den Patienten über Folgen und Nebenwirkung einer Behandlung zu unterrichten und ihn zu deren rechtzeitiger Mitteilung aufzufordern oder ihm durch entsprechende Information die Dringlichkeit einer gebotenen Behandlung klarzumachen.

4. Ziel der Aufklärung

Die Aufklärung soll den Patienten in die Lage versetzen, in Kenntnis der Notwendigkeit, des Grades der Dringlichkeit sowie der Tragweite der ärztlichen Behandlungsmaßnahme eine auch aus ärztlicher Sicht vernünftige Entscheidung zu treffen. Die Entscheidung wird in der Regel in der Einwilligung in den ärztlichen Heileingriff liegen, sie kann aber auch in der Ablehnung der Behandlung bestehen. Auch wenn dies aus ärztlicher Sicht unvernünftig oder sogar unvertretbar ist, ist der Arzt hieran grundsätzlich gebunden.

5. Allgemeiner Aufklärungsinhalt der Eingriffsaufklärung

Aufzuklären ist über Anlaß, Dringlichkeit, Umfang, Schwere typischer Risiken, Art, Folgen und mögliche Nebenwirkungen des geplanten Eingriffs, seine Heilungs- und Besserungschancen, Folgen einer Nichtbehandlung und über Behandlungsalternativen. Insoweit kommen eine Diagnoseaufklärung, eine Verlaufsaufklärung und eine Risikoaufklärung in Betracht.

6. Inhalt und Umfang der Aufklärung im einzelnen

Die Aufklärung über die Diagnose hat insoweit zu erfolgen, als sie die Aufklärung der Behandlung vorbereitet. Es genügt die Information des Patienten über den ärztlichen Befund im groben. Aus therapeutischen Gründen kann die Aufklärung über die Diagnose eingeschränkt oder sogar kontraindiziert sein. Wenn die Einwilligung des Patienten in eine mit Gefahren verbundene Untersuchungs- und Behandlungsmaßnahme nur dadurch zu erreichen ist, daß ihn der Arzt auf die Art und Bedeutung seiner Erkrankung hinweist, so darf der Arzt auch bei schweren Erkrankungen davor grundsätzlich nicht zurückschrecken. Im übrigen ist er jedoch nicht zu einer restlosen und schonungslosen Aufklärung über die Natur des Leidens verpflichtet, sondern muß die Gebote der Menschlichkeit beachten und das körperliche und seelische Befinden seines Patienten bei der Erteilung seiner Auskünfte berücksichtigen.

Eine *Verlaufsaufklärung* soll den Patienten in groben Zügen über die Entwicklung seines Zustandes sowohl bei Ausbleiben der Behandlung als auch hinsichtlich der Aussicht, wie sich die Folgen und Erfolgschancen der Therapie entwickeln, sowie über Art, Umfang, Risiken und Schmerzen der Therapie informieren. Hierzu gehört unter Umständen auch die Aufklärung über verschiedene Alternativen der Behandlung. Die Wahl der Behandlungsmethode ist allerdings primär Sache des Arztes. Gibt es indessen mehrere medizinisch gleichermaßen indizierte und übliche Behandlungsmethoden, die unterschiedliche Risiken und Erfolgschancen haben, besteht mithin eine echte Wahlmöglichkeit für den Patienten, dann muß diesem durch entsprechende vollständige ärztliche Belehrung die Entscheidung darüber überlassen bleiben, auf welchem Weg die Behandlung erfolgen soll und auf welches Risiko er sich einlassen will. Ein Beispiel wäre, daß eine konservative Behandlungsmethode als echte Alternative zu einer sofortigen Operation medizinisch durchaus zur Wahl steht. Die Verpflichtung zur Aufklärung über Behandlungsalternativen hat aber Grenzen. Sie kann nur da verlangt werden, wo der Patient eine echte Wahlmöglichkeit hat. So ist er ungefragt nicht über neue diagnostische und therapeutische Verfahren, die sich erst in der Erprobung befinden, zu unterrichten.

Im Vordergrund der Aufklärungspflicht des Arztes steht bei ärztlichen Heileingriffen die *Risikoaufklärung* über die sicheren oder möglichen Folgen der geplanten diagnostischen oder therapeutischen Maßnahme:

Der Patient ist über die *Risiken* aufzuklären, die normalerweise einem Patienten wesentlich erscheinen oder die diesem besonderen Patienten offenbar erheblich (patientenbezogene Aufklärung) sind. Die Notwendigkeit der Aufklärung stellt nicht auf einen starren Prozentsatz der bisher beobachteten Zwischenfälle ab (sogenannte Komplikationsdichte). Nicht allein der Grad der Häufigkeit oder Seltenheit eines mit der Therapie verbundenen typischen Risikos entscheidet über die Aufklärungsbedürftigkeit, sondern seine Bedeutung, die es für die Entschließung des Patienten haben kann. Allerdings soll der Patient in die Lage versetzt werden, den Stellenwert des Risikos zutreffend einzuschätzen. Dem Patienten muß – wenn auch nur im großen und ganzen – eine allgemeine Vorstellung von der Schwere des Eingriffs und den spezifisch mit ihm verbundenen Risiken vermittelt werden. Über solche *spezifischen* und *typischen* Risiken eines Eingriffs ist in jedem Fall zu informieren, auch wenn sie unter Umständen extrem selten sind. Je nachteiliger und dauerhafter sich ein Mißerfolg oder eine unerwünschte oder unerwartete Nebenfolge bei dem Patienten auswirken kann, um so notwendiger ist es, auch über fernerliegende Risiken zu informieren.

Daneben bestimmt die *sachliche* und *zeitliche Notwendigkeit* des Eingriffs den Umfang der Aufklärung. In Fällen, in denen der Eingriff nicht zur Abwendung einer akuten oder auch nur einer schwerwiegenden Gefahr erforderlich und auch sonst nicht dringlich ist, sind besonders strenge Anforderungen an die Aufklärungspflicht des Arztes zu stellen. Hier kann es auch geboten sein, über Risiken aufzuklären, bei denen es sich nicht um eingriffsspezifische Gefahren handelt, sondern um Risiken, die generell z.B. mit einer Operation verbunden sein können. So muß dann, wenn bei einer nicht absolut indizierten Operation das gegenüber anderen Eingriffen erhöhte Risiko besteht, daß sich die Beschwerden, die die Operation beheben soll, für den Patienten nachhaltig verschlechtern können und sich diese Gefahr für ihn nicht schon aus der Natur des Eingriffs und seinem allgemeinen Schweregrad ergibt, auch über dieses Risiko aufgeklärt werden.

7. Zeitpunkt der Aufklärung

Die Aufklärung muß zu einem Zeitpunkt erfolgen, in dem der Patient noch in vollem Besitz seiner Erkenntnis- und Entscheidungsfähigkeit ist; ihm muß eine Überlegungsfrist verbleiben, sofern die Dringlichkeit der Maßnahmen dies zuläßt. Der Patient soll nicht unter Entscheidungsdruck stehen und daher grundsätzlich nicht später als am Tage vor dem Eingriff aufgeklärt werden.

8. Ärztliches Aufklärungsgespräch

Die Aufklärung muß individuell in einem Gespräch mit dem Patienten erfolgen. Das Aufklärungsgespräch kann nicht durch Formulare ersetzt werden. Formulare bereiten nur das Aufklärungsgespräch vor; sie können der Dokumentation des erfolgten Gesprächs dienen.

Das Aufklärungsgespräch muß durch einen Arzt erfolgen; es darf nicht an nichtärztliches Personal delegiert werden.

Die Aufklärung muß in einer für den Patienten behutsamen und verständlichen Weise erfolgen. Im persönlichen Gespräch soll der Arzt sich bemühen, die Information dem individuellen Auffassungsvermögen sowie dem Wissensstand des Patienten anzupassen und sich zugleich davon überzeugen, daß dieser sie versteht.

9. Reichweite der Aufklärung

Die von einem Patienten aufgrund der Aufklärung gegebene Einwilligung deckt nur solche Eingriffe ab, die Gegenstand des Aufklärungsgesprächs gewesen sind.

Ist für den Arzt unvorhersehbar, ob möglicherweise ein operativer Eingriff auf weitere Bereiche ausgedehnt werden muß, so ist der Patient hierüber *vor* dem Eingriff aufzuklären. Stellt sich erst während der Operation heraus, daß ein weitergehender Eingriff erforderlich ist, muß der Arzt die Risiken einer Unterbrechung der Operation gegenüber den Risiken der Durchführung des erweiterten Eingriffs abwägen und danach seine Entscheidung über eine Operationsunterbrechung zum Zweck der Einholung der Einwilligung des Patienten treffen. Hierbei hat der Arzt den mutmaßlichen Willen des Patienten zu berücksichtigen. Von einer mutmaßlichen Einwilligung darf nicht nur ausgegangen werden, wenn der Eingriff zur Beseitigung einer gegenwärtigen Lebensgefahr vorgenommen wird (vitale Indikation). Der mutmaßliche Wille des Patienten ist vom Arzt auch dann zu berücksichtigen, wenn er vor der Frage steht, ob er eine mit Zustimmung des Patienten begonnene Operation erweitern oder sie abbrechen und den Patienten dem Risiko einer neuen, unter Umständen mit größeren Gefahren verbundenen, jedenfalls aber weitere körperliche und seelische Beeinträchtigungen mit sich bringende Operation aussetzen soll.

10. Aufklärungsadressat

Aufklärungsadressat ist der einwilligungsfähige Patient. Bei einwilligungsunfähigen und minderjährigen Patienten vgl. Nr. 11. Die gebotene Aufklärung des Patienten kann nicht durch Aufklärung der Angehörigen ersetzt werden. Für eine *ergänzende* Aufklärung der Angehörigen sind die Regeln der Schweigepflicht zu beachten.

Diese Regeln gelten im übrigen auch grundsätzlich für die Aufklärung über ärztliche Prognosen oder für die therapeutische Aufklärung.

11. Aufklärung bei nichteinwilligungsfähigen und minderjährigen Patienten

Bei Patienten, die noch nicht die nötige Verstandesreife haben oder die wegen ihres Zustandes (Bewußtlosigkeit, Schock, Verwirrtheit, Geistesschwäche) nicht in der Lage sind, sich aufklären zu lassen und eine rechtswirksame Einwilligung zu erteilen, tritt an ihre Stelle der gesetzliche Vertreter.

Bei Minderjährigen ist die Einwilligung zum Eingriff im Regelfall von den Eltern oder sonstigen Sorgeberechtigten oder von deren Beauftragten einzuholen. Grundsätzlich müssen dem Eingriffe beide Eltern zustimmen. Jeder Elternteil kann allerdings den anderen ermächtigen, für ihn mitzuhandeln; nur dieser Elternteil bedarf daher der Aufklärung. Bei „Routinefällen" darf sich der Arzt im allgemeinen ungefragt auf die Ermächtigung des erschienenen Elternteils zum Handeln für den anderen verlassen. Bei ärztlichen Eingriffen schwerer Art mit nicht unbedeutenden Risiken hat der Arzt sich über die Ermächtigung des erschienenen Elternteils zu vergewissern, darf aber insoweit grundsätzlich von dessen wahrheitsgemäßer Auskunft ausgehen. Bei schwierigen und weitreichenden Entscheidungen mit erheblichen Risiken muß sich der Arzt die Gewißheit verschaffen, daß der nicht erschienene Elternteil mit der vorgesehenen Behandlung einverstanden ist.

Jugendliche unter 18 Jahren haben jedoch ausnahmsweise die Befugnis zur Einwilligung, wenn sie hinreichend reif sind, die Bedeutung und Tragweite des Eingriffs und seiner Gestattung zu ermessen (Einwilligungsfähigkeit ist nicht gleichzusetzen mit Geschäftsfähigkeit im Sinne des Bürgerlichen Gesetzbuches).

In jedem Fall sind aber auch Kinder und Jugendliche in groben Zügen über den vorgesehenen Eingriff und dessen Verlauf zu informieren, wenn und soweit sie in der Lage sind, die ärztlichen Maßnahmen zu verstehen.

Entsprechendes gilt für die Aufklärung bei geschäftsunfähigen oder beschränkt geschäftsfähigen volljährigen Patienten.

Bei bewußtlosen Patienten hat der Arzt diejenigen medizinischen Maßnahmen durchzuführen, die im Interesse des Patienten zur Herstellung seiner Gesundheit erforderlich sind (mutmaßliche Einwilligung). Zur Erforschung des wirklichen oder mutmaßlichen Willens des Patienten kann sich ein Gespräch mit den ihm besonders nahestehenden Personen empfehlen; auch schriftlich vom Patienten abgegebene Erklärungen können ein Indiz für seinen mutmaßlichen Willen sein. Liegen keine gegenteiligen Anhaltspunkte vor, kann der Arzt davon ausgehen, daß der mutmaßliche Wille des Patienten mit dem übereinstimmt, was gemeinhin als normal und vernünftig angesehen wird.

Sobald und soweit die Einwilligungsfähigkeit des Patienten wieder vorliegt, ist zur Fortsetzung der Behandlung seine Einwilligung einzuholen.

12. Dokumentation der Aufklärung

Bei bedeutenderen Eingriffen empfiehlt es sich, die Tatsache der Aufklärung, ihren Zeitpunkt sowie den wesentlichen Inhalt des Aufklärungsgesprächs oder die besonderen Gründe, aus denen von einer Aufklärung abgesehen worden ist, in den Krankenpapieren zu dokumentieren. Gleiches gilt, wenn der Patient ausdrücklich auf eine Aufklärung verzichtet hat.

Spezieller Teil

K. Friedrich · P. Frühmorgen · U. Gerlach
H. Henning · A. M. Kassem · G. Lux · B. C. Manegold
W.-R. Martin · K. J. Paquet · J. F. Riemann
T. Rösch · W. Rösch · R. Sander
H. Schmidt · N. Soehendra

2.1	Ösophago-Gastro-Duodenoskopie	127
2.2	Retrograde Cholangiopankreatikographie (ERCP)	135
2.3	Transpapilläre Endoskopie (Cholangioskopie, Pankreatikoskopie)	151
2.4	Perkutane transhepatische Cholangioskopie	159
2.5	Endoskopische Therapie an Gallenwegen und Pankreas	165
2.6	Enteroskopie	179
2.7	Proktoskopie, Rektosigmoidoskopie	185
2.8	Kolo-Ileoskopie	190
2.9	Intraoperative und frühpostoperative Endoskopie	205
2.10	Perkutane endoskopische Gastrostomie	217
2.11	Endoskopische Fremdkörperextraktion	223
2.12	Notfallendoskopie bei akuten Gastrointestinalblutungen	233
2.13	Varizenklerosierung von Ösophagus- und Fundusvarizen und Gummibandligatur	240
2.14	Polypektomie	256
2.15	Endoskopische Therapie gastrointestinaler Tumoren und Stenosen	263
2.16	Laparoskopie	276
2.17	Endoskopischer Ultraschall	284

Ösophago-Gastro-Duodenoskopie

W. Rösch

Die endoskopische Untersuchung des oberen Verdauungstrakts hat die Röntgendarstellung von Speiseröhre, Magen und Zwölffingerdarm weitgehend abgelöst, hat sich doch in zahlreichen kontrollierten Studien gezeigt, daß die direkte Inspektion der Schleimhaut, von der über 90% aller Erkrankungen ausgehen, der indirekten Schwarzweißreliefdarstellung in vielerlei Hinsicht überlegen ist. Während noch vor etwa 20 Jahren die endoskopisch-bioptische Verifizierung eines suspekten Röntgenbefunds im Vordergrund stand, dominiert heute die Ösophago-Gastro-Duodenoskopie als primärdiagnostische Maßnahme, die in einigen wenigen Fällen durch eine gezielte Röntgendiagnostik, z. B. bei Stenosen oder Wandinfiltration, ergänzt wird. In Verbindung mit der Sonographie, die insbesondere die Nachbarorgane Leber, Gallenblase und Pankreas zu beurteilen hat, ist somit innerhalb kurzer Zeit eine umfassende Diagnostik von Oberbauchbeschwerden möglich, ohne Strahlenbelastung, ohne nennenswerte Belästigung des Patienten und ohne Zeitverlust.

Indikationen

Die kombinierte Untersuchung von Speiseröhre, Magen und Zwölffingerdarm liefert eine Fülle von Informationen und Mehrfachbefunden; neben die diagnostische Endoskopie ist die therapeutische oder operative Endoskopie getreten, wobei eine strenge Trennung unter bestimmten Voraussetzungen, z. B. bei einer akuten gastrointestinalen Blutung, nur noch schwer möglich ist. Bei dem breiten Einsatz endoskopischer Untersuchungsverfahren ist es naturgemäß schwierig, z. B. absolute von relativen Indikationen abzugrenzen. Als absolute Indikationen wären Situationen zu werten, bei denen mit anderen Untersuchungsverfahren keine diagnostische Aussag gewonnen werden kann. Dies trifft z. B. für die Refluxösophagitis zu, bei der radiologisch zwar der Reflux, aber nur endoskopisch dessen Auswirkungen auf die Ösophagusschleimhaut nachweisbar sind. Eine relative Indikation wäre z. B. die Achalasie, die als Motilitätsstörung radiologisch einfach zu erfassen ist, die jedoch auch endoskopisch diagnostiziert werden kann und bei der der Ausschluß eines Kardiakarzinoms *obligat* ist. Im Methodenvergleich muß ferner berücksichtigt werden, daß insbesondere bei alten, multimorbiden, bettlägrigen Patienten eine Röntgenuntersuchung aus technischen Gründen scheitern muß, während eine endoskopische Untersuchung immer noch problemlos möglich ist.

Folgende Indikationen lassen sich zusammenfassen:

- Symptome einer Refluxkrankheit der Speiseröhre,
- Dysphagie,
- persistierende Oberbauchbeschwerden,
- die akute gastrointestinale Blutung,
- der unklare Röntgenbefund,
- der operierte Magen mit Beschwerden,
- Karzinomnachsorge,
- Vorsorge von Krebsrisikopatienten.

Konzentriert man sich auf die einzelnen Organabschnitte, so bleibt festzuhalten, daß bei *dysphagischen* Beschwerden die endoskopische Untersuchung immer durch eine Röntgendarstellung ergänzt werden sollte, um Motilitätsstörungen, wie Achalasie, diffusen idiopathischen Ösophagospasmus oder eine Sklerodermie zu erfassen, Lokalisation und Größe von *Traktions- und Pulsionsdivertikeln* festzulegen und die Länge *benigner oder maligner Stenosen* und ihre Beziehung zu Nachbarstrukturen zu dokumentieren. *Fisteln* lassen sich endoskopisch-radiologisch nicht immer darstellen, ein Gastrographinschluck ist hier ebenso erforderlich wie bei der Kontrolle nach endoskopischer Bougierung oder Dilatation zum Ausschluß einer Perforation.

Ösophagusvarizen sind endoskopisch frühzeitiger zu erfassen als radiologisch. Eine Graduierung in 3 Schweregrade korreliert gut mit manometrisch erhobenen Befunden. Rote Flecken auf Varizen („red cherry spots", „red whale sign") weisen auf eine erhöhte Blutungsneigung hin, auch wenn sich derzeit noch keine therapeutischen Konsequenzen im Sinne einer prophylaktischen Therapie (Sklerosierung oder Gummibandligatur) aus diesem Befund ergeben. Lediglich bei der Fragestellung *Hiatushernie* scheint das Röntgenverfahren, entsprechende Provokationsmanöver, wie Valsalva, Kopftieflage und Bauchkompression vorausgesetzt, der endoskopischen Diagnostik überlegen zu sein.

Schließlich stellt der *Barrett-Ösophagus* als Spätstadium einer Refluxösophagitis eine spezielle Indikation für endoskopische Verlaufsbeobachtungen dar, muß doch mit einem deutlich erhöhten Risiko eines Adenokarzinoms gerechnet werden [9].

Empfohlen werden derzeit endoskopische Vorsorgeuntersuchungen in 2jährigem Intervall zur Früherkennung von Epitheldysplasien als möglichem Vorlaufer des Adenokarzinoms, wenn man sich nicht der Forderung nach Ablation der Zylinderzellmetaplasie mittels Laser oder „strip biopsy" anschließen will.

Bei der Magendiagnostik steht zunächst der symptomatische Patient im Vordergrund. Läßt sich ein umschriebener Schleimhautbefund nicht nachweisen, wird heute bei der nichtulzerösen Dyspepsie empfohlen, je ein Partikel aus Antrum und Corpus zum Nachweis bzw. Ausschluß einer Helicobacter pylori Infektion mittels Urease-Schnelltest (CLO-Test, HUT-Test) zu entnehmen. Parallel dazu können weitere Biopsien zur Gastritis-Diagnostik (s. Übersicht S. 129 und Kap. 1.8) bzw. zum kulturellen Nachweis von H. pylori entnommen werden. Die Sydney-Klassifikation [8] der Gastritis (Abb. 1) hat sich dabei nicht allgemein durchsetzen können, da insbesondere die Korrelation makroskopisch erkennbarer Schleimhautveränderungen (Erythem) mit dem histologischen Korrelat Probleme bereitet.

Wesentliche Aufgabe der Gastroskopie ist die Differenzierung zwischen benignem und malignem Ulkus, auf die später noch eingegangen werden soll. Primär erscheint eine gezielte Gewebeentnahme nur bei malignomsuspekten Läsionen indiziert. Da jedoch der makroskopische Aspekt täuschen kann, sollte *aus allen umschriebenen Läsionen*, vielleicht mit Ausnahme multipler akuter und chronischer Erosionen [9], biopsiert werden.

Abb. 1. Sydney-Klassifikation der chronischen Gastritis [8]

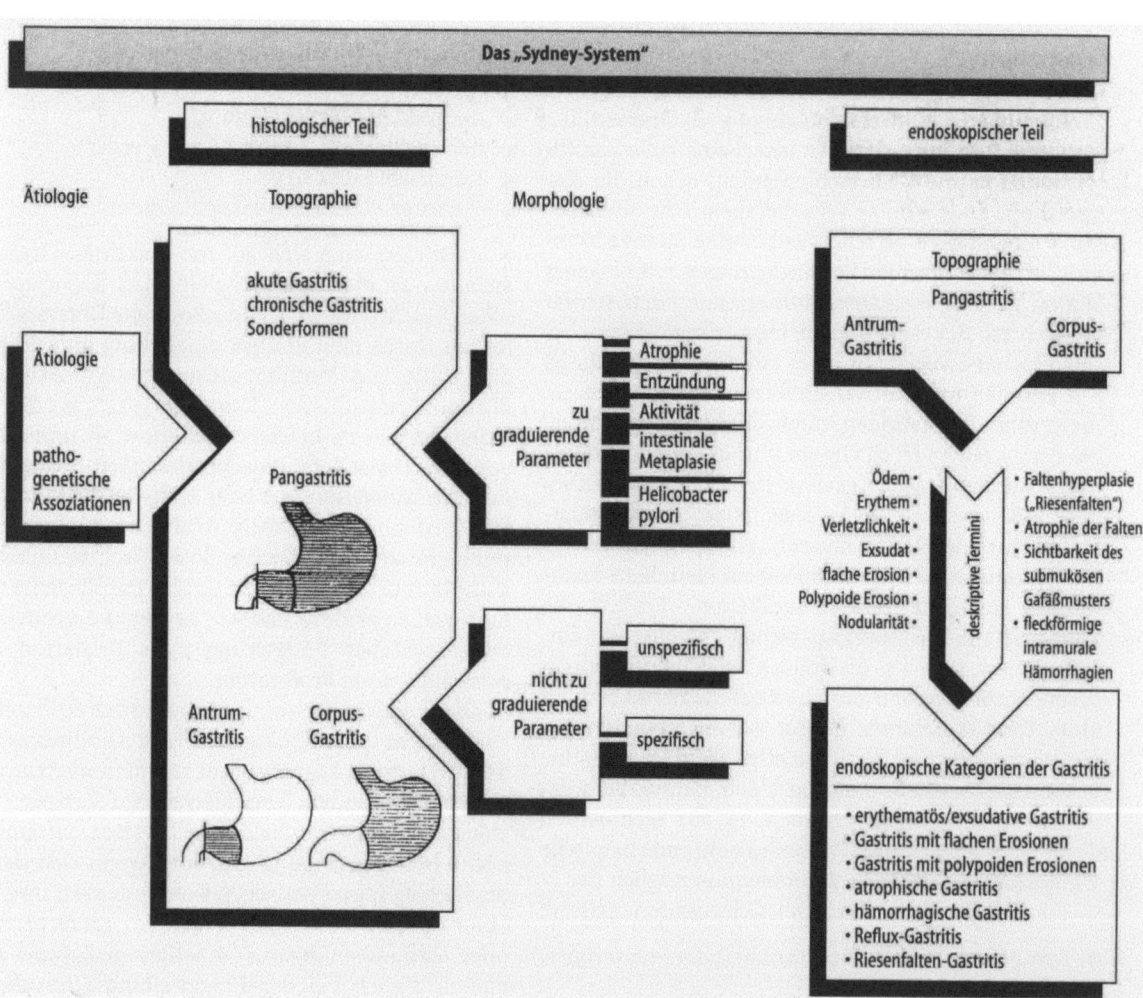

ABC der Gastritis

1. Autoimmun-Gastritis (Typ A)
2. Bakterielle Gastritis (Typ B)
3. Chemisch-toxische Gastritis (Typ C)
4. Lymphozytäre Gastritis
5. Sonderformen, z. B. M. Crohn, Sarkoidose
6. Mischformen

In der Regel endet die endoskopische Untersuchung im Bulbus duodeni. Pathologische Befunde im postbulbären Duodenum sind selten. Da jedoch die Inspektion bis zur Pars horizontalis duodeni problemlos möglich ist, sollte die Bulbusspitze immer passiert werden.

Die Dünndarmsaugbiopsie zum Nachweis einer *Glutenenteropathie* ist inzwischen weitgehend durch Zangenbiopsien aus dem tiefen Duodenum abgelöst worden; vergleichende Untersuchungen haben gezeigt, daß – eine optimale Orientierung des entnommenen Zangenbiopsiepartikels vorausgesetzt – kaum Diskrepanzen bei der histologischen Aufarbeitung zwischen beiden Entnahmetechniken bestehen [3].

Auch bei der Indikationsstellung *akute gastrointestinale Blutung* ist eine Untersuchung des gesamten oberen Verdauungstrakts unabdingbar, da in etwa 20 % mit Mehrfachbefunden, z. B. Ösophagusvarizen *und* einem Ulkus, zu rechnen ist. Nur die direkte Inspektion erlaubt eine sichere Differenzierung zwischen aktueller und potentieller Blutungsquelle, wobei in jedem Fall eine kritische Würdigung des klinischen Bildes erfolgen muß: so kann es z. B. bei Hämatemesis wegen eines blutenden Ulcus duodeni zu einem Mallory-Weiss-Syndrom kommen, das zum Zeitpunkt der Notfallendoskopie noch blutet, während die primäre, klinisch relevante Blutung aus dem Ulcus duodeni bereits spontan sistiert.

Kontraindikationen

Es gibt nur eine Kontraindikation für eine endoskopische Untersuchung des oberen Verdauungstrakts: den unkooperativen Patienten, der das Instrument und sich selbst gefährdet. Prinzipiell sollte ein Patient nicht zu einer endoskopischen Untersuchung überredet werden. Ist er einer vernünftigen Argumentation nicht zugänglich, nützt auch eine intensive Prämedikation nichts. Eine diagnostische Untersuchung in Vollnarkose ist, von Kindern abgesehen, abzulehnen.

Eine vorsichtige Instrumentation empfiehlt sich bei akuter erosiver oder phlegmonöser Ösophagitis, z. B. nach akuter Säure- oder Laugeningestion (und Gastritis), bei bekanntem Aortenaneurysma und bei Pulsionsdivertikeln, wobei betont werden muß, daß mit modernen dünnkalibrigen Endoskopen die gesamte Untersuchung von der Mundhöhle aus unter Sicht praktiziert werden kann, so daß eine Perforationsgefahr nur bei sehr forschem Vorgehen besteht. Bei mit hinreichender Sorgfalt durchgeführter Ösophago-Gastro-Duodenoskopie ist heutzutage, ein modernes Instrumentarium vorausgesetzt, eine Perforation im Recessus piriformis oder einem nicht bekannten Zenker'schen Divertikel praktisch nicht mehr möglich und muß als vermeidbar fehlerhaftes Verhalten bewertet werden. Eine massive Struma, eine ausgeprägte Osteochondrose der Halswirbelsäule oder eine extreme Kyphoskoliose können die Untersuchung erschweren, aber nur ausnahmsweise unmöglich machen. Bei bekannter Stenose, z. B. im Ösophagus, sollte primär mit einem möglichst dünnkalibrigen Instrument untersucht werden, evtl. unter Zuhilfenahme eines radiologisch plazierten Führungsdrahtes.

Instrumentarium

Für die Ösophago-Gastro-Duodenoskopie finden heute ausschließlich Vorausblickendoskope Verwendung, die sich durch unterschiedliche Kaliber und Blickwinkel auszeichnen (Abb. 2). In zunehmendem Maße wird von der konventionellen Fiberendoskopie auf die Videoendoskopie übergewechselt, sei es mittels aufgesetzter Videokamera oder mittels Chip-Endoskopen, so daß die Untersuchungstechnik sich etwas anders gestaltet. Im Prinzip entsprechen sich die heute angebotenen Endoskope der Firmen Olympus, Fuji, Pentax, Storz und Wolf weitgehend. Unter hygienischen Gesichtspunkten ist Wert darauf zu legen, daß die Instrumente voll in Desinfektionslösung eingelegt werden können (s. Kap 1.5).

Die Wahl des Instruments wird auch bestimmt durch die Indikation; ist ein lumenstenosierendes Ösophaguskarzinom zu erwarten, sollte ein dünnkalibriges Stenoseendoskop eingesetzt werden, mit dem ohne vorherige Bougierung eine Passage durch die Stenose möglich ist, da die bioptische Verifizierung bei unterminierendem Wachstum Schwierigkeiten bereiten kann. Bei einer akuten Blutung wird man ein Gerät einsetzen, das einen großen Absaugkanal aufweist, so daß Blutkoagel entfernt werden können.

Das Zusatzinstrumentarium umfaßt Biopsiezange, Bürste, Schlinge, Spül- und Aspirationskatheter, evtl. noch ein auf das Endoskop zu montierendes Bougierungs- bzw. Dilatationsset oder einen Applikator für Gummibandligaturen. Ein zusätzlicher Tubus, durch den das Endoskop bei mehrfacher Instrumentation geschoben werden kann, empfiehlt sich für die Fremdkörperextraktion (z. B. Rasierklingen) oder die Varizenligatur.

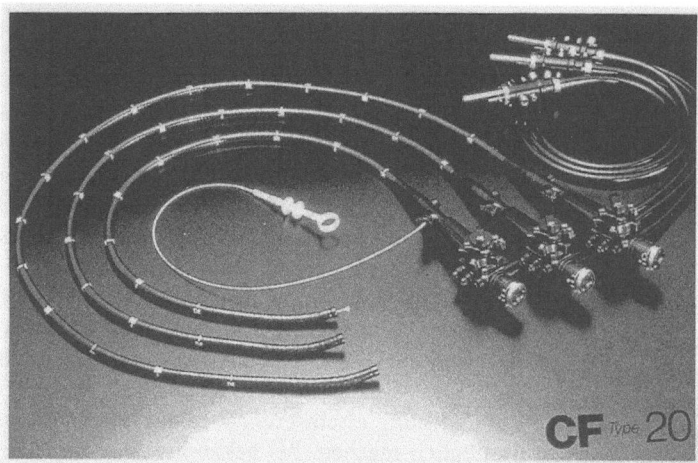

Abb. 2. Moderne, voll einlegbare Endoskope (Olympus Optical, Hamburg)

Vorbereitung

Außer bei der therapeutischen Endoskopie wird heute kein Wert mehr auf die Erfassung der Gerinnungsverhältnisse gelegt, da es selbst beim marcumarisierten Patienten zu keiner nennenswerten Blutung nach einer Zangenbiopsie kommt.

Die Frage der Prämedikation und der Rachenanästhesie ist umstritten (s. Kap. 1.10); in den meisten Abteilungen wird auf beide Maßnahmen, zumindest bei der ambulanten Endoskopie, verzichtet, da die meisten Komplikationen, die zur Beobachtung gelangen, auf diese beiden Maßnahmen zurückzuführen sind. Je älter der Patient, desto besser toleriert er die Untersuchung. Bei der Notfallendoskopie sollte auf beide Maßnahmen weitestgehend verzichtet werden, da der kreislaufflabile Patient gefährdet wird, wenn durch Rachenanästhesie der Schluckreflex ausgeschaltet ist (Gefahr der Aspiration) oder wenn der Blutdruck durch eine Sedierung noch weiter abfällt.

Ist eine entsprechende Nachsorge gewährleistet, kann prämediziert werden, wobei heute dem Midazolam (Dormicum) wegen der kurzen Halbwertszeit von 1-2 h der Vorzug gegeben wird. Außerdem steht mit dem Flumazenil (Anexate) ein Antidot zur Verfügung, so daß die gefürchtete Atemdepression sofort kupiert werden kann (s. Kap. 1.10). Die Prämedikation sollte nicht nach einem starren Schema, sondern individuell angepaßt erfolgen, wobei insbesondere eine Dosisanpassung bei höherem Lebensalter oder bei der Kombination von Benzodiazepinen und Opioiden berücksichtigt werden muß.

Es versteht sich von selbst, daß nur nüchterne Patienten untersucht werden sollen und daß Zahnprothesen vor der Untersuchung entfernt werden. Die Gabe von Atropin (0,5-1 mg s.c.), mit der man vagovagale Reflexe zu unterdrücken hoffte, wird heute kaum noch praktiziert. Zwar wird der lästige Speichelfluß unterdrückt, doch klagen viele Patienten über einen trockenen Mund. Buscopan oder Glukagon i.v. können bei ausgeprägter duodenaler Motorik gegeben werden, um einen guten Überblick im Bulbus zu bekommen, doch ist dies nur ausnahmsweise nötig.

Technik

Die Untersuchung selbst erfolgt in Linksseitenlage des Patienten. Das Instrument wird durch den liegenden Beißring eingeführt, nur selten ist eine Schienung des Instruments zwischen linkem Zeige- und Mittelfinger des Untersuchers erforderlich, wobei gleichzeitig die Zunge nach unten gedrückt und der Patient aufgefordert wird zu schlucken. Ergeben sich Schwierigkeiten bei der Passage des Ösophagusmundes, so sollte diese unter Sicht erfolgen. Dabei stellt man sich zunächst den Kehlkopf (Stimmbänder) ein und führt das Instrument dann hinter der Epiglottis in die sich öffnende Speiseröhre vor.

Nach etwa 38-40 cm, von der vorderen oberen Zahnreihe gerechnet, wird der ösophagokardiale Übergang erreicht, wobei die Schleimhautgrenze zwischen Plattenepithel der Speiseröhre und Zylinderepithel des Magens in der Regel 2-3 cm über die anatomische Kardia in den Ösophagus hineinreicht.

Im Magen schaut die Instrumentenspitze zunächst auf die Hinterwand bzw. die Falten der großen Kurvatur. Durch eine leichte Drehung des Oberkörpers nach rechts (damit rotiert auch die Instrumentenspitze nach rechts) wird der Blick auf das Antrum frei, wobei die Angulusfalte als Orientierungshilfe für die kleine Kurvatur dienen kann. *Links* vom Angulus, der einem romanischen Bogen ähnelt, liegt die *Magenvorderwand*, *rechts* die *Magenhinterwand*. Bleibt der Pylorus im Zentrum des Blickfeldes zentriert, ist

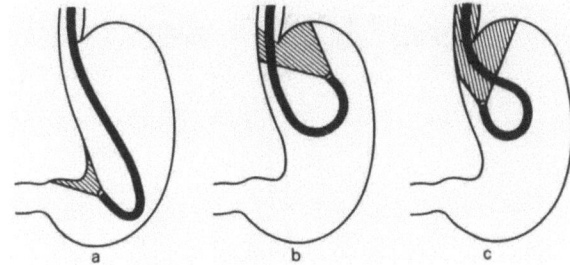

Abb. 3a–c. Inversion mit prograder Optik: **a** im Antrum zur Inspektion des Angulus (Zwei-Höhlen-Blick); **b** Inversion über die große Kurvatur; **c** Inversion über die kleine Kurvatur. (Aus Frühmorgen u. Classen 1974 [4])

die Passage in den Bulbus problemlos möglich. Einem Vorschlag eines internationalen Terminologiekomitees folgend [6], spricht man im Bulbus von einem *anterioren, superioren, posterioren* und *inferioren Aspekt*, wenn man vom Pylorus aus die Region bei *9, 12, 15 und 18 Uhr* beschreibt.

Zunächst erfolgt nur eine grobe Orientierung bis zur Bulbuspassage, die eigentlich subtile Diagnostik erfolgt beim *Zurückspiegeln*. Dabei ist besonderer Wert auf den Zwei-Höhlen-Blick zu legen (Abb. 3a), wobei Pylorus, Angulus und kleine Kurvatur bis zur Kardia eingesehen werden können. Das Gerät kann dann bis zur Kardia zurückgezogen werden, alternativ erfolgt die Inversion über die große Kurvatur oder eine parakardiale Rotationsbewegung, je nachdem, ob die Instrumentenspitze in allen Ebenen um 180° abgewinkelt werden kann oder nur in einer Ebene (Abb. 3b, c). Während der Untersuchung ist darauf zu achten, daß nur dosiert Luft insuffliert wird und daß alle Abschnitte des Magens eingesehen werden können. Schaumauflagerungen lassen sich durch einen Spülstrahl mit einem Entschäumer, z. B. Endo-Paractol, abstreifen, wenn man nicht dem Patienten bereits vor der Untersuchung eine entschäumende Lösung zu trinken gegeben hat. Bei der Zangenbiopsie ist darauf zu achten, daß das austretende Blut von der Läsion wegfließt. Diese erscheint besonders wichtig bei der Biopsie von Magengeschwüren, wo heute *6–8 Biopsien* aus dem *Ulkusrand* und *1–2 Gewebsentnahmen* aus dem *Ulkusgrund* gefordert werden (s. Kap. 1.8).

Nach Beendigung der Untersuchung sollte die insufflierte Luft aspiriert werden, da durch Würgen und forciertes Aufstoßen ein Mallory-Weiss-Syndrom ausgelöst werden kann.

Ergebnisse

Häufigster Befund in der Speiseröhre ist heute die Refluxösophagitis, die entweder nach Savary und Miller (Abb. 4) oder im Sinne der MUSE-Klassifikation (Abb. 5) graduiert wird. Inwieweit die Beobachtungen von Spechler et al. [16], die bei Routinebiopsien des ösophago-kardialen Übergangs in 18% ein spezialisiertes Zylinderepithel im Sinne eines Barrett-Ösophagus auch bei Patienten ohne Refluxbeschwerden gefunden haben, bei uns reproduzierbar sind, muß derzeit noch offengelassen werden. Auch im Ösophagus gilt, daß alle solitären Läsionen biopsiert werden müssen. Bei der Refluxösophagitis gilt dies nur bedingt, in erster Linie unter dem Aspekt des Barrett-Epithels. Wichtig erscheint jedoch, daß das Ausheilungsstadium einer medikamentös behandelten Refluxösophagitis endoskopisch-bioptisch erfaßt wird unter der Fragestellung: Restitutio des Plattenepithels oder Zylinderzellmetaplasie.

Bei mesenchymalen Ösophagustumoren, die sich nur durch indirekte Zeichen (siehe Magen) bemerkbar machen, sollte auf eine Biopsie verzichtet werden, da sich diese Tumoren in der Regel operativ gut ausschälen lassen, was durch eine tiefgreifende Zangenbiopsie zur Verifizierung der mesenchymalen Genese unmöglich gemacht wird, wenn die Mucosa durch die Biopsie auf der Submucosa fixiert wird.

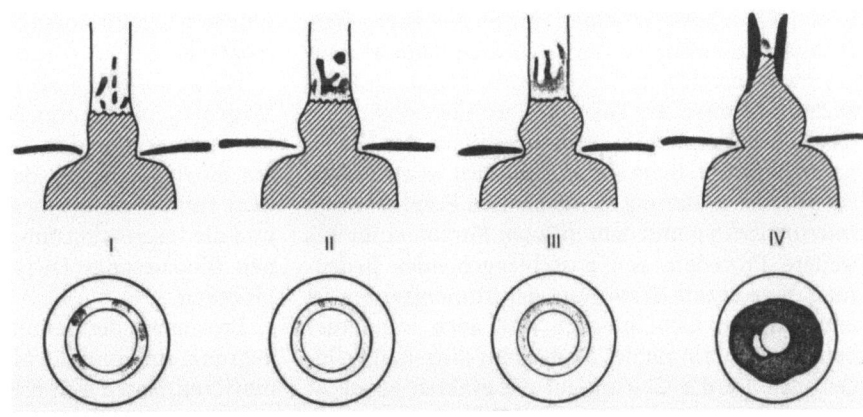

Abb. 4. Stadieneinteilung der Refluxösophagitis. Stadium I: fleckförmige Rötungen, Stadium II: longitudinal konfluierende Rötungen, Stadium III: zirkulär konfluierende Rötungen, Stadium IV: III + Stenose. (Nach Savary u. Miller [15])

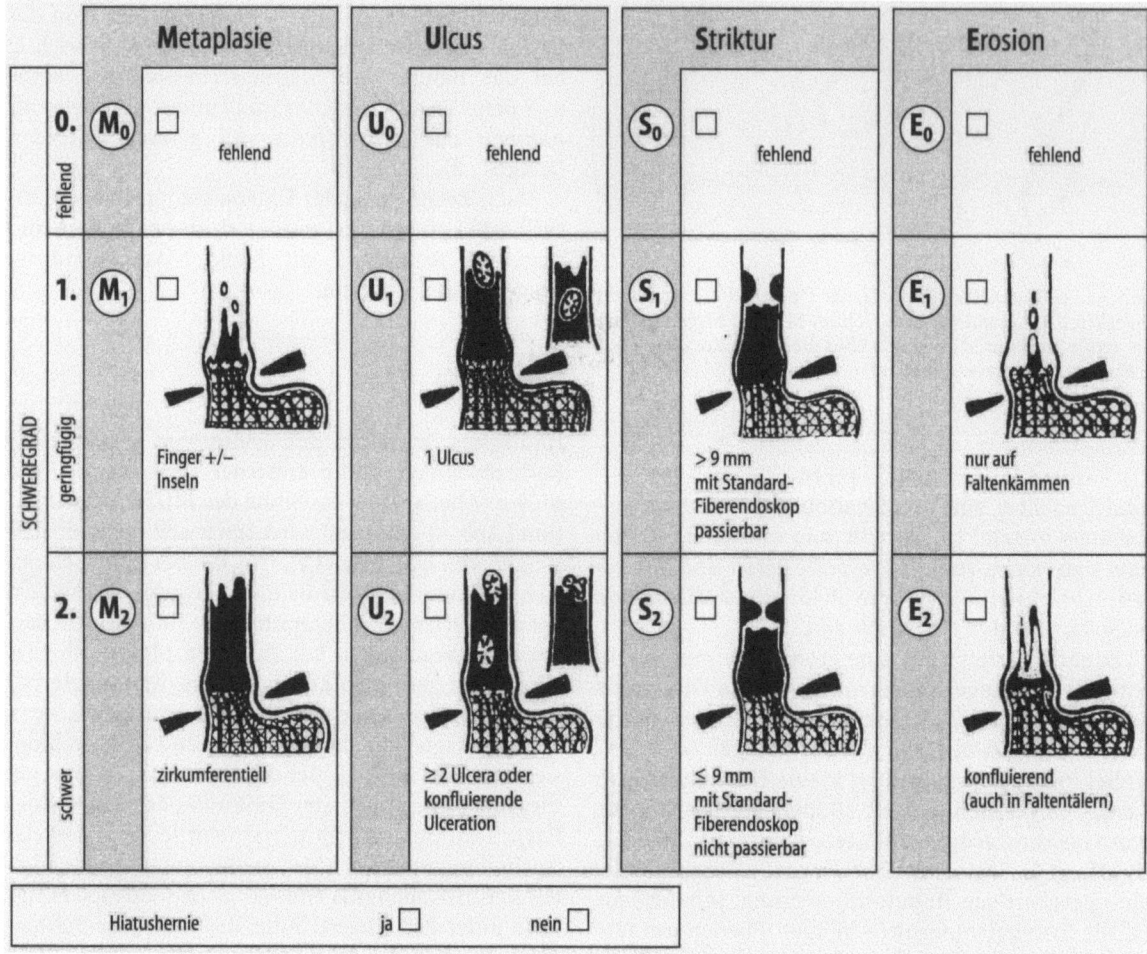

Abb. 5. Bei der Klassifikation nach Savary und Miller wurde Stadium 1-2 als leichte, Stadium 3 und 4 als schwere Refluxösophagitis angesehen. Bei der Muse-Klassifikation wird nur eine geringgradige bzw. schwere Alteration des Plattenepithels der Speiseröhre differenziert [1]

Die diagnostische Trefferquote bei der Differenzierung zwischen benignen und malignen Läsionen wird heute nach einer prospektiven Studie von Tytgat et al. [18] an 1000 Patienten mit 99,8% angegeben. Dies setzt allerdings voraus, daß man beim Magengeschwür ausreichend Gewebeproben entnimmt und auch im Rahmen der Therapiekontrolle, selbst wenn das Ulkus abgeheilt ist, noch einmal aus der Ulkusnarbe biopsiert. Beim Karzinom selbst ist eine bioptische Differenzierung zwischen dem *Karzinom vom Intestinalzelltyp* und dem *diffusen Karzinom* für das weitere Prozedere von ausschlaggebender Bedeutung. Eine exakte Festlegung der Tumorgrenzen ist endoskopisch nicht möglich [12], auch wenn dies beim Frühkarzinom des Magens im Einzelfall gelingen mag. Da der Chirurg auf die exakten Lokalisationsangaben bei Malignomen angewiesen ist (im Ösophagus Entfernung von der Zahnreihe, Beteiligung der Kardia; korrekte Lokalisation im Magen), muß bei kleinen, nicht tastbaren Läsionen, die einer operativen Therapie bedürfen, eventuell eine Tuschemarkierung erfolgen.

Ein weiterer wichtiger Punkt ist die Differenzierung zwischen malignem Lymphom und Karzinom, zwischen Primärtumor und Metastase in den Gastrointestinaltrakt und zwischen epithelialen und mesenchymalen Tumoren; letztere gelingt nicht immer bioptisch.

Hinweise auf eine mesenchymale Genese von Magen(wand)tumoren liefern die über den ins Lumen vorspringenden Tumor ziehende Brückenfalten, die Beobachtung, daß sich die Schleimhaut über dem Tumor zeltförmig abheben läßt (Zelt-Zeichen) und die Impressionsmöglichkeit mit der geschlossenen Biopsiezange (Kissen-Zeichen), vor allem bei Lipomen.

Erosionen, die definitionsgemäß auf die Mucosa begrenzt sind und die Muscularis mucosae nicht penetrieren, lassen sich von einem tiefergreifenden Ulcus meist problemlos differenzieren. Zum einen hebt die peristaltische Aktivität die Läsion von der Unterlage ab, das heißt, die Erosion „reitet" auf der Peristaltikwelle, zum anderen läßt sie sich, da nicht auf der Muscularis propria fixiert, mit der Biopsiezange ins Lumen ziehen.

Aussagen über eine Schleimhautatrophie sind mit Vorsicht zu machen; bei massiver Luftinsufflation verstreichen die Falten der großen Kurvatur fast immer, transparente Gefäße, die aus der Submucosa durch die dünne Mucosa schimmern, sind im oberen Magendrittel eher die Regel. Indirekte Hinweiszeichen sind Lipidflecken (Pseudoxanthome) und bei der Perniziosakonstellation (Antrum normal, atrophische Gastritis im Corpus) häufig multiple Karzinoide, die selten größer als 1–2 mm werden und nicht therapiebedürftig sind wie auch die nur histologisch nachweisbare Mikrocarcinoidose.

Die früher geforderte diagnostische Polypektomie ist im Magen nicht erforderlich, da 95% der Magenpolypen nicht-neoplastischer Natur sind und die Zangenbiopsie, einen erfahrenen Pathologen vorausgesetzt, ausreicht. Bei den auf die Korpusregion beschränkten, meist multiplen Drüsenkörperzystenpolypen kann sogar auf die Biopsie verzichtet werden, da der makroskopische Aspekt und die Lokalisation pathognomonisch sind.

Bei der akuten gastrointestinalen Blutung gelingt die Lokalisation der Blutungsquelle in 96–98%, wenn sie im oberen Gastrointestinaltrakt lokalisiert ist. Für das weitere Prozedere ist die Forrest-Klassifikation von wesentlicher Bedeutung, auf die später noch eingegangen werden wird (Kapitel 2.12).

Integraler Bestandteil der Gastroskopie ist heute die Helicobacter pylori Diagnostik, auf die bei keiner Untersuchung verzichtet werden sollte, auch wenn sich nicht in jedem Fall therapeutische Konsequenzen ergeben. Wie in einem Arbeitspapier der Deutschen Gesellschaft für Verdauungs- und Stoffwechselkrankheiten (DGVS) festgelegt, sollten beim Ulcus duodeni Gewebsproben aus Antrum und Corpus für den Urease-Schnelltest entnommen werden, beim Ulcus ventriculi zusätzlich je 2 Partikel aus Antrum und Corpus zum histologischen Nachweis, (H.E., Giemsa, Warthin-Starry Färbung). Die üblichen Ulcusrandbiopsien reichen für den histologischen H.p. Nachweis nicht aus, da sich dort meist eine intestinale Metaplasie findet [2]. Zur Überprüfung der Effizienz einer H.p. Therapie, in der Regel 4 Wochen nach Therapieende, ist ebenso wie bei einer antisekretorischen Anbehandlung der Urease-Schnelltest nicht mehr aussagekräftig genug; die Kontrolle muß histologisch erfolgen. Auch beim Non-Hodgkin-Lymphom (MALTOM) des Magens kommt der H.p. Diagnostik eine wichtige Bedeutung zu, hat sich doch gezeigt, daß beim Frühlymphom, endosonographisch verifiziert, eine Heilung durch eine Sanierung der H.p. Infektion in 70% erreicht werden kann.

Nachsorge

Eine spezielle Nachsorge nach einer Ösophago-Gastro-Duodenoskopie ist nicht erforderlich, wenn auf eine Rachenanästhesie und eine Prämedikation verzichtet wurde. Ansonsten darf der Patient nach einer örtlichen Betäubung wegen der Aspirationsgefahr 1–2 h keine Nahrung zu sich nehmen, die weitere Überwachung nach sedierenden Maßnahmen hängt von der Halbwertszeit des eingesetzten Medikaments ab; sie beträgt z.B. beim Diazepam über 30 h, so daß der Patient während dieses Zeitraums nicht in der Lage ist, ein Fahrzeug zu lenken, am Arbeitsplatz Maschinen zu bedienen oder wichtige Entscheidungen zu treffen. Die Untersuchung ohne Prämedikation bietet darüber hinaus den Vorteil, daß der erhobene Befund dem Patienten direkt mitgeteilt werden kann, wenn er nicht schon die gesamte Untersuchung am Fernsehmonitor mitverfolgt hat.

Signifikante Blutungen nach Zangenbiopsien sind eine absolute Rarität; trotzdem sollte der Patient über diese Möglichkeit aufgeklärt werden, wie es sich überhaupt empfiehlt, ihm für alle Fälle eine Telefonnummer mitzugeben für Rückfragen, Meldungen von Komplikationen u.ä.

Derzeit existieren mindestens drei von Fachverlagen herausgegebene „Aufklärungsbögen", die den Patienten über die geplante Untersuchung informieren, ihm Alternativverfahren aufzeigen und über mögliche Komplikationen informieren. Diese Aufklärungsblätter dienen mit der Einverständniserklärung des Patienten ausschließlich der Dokumentation, ersetzen aber keinesfalls das Aufklärungsgespräch, das nach Möglichkeit 24 Stunden vor dem geplanten Eingriff geführt werden sollte (s. auch Kap. 1.11).

Eine gezielte Erhebung der Anamnese ist zur Vermeidung von Komplikationen unerläßlich; dabei sollten auch so banale Dinge wie die Frage nach einer möglichen Aspirineinnahme erfaßt werden, auch wenn nicht davon auszugehen ist, daß die Hemmung der Thrombozytenaggregation die Blutung aus einer Zangenbiopsie verlängert.

Komplikationen

In allen Mitteilungen wird betont, daß die Zahl der Komplikationen, die auf Sedierung und Prämedikation zurückgeführt werden müssen, über denen der eigentlichen Instrumentation liegt. Wird prämediziert, dann müssen alle zur Aufrechterhaltung von

Kreislauf und Atmung erforderlichen Hilfsmittel bereit liegen.

Rhythmusstörungen während einer Gastroskopie sind häufig; bei primär pathologischem EKG lassen sie sich zusammen mit ST-Senkungen und T-Veränderungen bei 60 % aller Patienten nachweisen [7]. Bei Patienten mit respiratorischer Insuffizienz kann die Luftinsufflation zu einem Hochdrängen des Zwerchfells und zu Atembeschwerden führen.

Bakteriämien bei endoskopischen Instrumentierungen sind häufig, aber nur ausnahmsweise von klinischer Relevanz. Sie sind bei therapeutischen Eingriffen häufiger als bei der diagnostischen Endoskopie, sollten jedoch bei immunsupprimierten Patienten, bei Patienten mit Klappenfehlern u. a. zu einer perioperativen Antibiotikaprophylaxe Anlaß geben (s. Kapitel 1.7). Häufiger als die meist konservativ behandelbare Ösophagus- oder Magenperforation, die sich durch Mediastinalemphysem bzw. Pneumoperitoneum bemerkbar machen, ist heute das sog. pseudoakute Abdomen, eine massive Luftüberblähung bei zu langer Untersuchungsdauer und/oder Gabe eines Sedativums oder Anticholinergikums. Heftige abdominelle Schmerzen bei diffuser Druckschmerzhaftigkeit des geblähten Abdomens lassen zunächst an eine Perforation denken, die Röntgendurchleuchtung zeigt jedoch nur ein massiv gebläthes Abdomen mit Ektasie von Magen und Dünndarm. Eine Magensonde oder ein gezieltes endoskopisches Absaugen bringen rasch Erleichterung.

Eine seltene, für Untersucher und Patient unangenehme Komplikation ist die Einklemmung des Instruments im Ösophagus mit abgewinkelter Spitze, entweder bereits beim Einführen oder nach Inversion und Hochzug in den Ösophagus [12]. Gelingt ein Vorschieben in den Magen zur Reposition oder ein Zurückziehen in den Pharynx nicht, sollte ein Extraktionsversuch unter Buscopan oder Glukagon i. v. versucht werden.

Zusammenfassung

Die Ösophago-Gastro-Duodenoskopie ist eine aussagekräftige, gefahrlos zu praktizierende und von den meisten Patienten voll akzeptierte Untersuchung geworden, die primär bei allen Oberbauchbeschwerden eingesetzt werden sollte. Sie liefert innerhalb weniger Minuten die gewünschte Information über die Mukosaverhältnisse des oberen Verdauungstrakts und wird sinnvoll ergänzt durch die meist vorausgegangene Ultraschalldiagnostik. Die Frage der routinemäßigen Biopsie ist umstritten [5,10] auch unter dem Helicobacter pylori-Aspekt, solange unklar ist, ob eine Gastritis behandelt werden kann oder muß (s. auch Kap. 1.8).

Literatur

1. Armstrong D, Monnier P, Nicolet M, Blum AL, Savary M (1993) Endoscopic Assessment of Oesophagitis Gullet 1:63–67
2. Caspary WF, Arnold R, Bayerdorffer et al. (1996) Diagnostik und Therapie der Helicobacter pylori Infektion. Leitlinien der Deutschen Gesellschaft für Verdauungs- und Stoffwechselkrankheiten. Z Gastroenterologie 34:392–396
3. Cotton PB, Williams CB (1985) Lehrbuch der praktischen gastrointestinalen Endoskopie. perimed, Erlangen
4. Frühmorgen P, Classen M (Hrsg) (1974) Endoskopie und Biopsie in der Gastroenterologie. Springer, Berlin Heidelberg New York
5. Malchow H, Schneider G, Schomerus H, Oehlert W (1984) Diagnostischer Wert der ungezielten Biopsie bei der Gastroskopie. Dtsch Med Wochenschr 109:1509–1516
6. Maratka Z (1989) Terminology, definitions and diagnostic criteria of gastrointestinal endoscopy. normed, Bad Homburg
7. McEwan-Alvarado G, Barnes RN, Wallace TI (1972) Electrocardiographic response to upper gastrointestinal endoscopy. Am J Gastroenterol 57:26–32
8. Misiewicz JJ, Tytgat GNJ, Goodwin LS (1990) System: A new classification of gastritis. Working Party Reports of the World Congresses of Gastroenterology, Sydney 1–10
9. Rösch W (1980) Akute und chronische Erosionen. In: Demling L, Elster K, Koch H, Rösch W (Hrsg) Endoskopie und Biopsie von Speiseröhre, Magen und Zwölffingerdarm. Schattauer, Stuttgart New York
10. Rösch W (1987) Ungezielte Biopsie bei der Gastroskopie-Kontra: kein diagnostischer Gewinn. Fortschr Med 105: 353–355
11. Rösch W (1989) Sind routinemäßige Magenbiopsien auf C. pylori sinnvoll und wenn ja, für welche Nachweismethoden? Endoskopie heute 1:25–27
12. Rösch W (1988) Versehentliche Gastroskopieinversion im Ösophagus. Dtsch Med Wochenschr 113:1615–1616
13. Rösch W (1980) Endoskopische Bestimmung der Tumorausdehnung im Magen. In: Beger HG, Bergemann W, Oshima H (Hrsg) Das Magenkarzinom. Frühdiagnose und Therapie. Thieme, Stuttgart New York
14. Rösch, W (1992) Einsatz der Endoskopie bei Gastritis und Duodenitis. Z Gastroenterologie 30:445–448
15. Savary M, Miller G (1977) Der Oesophagus. Lehrbuch und endoskopischer Atlas. Gassmann, Solothurn
16. Spechler SJ, Zeroogian JM, Antonioli DA, Wang HH, Goyal RK (1994) Prevalence of metaplasia at the gastro-esophageal junction. Lancet 344:1533–1536
17. Stadelmann O (1995) Helicobacter pylori: Indikationen und Praxis der Therapie. Dt Ärztebl 92:2567–2569
18. Tytgat GNJ, Dekker W (1977) Diagnostic accuracy of fiberendoscopy in the detection of upper intestinal malignancy. A follow-up study. Gastroenterology 73:710–718
19. Tytgat GNJ, Hameeteman W, Onstenk R, Schotborg R (1989) The spectrum of columnar-lined esophagus-Barrett's esophagus. Endoscopy 21:177–185

Retrograde Cholangiopankreatikographie (ERCP)

G. LUX

Die retrograde Cholangiopankreatikographie (ERCP) hat sich als kombinierte endoskopisch-radiologische Untersuchungsmethode in der Diagnostik von Gallenwegs- und Pankreaserkrankungen bewährt.

Die ERCP zeichnet sich durch eine hohe Sensitivität und Spezifität aus, sie kann diagnostisch ergänzt werden durch Biopsie, Zytologie und Manometrie. Da es sich um eine invasive Methode handelt, ist ihre Anwendung an die genaue Berücksichtigung der Indikationen und Kontraindikationen sowie an die Erfahrung des Untersuchers gebunden.

Indikationen

Indikationen zur endoskopisch-retrograden Cholangiographie (ERC):

- Cholestase/Verschlußikterus – Differentialdiagnose
- Abdominelle Schmerzen mit Verdacht auf biliäre Ursache
- Akute Pankreatitis mit Verdacht auf biliäre Ursache (Cholelithiasis)
- Primär-sklerosierende Cholangitis – Diagnose und Verlauf
- Papillenstenose, Sphincter-Oddi-Dyskinesie (SOD)
- Beschwerden bei bilio-digestiven Anastomosen
- Unklare Befunde an den Gallenwegen – sonografisch/radiologisch
- Hämobilie, z. B. nach Trauma
- Vorbereitung auf endoskopisch-operative Eingriffe an den Gallenwegen

Indikationen zur endoskopisch-retrograden Pankreatikographie (ERP):

- Verdacht auf Pankreaskarzinom/-Tumor
- Rezidivierende akute Pankreatitiden ohne erkennbare Ursache
- Verdacht auf chronische Pankreatitis, wenn Diagnosestellung durch nicht-invasive Verfahren nicht gelingt
- Chronische Pankreatitis, wenn aufgrund der Beschwerdesymptomatik oder von Komplikationen die Indikation zur operativen Therapie gegeben ist
- Unklare Pankreasbefunde in anderen bildgebenden Verfahren
- Vorbereitung auf endoskopisch-operative Eingriffe am Pankreasgangsystem
- Akute Pankreatitis, unmittelbar präoperativ
- Verdacht auf Hämosuccus pancreaticus
- Verdacht auf Pankreasgangverletzung nach Trauma

Die retrograde Pankreatikographie (ERP) stellt nicht die primäre Methode in der Diagnostik der chronischen Pankreatitis dar, da diese meist anhand von Klinik und laborchemischen Parametern sowie durch nicht-invasive bildgebende Verfahren und/oder Funktionstests nachgewiesen werden kann. Bei klinisch gegebener Indikation zur operativen Therapie einer akuten Pankreatitis – z. B. bei Sepsis – kann das Ergebnis der ERP bei der Operationsstrategie hilfreich sein [26].

Kontraindikationen

Die wesentlichste Kontraindikation stellt der nichtkooperative Patient dar.

Zu den relativen Kontraindikationen zählen Herzrhythmusstörungen, Zustand nach Herzinfarkt (unter 3 Monaten) oder großes, rupturgefährdetes Aortenaneurysma; hier sollte eine ERCP nur bei vitaler Indikation und von sehr erfahrenen Untersuchern durchgeführt werden. Wegen der Strahlenbelastung gilt ähnliches beim Vorliegen einer Schwangerschaft.

Klassischerweise gehörten Cholangitis und akute Pankreatitis zu den absoluten Kontraindikationen einer ERCP. Mit der retrograden Pankreatikographie sollte 3–4 Wochen nach Abklingen einer akuten Pankreatitis gewartet werden. Kommt jedoch als auslösende Ursache der akuten Pankreatitis oder Cholangitis eine Cholelithiasis in Betracht, so besteht keine Kontraindikation für die ERCP, da Papillotomie, Steinextraktion und Lithotripsie die Ursache des Leidens beseitigen können. Auch eine Cholangitis infolge Gallenwegsstenose wird heute als Indikation für eine retrograde Cholangiographie mit Anlage einer biliären Drainage angesehen. Pankreaszysten müssen vor der Pankreasgangdarstellung sonografisch ausgeschlossen sein. Die Kontrastmittelanfüllung einer Pankreaszyste, ist wegen der möglichen septischen Komplikationen nur unmittelbar präoperativ oder vor der interventionellen Drainage erlaubt.

Nicht allgemein gehandhabt wird die ERP bei akutnekrotisierender Pankreatitis [26] und klinisch gegebener Indikation zur operativen Therapie, um das operative Vorgehen an den Befund der ERP (Fistelbildung in die Bauchhöhle oder in das Duodenum, Nekrosen, intaktes Pankreasgangsystem) zu adaptieren.

Kontrastmittelreaktionen im Rahmen der ERCP sind selten. Anaphylaktische Reaktionen wurden jedoch beobachtet [43, 94]. Bei bekannter Kontrastmittelallergie sind deshalb besondere Anforderungen an die Indikation zu stellen. Eine medikamentöse Allergieprophylaxe mit H-1- und H-2-Rezeptorenantagonisten, evtl. in Kombination mit Kortikosteroiden, sollte durchgeführt werde. Bei Hyperthyreose ist eine Gabe von jodhaltigen Kontrastmitteln kontraindiziert, gefährdete Patienten sollten z. B. mit Natriumperchlorat (Irenat) vorbehandelt werden. Bei florider Hyperthyreose ist eine Gabe von jodhaltigen Röntgenkontrastmitteln kontraindiziert. Zunächst sollte die Hyperthyreose beseitigt werden. Meist genügt dazu eine Behandlung mit Thioharnstoff-Präparaten (z. B. Carbimazol) in Verbindung mit Propranolol. Wenn eine rasche Beseitigung der Hyperthyreose erforderlich ist, so kann kombiniert mit einem Thioharnstoff-Präparat und Natriumperchlorat (Irenat) behandelt werden. Falls eine ausgeprägte Hyperthyreose vorliegt und die dringende Indikation zur Gabe jodhaltiger Kontrastmittel besteht, so muß evtl. zunächst zur Beseitigung der Hyperthyreose eine subtotale Thyreodektomie vorgenommen werden (W. A. Scherbaum, pers. Mitteilung).

Instrumentarium

Endoskope

Die ERCP wird in der Regel über ein Duodenoskop mit Seitblickoptik (z. B. JF1T30, Olympus; Fujinon DX; Pentax FD-29X; TJF30, Olympus) durchgeführt. Bei Vorliegen einer Billroth-II-Resektion des Magens ist häufig die Verwendung eines Vorausblickendoskops (z. B. GIFQ30, Olympus) vorteilhaft.

Auch bei der ERCP besteht ein Trend zur Verwendung von Videoendoskopen. Da jede 2. bis 3. diagnostische ERCP von endoskopisch-operativen Maßnahmen gefolgt wird, bietet die gleichzeitige Beobachtungsmöglichkeit durch das Assistenzpersonal deutliche Vorteile. Diese Möglichkeit ergibt sich natürlich auch durch das Aufsetzen einer Videokamera. Aus diesem Grunde sollte für die Duodenoskopie eine Lichtquelle mit 300–500 W zur Verfügung stehen.

Zusatzinstrumentarium

Das Zusatzinstrumentarium muß vor Beginn der Untersuchung auf einem steril abgedeckten Instrumententisch bereitgelegt sein. Hierzu gehört der jeweils routinemäßig verwandte Teflonkatheter zur Kontrastmittelinstillation. In der Regel wird zunächst ein Katheter mit einem Durchmesser von ca. 1,8 mm verwandt. Manche Untersucher bevorzugen dickere Katheter mit runder Metallkappe (sog. Kugelkopfkatheter). Bei Verwenden eines Operationsduodenoskops sollte entweder ein stärkerer Katheter (Ø 2,1 mm) oder ein Katheter mit einem stärkeren Schaft angewandt werden, um so eine bessere Führung im Instrumentierkanal zu erzielen. Katheter mit ausgezogener Spitze oder mit Metallspitze (sog. Flaschenhalskatheter) werden nur ausnahmsweise benötigt, wenn mit dem üblichen Katheter keine Kontrastmitteldarstellung des gewünschten Gangsystems zu erzielen ist. Bei Sondierung der Nebenpapille allerdings empfiehlt sich von Anfang an ein Katheter mit Metallspitze oder ein sog. Nadelkatheter (nach Cremer).

Ballonkatheter zur besseren Darstellung der intrahepatischen Gallenwege [33, 83] sind nur in Ausnahmefällen erforderlich.

Weiterhin sollte auf dem Instrumentiertisch neben sterilen Handschuhen für die Endoskopieassistenz eine Schale mit Kontrastmittel, eine Metallspritze (10 ml) mit Luer-Lock und ein Zweiwegehahn parat liegen. Die Metallspritze erlaubt im Gegensatz zur Plastikspritze die dosierte und kontrollierte Kontrastmittelinstillation mit geringerer Kraftanstrengung. Der Zweiwegehahn soll bis zum Spritzen des Kontrastmittels geschlossen sein, damit in der distalen Katheterspitze die Kontrastmittelsäule durch den Überdruck im Duodenum nicht zurückgedrückt und somit der Gefahr einer gleichzeitigen Instillation von Luft in das pankreatobiliäre Gangsystem beggenet wird. Die Verwendung von Injektions„pistolen" [95] oder sog. Injektoren [77] halten wir nicht für hilfreich.

Kontrastmittel

Nach wie vor werden als Kontrastmittel 60 %ige Lösungen, z. B. Conray, Angiografin oder Urografin, verwandt. Bei Verwendung von 30 %igen Kontrastmitteln erscheint das für einen ausreichenden Kontrast erforderliche Volumen höher und die Nebenwirkungen (Enzymanstieg) dadurch nicht geringer. Die Meinung, daß hochviskose ionische Kontrastmittel, nicht-ionische Kontrastmittel niedriger Osmolarität [29] oder niedrigviskose Kontrastmittel nebenwirkungsärmer seien, hat sich nicht beweisen lassen.

Röntgengerät

An das Röntgengerät müssen besondere Anforderungen gestellt werden: Erforderlich sind hochauflösende Röntgenbildverstärker, um bereits während der Kontrastmittelfüllung Befunde rasch zu erkennen und die Entscheidung zu Folgeeingriffen, z. B. Papillotomie oder Implantation von bilioduodenalen Drainagen, bereits während der Untersuchung zu treffen. Geeignet sind auch chirurgische Bildverstärker mit großem BV-Eingangsfeld (12"), hochauflösender Drehanodenröhre für längere Durchleuchtungszeiten sowie digitaler Aufzeichnungsmöglichkeit (Cine). Weiterhin muß unbedingt eine Parenchymographie der Bauchspeicheldrüse wegen der Gefahr einer Post-ERCP-Pankreatitis vermieden werden. Zu diesem Zwecke muß der Bildschirm der Bildverstärkerkette im Blickfeld der an der Untersuchung beteiligten (Endoskopiker, Endoskopieassistenz und evtl. Radiologe) lokalisiert sein.

Erforderlich sind weiterhin die Möglichkeiten einer einwandfreien Bilddokumentation; hierzu sind u. E. ausreichend große Kassetten (z. B. 24 · 30 cm) besser geeignet als Filmkassetten.

Der Röntgentisch sollte in der Horizontallage verschieblich sein, um den jeweils interessierenden Bildausschnitt zentral einstellen zu können. Auch ist es in manchen Situationen sinnvoll, den Patienten in Kopftieflage bzw. in Kopfhochlage zu untersuchen.

Zusätzliche Schutzmaßnahmen, wie Schilddrüsenschutz oder bleigeschützte Brillen für Untersucher oder Assistenz sind bei einer angenommenen Untersuchungsfrequenz von 1200/Jahr nicht erforderlich, da die auf Augen- oder Schilddrüse entfallende Strahlung weit unter dem gesetzlichem Limit zu liegen kommt [69].

Personal

Außer dem Untersucher (Endoskopiker) ist auch bei der ERCP eine Endoskopieassistenz erforderlich. Neben den Aufgaben, die dieser bei der peroralen Endoskopie zufallen (Patientenbetreuung, Anreichung von Zusatzinstrumenten), hat sie bei der diagnostischen ERCP zusätzlich die Aufgabe der am Durchleuchtungsbefund kontrollierten Kontrastmittelinstillation. Bedienungseinrichtungen, mit denen der Untersucher selbst durchleuchten und Röntgenaufnahmen anfertigen kann, ersparen einen zweiten Arzt zur Durchleuchtung.

Vorbereitung

Voruntersuchungen

Die Voruntersuchungen entsprechen in jedem Fall denjenigen der peroralen Endoskopie mit Bestimmung des Gerinnungsstatus, wobei allgemein als untere Grenze ein Prothrombinwert von 50% und Thrombozyten von 100 000/mm^3 gelten, da bei jeder zweiten bis dritten ERCP eine Papillotomie folgt. Im Bedarfsfall kann die Korrektur der Gerinnungswerte vorgenommen werden. Bei ikterischen Patienten oder bei Patienten mit hämatologischen Erkrankungen sollte die Bestimmung der Gerinnung nicht länger als 24 Stunden zurückliegen. Sinnvoll ist ferner, vor der ERCP eine Oberbauchsonographie durchzuführen, um sich über das eventuelle Vorliegen von Pankreaszysten, Lebermetastasen, Gallensteinen oder Gallenwegsdilatationen zu orientieren. Da die ERCP in der Regel als letzte Untersuchung durchgeführt wird, werden Laborwerte (Bilirubin, Transaminasen, Hepatitisserologie etc.) oder ein gastroskopischer Befund vorliegen.

Einverständniserklärung

Bei jeder endoskopischen Untersuchung ist die Aufklärung des Patienten am Vortag der Untersuchung über allgemeine und individuelle Risiken erforderlich. Diese sollte unter Zuhilfenahme von entsprechenden Formblättern erfolgen, die vom Arzt und Patienten gegengezeichnet werden (s. auch Kap. 1.11).

Prämedikation/Überwachung

Die Prämedikation sollte individuell unter Berücksichtigung des Alters des Patienten und der kardiopulmonalen Situation erfolgen, da die genannten Faktoren die Komplikationsrate endoskopischer Eingriffe erhöhen können [31]. Die i.v.-Sedierung wird über einen sicheren Zugang in der Regel mit Benzodiazepinen erfolgen. Hierbei wurde das früher übliche Diazepam weitgehend von Midazolam abgelöst. Als Richtlinie gilt eine Dosierung von 0,05 mg/kg, der Zeitraum bis zur maximalen Wirkung kann bis zu 5 Minuten betragen. Bei Bolusgaben sollte die Dosierung um etwa ein Drittel reduziert werden [93]. Wegen der synergistischen Wirkung von Midazolam und Opiaten wird vor potentiell gefährlichen Interaktionen gewarnt [68]. In jedem Fall sollten ein Benzimidazolantagonist (Flumazenil, Anexate) und gegebenenfalls ein Opiatantagonist (Naloxon) zur sofortigen Behebung einer Atemdepression griffbereit zur Verfügung stehen. In der Regel wird weiterhin zur Ruhigstellung des Gastrointestinaltraktes ein Spasmolytikum (z. B. Buscopan 20–40 mg), bei Kontraindikationen, wie Glaukom oder Tachykardie, Glucagon in der Dosierung von 1 mg sinnvoll sein [11].

Ein Abfallen der Sauerstoffsättigung unter 90% wird durch die Bauchlage gefördert und tritt zumeist zu Beginn der Untersuchung bei bis zu 30% der Patienten auf [62]. Aus diesem Grunde ist die Pulsoxymetrie während der ERCP zu empfehlen [30], die Möglichkeit zur Sauerstoffapplikation während der Untersuchung sollte gegeben sein (s. auch Kap. 1.7).

Eine Antibiotikaprophylaxe sollte bei Patienten mit besonders hohem Endokarditisrisiko, z. B. Herzklappenersatz oder Herzvitien bzw. Endokarditiden in der Anamnese durchgeführt werden. Empfohlen werden Amoxicillin 3 g p. o. 1 h vor Eingriff, dann 1 g p. o. nach 8 h und 16 h oder Amoxicillin/Ampicillin 2 g i. v. $^1/_2$ h vor Eingriff, dann 1 g i. v. nach 8 h und 16 h (bei Penicillin-Unverträglichkeit Vancomycin 1 g i. v. als Infusion über mindestens 1 h, Beginn spätestens 1 h vor Eingriff, dann 1 g i. v. nach 12 h) (Empfehlungen der AG „Endokarditis" der Paul-Ehrlich-Gesellschaft, der Deutschen Gesellschaft für Herz- und Kreislaufforschung, für Pädiatrische Kardiologie und für Herz- und Gefäßchirurgie, 1988).

Die Antibiotikaprophylaxe zur Vermeidung von septischen Komplikationen wird nicht generell empfohlen, sollte jedoch durchgeführt werden, wenn Gallenwegsstrikturen erwartungsgemäß dargestellt, aber nicht sicher durch Drainage entlastet werden können sowie bei sonografisch bekannten Pankreaspseudozysten (Darstellung nur präoperativ oder vor interventioneller Drainage). Empfohlen werden Breitspektrumpenicilline (z. B. Baypen 3 × 4 g oder Rocephin 2 × 1 g) in Kombination mit Metronidazol (z. B. Clont 3 × 500 mg i. v.), alternativ Imipenem oder Cephalosporine.

Technik

Duodenoskopie

Klassischerweise wird die ERCP in Linksseitenlage des Patienten begonnen und der Patient nach Erreichen der Pars descendens duodeni in Bauchlage gebracht. Dieses Vorgehen empfiehlt sich für den Anfänger, da die Pyloruspassage in Linksseitenlage des Patienten einfacher ist. Nicht selten handelt es sich um ältere Patienten, bei denen besonders unter Prämedikation eine aktive Mitarbeit mit Drehung aus der Seiten- in die Bauchlage nur bedingt möglich ist. Aus diesem Grund ist es sinnvoll, die Untersuchung in Bauchlage des Patienten zu beginnen. Die Passage durch den Ösophagus erfolgt mit dem Seitblickendoskop weitgehend ohne Lumensicht. Bei der Passage durch den Magen ist es hilfreich, wenn die kleine Kurvatur im Blickfeld gehalten wird. Auf diese Weise wird vermieden, daß die Instrumentenspitze in eine Fornixkaskade abgleitet. Zur Pyloruspassage wird die Instrumentenspitze leicht dorsal flektiert und möglichst nahe an den Pylorus herangeführt. Durch Vorschieben und Begradigen der Instrumentenspitze gelangt diese unter einem leichten Widerstand in den Bulbus duodeni. Die Duodenalschleimhaut fällt durch ein zottiges Oberflächenrelief auf. Anschließend empfiehlt es sich, die Instrumentenspitze durch maximale Abwinkelung nach rechts im oberen Duodenalknie einzuhaken, um beim anschließenden Manöver ein Zurückgleiten in den Magen zu verhindern. Hierbei wird das Instrument zurückgezogen und gleichzeitig um 45–90° im Uhrzeigersinn gedreht. Dadurch begradigt sich das Instrument, d. h. nachdem es sich zunächst beim Einführen gegen die große Kurvatur gestemmt hat, liegt es nun der kleinen Kurvatur an. Das Begradigen des Instruments durch Zurückziehen kann vom Anfänger zunächst unter Röntgenkontrolle durchgeführt werden, um ein Gefühl für den Bewegungsablauf zu bekommen (Abb. 1).

Die begradigte Position ist eine nahezu obligate Voraussetzung für eine erfolgreiche Kanülierung der Papille: Sie garantiert eine bessere Dirigierbarkeit der Instrumentenspitze und ermöglicht die optimale Einstellung der Papille.

Orientierungspunkte zum Aufsuchen der Papille sind die proximal verlaufende Plica longitudinalis als Ausdruck des intraduodenalen Anteils des Ductus choledochus und das Frenulum, das distal auf die Pa-

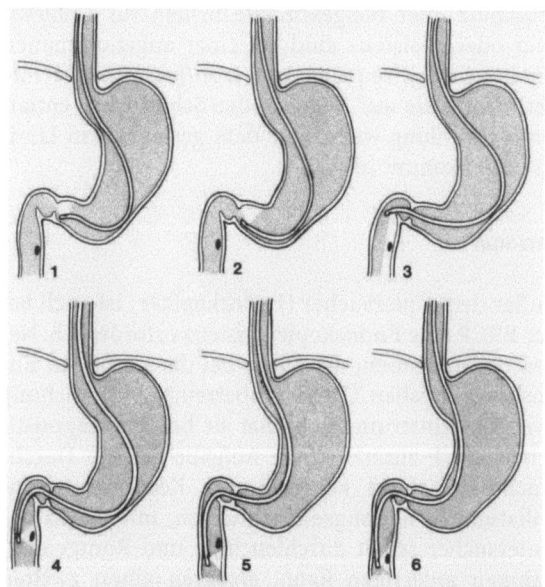

Abb. 1. Pyloruspassage und Aufsuchen der Papille (1–6) [20]

pille zuläuft. Bei etwa 80% der Patienten münden Ductus Wirsungianus und Ductus choledochus gemeinsam, bei knapp 15% haben beide Gangsysteme eine getrennte Einmündung, bei etwa 5% liegt ein sog. Pancreas divisum vor.

Nach Aufsetzen des Teflonkatheters auf bzw. Einführung in die Papillenöffnung erfolgt die Kontrastmittelfüllung des Pankreas- und Gallengangsystems. Ein sicheres Verfahren, das nur den gewünschten Gang zur Darstellung bringt, gibt es nicht. Wird der Katheter senkrecht und etwas nach rechts auf die Papille zugeführt, ist eine Darstellung des Pankreasgangs eher zu erwarten. Erfolgt die Kanülierung von distal gegen 11 Uhr und parallel zur Duodenalwand, ist die Kontrastierung des Gallengangs wahrscheinlicher (Abb. 2).

Röntgen

Bereits während der Füllungsphase erfolgt die Röntgendokumentation. Nach unserer Erfahrung sind Zielaufnahmen aussagefähiger als Übersichtsaufnahmen der dargestellten Gangsysteme. Beim Pankreasgang hat sich die Viertelung einer Kassette (24 × 30 cm quer) bewährt: Begonnen wird die Dokumentation während der Füllungsphase mit dem Kopfbereich, dann folgen Korpus- und Schwanzbereich, der vollständig dargestellt werden muß. Anschließend wird nochmals der Pankreaskopfbereich dokumentiert. Für die Dokumentation des Gallengangsystems hat sich die Zweiteilung einer 24 × 30-Kassette bewährt. Hier kann es z. B. bei Choledochuskonkrementen sinnvoll sein, daß bereits während der Füllungsphase Aufnahmen angefertigt werden; bei normalem Gangsystem kann man die vollständige Füllung des Gallenganges abwarten. In jedem Fall sollte die Gallenblase ebenfalls gefüllt und dokumentiert werden. In einigen Fällen ergeben Spätaufnahmen (nach 1 bis 2 Stunden) und Durchmischung von Galle und Kontrastmittel bessere Aufnahmen zur Beurteilung von Konkrementen. Wird die seltene Möglichkeit der konservativen Steintherapie mit unterschiedlichen Lyseverfahren in Erwägung gezogen, empfiehlt sich bei Vorliegen einer Cholezystolithiasis das Anfertigen einer viergeteilten Kassette mit jeweils 2 Aufnahmen im Liegen und Stehen (unterschiedliche Positionen). In einigen Fällen gelingt es durch Rechtslagerung des Patienten auch nach der Untersuchung noch eine Kontrastierung der Gallenblase durch Zurückfließen von Kontrastmittel aus dem Gallengang zu erreichen. Während der Kontrastmittelinstillation in die Papille richtet sich die Aufmerksamkeit aller an der Untersuchung Beteiligten auf das Durchleuchtungsbild: Nur so kann eine Parenchymographie mit der erhöhten Gefahr einer Post-ERCP-Pankreatitis vermieden werden. Besonders bei Patienten mit Vorliegen eines Pancreas divisum oder von Stenosen im Bereich des Pankreaskopfes besteht die Gefahr der Parenchymographie, da man noch die Kontrastierung der weiter distal gelegenen Pankreasganganteile erwartet. Falls der Untersucher nicht selbst durchleuchtet, muß auch der durchleuchtende Arzt (Radiologe) ebenfalls mit den zu erwartenden Befunden vertraut und in der Lage sein, entscheidende Befunde verzögerungsfrei und selbständig zu dokumentieren.

„Tricks" bei Schwierigkeiten, „Precutting"

Gelingt die Darstellung des gewünschten Gangsystems nicht, so sollte die Position jeweils gering geändert und der Katheter neu aufgesetzt werden. In jedem Fall sollte ein zu kräftiges Andrücken des Katheters vermieden werden, da sonst durch Verletzungen und Ödembildung die Übersicht erschwert wird. Manche Untersucher empfehlen statt eines normalen Teflonkatheters (∅ 1,8 mm) Katheter mit runder Metallspitze („Kugelkopf") und einem größeren Durch-

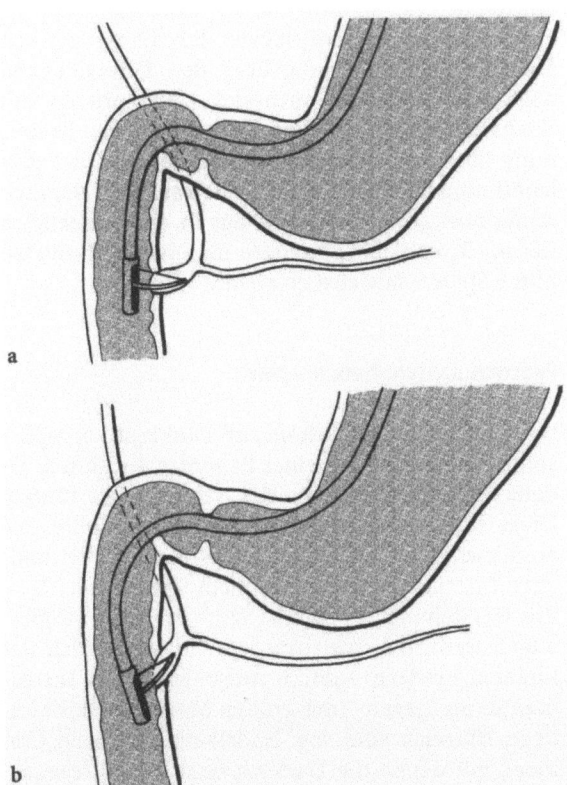

Abb. 2a, b. Horizontale Einführung des Katheters in die Papille, Darstellung des Ductus Wirsungianus wahrscheinlich; Sondierung kranialwärts zur selektiven Darstellung des Ductus choledochus [20]

messer (2,1 mm), der sich quasi über den Papillenporus legt und den Rückfluß des Kontrastmittels ins Duodenum erschwert. Katheter mit konisch zulaufender Metallspitze („Flaschenhals") können sich leichter in das Gewebe einbohren und so eine Via falsa erzeugen. Bei Einspritzung des Kontrastmittels ins Gewebe erschwert das Kontrastmitteldepot die Übersicht. In der Regel muß die Untersuchung auf einen anderen Tag verschoben werden. Zur Darstellung des Gallengangs kann es erforderlich sein, daß der Katheter mit dem Albarranhebel wiederholt angehoben wird, um besser parallel zur Duodenalwand in den Gallengang zu gleiten. In einigen Fällen hat sich auch das Zurückziehen des Instruments bewährt, da hierbei der Katheter steiler in den Gallengang gleitet.

Die Sondierung des gewünschten Gangsystems kann auch durch einen Führungsdraht begünstigt werden, der durch den ERCP-Katheter geführt wird. Die Sondierung gelingt sozusagen in einer modifizierten „Seldinger-Technik".

Nicht selten läßt sich der Gallengang mit einem Papillotom besser sondieren, da durch das Anspannen des Papillotoms dessen Spitze steiler nach kranial gerichtet wird; eine Papillotomie aus diagnostischen Gründen erscheint uns allerdings nicht gerechtfertigt.

Hier kann ein sog. Precutting hilfreich sein (Abb. 3). Bei Patienten, bei denen eine Darstellung des Gallengangsystems während der ERCP nicht gelingt, diese jedoch unverzichtbar erscheint, wird mit unterschiedlicher Technik und unterschiedlicher Häufigkeit von 3% [90] bis 38% [10] ein sog. Precutting durchgeführt. Beim Precutting wird das Dach der Papille mit dem Needle-knife oder mit dem Precut-Papillotom auf eine Länge von 3-5 mm in Richtung 11 Uhr gespalten und dadurch bei einer gemeinsamen Mündung von D. pancreaticus und Ductus choledochus das Orifizium des biliären Systems freigelegt bzw. einer Sondierung besser zugänglich gemacht. Frühere Berichte von häufigen Komplikationen haben sich in retrospektiven Studien mit einer Rate von 12% (Huibregtse s.o.) nicht bestätigt, prospektiv war die Komplikationsrate insbes. einer Post-ERCP-Pankreatitis gegenüber ERCP-Untersuchungen ohne Precutting [7] bzw. gegenüber der endoskopischen Papillotomie [23] nicht erhöht. Die Erfolgsrate der Gallengangsdarstellung nach Precutting liegt bei 99%. Wesentlich hierzu ist jedoch die Kenntnis der Anatomie der Papille: nach Precutting muß die Öffnung des Ductus choledochus bei 9.00-11.00, der Porus des Ductus pancreaticus bei 6.00-4.00 gesucht werden.

Trotz der hohen Erfolgsrate und der nicht häufigeren Komplikationen sollte die Durchführung des Precutting strengen Beschränkungen unterliegen und nur von zweifelsohne erfahrenen Untersuchern bei nicht verzichtbarer Darstellung des Gallenganges angewandt werden.

Besondere schwierige Voraussetzungen zum Sondieren der Papille ergeben sich beim Vorliegen von Duodenaldivertikeln. Meist findet sich die Papillenöffnung rechts oder links der Divertikelöffnung, am Rande oder unmittelbar am Innenrand des Divertikels. In einigen Fällen kann durch Absaugen von Luft die Papillenöffnung über den Divertikelrand nach außen gleiten, auch des Unterspritzen mit Kochsalzlösung wird empfohlen, um die Papillenöffnung über den Divertikelrand zu heben. Die Papillenöffnung findet sich relativ selten auf dem Steg zwischen zwei Divertikeln bzw. nur in Ausnahmefällen tief im Divertikel. Speisereste im Divertikel müssen durch Spülen zunächst entfernt werden.

Pancreas divisum/Nebenpapille

Bei gegebener Indikation zur Pankreatikographie sollte die Darstellung eines Pancreas divisum in jedem Fall zum Aufsuchen der Nebenpapille führen. Diese findet sich proximal der Majorpapille. Die Sondierung der Nebenpapille läßt sich mit der üblichen Instrumentenposition nicht immer erreichen. Zur Darstellung des Ductus Santorini ist es oft günstiger, wenn das Instrument nicht wie üblich der kleinen, sondern - durch Aufschieben des Instrumentes im Magen - der großen Magenkurvatur anliegt. Hilfreich sind sog. Nadelkatheter (nach Cremer), mit denen die Darstellung des Pankreasganges über die Nebenpapille in bis zu drei Viertel der Fälle gelingt. Auch hier ist selbstverständlich sorgfältig die Bildung eines Kontrastmitteldepots zu vermeiden.

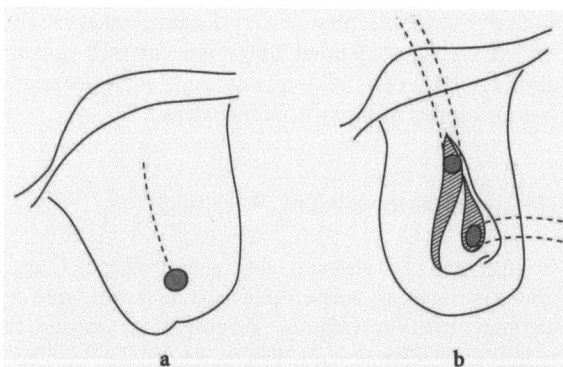

Abb. 3a, b. a Papille wird mit dem „needle-knife" 3-5 mm in Richtung 11 Uhr „geschlitzt. b Nach dem Schnitt mit dem „needle-knife" klafft die Papille, das Orifizium des Ductus pancreaticus wird in dem schraffierten Areal bei 5 Uhr, das Orifizium des Ductus choledochus in dem Areal bei 11 Uhr gesucht

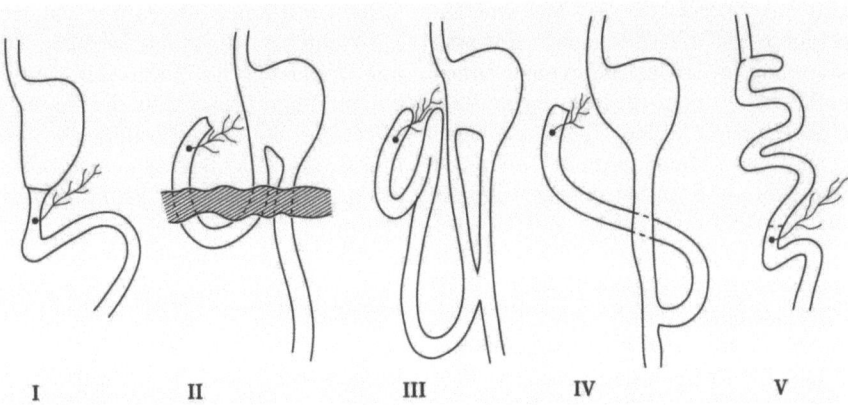

Abb. 4 (I–V). Anatomische Verhältnisse im operierten Magen (mod. n. Soehendra). *I:* BI-Resektion, die Papille findet sich meist unmittelbar distal der Anastomose. *II:* BII-Resektion ohne Enteroanastomosen, die Sondierung wird durch den steilen Abgang der zuführenden Schlinge erschwert. *III:* BII-Resektion mit antekolischer Enteroanastomose, Sondierung erschwert durch langen Zugangsweg zur Papille. *IV:* Magenresektion mit Roux-Y-Anastomose. *V:* Gastrektomie, die Sondierbarkeit der Papille richtet sich nach der Länge des Interponats

Der resezierte Magen

Magenresektionen verändern die gewohnte Anatomie und damit die Anforderungen an die Untersuchungstechnik in unterschiedlicher Weise.

Der nach Billroth-I resezierte Magen bereitet in aller Regel keine Schwierigkeiten, die Papille liegt ungewöhnlich proximal, d. h. findet sich kurz distal der Anastomose.

Die Ursachen für ein Mißlingen der ERCP bei B-II-Magen (Abb. 4 I–IV) bestehen darin, daß 1. die zuführende Schlinge nicht intubiert werden kann, 2. die Instrumentenlänge infolge Enteroanastomosen nicht ausreicht, um bis zur Papille vorzuspiegeln oder 3. die Papille wegen der Lage zum Instrument oder wegen Verwendung einer Vorausblickoptik (fehlender Albarranhebel) nicht intubiert werden kann. Liegt bei dem Patienten eine Billroth-II-Resektion vor (Abb. 4 II–IV), kann besonders bei steiler Anastomosenachse die zuführende Schlinge oft besser mit einem Vorausblickinstrument intubiert werden. Bei retrokolischer Anastamose ist die zuführende Jejunumschlinge kurz, die Papille somit auch mit üblicher Instrumentenlänge gut zu erreichen. Bei antekolischer Gastrojejunostomie mit Fußpunktanastomose oder bei Roux-Y-Anastomose haben sich längere Instrumente (z. B. PCF 30, Olympus) bewährt. Die Intubation der Papille beim B-II-Magen wird durch den Zugang von „kaudal" erschwert. Zur Kanülierung des Gallenganges selbst verwendet man einen „geraden" Katheter, den man am unteren Papillenrand bei etwa 5 Uhr einhakt und das Gerät möglichst parallel zum Verlauf des Duodenums dreht, d. h. der Katheter sondiert „tangential". Die Papille wird günstigerweise aus größerem Abstand sondiert. Um in den Pankreasgang zu gleiten, wird der Katheter ebenfalls im Papillenporus, allerdings proximal, d. h. am Oberrand eingehakt und dann mit der Instrumentenspitze ins Lumen gedreht; dadurch wird der Gang möglichst senkrecht zur Oberfläche des Duodenums sondiert. Die Papille wird besser aus kurzem Abstand vom Gerät zur Papille intubiert. Insgesamt gelingt die Darstellung des gewünschten Gangsystems bei Vorliegen eines B-II-Magens in 50–60 % der Fälle.

Bei gastrektomierten Patienten gelingt eine ERCP nur, wenn das interponierte Jejunum nicht zu lang ist; im Zweifelsfalle hilft eine Gastrografindarstellung, die anatomischen Verhältnisse zu klären (Abb. 4 V).

Zusätzliche Methoden

Sphinkter-Oddi-Manometrie

Die Sphinkter-Oddi-Dyskinesie (SOD) wird als Ursache von rezidivierenden abdominellen Schmerzen, Pankreatitiden und/oder Cholangitiden diskutiert. Bei bis zu 14 % der Patienten mit Post-Cholezystektomiesyndrom wird eine SOD als Ursache angenommen [79]. Nach klinischen, laborchemischen und funktionell-radiologischen Kriterien werden 3 Typen der biliären SOD unterschieden: Typ 1 ist charakterisiert durch rezidivierende biliäre Schmerzen, rezidivierende Erhöhung der Leberwerte (SGOT, alkalische Phosphatase) gemessen bei zumindest 2 Schmerzereignissen, eine über 45 Minuten verzögerte Entleerung des Ductus choledochus nach ERC und einen Durchmesser des Ductus choledochus von > 12 mm. Beim Typ 2 bestehen neben den biliären Schmerzepisoden lediglich 1–2, beim Typ 3 keine der oben aufgeführten objektiven Kriterien. Bei den weniger gut definierten SOD-Typen 2 und 3 bildet der Nachweis der Funktionsstörung durch die SO-Manometrie oder alternativ durch die biliäre Sequenzszintigraphie die Voraussetzung vor Durchführen einer endoskopischen Papillotomie; nicht-invasive Parameter, wie der Morphin-Neostigmin-Test, die Weite oder die Entleerungszeit des Gallenganges [8] oder die Schmerzinduktion durch Kontrastmittelinstillation in den Gallengang [74], sind weniger sensitiv und spezifisch.

Die SO-Manometrie wird während einer ERCP durchgeführt. Zur genauen Registrierung des SO-Druckes ist ein non-compliant Katheter-Perfusions-System erforderlich. Der dreilumige 5-French-Katheter wird zur Druckregistrierung über die Papille in den Ductus choledochus eingeführt und dann schrittweise zurückgezogen. Morphinpräparate für die Prämedikation können die Werte verfälschen. Der Basaldruck der Papille mit Werten < 30 mmHg über dem Duodenaldruck wird überlagert von phasischen Kontraktionen mit Werten um 150 mmHg. Als Zeichen einer SOD werden zumeist Werte > 40 mmHg über dem Duodenaldruck, seltener eine Tachyoddie, eine veränderte Ausbreitung der phasischen Kontraktionen oder eine pathologische Reaktion auf CCK gewertet. Die Langzeiterfolge der endoskopischen Papillotomie bei nachgewiesener SOD liegen zwischen 65–75 % [8, 34] und 92 % [27].

Biopsie und Entnahme einer Zytologie während der ERCP

Zur Differentialdiagnose von Stenosen im Bereich der Gallenwege und des Pankreasganges können Absaugung von Galle oder Pankreassaft, Bürstenzytologie oder radiologisch geführte Biopsien beitragen.

Die Bürstenzytologie [55] erbringt Zellen aus dem Bereich der nachgewiesenen Stenosen und erweist sich gegenüber der Untersuchung des aspirierten Pankreassaftes oder der aspirierten Galle als signifikant sensitiver (69 % vs. 26 %) [22] und weist damit im Vergleich zur radiologisch geführten Zangenbiopsie eine ähnliche Sensitivität auf [59]. Obwohl die Spezifität zumeist mit 100 % angegeben wird, sind immer wieder falsch-positive Ergebnisse der Zytologie berichtet worden.

Galleaspiration zur Untersuchung auf Mikrolithiasis

Patienten mit akuter Pankreatitis unklarer Ätiologie weisen häufig, d. h. in bis zu $^2/_3$ eine biliäre Mikrolithiasis auf [64]. Dabei handelt es sich um Cholesterinmonohydratkristall-, Kalziumbilirubinat- oder um Kalziumkarbonatpartikel mit einer Größe < 3 mm. Die Mikrolithen lassen sich mikroskopisch, teilweise auch ultraschallendoskopisch nachweisen. Bei Patienten mit einer äthylischen Pankreatitis war eine Mikrolithiasis nicht nachweisbar. Da die Therapie mit Ursodeoxycholsäure oder Cholezystektomie in einem hohen Prozentsatz die akute Pankreatitis verhindert, sollte die Aspiration von Galle zur Bestimmung auf Mikrolithiasis zum Untersuchungsprogramm bei einer akuter Pankreatitis unklarer Genese gehören.

Ergebnisse

Trefferquote

Die Erfolgsrate der Darstellung des gewünschten Gangsystems bei der ERCP ist abhängig von der Erfahrung des Untersuchers und liegt beim Gallengang bei 85–90 %, beim Pankreasgang bei 80–85 %; letzterer bietet häufig durch die Grunderkrankungen (Pankreatitis, Pankreastumoren) erschwerte Bedingungen. Die Trefferrate beträgt bei sehr erfahrenen Untersuchern etwas über 90 %.

Häufige Befunde an den Gallenwegen

Normalbefund

Das normale Cholangiogramm zeigt glatte Wandkonturen. Die durchschnittliche Weite des Ductus choledochus liegt in Höhe der Bauchspeicheldrüse zwischen 3 und 6 mm und sollte nach proximal 11–14 mm nicht überschreiten. Immer zu berücksichtigen ist ein gewisser Vergrößerungsfaktor, der an dem gleichzeitig abgebildeten Duodenoskop gemessen werden kann. Vor seiner Einmündung in das Duodenum kann der Ductus choledochus sowohl an der Pankreashinterwand (10 %) als auch intrapankreatisch (80–90 %) verlaufen [18, 39, 71].

Cholezystocholedocholithiasis

Die retrograde Cholangiographie stellt die intra- und extrahepatischen Gallenwege vollständig dar. Kleinere im distalen Choledochus gelegene Konkremente werden mit dem Kontrastmittel häufig nach proximal gespült und können so in der Einflußphase besser nachgewiesen werden. Die nachfolgende Prallfüllung des gesamten Gallenwegsystems läßt kleinere Konkremente zunächst nicht erkennen. Aus diesem Grund müssen die Gallenwege auch in der Entleerungsphase auf Konkremente abgesucht werden. Wird Luft mit dem Kontrastmittel in die Gallengänge injiziert, so können die Luftblasen zunächst durch Kontrastmittelverdrängung Konkremente imitieren.

Luftblasen stellen sich zumeist kreisrund dar, ihre Größe ist inkonstant und bei Aufrichten des Patienten steigen sie in die intrahepatischen Gallenwege; im Gegensatz dazu sinken Konkremente entsprechend der Schwerkraft. In jedem Fall sollte eine Darstellung der Gallenblase angestrebt werden.

Befunde vor/nach Cholezystektomie

In der frühen Phase auch nach herkömmlicher Cholezystektomie können durch die retrograde Cholangiographie Zystikusstumpfinsuffizienzen nachgewiesen werden. Nach länger zurückliegender Cholezystektomie gibt es eine Reihe von Veränderungen an den Gallenwegen, die zu Beschwerden führen können, wie Choledochuskonkremente, Papillenstenosen und cholangitische Veränderungen [36].

Es ist nicht sinnvoll, generell vor laparoskopischer Cholezystektomie eine ERC durchzuführen, da es sich um eine invasive Methode handelt und unverhältnismäßig viele Patienten untersucht werden müßten, um verhältnismäßig selten Befunde von Relevanz nachzuweisen. Eine ERC vor laparoskopischer Cholezystektomie sollte durchgeführt werden bei einer Anamnese mit Choledochuskonkrementen, bei Ikterus, Veränderungen der Leber- und Pankreaswerte, sonografisch dilatierten Gallenwegen oder sonografischem Nachweis von Choledochuskonkrementen [38, 63]. Besonders geachtet werden sollte auch auf Anomalien des Gallengangsystems, wie z. B. ein accessorischer D. hepaticus dexter, welche die laparoskopische Cholezystektomie erschweren oder zu Komplikationen führen könnten.

Bei Patienten nach laparoskopischer Cholezystektomie mit abdominellen Schmerzen, Fieber, Ikterus oder anhaltender Entleerung von Galle über die liegenden Drainagen muß durch ERCP nach Gallenwegsverletzungen gefahndet werden, zumal die interventionelle endoskopische Therapie in der Mehrzahl die Therapie der Wahl darstellt [4]. Bei Beschwerden nach Cholezystektomie lohnt auch die Untersuchung der aspirierten Galle auf Mikrolithiasis [86].

Gallenwegstumoren

Gutartige Gallenwegstumoren (wie Adenom, Myom, Leiomyom, Neurinom, Granularzellmyoblastom) stellen Raritäten dar. Eine sichere Differenzierung der Dignität von Gallenwegstumoren allein anhand des röntgenmorphologischen Befundes kann schwierig sein. Beim Gallengangkarzinom lassen sich 3 Typen unterscheiden [42] (Abb. 5).

Durchgesetzt hat sich bei den Karzinomen der Hepatikusgabel (Klatskin-Tumoren) die Klassifikation von Bismuth: Typ 1 betrifft die Tumorinfiltration des Ductus hepaticus communis ohne Unterbrechung der Kommunikation zwischen linkem und rechtem Leberlappen, Typ II Tumoren, die an die Hepatikusgabel heranreichen und die Verbindung zwischen linkem und rechtem Leberlappen unterbrechen, Typ III infiltriert zusätzlich zum Ductus hepaticus communis den rechten (3a) oder den linken (3b) Ductus hepaticus; beim Typ IV werden zusätzlich intrahepatische Gallengänge 2. Ordnung infiltriert (Abb. 6).

Gallenblasenkarzinome lassen sich vom Röntgenbefund her ebenfalls in vier Typen einteilen [40, 56] (Abb. 7). Gutartige Gallengangstenosen sind selten.

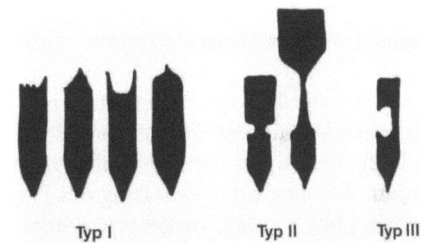

Abb. 5. Choledochusstenosen beim Choledochuskarzinom (nach Liguory u. Canard 1983 [42]). *Typ I:* Vollständige Stenose: U- oder V-förmig, spitz zulaufend, regelmäßig oder unregelmäßig begrenzt; in der Regel komplementäre Darstellung durch transkutane transhepatische Cholangiographie empfohlen. *Typ II:* Inkomplette Stenose, kurz- oder langstreckig: etwa jede vierte durch ein Gallengangkarzinom bedingte Stenose ist inkomplett. *Typ III:* Polypoide Gallenwegkarzinome sind selten (etwa 6%)

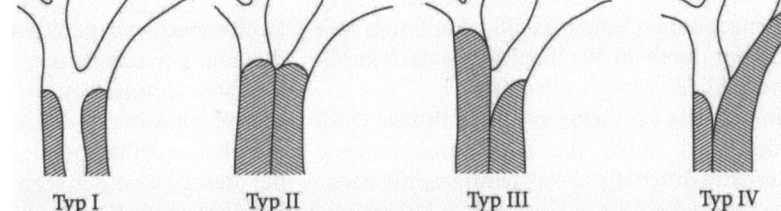

Abb. 6. Klatskin-Tumor mit den Untertypen I, II und III (Klatskin, 1965; Bismuth u. Lorlette, 1997)

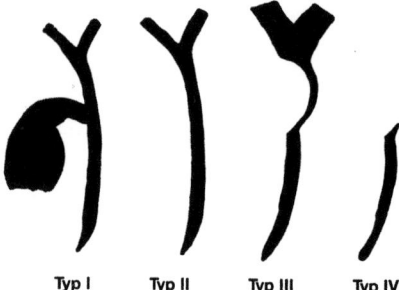

Typ I   Typ II   Typ III   Typ IV

Abb. 7. Gallenblasenkarzinom: (Nach Otho et al. 1978 [56] und Kuno 1979 [40]). *Typ I:* Irreguläre Kontrastmittelaussparung im Bereich des Gallenblasenfundus (etwa bei 7,5 % der Gallenblasenkarzinome). *Typ II:* Fehlende Darstellung der Gallenblase (in etwa 16 % der Gallenblasenkarzinome). *Typ III:* Verdrängung und Impression des Ductus choledochus (wie beim sog. Mirizzi-Syndrom). *Typ IV:* Bei ²/₃ der Gallenblasenkarzinome mit kompletter Stenose des Ductus choledochus

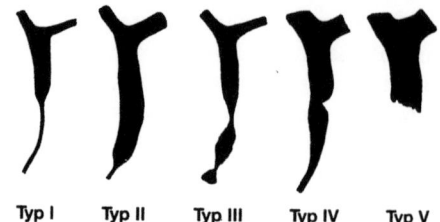

Typ I   Typ II   Typ III   Typ IV   Typ V

Abb. 8. Gallengangstenosen bei Pankreaserkrankungen (Nach Liguori u. Canard 1983 [42]). *Typ I:* Langstreckige Röhrenstenose. *Typ II:* Distale Stenose mit Hinweisen auf Papillenprozeß. *Typ III:* Sanduhrförmige Konturierung (Typ I und III finden sich häufiger bei chronischer Pankreatitis. *Typ IV:* Mit lateraler Einengung am Oberrand des Pankreas und prästenotischer Dilatation eher bei Pankreaskarzinom oder Zyste. *Typ V:* Komplette Stenose des Ductus choledochus, z. B. beim Pankreaskarzinom

Sie finden sich im Rahmen entzündlicher Gallenwegveränderungen, z.B. bei der primär-sklerosierenden Cholangitis; hier kann allerdings häufig nur anhand der Zytologie oder Gallengangbiopsie ein Malignom ausgeschlossen werden. In einigen Fällen können Gallengangstenosen auch als Folge eines abdominellen Traumas oder einer Cholezystektomie auftreten.

Gallengangstenosen bei Pankreaserkrankungen

Veränderungen werden durch den intra- bzw. retropankreatischen Verlauf des Ductus choledochus verursacht. Deshalb soll bei distalen Gallengangstenosen in jedem Fall eine Kontrastierung des Pankreasganges angestrebt werden. Insgesamt unterscheidet man nach Liguori [42] fünf Typen von Choledochusstenosen (Abb. 8).

Beim Pankreaskarzinom finden sich in 60–70 % Stenosierungen des Gallenganges.

Papillenstenosen

Die Häufigkeit der benignen Papillenstenosen liegt zwischen 0,04 und 28,4 %. Bei 13 300 ERCP-Untersuchungen an fünf deutschen Zentren wurde die Diagnose einer Papillenstenose in 363 Fällen (entsprechend 2,7 %) gestellt [13]. Zumeist waren die benignen Stenosen mit einem Gallensteinleiden assoziiert. Ein Papillenadenom oder ein Papillenkarzinom läßt sich häufig nur durch die Papillenbiopsie nach Papillotomie ausschließen oder nachweisen.

Die funktionelle Papillenstenose (Sphinkter Oddi Dyskinesie) wird durch die Papillenmanometrie (s. o.), alternativ durch die Gallenszintigraphie nachgewiesen.

Häufige Befunde am Pankreasgangsystem

Normalbefund

Das normale Pankreatogramm sollte Nebenäste erster und zweiter Ordnung zeigen. Die Mediane für die Maximalbreiten liegen im Pankreaskopfbereich bei 5 mm (3,8–6,1), im Körper bei 3,5 mm (3–4,3) und im Schwanzbereich bei 2,4 mm (2–2,9) [14].

Chronische Pankreatitis

Die Klassifikation der chronischen Pankreatitis hat sich in einigen Punkten als reformbedürftig erwiesen. Insbesondere haben sich Schwierigkeiten gezeigt, die akute von der chronischen Pankreatitis zu differenzieren. Die heute gültigen Kriterien wurden von Sarner [70] und von Singer [82] publiziert. Nach der Cambridge Klassifikation finden sich nach Grad I Veränderungen an den Nebenästen (< 3), nach Grad II Veränderungen an den Nebenästen (> 3) und Veränderungen am Hauptgang; bei Grad III finden sich zusätzlich zu den Veränderungen von Grad II eine der folgenden Abnormitäten: Zystenbildung > 10 mm, Gangsteine, Strikturen oder ausgeprägte Veränderungen des Hauptganges. Segmentäre Pankreatitiden finden sich bei knapp 10 % der Patienten mit chronisch-entzündlichen Pankreasgangveränderungen [57, 65, 67]. Am häufigsten findet sich die Pankreasschwanzpankreatitis. Eine weitere Form ist die sog. Divisumpankreatitis. Eine bislang weniger beachtete Sonderform wurde von Becker [2] 1982 beschrieben: Anhand des Pankreatogrammes [45] und der übrigen bildgebenden Verfahren [85] ergibt sich bei dieser Form der segmentären Pankreaskopfpankreatitis (sog. Rinnenpankreatitis) häufig der Verdacht auf Vorliegen eines Pankreaskopfkarzinoms (Abb. 9, 10).

Die Gangmorphologie nach der Cambridge Klassifikation zeigt eine enge Korrelation zur exokrinen Funktion gemessen an der exokrinen Pankreassekretion [5].

Pancreas divisum

Das Pancreas divisum ist die häufigste anatomische Variante des Pankreasgangsystems [16] und findet sich bei Patienten in etwa 6%. Die Kenntnis dieser Anomalie ist wichtig zur Vermeidung einer Parenchymographie, aber auch in der Differentialdiagnose zum Karzinom, da das Pancreas divisum einen Abbruch des Pankreasgangsystems vortäuschen kann. Da die Darstellung des dorsalen Pankreas über die Minorpapille nur in 50–60% der Fälle möglich ist, können hier Gangveränderungen und somit Karzinome übersehen werden.

Pankreaskarzinom

Das Pankreaskarzinom nimmt in 90% seinen Ursprung vom Epithel des Pankreasgangsystems. Gangabbruch, Stenose und Zystenbildung gehören zu den radiomorphologischen Manifestationen des Pankreaskarzinoms im Pankreatogramm (Abb. 10). Als wichtigstes Zeichen können solitäre Stenosen mit irregulären Konturen und das Fehlen von prästenotischen Veränderungen gelten: Bedeutung hat weiterhin der Nachweis von Stenosen sowohl am Pankreas- als auch am Gallengangsystem (sog. „double duct sign" nach Freeny [24, 46]).

Befundwertung

Die Magnetresonanz-Cholangiographie [47] wird sicherlich in Zukunft eine sinnvolle, nicht invasive Alternative zur ERCP darstellen.

Die i. v.-Cholangiographie kann bei unauffälligem Befund mit einer Spezifität von 96% pathologische Gallengangsveränderungen ausschließen, bei pathologischen Veränderungen beträgt die Sensitivität nur 60% [48]. In einer retrospektiven Zusammenstellung fand sich bei der konventionellen Cholangiographie in 19,4% ein falsch-negativer Befund [28]. In einer prospektiven Studie konnten Schaffner u. Koch [72] eine nahezu gleichwertige Aussagekraft der i. v.-Cholangiographie und der endoskopisch-retrograden Cholangiographie nachweisen. Nach Shemesh [78] fanden sich bei 8 von 48 Patienten mit unauffälligem oralem Cholezystogramm und unauffälliger Sonographie Konkremente in der Gallenblase. Bei klinischem Verdacht auf Vorliegen von Gallenwegserkrankungen ergibt sich demnach die Notwendigkeit zur retrograden Cholangiographie. Konkremente im Ductus choledochus lassen sich sonografisch nicht ausschließen. Die Überlegenheit der direkten Kontrastmittelfüllung durch die ERC zeigt sich beim Verschlußikterus und bei biliodigestiven Anastomosen. Mit der transkutanen Cholangiographie [53] besteht eine Alternative zur retrograden Cholangiographie; die transkutane Cholangiographie hat beim Verschlußikterus eine Erfolgsrate von 95–100%. In einer randomisierten Studie zeigten Elias et al. [21] bei jeweils zweimaligen Versuchen eine Erfolgsrate von 81% bei der ERC und 73% bei der transhepatischen Cholangiographie. Unter

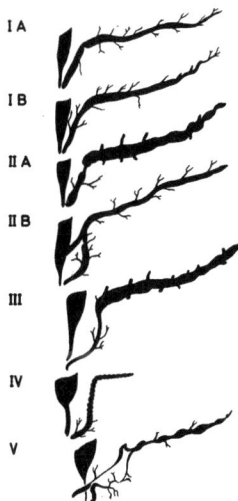

Abb. 9. Segmentäre tumorsimulierende Pankreatitis (sog. Rinnenpankreatitis) mit nahezu unverändertem Pankreasgangsystem im Kopfbereich (Typ I) bzw. isolierter Stenose (Typ II) mit und ohne Dilatation, beim Typ II b wird über den Ductus Santorini drainiert; langstreckige Stenose im Pankreaskopfbereich (Typ V). (Nach Lux et al. 1986 [46])

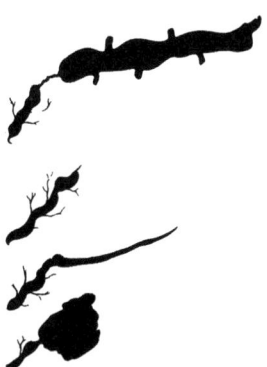

Abb. 10. Pankreaskarzinom mit inkompletter und kompletter Stenose, sog. „tapering-type" und Nekrosehöhle. (Nach Lux u. Gebhardt 1984 [45])

Anwendung beider Methoden gelang eine ausreichende Kontrastierung der Gallenwege in 90 % der Fälle. Zwar hat sich die Ultraschallendoskopie als gleich sensitiv gegenüber der ERC in Bezug auf Gallengangsteine erwiesen, jedoch ist die Ultraschallendoskopie weniger verbreitet als die ERC und weist nicht die therapeutischen Möglichkeiten, wie Papillotomie und weitere interventionelle Verfahren auf. Bei Tumorstenosen des Gallenwegsystems können sowohl die ERC als auch die transkutan-transhepatische Cholangiographie, insbesondere in bezug auf die präoperative Diagnostik notwendig werden.

Zur retrograden Pankreatikographie besteht keine klinisch relevante Alternative; die sonografisch gezielte Kontrastmitteleinbringung in das Pankreasgangsystem findet klinisch wenig Anwendung. Die häufig diskutierte Frage, ob funktionellen oder morphologischen Parametern eine höhere Aussagekraft in der Diagnosestellung der chronischen Pankreatitis zukommt, wurde unterschiedlich beantwortet. Insgesamt kann man davon ausgehen, daß bei Pankreasgangveränderungen auch nur leichten Grades bereits eine Verminderung der exokrinen Pankreassekretion nachzuweisen ist [5, 89].

Nach Untersuchungen einschließlich Pankreatogramm am Resektionspräparat konnten Stolte et al. [84] zeigen, daß auch geringgradige chronisch entzündliche Veränderungen Spuren am Gangsystem hinterlassen, so daß in 94,4 % die Verdachtsdiagnose einer chronischen Pankreatitis im Pankreatogramm richtig gestellt werden kann.

Schmitz-Moormann [75] zeigte, daß an postmortal angefertigten Pankreatogrammen die chronische Pankreatitis relativ sicher diagnostiziert wurde, daß jedoch insgesamt 81 % der normalen Pankreatogramme als chronische Pankreatitis interpretiert wurden; hierzu bleibt jedoch anzumerken, daß die Pankreatogramme mit Bariumsulfat als Kontrastmittel angefertigt worden waren. In einer Untersuchungsreihe von Jones [35] zeigte sich eine gute Korrelation von Oberbauchsonographie und ERP in der Diagnostik der chronischen Pankreatitis, allerdings waren 43 der 58 Pankreatogramme entweder normal oder ausgeprägt verändert.

Die wesentliche Aufgabe der retrograden Pankreatographie bei der chronischen Pankreatitis besteht jedoch in der präoperativen Festlegung der Operationsstrategie. Die ERP hat die Wahl des Operationsverfahrens bei der chronischen Pankreatitis entscheidend beeinflußt [76].

Nach Untersuchungen von Ogoshi [52] finden sich beim Pankreaskarzinom bei etwa 5 % falsch-negative Befunde. DiMagno et al. [19] zeigten beim Pankreaskarzinom eine Spezifität ($\triangleq$ Prozente negativer Ergebnisse beim Fehlen eines Pankreaskarzinoms) von 90 % und eine Sensitivität ($\triangleq$ Prozent positiver Er-

Tabelle 1. Sensitivität (positive Befunde bei entsprechender Erkrankung und Spezifität (negative Befunde bei auch mit anderen Methoden nicht nachweisbarer Erkrankung) verschiedener diagnostischer Methoden bei Pankreaserkrankungen bzw. beim Pankreaskarzinom (Nach DiMagno et al. 1977 [19])

Diagnose	Sensitivität [%]	Spezifität [%]
Pankreatopathie		
- Ultraschall	74	84
- Computertomographie	79	64
Pankreaskarzinom		
- ERCP	95	90
- Angiographie	69	95

gebnisse bei Vorhandensein eines Pankreaskarzinoms) von 95 %. Die Autoren empfehlen als Suchmethode für Pankreaserkrankungen die Oberbauchsonographie und die (heute in Deutschland mit dieser Indikation nicht mehr durchgeführte) exokrine Pankreassekretionsanalyse mit nachfolgender ERCP zur Spezifizierung der Pankreatopathie. Bei dieser diagnostischen Strategie werden 88 % der Patienten ohne Pankreaserkrankungen und 89 % der Patienten mit Pankreaskarzinom richtig identifiziert. Nach Mossa u. Levin [50] lassen sich durch konsequente Pankreasdiagnostik einschließlich ERCP auch sog. Pankreasfrühkarzinome (Durchmesser unter 2 cm, keine Organüberschreitung, keine abdominellen Lymphknotenmetastasen) nachweisen; die ursprüngliche Euphorie hinsichtlich einer Prognoseverbesserung hat sich leider nicht bestätigt. Die endoskopisch-retrograde Pankreatikographie stellt heute die Methode mit der größten Sensitivität bei entzündlichen und neoplastischen Erkrankungen der Bauchspeicheldrüse dar (s. auch Tabelle 1).

Nachsorge

Zur rechtzeitigen Erkennung von Komplikationen empfiehlt sich eine gewissenhafte Nachkontrolle, die in einem entsprechenden Protokoll festgehalten werden muß. Entscheidend ist hierbei die klinische Untersuchung am Nachmittag nach der Untersuchung, die bei Beschwerden des Patienten wiederholt durchgeführt und evtl. durch eine Sonographie ergänzt wird. Weiterhin werden Körpertemperatur nach 6 h bzw. während der folgenden 24 h sowie Puls- und Blutdruck in 2stündigen Abständen während der ersten 8 h bestimmt. An laborchemischen Parametern empfiehlt sich die Bestimmung des Blutbildes (Leukozyten, Hämoglobin bzw. Hämatokrit) und eines Pankreasenzyms (Amylase oder Lipase). Auf die früher zusätzliche Bestimmung von Bilirubin, Gamma-GT und alkalischer Phosphatase kann in aller Regel verzichtet werden.

Bei der Nachsorge des Patienten kommen dem Beschwerdebild und dem klinischen Untersuchungsbefund weitaus größere Bedeutung zu. Besondere Vorsicht ist geboten, wenn es zu einer Parenchymdarstellung des Pankreas, zur Einbringung von Kontrastmittel in Pankreaszysten oder zum Überspritzen von Stenosen gekommen ist, ohne daß das Abflußhindernis durch nachfolgende Maßnahmen, wie Drainage oder Steinextraktion, überbrückt werden konnte.

Komplikationen

Cholangitis und Pankreatitis machen nach großen Statistiken [3, 12, 25, 51, 61] die Hauptkomplikationen der ERCP aus. Die Gesamtkomplikationsrate liegt bei 2,3–2,4%, die Letalitätsrate unter 0,1%. Die Rate der Post-ERCP-Pankreatitis liegt bei Werten um 1%, in prospektiven Studien steigt sie allgemein auf ca. 5%.

Die Post-ERCP-Pankreatitis mit den Parametern Schmerz, Leukozytose und Hyperamylasämie muß getrennt werden von der in 30% [60] bis 75% [32] auftretenden Hyperamylasämie. Die Post-ERCP-Pankreatitis kann weitgehend vermieden werden durch kontrollierte Kontrastmittelinstillation unter Vermeiden einer Parenchymographie und durch das rechtzeitige Erkennen eines Pancreas divisum bzw. von Pankreasgangstenosierungen. Der Post-ERCP-Amylasenanstieg korreliert zur Menge des instillierten Kontrastmittels [54, 87]. Der maximale Enzymanstieg tritt nach Tulassay [88] bereits 90 min nach Kontrastmittelinstillation auf.

Die Technik der ERCP und das Geschlecht beeinflußt die Komplikationsrate: Patienten, bei denen der Pankreasgang selektiv sondiert wurde und Frauen erleiden signifikant häufiger eine Post-ERCP-Pankreatitis. Patienten mit einer Post-ERCP-Pankreatitis weisen vor der Untersuchung einen signifikant niedrigeren Alpha-1-Antitrypsin-Spiegel auf als Patienten ohne diese Komplikation, ohne daß sich allerdings beide Gruppen vor der Untersuchung bereits differenzieren ließen [6, 7].

Die Gabe von Kortikosteroiden verhindert möglicherweise die Post-ERCP-Pankreatitis bei Patienten mit anamnestischen Hinweisen auf eine Kontrastmittelallergie [92], Somatostatin-Analoga sind zur Vermeidung dieser Komplikation nicht hilfreich [1].

Septische Komplikationen der Gallenwege können durch Abflußhindernisse, insbesondere bei malignen Obstruktionen bis zu 30% auftreten [32,41], vor allem dann, wenn das Abflußhindernis durch Drainageimplantationen oder Steinextraktionen nicht beseitigt wird. Berichtet wird über das Auftreten von inokulierten Pseudomonaskeimen [15, 81], wobei das Auftreten von Leberabszessen auch bei regelrechtem Gallengangsystem beschrieben wurde. Septische Komplikationen lassen sich durch steriles Arbeiten und durch Desinfektion der Geräte nach jeder Untersuchung vermeiden. Gerade die Keimfreiheit der Instrumente muß in regelmäßigen Abständen (z.B. alle 12 Wochen) durch bakteriologische Untersuchung der Spülflüssigkeit aus Biopsiekanälen dokumentiert werden [73]. Als dritte Maßnahme zur Vermeidung von septischen Komplikationen dient die sofortige Beseitigung von Abflußhindernissen.

Septische Komplikationen durch Anfüllen einer Pankreaspseudozyste scheinen seltener, als zunächst angenommen. Allerdings gilt nach wie vor, daß nur möglichst wenig Kontrastmittel in einer Pankreaspseudozyste instilliert werden sollte, dies zudem nur in Operationsbereitschaft (s. auch Tabelle 2). Eine generelle Antibiotikagabe bei ERCP wird kontrovers diskutiert. Einige Autoren [9, 44, 80] halten eine Antibiotikaprophylaxe nicht für gerechtfertigt, andere [17, 91] halten sie für sinnvoll. Koch [37] fand eine Senkung der Pankreatitisinzidenz von 7,38 auf 1,2%, allerdings unter Einhaltung verschiedener Kriterien, wie vorsichtige Kontrastmittelgabe, steriles Arbeiten und Antibiotikaprophylaxe. In jedem Fall sollte eine Antibiotikagabe erfolgen, wenn Abflußhindernisse vorliegen [14, 17, 58, 61, 91]. Es sollte auch beim ikterischen Patienten ein gallengängiges Antibiotikum gegeben werden, welches das mögliche Keimspektrum erfaßt [66]. Allergische Nebenwirkungen finden sich beim Einbringen des Kontrastmittels im Rahmen der ERCP in der Regel nicht [49], wurden jedoch in Einzelfällen beschrieben [43, 94]. Im Zweifelsfalle empfiehlt sich die Gabe von Antihistaminika (H1- und H2-Blocker und/oder Kortikosteroiden) (s. auch Kap. 1.7).

Tabelle 2. Komplikationshäufigkeit bei der ERCP

	ERCP n	Cholangitis [%]	Pankreatitis [%]	Gesamtkomplikationsrate [%]	Letalitätsrate [%]
Nebel et al. 1975 [51]	3384	0,64	1,3	2,4	0,13
Bilbao et al. 1976 [3]	10435	0,8	1,0	3	0,2
Classen et al. 1973 [12]	1012	0,6	1,6	2,8	–
Rieman 1985 [60]	9500	0,3	0,4	0,9	0,09
	24731	0,6	1	2,3	0,1

Literatur

1. Arcidiacono R, Gambitta P, Rossi A, Grosso C, Bini M Zanasi G (1994) Endoscopy 26:715
2. Becker V (1980) Sonderformen der chronischen Pankreatitis. Dtsch Ärztebl 77:2711
3. Bilbao MK, Dotter CT, Lee TG, Katon RM (1976) Complications of endoscopic retrograde cholangiopancreatography (ERCP). A study of 10 000 cases. Gastroenterology 70:314
4. Born P, Brühl K, Rösch T, Ungeheuer A, Neuhaus H, Classen M (1996) Long-term follow-up of endoscopic therapy in patients with post-surgical biliary leakage. Hepato-Gastroenterology 43:477
5. Bozkurt T, Braun U, Leferink S, Lux G (1994) Comparison of pancreatic morphology and exocrine functional impairment in patients with chronic pancreatitis. Gut 35:1132
6. Bozkurt T, Matzko S, Langer M, Stabenow-Lohbauer U, Heidrich R, Lux G (1997) Effect of ERCP on serum antiprotease activity in man AGA, Washington
7. Bozkurt T, Matzko S, Langer M, Stabenow-Lohbauer U, Lux G (1997) The role of endoscopic technique in post-ERCP pancreatitis, AGA, Washington
8. Bozkurt T, Orth KH, Butsch B, Lux G (1995) Long-term clinical outcome of post-cholecystectomy patients with biliary-type pain: results of manometry, non-invasive techniques and endoscopic sphincterotomy. European J Gastroent & Hepat 8:245
9. Brandes JW, Scheffer B, Lorenz-Meyer R, Kaest HA, Littmann KP (1981) ERCP. Complications and propylaxis. A controlled study. Endoscopy 13:27
10. Bruins Siot W, Schoeman MN, Disario JA, Wolters F, Tytgat GNJ, Huibregtse K (1996) Needle-knife sphincterotomy as a precut procedure: a retrospective evaluation of efficacy and complications. Endoscopy 28:334
11. Chang RY, Guo WS, Liao TM, Lee SD (1994) A randomized study comparing glucagon and hyoscine N-butyl bromid before endoscopic retrograde cholangiopancreatography. Scand J Gastroenterol 30:283
12. Classen M, Hellwig H, Rasch W (1973) Anatomy of the pancreatic duct. An endoscopic-radiological study. Endoscopy 5:14
13. Classen M, Leuschner U, Schreiber HW (1983) Stenosis of the papilla vateri and common bile duct. Clin Gastroenterol 12:203
14. Cotton PB (1977) Progress report: ERCP. Gut 18:316
15. Davison T, Braillon A, Delmasse J, Delcengeril R, Joly JP, Dapron JP (1987) Pseudomonas aeruginosa liver abscesses following endoscopic retrograde cholangiography: report of a case without biliary tract disease. Dig Dis Sci 32:1044–1046
16. Delhaye M, Engelholm L, Cremer M (1985) Pancreas divisum: Congenital anatomic variant or anomaly. Gastroenterology 89:951
17. Demling L, Koch H, Rasch W (1979) Endoskopisch retrograde Cholangio-Pankreatikographie – ERCP. Schattauer, Stuttgart New York
18. Dewely GS, Waldorn GW, Brown WG (1962) Surgical anatomy of pancreatobiliary ductal system. Arch Surg 84:229
19. DiMagno EP, Malagelada JR, Taylor WF, Go VLW (1977) A prospective comparison of current diagnostic tests for pancreatic cancer. N Engl J Med 297:297
20. Domschke W, Koch H (Hrsg) Diagnostik in der Gastroenterologie. Thieme, Stuttgart
21. Elias E, Hamlyn AN, Jain S, Long RG, Summerfield JS, Dick R, Sherlock S (1976) A randomized trial of percutaneous transhepatic cholangiography with the Chiba-needle vs. ERCP for bile duct visualisation in jaundice. Gastroenterology 71:439
22. Ferrari AP, Lichenstein DR, Slivka A, Chan C, Carr-Locke DL (1994) Brush cytology during ERCP for the diagnosis of biliary and pancreatic malignancies. Gastrointest Endosc 40:140
23. Foutch PG (1995) A prospective assessment of results for needle-knife papillotomy and standard endoscopic sphincterotomy. Gastrointest Endosc 41:25
24. Freeny PC, Bilbao MK, Katon RM (1976) Blind evaluation of endoscopic retrograde cholangio-pancreatography (ERCP) in the diagnosis of pancreatic carcinoma: the double duct and other signs. Radiology 119:271
25. Frühmorgen P, Pfähler A (1990) Komplikationen bei 39 397 endoskopischen Untersuchungen – eine 7jährige prospektive Dokumentation über Art und Häufigkeit. Leber Magen Darm 3:20
26. Gebhardt C, Riemann JF, Lux G (1983) The importance of ERCP for the surgical tactic in haemorrhagic necrotizing pancreatitis (preliminary report). Endoscopy 15:55
27. Geenen JE, Hogan WJ, Dodds WJ, Toouli J, Venu RP (1989) The efficacy of endoscopic sphincterotomy after cholecystectomy in patients with sphincter of Oddi dysfunction. New Engl J Med 320:179
28. Gundel H, Fritsch E von, Koch H (1975) Die Bedeutung der endoskopisch-radiologischen Cholangiographie bei Cholestase und Postcholecystektomie-Syndrom. Dtsch Med Wochenschr 100:1877
29. Hannigan BF, Keeling PWN, Slavin B, Thompson RPH (1985) (Letter to the Editor) Hyperamylasemia after ERCP with ionic and non-ionic contrast media. Gastrointest Endosc 31:109–110
30. Harloff M, Weber J, Kohler B, Astheimer W, Wagner M, Riemann JF (1991) Bedeutung der kardiozirkulatorischen und pulmonalen Überwachung bei endoskopisch-retrograden Cholangiopankreatikographien (ERCP). Z Gastroenterol 29:387
31. Hart R, Classen M (1990) Complications of diagnostic gastrointestinal endoscopy. Endoscopy 22:229
32. Hart R, Hagenmüller F (1988) Komplikationen und Todesfälle bei gastroenterologischer Endoskopie. Internist 108:815–817
33. Ikeda S, Yoshimoto H, Tanaka M, Matsumoto S, Itoh H (1985) Cholangiography of intrahepatic bile ducts in hepatolithiasis by endoscopic placement of an indwelling ballon catheter. Gastrointest Endosc 31:181–187
34. Jamidar P, Sherman S, Hawes R (1992) Efficacy of endoscopic sphincterotomy for patients with sphincter of Oddi dysfunction: randomized, controlled study. Gastrointest Endosc 38:253
35. Jones SN, Lees WR, Frost RA (1988) Diagnosis and grading of chronic pancreatitis by morphological criteria derived by ultrasounds and pancreatography. Clin Radiol 39:43–48
36. Koch H (1979) Das sogenannte Postcholecystektomiesyndrom. In: Demling L, Koch H, Rösch W (Hrsg) Endoskopisch retrograde Cholangio-Pancreaticographie-ERCP. Schattauer
37. Koch H, Belohlavek D, Schaffner O, Tympner F, Rasch W, Demling L (1975) Prospective study for the prevention of pancreatitis following endoscopic retrograde cholangiopancreatography (ERCP). Endoscopy 7:221
38. Koo KP, Traverso LW (1996) Do preoperative indicators predict the presence of common bile duct stones during laparoscopic cholecystectomy? Am J Surg 171:495
39. Kune GA (1964) Surgical anatomy of common bile duct. Arch Surg 89:995
40. Kuno N (1979) Carcinoma of the biliary tract. In: Takemoto T, Kasuyai T (eds) Endoscopic retrograde cholangiopancreaticography. Jagakushoin, Tokyo New York
41. La Ferla G, Gordon S, Archibald M, Murray WR (1986) Hyperamylasemia and acute pancreatitis following endo-

scopic retrograde cholangiopancreatography. Pancreas 1: 160–163
42. Liguory C, Canard JM (1983) Tumours of the biliary system. Clin Gastroenterol 12:269
43. Lorenz R, Hagenmüller F, Classen M (1991) Allergic reactions to contrast medium after endoscopic retrograde pancreaticography. Personal communication
44. Low DE, Mieflikier AB, Kennedy JK, Stiver HG (1980) Infectious complications of endoscopic retrograde cholangiopancreatography. A prospective assessment. Arch Intern Med 140:1076
45. Lux G, Gebhardt C (1984) Groove pancreatitis (GP) mimicking pancreatic carcinoma (PCA) – Differential diagnosis by ERCP. Gastroenterology 86:1169
46. Lux G, Graf J, Riemann JF, Lederer R, Gebhardt C (1986) Technik und Treffsicherheit der ERCP in der Diagnostik des Pankreaskarzinoms. In: Berger HG, Bittner R (Hrsg) Das Pankreaskarzinom. Springer, Berlin Heidelberg New York Tokyo
47. Meakem TJ, Schnall MD (1994) Magnetic resonance cholangiography. Gastroenterol Clin North Am 24:221
48. Metzger J, Müller C (1994) Ist das intravenöse Cholangiogramm (ICV) präoperativ sinnvoll? Helv Chir Acta 60:773
49. Moreira VF, Merono E, Larraona JL, Gonzalez JA, Simon MA, Fernandez L, Ruiz del Arbol L (1985) (Letter to the editor) ERCP and allergic reactions to iodized contrast media. Gastrointest Endosc 31:293
50. Mossa AR, Levin B (1981) The diagnosis of „early" pancreatic cancer. Cancer 47:1688
51. Nebel M, Silvis SE, Rogers G, Sugawa C, Mandelstam P (1975) Complications associated with endoscopic retrograde cholangiopancreatography. Gastrointest Endosc 22:34
52. Ogoshi K, Niwa M (1977) Diagnostic evaluation of ERCP in biliary and pancreatic cancer. Gastroenterol Jpn 12:85
53. Okuda K, Tassikawa K, Emura T (1974) Nonsurgical percutaneous transhepatic cholangiography – Diagnostic significance in medical problems of the liver. Dig Dis 19:2
54. Okuno MS, Himena M, Kurokawa Y et al. (1985) Changes in serum levels of pancreatic isoamylase, lipase, trypsin, and elastase 1 after endoscopic retrograde pancreatography. Hepatogastroenterology 32:87–90
55. Osnes M, Serck-Hanssen A, Myren J (1975) Endsocopic retrograde brush cytology (ERBC) of biliary and pancreatic ducts. Scand J Gastroenterol 10:829
56. Otho M, Takanori O, Tsuchiya Y, Saisho H (1975) Cholangiography and pancreatography. Ifaku-shoin, Tokyo New York
57. Ott H, Rösch W (1983) Pankreas divisum – Ursache einer Pankreatitis. Med Welt 33:466
58. Ottenjann R, Classen M (1979) Gastroenterologische Endoskopie, Lehrbuch und Atlas. Enke, Stuttgart
59. Pugliese V, Conlo M, Nicolo G, Saccomanno S, Gatteschi B (1994) Endoscopic retrograde forceps biopsy and brush cytology of biliary strictures : A prospective study. Gastrointest Endosc 42:520
60. Riemann JF (1985) ERCP. In: Blum AL, Siewert JR, Ottenjann R, Lehr L (Hrsg) Aktuelle gastroenterologische Diagnostik. Springer, Berlin Heidelberg New York Tokyo
61. Riemann JF, Demling L (1981) Antibiotikaprophylaxe bei ERCP. Dtsch Med Wochenschr 106:345
62. Rigg JD, Watt TC, Tweedle DEF, Martin DF (1994) Oxygen saturation during endoscopic retrograde cholangiopancreatography: A comparison of two protocols of oxygen administration. GUT 35:408
63. Robertson GSM, Jagger C, Johnson PRV, Rathbone BH, Wicks ACB, Lloyd DM, Veitch PS, Henderson JM (1996) Selection criteria for preoperative endoscopic retrograde cholangiopancreatiography in the laparoscopic era. Arch Skurg 131:89
64. Ros E, Navarro S, Bru C, Garcia-Puges A, Valderrama R (1991) Occult microlithiasis in „idiopathic" acute pancreatitis: Prevention of relapses by cholecystectomy or ursodeoxycholic acid therapy. Gastroenterology 101:1701
65. Rösch W (1983) Die segmentäre Pankreatitis. Leber Magen Darm 13:13
66. Rösch W, Burkhardt E, Schmack B, Schmied P, Schenk J, Stock K-P (1981) Biological and biochemical analysis of endoscopically aspirated bile. Endoscopy 13:33
67. Rösch W, Lux G, Koch H (1978) Die segmentäre Pankreatitis. Fortschr Gastroenterol Endosk 9
68. Royal College of Surgeons of England. Report of working Party. Guidelines for sedation by non-anaesthetists (1993) London UK: Royal College of Surgeons of England
69. Salmaier, M, Stillkrieg W, Müller RG (1994) Strahlenbelastung bei diagnostischer und therapeutischer endoscopisch-retrograder Cholangiopankreatikographie (ERCP). Z Gastroenterol 32:671
70. Sarner M, Cotton PB (1985) Classification of pancreatitis. Gut 25:756
71. Schaffner O (1979) Das normale retrograde Cholangiogramm. In: Demling L, Koch H, Rösch W (Hrsg) Endoskopisch retrograde Cholangiopankreaticographie – ERCP. Schattauer, Stuttgart New York
72. Schaffner O, Koch H, Rösch W (1979) Vergleichende Untersuchungen zur Aussagekraft in Infusionscholangiographie und ERC. In: Demling L, Koch LH, Rösch W (Hrsg) Endoskopisch retrograde Cholangio-Pankreaticographie; ERCP. Schattauer, Stuttgart
73. Schenk J, Riemann JF, Schroll P, Gräf W (1978) Bacteriological efficiency of a standardized cleansing and desinfection technique for duodenoscopy. Endoscopy 10:75
74. Schmalz MJ, Geenen JE, Hogan WH, Dodds WH, Venu RP, Hohnson GK (1990) Pain on common bile duct injection during ERCP: Does it indicate sphincter of Oddi dysfunction? Gastrointest Endosc 36:458
75. Schmitz-Moormann P, Himmelmann GW, Brandes JW et al. (1985) Comparative radiological and morphological study of human postmortem ductograms and their morphological pattern. Possible implication for ERCP. Gut 26:406
76. Schwemmle K (1976) Chirurgische Gesichtspunkte bei der Therapie der chronischen Pankreatitis. Dtsch Ärztebl 73:2065
77. Sciarretta G (1985) ERCP pneumatic injector: A new tool in radiation exposure prevention for personnel. Endoscopy 17:189–199
78. Shemesh W, Klein E, Friedman E, Pines A, Brook O, Blut L (1987) Endoscopic retrograde cholangiography in the detection of small stones in the gallbladder. J Clin Gastroenterol 9:424–426
79. Shimizu S, Tada M, Kawai K (1994) Diagnostic ERCP. Endoscopy 26:88
80. Siegel JH, Berger SA, Sable RA, Ho R, Rosenthal WS (1979) Low incidence of bacteremia following endoscopic retrograde cholangiopancreatography (ERCP). Am J Gastroenterol 71:465
81. Siegman-Igra I, Isakov A, Tubar G, Cahanor J (1987) Pseudomonas aeruginosa septicemia following endoscopic retrograde cholangiopancreatography with a contaminated endoscope. Scand J Infect Dis 19:527–530
82. Singer MV, Gyr K (1985) Revised classification of pancreatitis. Gastroenterology 89:685
83. Staritz M, Günther R, Plagwitz R (1983) Endoskopisch-retrograde Cholangiographie (ERC) mit einem doppellumigen Ballonkatheter – eine Verbesserung der konventionellen ERC-Technik. Z Gastroenterol 21:134
84. Stolte M, Trommsdorf L, Schaffner O, Koch H (1978) Aussagekraft der Pankreaticographie – geprüft an der patholo-

gisch-anatomischen Untersuchung der Bauchspeicheldrüse. Fortschr Gastroenterol Endosk 9
85. Stolte M, Weiß W, Volkholz H, Rösch W (1982) A special form of segmental pancreatitis: Groove pancreatitis. Hepatogastroenterology 29:198
86. Traverso LW, Kozarek RA, Ball TH, Brandabur JJ, Hunter JA, Jolly PC, Patterson DJ, Ryan JA, Thirlby RC, Wechter DG (1993) Endoscopic retrograde cholangiopancreatography after laparoscopic cholecystectomy. Am J Surg 165:581
87. Tulassay Z (1989) Serum enzyme changes after ERCP. Endoscopy 21:197-198
88. Tulassay Z, Popp J, Korany L, Szathmari M, Tamas G (1988) Hormonal and biochemical changes following endoscopic retrograde cholangiopancreatography. Acta Gastroenterol Belg 44:538
89. Tympner F, Rösch W, Lutz H, Koch H (1978) Diagnostische Methoden bei chronischer Pankreatitis. Stellenwert von endoskopisch-retrograder Pankreaticographie. Volumenverlust korrigierter Sekretin-Pankreozymin-Test und Sonographie. Dtsch Med Wochenschr 103:805
90. Vandervoort J, Carr-Locke DL (1996) Needle-knife access papillotomy: an unfairly maligned technique? Endoscopy 28:365
91. Vennes JA, Jacobson JR, Silvis SE (1974) Endoscopic cholangiography for biliary system diagnosis. Ann Intern Med 80:61
92. Weiner GR, Geenen JE, Hogan WJ, Catalano MF (1995) Use of corticosteroids in the prevention of post-ERCP pancreatitis. Gastrointest Endosc 42:579
93. Whitwam JG (1995) Midazolam-Flumazenil: der neueste Stand. Minimally Invasive Therapy 4 (Suppl 2):31
94. Zimmerer J, Maines D, Tittor W, Spannagel B (1990) Lebensbedrohliche Kontrastmittelreaktion bei ERCP. Dtsch Med Wochenschr 115:1077
95. Zimmon DS (1987) Injection pistol for volume control of contrast injection during endoscopic retrograde cholangiopancreatography. Gastrointest Endosc 33:238

Transpapilläre Endoskopie (Cholangioskopie, Pankreatikoskopie)

J. F. RIEMANN

Die endoskopische Diagnostik und Therapie von Erkrankungen des hepatobiliären Systems und der Bauchspeicheldrüse ist dadurch limitiert, daß optisch die Papille zwar inspiziert werden kann, eine Darstellung des Gallenwegsystems jedoch nur durch Kontrastmitteleinbringung (ERCP) in das biliopankreatische System und damit nur indirekt möglich ist [7, 20]. Trotz dieser Einschränkung hat die Diagnostik in diesem Bereich eine hohe Treffsicherheit erzielt; auch therapeutische Manipulationen lassen sich mit Hilfe der ERCP in vielen Fällen durchführen. Dazu gehören bekanntermaßen die endoskopische Papillotomie und Fistulotomie, die Gallengangsteinentfernung unter röntgenologischer Sicht einschließlich der verschiedenen intraduktalen Lithotripsieverfahren, die Gallenwegdilatation, die Prothesenimplantation bei benignen und malignen Choledochusstenosen sowie die nasobiliäre Sonde zur temporären Gallenwegableitung [5, 7, 11]. In diagnostischer Hinsicht ist in den letzten Jahren die Magnetresonanz-Cholangio-Pankreatikographie (MRCP) hinzugekommen; ihr Stellenwert im Vergleich zur ERCP wird derzeit in Studien evaluiert.

Versuche, den Gallengang auch endoskopisch auszuspiegeln, reichen viele Jahre zurück [9, 18, 24, 27]. Sie waren jedoch weitgehend limitiert durch technische Probleme. Inzwischen stehen Miniendoskope zur Verfügung, deren Flexibilität hervorragend ist [13, 20, 25, 26]. Auch der Ductus Wirsungianus ist der direkten Betrachtung zugänglich geworden [12, 13, 15].

Indikationen

Grundsätzlich bestehen für die Endoskopie der Gallenwege 2 Zugänge: Der transpapilläre und der perkutan-transhepatische (s. Kapitel 2.4). Auf einer Konsensuskonferenz 1993 wurden die wichtigsten Indikationen für den Einsatz diskutiert [23]. Im Vordergrund steht die unklare Kontrastmittelaussparung der Gallenwege, die einer histologisch-bioptischen Klärung bedarf.

Die Indikationen zur transpapillären Cholangioskopie sind:

- ungeklärte KM-Aussparungen der Gallenwege,
- unklare biliäre Stenosen: Histologie-/Zytologiegewinnung bei therapeutischer Zielsetzung,
- sklerosierende Cholangitis mit Choledochusstenose: Ausschluß Gallengangkarzinom,
- Cholestase bei Parasitosen,
- therapeutische Cholangioskopie: elektrohydraulische Lithotripsie, Laser, Afterloading, photodynamische Therapie.

Aus diagnostischer Sicht sind ferner unklare Strikturen zu nennen, soweit sie sich auf den Ductus hepatocholedochus begrenzen. Die Stadieneinteilung beim Hepaticusgabeltumor indiziert die transpapilläre Cholangioskopie in der Regel nicht. In dieser Situation ist der perkutan-transhepatische Zugangsweg effektiver. Neue Dimensionen hat die Cholangioskopie in therapeutischer Hinsicht erreicht. Mit Hilfe der intraduktalen Lithotripsie durch Laser- oder Stoßwellen sowie der Radiotherapie lassen sich Gallenwegerkrankungen endoskopisch z. T. höchst effizient behandeln [1, 2, 8, 21]. Dies gilt vor allem für komplizierte Gallengangsteine.

Die Indikationen zur transpapillären Pankreatikoskopie sind keineswegs standardisiert, da die Methodik nur an wenigen Zentren zur Verfügung steht.

Die möglichen Indikationen der Pankreatikoskopie sind:

- ungeklärte duktale Raumforderung,
- isolierte Pankreasgangstenose bei ungeklärtem duktographischem Befund,
- Stenose bei chronischer Pankreatitis zum Ausschluß eines Malignoms,
- optisch kontrollierte Zytologiegewinnung (z. B. PCR, Immunzytologie),
- therapeutische Endoskopie (z. B. Laserlithotripsie).

Wie bei der Cholangioskopie sind wichtige Indikationen ungeklärte intraduktale Raumforderungen, bei denen eine bioptische Sicherung vor einem evtl. chirurgischen Eingriff notwendig wird [23]. Ferner sind isolierte Pankreasgangstenosen, deren Zuordnung aus

Anamnese und Klinik schwierig ist, eine mögliche weitere Indikation. Von Interesse ist auch der therapeutische Ansatz in Form der pankreatikoskopisch gesteuerten Lithotripsie [16, 19].

Kontraindikationen

Kontraindikationen stellen – wie für alle operativ endoskopischen Techniken – Blutungsübel dar sowie ein schwerer Krankheitszustand der Patienten, der eine endoskopische Maßnahme als zu riskant erscheinen läßt.

Instrumentarium

Seit der Erstbeschreibung der tränspapillären Cholangioskopie durch Kawai [9] und Rösch [24] ist das Mutter-Baby-Endoskopiesystem entscheidend verbessert worden und bietet heute nur noch wenige Probleme in der Handhabung. Die früher üblichen großen Trägerinstrumente sind nicht mehr erforderlich, da die Cholangioskope bei einem Außendurchmesser von 2–3,5 mm in der Regel durch jedes Therapieendoskop eingeführt werden können. Bei den Cholangioskopen gewährleistet die Weite des Endoskopiekanals therapeutische Manipulationen wie die gezielte Biopsie, Zytologie, die Kontrastmittel-Kathetereinführung sowie die Anwendung von Lithotripter- und Lasersonden (Abb. 1).

Auch für die Pankreatikoskopie ist die Mutter-Baby-Technik erforderlich. Die heute handelsüblichen Cholangioskope können auch für die Pankreatikoskopie verwendet werden. Die Geräte der neuen Generation sind gekennzeichnet durch eine relative Robustheit und eine ausgeprägte Flexibilität und haben damit deutliche Vorteile gegenüber den früher verwandten dicklumigen Geräten. Ultradünne Endoskope in einer Größenordnung von 0,5–0,8 mm (Abb. 2) können durch den Biopsiekanal jedes Duodenoskops eingeführt werden. Sie verfügen allerdings über keinen Arbeitskanal. Das Feinkaliberendoskop ist nicht abwinkelbar. Für beide Gerätetypen sind starke Lichtquellen erforderlich; die Ausleuchtung hängt ab vom Durchmesser des Pankreasgangs. Ein normaler Gang ist mit dem ultradünnen Endoskop hervorragend auszuspiegeln, während sich die Lichtintensität bei chronischer Pankreatitis und erweiterten Pankreasgängen deutlich reduziert. Wie bei der Cholangioskopie gehören eine Röntgenbildverstärker-Fernsehkette sowie eine Fernsehkamera zur Grundausstattung. Die Lokalisation der Geräte kann auch radiologisch erfolgen (Abb. 3).

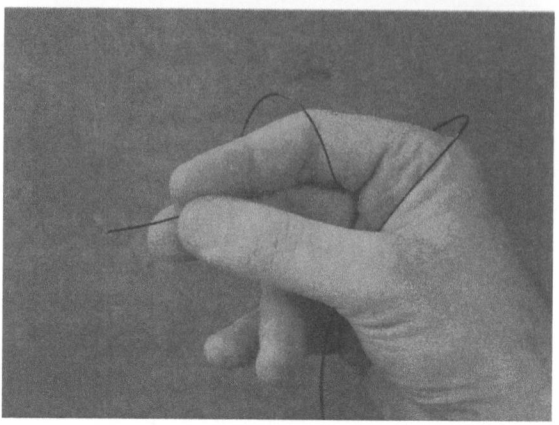

Abb. 2. Feinkaliber-Pankreatikoskop (0,8 mm)

Für die Cholangioskopie stehen heute bereits Prototypen mit Videotechnik zur Verfügung.

Vorbereitung

Die transpapilläre Cholangioskopie kann unmittelbar an die ERCP angeschlossen werden.

Der Patient wird daher wie zur ERCP vorbereitet (s. Kapitel 2.2). Bewährt hat sich die Kombination aus Midazolam und Pethidin sowie als Motilitätsbremse Buscopan. Viele Zentren verwenden unter Einschaltung der Anästhesisten Disoprivan (Propofol).

Für die transpapilläre Pankreatikoskopie gilt das gleiche. Wir halten eine perioperative Antibiose (z. B. 2 mg Mezlocillin i.v., 15 min vor der Untersuchung) für sinnvoll, um eine bakterielle Infektion des Pankreasganges zu verhindern.

Technik

Die transpapilläre Cholangioskopie ist technisch relativ einfach durchzuführen. Erforderlich sind 2 aufeinander abgestimmte erfahrene Untersucher. Das Cholangioskop wird in der Regel nach endoskopi-

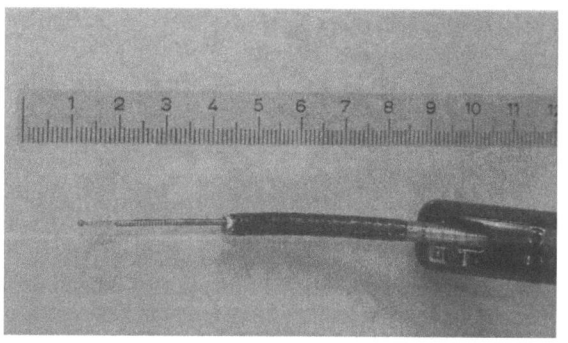

Abb. 1. Mutter-Baby-Endoskopie mit Biopsiezange

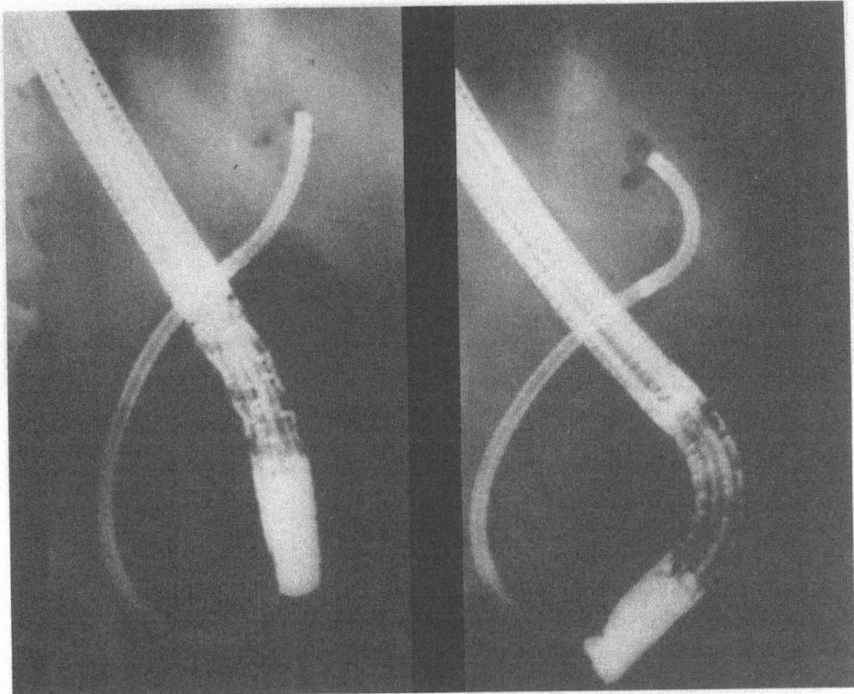

Abb. 3. Radiologischer Aspekt bei eingeführtem Cholangioskop

scher Papillotomie wie ein Katheter transpapillär eingeführt. Dabei sollte auf eine Benutzung des Albaranhebels am Mutterendoskop verzichtet werden, da dies die häufigste Ursache für Schäden am Gerät ist. Manchmal ist die Zuhilfenahme eines Führungskatheters hilfreich. Beide Untersucher können die Untersuchung wahlweise am Videomonitor oder am Röntgenbildschirm verfolgen. Die gute Abstimmung der Untersucher ist erforderlich, um durch entsprechende Körper- oder Gerätedrehung beim Instrumentenvorschub die Untersuchung effektiv abzuwickeln. Neuere Gerätetypen ermöglichen zwar theoretisch die 1-Mann-Untersuchung; eine solche personale Reduzierung ist jedoch weder sachlich noch berufspolitisch hilfreich.

Die 3,2 mm messenden Cholangioskope können auch zur Pankreatikoskopie verwendet werden. Im Unterschied zur Gallengangspapillotomie ist die Technik der Sphinkterotomie des Pankreasganges verschieden. Die Inszision erfolgt nach 2 Uhr bei einer Schnittlänge von ca. 5 mm. Nur bei ausgeprägten duktalen Neoplasien können die Baby-Endoskope problemlos eingeführt werden, da hier meist eine dilatierte Öffnung vorliegt, aus der sich Schleim entleert.

Zur Assistenz sollten zwei in der Endoskopie erfahrene Schwestern oder Pfleger zur Verfügung stehen. Dies ist vor allem für die verschiedenen Hand-

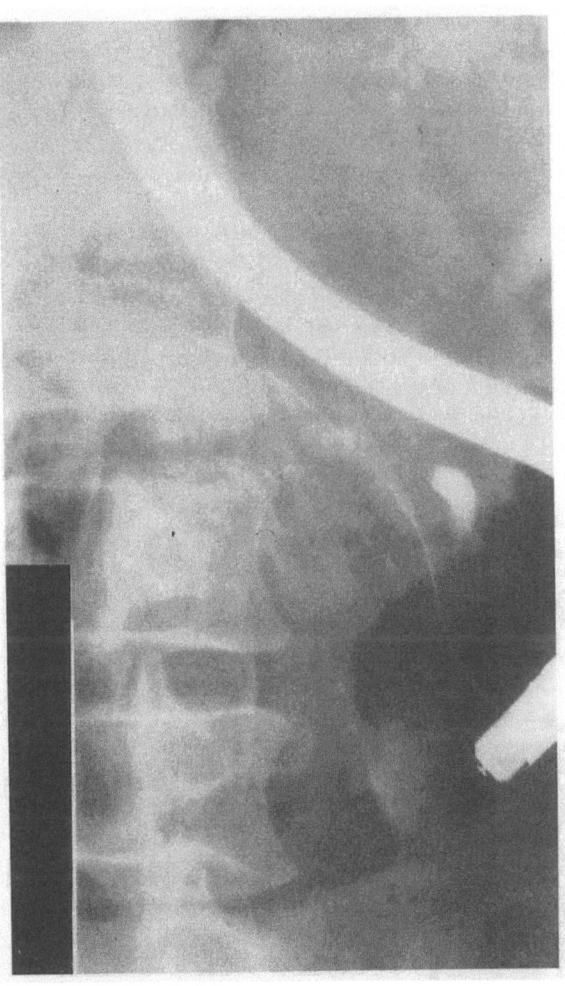

Abb. 4. Feinkaliber-Pankreatikoskop im Pankreasgang

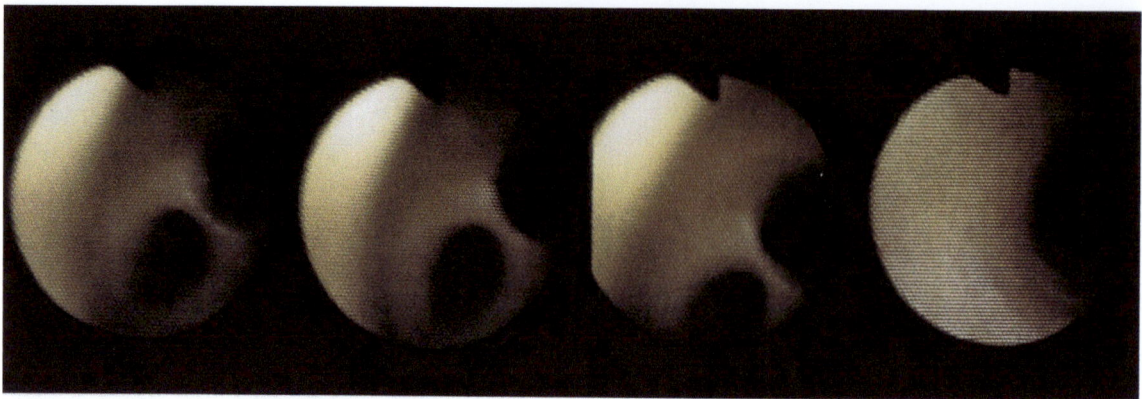

Abb. 5. Normale Gallenwegsduktoskopie

reichungen bei diagnostischen oder therapeutischen Eingriffen erforderlich.

Das Feinkaliberendoskop zur Pankreatikoskopie wird ohne Papillotomie nach der Seldinger-Technik eingeführt. Unter Zuhilfenahme eines hochflexiblen Terumo-Drahtes wird ein Teflonkatheter mit röntgenpositiver Spitzenmarkierung in den Pankreasgang eingebracht und so weit wie möglich vorgeschoben. Nach Entfernung des Terumo-Drahtes kann problemlos das Feinkaliberpankreatikoskop in den Katheter bis zur Spitze vorgeführt werden (Abb. 4). Um die Sichtverhältnisse des Pankreasgangs zu verbessern, hat sich bei uns die i. v. Applikation von 1 klinischen Einheit Sekretin/kgKG bewährt. Diese Pankreassaftstimulation gewährleistet eine ausreichende Sicht während der Untersuchung. Neuentwicklungen konzentrieren sich auf Endoskope mit einem Durchmesser von 2 mm, bei denen die Sphinkterotomie unnötig wird und dennoch ein Arbeitskanal zur Verfügung steht [26]. Ferner sind konstruktive Elemente an der Spitze des Führungsdrahts von Interesse, die eine Steuerung ermöglichen [17].

Die durchschnittliche Untersuchungszeit beträgt nach Papillotomie zwischen 15 und 20 min. In der Regel läßt sich das Cholangioskop bis weit in die segmentären Aufzweigungen der intrahepatischen Gallenwege vorschieben (Abb. 5). Die endoskopische Sicht ist durch intermittierende Spülung mit physiologischer Kochsalzlösung einwandfrei. Auch der Pankreasgang ist in der Regel bis in den Schwanz endoskopierbar, sofern nicht Stenosen vorliegen.

Ergebnisse

Im eigenen Krankengut wurde die perorale Cholangioskopie bisher bei 255 Patienten eingesetzt (Tabelle 1). Dabei lag das Verhältnis zwischen diagnostischen und therapeutischen Indikationen bei 42:58 %. Die Untersuchung war in technisch-methodischer Hinsicht in 94,1 % erfolgreich; bei 5,9 % gelang die Untersuchung nicht.

In 67,5 % erbrachte diese Zusatzuntersuchung einen diagnostischen oder therapeutischen Gewinn (Tabelle 2). Er resultierte vor allem aus der Möglichkeit intraduktaler Manipulationen, wie Steinzertrümmerung durch elektrohydraulische oder Laserlithotripsie (Abb. 6). Eine Diagnoseänderung war durch die Cholangioskopie in 10 % zu registrieren. Dies lag vor allem an radiologischen Fehlinterpretationen. So sind radiologische Kontrastmittelaussparungen in den Gallenwegen entweder als Stein interpretiert oder als Tumor verkannt worden (Abb. 7). Auch bei unklaren Cholangitiden konnte in 4 Fällen ein radiologisch nachgewiesener Stein gesehen und endoskopisch behandelt werden.

Die Treffsicherheit der Biopsie bei malignen Stenosen war unbefriedigend. Vor allem bei extraduktalen, den Choledochus komprimierenden Prozessen, lag sie bei < 10 %. In Kombination mit der Bürstenzytologie ließ sich allerdings die Gesamttrefferrate auf ca. 50 % deutlich steigern.

Tabelle 1. Ergebnisse der peroralen Cholangioskopie (n = 255)

Diagnose (ERC)	n	Diagnostischer/therapeutischer Gewinn
Tumorstenosen		
– intraduktal	23	13
– extraduktal	51	20
Problematische Gallengangsteine	127	106
Unklare Cholangitis	12	8
Gallengangstrikturen	27	15
	240[a]	162 (67,5 %)

[a] In 15 Fällen nicht gelungen (5,9 %).

Tabelle 2. Diagnostischer/therapeutischer Gewinn bei peroraler Cholangioskopie (n = 162)

Diagnose	n	Duktoskopie	Biopsie/Zytologie	Cholangiographie	Therapie
Tumor intra	13	13	10[a]	4	–
extra	20	–	7[a]	20	–
Gallengangsteine	106	106	–	–	106
Cholangitis	8	2	5	3	4
Striktur	15	1	12	3	15

Diagnose durch Cholangioskopie geändert bei 24/240 (10%)

[a] Richtig-positiv.

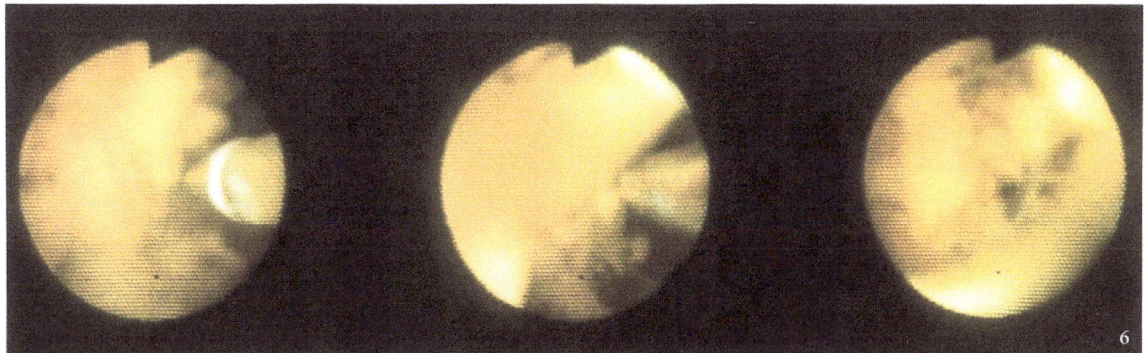

Abb. 6. Elektrohydraulische Lithotripsie von Gallengangssteinen

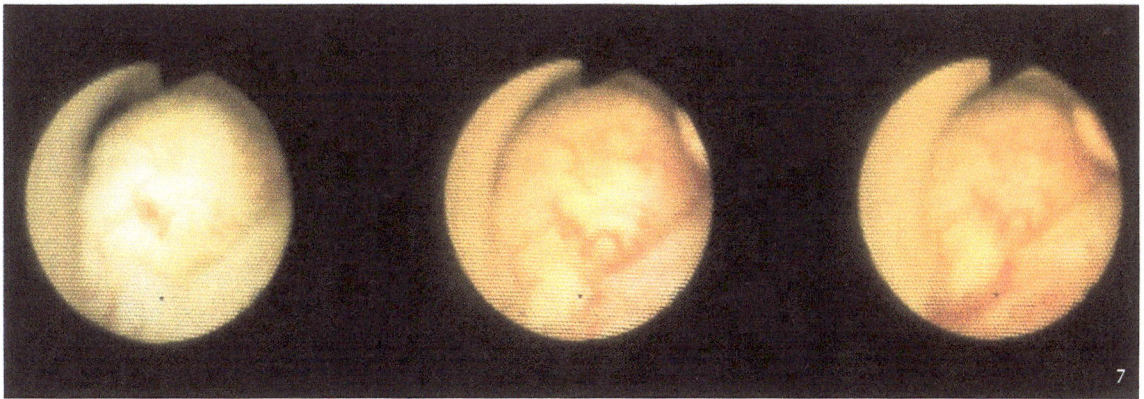

Abb. 7. Radiologisch verkannter glatter exophytischer Gallengangstumor

Limitierende Faktoren der Cholangioskopie sind tiefsitzende Choledochusstenosen. Hier gelingt es in der Regel nicht, das Cholangioskop einzuführen. Ferner spielen Voroperationen am Magen (z. B. B II-Magen, Roux-Y-Anastomose) sowie hochgradige Stenosen im Bereich der Hepaticusgabel (Klatskin-Tumoren) eine Rolle, die ohne Bougierung eine Passage nicht möglich machen. Bei diesen Konstellationen erweist sich die perkutan-transhepatische Cholangioskopie, mit der grundsätzlich die gleichen diagnostischen und therapeutischen Manipulationen möglich sind, als eine echte Ergänzung [4]. An einem Gastroenterologischen Zentrum sollten beide Methoden vorgehalten werden, zumal dann, wenn es nach erfolgloser transpapillärer Manipulation zu Komplikationen wie Fieber und Sepsis kommt, die durch sofortige perkutan-transhepatische Ableitung erfolgreich beeinflußt werden können.

Die perorale Pankreatikoskopie konnte bei uns bisher bei 85 Patienten erfolgreich eingesetzt werden. Dabei kam bei 40 Patienten das 3,2 mm Gerät zur Anwendung (Tabelle 3), bei 55 Patienten das Feinkali-

Tabelle 3. Ergebnisse der peroralen Pankreatikoskopie (3,2 mm Außendurchmesser; n = 40)

Diagnose	n	Befund	Diagnostischer Gewinn	
			Biopsie	Zytologie
Duktale Neoplasie	15	Villöser Tumor	+	+
Obstruktive Pankreatitis	12	Steine, EW-Pfropfen	−	+
Karzinom	5	Tumorzapfen	+	+
Segmentale Pankreatitis	2	Glatte Stenose	−	+
Hämosuccus	2	Blutungsquelle	−	+
Kaliberunregelmäßigkeiten	2	o. B.	−	−
Kalzif. Pankreatitis	2	Mißlungen	−	−

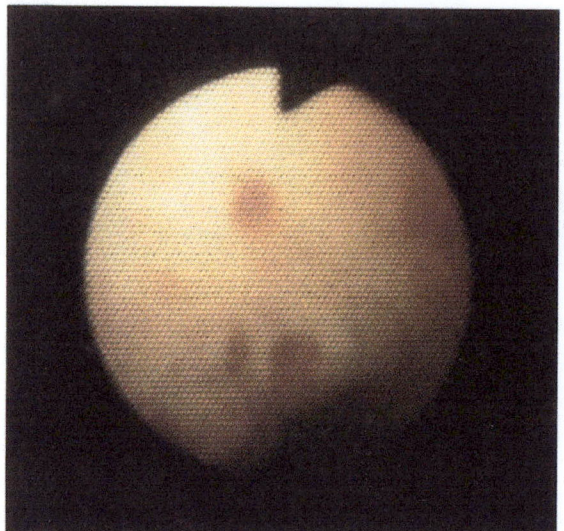

Abb. 8. Duktale Neoplasie des Pankreasganges

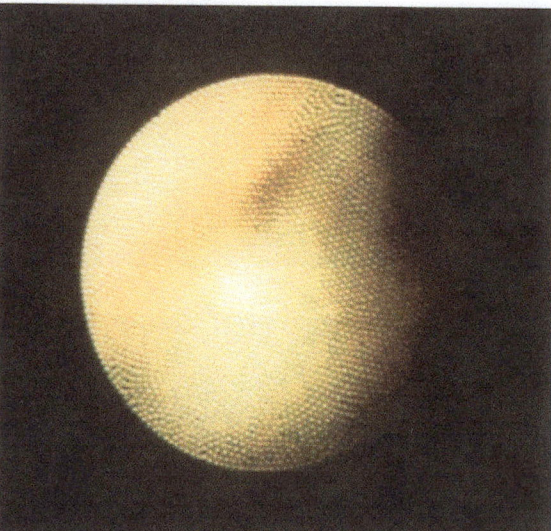

Abb. 9. Pankreasgangstein

berpankreatikoskop. Bei 15 Patienten konnten beide Geräte gleichzeitig eingesetzt und eine Befundüberprüfung vorgenommen werden.

Nach unseren Erfahrungen liegt der diagnostische Gewinn vor allem in der klaren Erkennung villöser Strukturen im Pankreasgang im Sinne der duktalen Neoplasie [10] (Abb. 8). Obstruktive Veränderungen sind sehr häufig eindeutig als Steine oder Eiweißpräzipitate abzugrenzen (Abb. 9), die in der konventionellen ERP wie ein Tumor aussehen können [12, 21]. Beim Pankreaskarzinom konnte zwar der Tumorzapfen gesehen und biopsiert werden (Abb. 10); ob sich bei dieser Indikation jedoch weitergehende Konsequenzen ergeben, ist unwahrscheinlich.

Die Feinkaliberendoskopie hat den großen Vorteil, daß sie ohne Sphinkterotomie eine orientierende Übersicht für unklare Befunde geben kann (Tabelle 4). Dies gilt vor allem für ungeklärte Stenosen, für Füllungsdefekte und für unklare Gangabbrüche. Wir konnten bei 16 Patienten in 12 Fällen einen Tumor nachweisen, in 4 Fällen jedoch keine Läsion beobachten. Der Langzeitverlauf der 4 nachbeobachteten Patienten hat die Tumorausschlußdiagnose bestätigt.

Tabelle 4. Ergebnisse der Feinkaliberpankreatikoskopie (0,8 mm Außendurchmesser; n = 55)

Indikation	n	Duktuskopie	Diagnostischer Gewinn
Unklare Gangstenose	35	EW-Propfen, Tumorzapfen, glatte Striktur	+
Füllungsdefekte	9	Steine, Zysten	+
Gangabbruch	16	12 × Tumor	+
		4 × keine Läsion	−

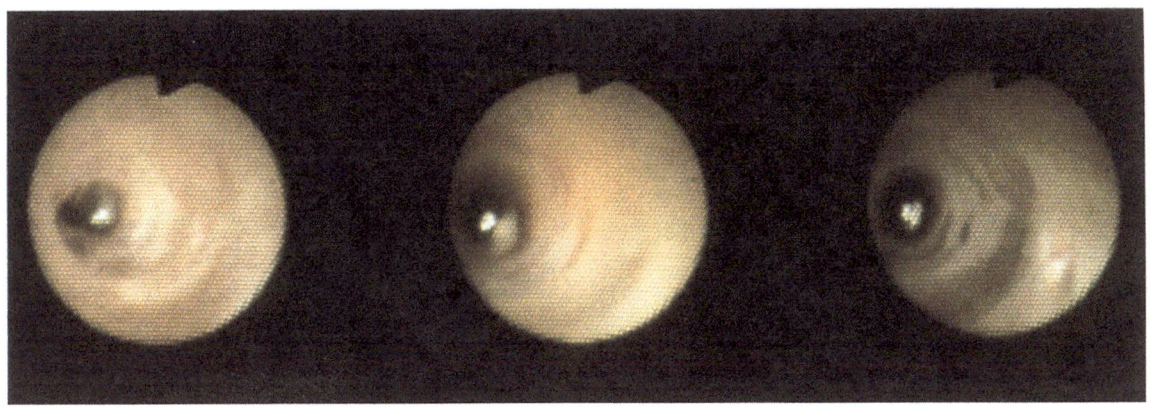

Abb. 10. Tumorzapfen im Pankreasgang

Die Doppeluntersuchungen haben gezeigt, daß die Feinkaliberpankreatikoskopie einen verläßlichen optischen Eindruck ermöglicht.

Nachsorge

Wie für alle operativ-endoskopischen Maßnahmen, ist eine konsequente Nachsorge erforderlich. Sie konzentriert sich auf die klinische Beobachtung des Patienten, die Anfertigung eines kleinen Blutbildes (Blutung nach Papillotomie) sowie die Überprüfung von Amylase- und Cholestase-anzeigenden Enzymen. Auffällige Veränderungen sollten auf einem entsprechenden Überwachungsbogen aus Dokumentationsgründen festgehalten werden. Wir bevorzugen derzeit eine perioperative Antibiotika-Prophylaxe mit einem gallengängigen Antibiotikum, um vor allem beim Tumorpatienten die Induktion einer Cholangitis zu vermeiden.

Komplikationen

Bei der transpapillären Cholangioskopie haben wir bisher keine wesentlichen Komplikationen beobachtet. Bei 3 Patienten kam es zu kurzfristigen Fieberanstiegen, die antibiotisch zu beherrschen waren. Grundsätzlich sind jedoch Blutungen nach vorausgegangener Papillotomie sowie Entwicklung einer Cholangitis möglich. Nach endoskopischer Sphinkterotomie des Pankreasgangs vor Pankreatikoskopie kam es 2mal zu einer vorübergehenden flüchtigen Pankreatitis, die jedoch rasch und folgenlos abklang. Bei der Feinkaliberendoskopie sahen wir bei einem Patienten eine mäßige Pankreatitis, bei einem weiteren eine leichte Pankreatitis. Alle anderen Untersuchungen blieben komplikationsfrei. Damit ist die Komplikationsrate beider invasiver Methoden ausgesprochen niedrig.

Zusammenfassung

Die Mini-Endoskopie der Gallenwege hat eine neue diagnostische und therapeutische Dimension erreicht [3, 4, 12, 13]. Der Vorteil des transpapillären Zugangswegs liegt in der Tatsache, daß nach endoskopischer Papillotomie u. U. im gleichen Arbeitsgang die Duktoskopie mit diagnostischen oder therapeutischen Eingriffen am Gallenwegsystem angeschlossen werden kann. Das erspart im individuellen Fall einen weiteren Eingriff. Der diagnostische Gewinn ist sofort erkennbar, wenn der Untersucher bei unklaren Röntgenbefunden nach ERCP mit der Duktoskopie eine Verbesserung seiner diagnostischen Möglichkeiten hat [12, 13, 20]. Ein sehr viel größerer Vorteil liegt jedoch in der Tatsache, daß damit eine sehr elegante und effiziente Möglichkeit besteht, den problematischen Gallengangstein zu behandeln [8, 11, 14]. Wenn die mechanische Lithotripsie versagte, bestand die Alternative bisher entweder in der extrakorporalen Stoßwellenlithotripsie, der Einlage einer Endoprothese, der Chemolitholyse oder der Operation. Mit der cholangioskopisch geführten elektrohydraulischen Lithotripsie (EHL) oder der Laserlithotripsie läßt sich der problematische Gallengangstein häufig in einer Sitzung behandeln [14, 15, 20]. Auch duktale Tumorstenosen können cholangioskopisch mit dem Laser angegangen werden [6]. Zwar setzt sich die radiologisch geführte Laserlithotripsie durch Einsatz des intelligenten Lasersystems zunehmend durch [8]; intrahepatische oder hochsitzende Steine sind jedoch sehr viel effizienter mit einer cholangioskopisch geführten Lithotripsie zu fragmentieren.

Die Mini-Endoskopie der Gallenwege und der Bauchspeicheldrüse ist ein einfaches, komplikationsarmes Verfahren. Das anfänglich anfällige Instrumentarium hat sich inzwischen deutlich verbessert; dennoch ist die Haltbarkeit abhängig vom schonenden Umgang durch den Untersucher und das Assistenzpersonal. Während die Cholangioskopie aus der täglichen Routine nicht mehr wegdenkbar ist, wird die Pankreatikoskopie wohl auch in Zukunft nur Zentren und nur ganz vorbeschriebenen Indikationen vorbehalten bleiben. Ob die MRCP hier eine bildgebende Alternative darstellt, wird die Zukunft zeigen.

Literatur

1. Adamek HE, Maier M, Jakobs R et al. (1996) Management of retained bile duct stones: a prospective open trial comparing extracorporeal and intracorporeal lithotripsy: Gastrointest Endosc 44:40-47
2. Adamek HE, Buttmann A, Wessbecher R, Kohler B, Riemann JF (1995) Clinical Comparison of Extracorporeal Piezoelectric Lithotripsy (EPL) and Intracorporeal Elextrohydraulic Lithotripsy (EHL) in Diffucult Bile Duct Stones. A Prospective Randomized Trial. Dig. Dis. Scienc 40: 1185-1192
3. Bar-Meir S, Rotmensch S (1987) A comparison between peroral choledochoscopy and endoscopic retrograde cholangiopancreatography. Gastromtest Endosc 33:13
4. Brambs HJ, Leser HG, Salm R, Shah JA et al. (1943) Perkutan-transhepatische Cholangioskopie. Dtsch Med Wschr 112:1943
5. Classen M, Hagenmüller F, Knyriem F, Frimberger E (1988) Gian bile duct stones: non surgical treatment. Endoscopy 20:21
6. Hagenmüller F, Gössner W, Yamakawa T, Frank F, Classen M (1987) Erste Laserbestrahlung eines Gallengangkarzinoms unter endoskopischer Sicht. Dtsch Med Wschr 112:1503
7. Herz R, Riemann JF (1985) Indikation und Bedeutung der ERCP. Int Welt 9:268
8. Jakobs R, Maier M, Kohler B, Riemann JF (1996) Peroral Laser Lithotripsy of Difficult Intrahepatic and Extrahepatic Bile Duct Stones: Laser Effectiveness Using an Automatic Stone-Tissue Discrimination System. Am J Gastroenterol 91:468-473
9. Kawai K, Nakajima M, Akasaka Y et al. (1976) Eine neue endoskopische Technik. Die perorale Choledocho-Pankreatikoskopie. Leber. Magen Darm 6:121
10. Kohler B, Köhler G, Riemann JF (1990) Pancreoscopic diagnosis of intraductal cystadenoma of the pancreas. Dig Dis Sci 35:382
11. Kohler B, Maier M, Riemann JF (1966) Endoskopie der Verdauungsorgane mit Biopsie und Zytologie. In: Hahn EG, Riemann JF (Hrsg) Klinische Gastroenterologie, Thieme, 5:130-195
12. Kozarek RA (1987) Direct cholangioscopy and pancreatoscopy at time of endoscopic retrograde cholangiopancreatography. Am J Gastroenterol 83:55
13. Kozarek RA (1988) The future of invasive pancreatico-biliary endoscopy. J Clin Gastroenterol 10:253
14. Liguory CL, Foissy P, Medun B et al. (1985) Resultat de la sphincterotomie endoscopique pour lithias de la voie biliaire principale. Clin Biol 90:51
15. Lux G, Ell J, Hochberger D et al. (1986) The first successful endoscopic retrograde laser lithotripsy of common-bile duct stones in man using a pulsed neodymium-YAG laser. Endoscopy 18:144
16. Maier M, Jakobs R, Kohler B, Riemann JF (1994) Fluoroscopically guided laser lithotripsy of a pancreatic duct stone. Endoscopy 26:247
17. Mizuno SM, Nakajima M, Yasuda K et al. (1994) Shape memory alloquy catheter system for peroral pancreatoscopy using an ultrathin-caliber endoscope. Endoscopy 26: 554-558
18. Nakajima M, Akasaka Y, Fukumoto K, Mitsuyoshi Y (1976) Peroral cholangiopancreatoscopy (PCPS) under duodenoscopic guidance. Am J Gastroenterol 69:241
19. Neuhaus H, Hoffmann W, Classen M (1992) Laser lithotripsy of pancreatic and biliary stones via 3.4 mm and 3.7 mm miniscopes. First clinical results. Endoscopy 24:208
20. Riemann JF, Kohler B, Harloff M, Weber J (1989) Die transpapilläre Cholangioskopie. Dtsch Med Wschr 114:1775
21. Riemann JF, Kohler B, Weber J (1991) Differentialindikationen zur peroralen Pankreatikoskopie. Z Gastroenterol 29: 134
22. Riemann JF, Kohler B (1993) Endoscopy of the pancreatic duct - value of different endoscope types. Gastromtest Endosc 39:367
23. Riemann JF (1993) Mini-Endoskopie des bilio-pankratischen Systems. Z Gastroenterol 31:156
24. Rösch W, Koch H, Demling L (1976) Peroral cholangioscopy. Endoscopy 8:172
25. Sakai H, Yoshida Y, Horiguchi M, Seki H et al. (1981) Development of a new peroral cholangioscope (FDS-CP). Gastromtest Endosc 23:1431
26. Soda K, Yamanaka T, Yoshida Y et al. (1994) A newly developed fine-caliber endoscope for peroral cholangiopancreatoscopy. Endoscopy 26:671
27. Takekoshi T, Maruyama M, Sugiyama N (1975) Retrograde cholangiopancreatoscopy. Gastromtest Endosc 17:678
28. Yasuda K, Nakajima M, Cho E et al. (1989) Comparison of peroral and percutaneous cholangioscopy. Endoscopy 21:347

Perkutane transhepatische Cholangioskopie

W.-R. Martin, J. F. Riemann

Ist die endoskopische retrograde transpapilläre Darstellung der Gallenwege (ERC) aus anatomischen Gründen, z. B. bei Zustand nach Gastrektomie, Hepatico-Jejunostomie oder Billroth II-Resektion mit Roux-Y-Anastomose nicht möglich, wird die perkutan-transhepatische Cholangiographie (PTC) zur diagnostischen Abklärung des hepatobiliären Systems routinemäßig eingesetzt [4, 6]. Wie die ERC erlaubt sie jedoch nur eine radiologische Darstellung der Gallenwege durch das Einbringen eines röntgendichten Kontrastmittels. Mitte der siebziger Jahre wurde die intra- und postoperative Cholangioskopie zur Erkennung und Therapie von Gallengangssteinen eingeführt [9, 11]. Die Arbeitsgruppe um Nimura hat 1977 erstmalig die perkutane transhepatische Cholangioskopie beschrieben [7]. Seither wurde diese Technik vor allem in Japan weiter entwickelt und standardisiert [8]. Voraussetzung zur perkutanen Gallengangsspiegelung ist die Ausbildung einer ausreichend weiten (14–18 Fr) und stabilen kutaneo-biliären Fistel. Dies geschieht innerhalb von 7–10 Tagen durch die stufenweise Aufdehnung des Stichkanals der PTCD mittels Kunststoffbougies von zunehmenden Durchmesser (Nimura-Prothesen), die über einen stabilen Führungsdraht eingelegt und bis zur nächsten Sitzung belassen werden [3, 8]. Wird der Stichkanal schneller, zum Beispiel in nur 3 Tagen aufgedehnt, kann sich kein solider fibröser Sinustrakt bilden und es kommt in bis zu 29 % zu einer Blutung mit einer methodenbedingten Mortalität von 11,8 % [2]. Ist der Stichkanal durch Bindegewebe stabilisiert, kann gefahrlos ein zwischen 4,1 und 4,9 mm großes Fibercholangioskop von perkutan vorgeführt werden, ohne daß es zu einer Leckage in die freie Bauchhöhle kommt. Dadurch wird es möglich, diagnostisch unklare Befunde durch die direkte Inspektion der Gallenwege zu klären (korkenzieherartige Tumorgefäße (Abb. 1), oder unter Sicht gezielt Biopsien zu entnehmen.

Außerdem kann die intraluminale Ausdehnung von cholangiozellulären Karzinomen endoskopisch bestimmt und radiologisch dokumentiert werden. Neben diesen, im Vergleich zur perkutan-transhepatischen Cholangiographie erweiterten diagnostischen Möglichkeiten bestehen, vergleichbar zur transpapillären Cholangioskopie, zusätzlich therapeutische Möglichkeiten durch den gezielten Einsatz der elektrohydraulischen Lithotrypsie, der Lasertherapie, der Ballondilatation von Strikturen und der Extraktion von Fremdkörpern, z. B. bilio-digestiven Prothesen. Hochgradige, exzentrisch gelegene Tumorstenosen können unter direkter endoskopischer Sicht und radiologischer Kontrolle mit einem flexiblen Draht sondiert und danach aufbougiert werden. Aufgrund des im Vergleich zur transpapillären Cholangioskopie kurzen Zugangsweges und der relativ kaliberstarken Fiberendoskope sind die Voraussetzungen für eine einfache und äußerst präzise Steuerung des Gerätes bei ausgezeichneter Bildqualität gegeben.

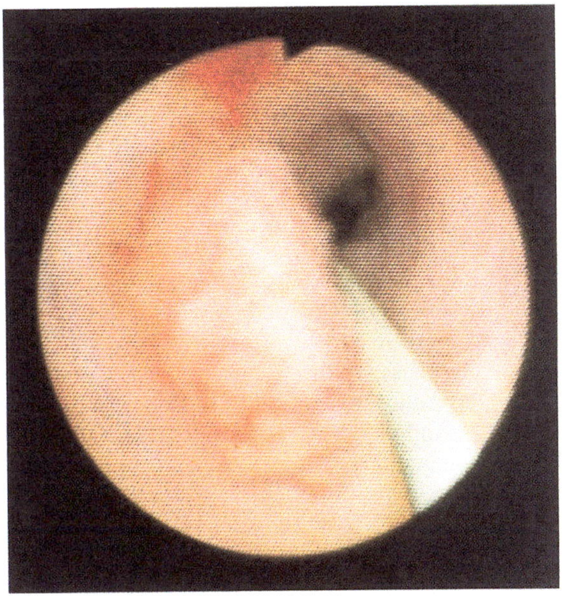

Abb. 1. Cholangiozelluläres Karzinom im hepaticus communis. Korkenzieherartig geschlängelte „Tumorgefäße"

Indikationen

Die Indikation zur *diagnostischen* perkutan-transhepatischen Cholangioskopie besteht immer dann, wenn ein transpapillärer Zugang nicht möglich ist und aufgrund der bildgebenden Verfahren, wie der Sonographie, der Computertomographie und der perkutan-transhepatischen Cholangiographie keine ätiologische Abklärung von Stenosen oder Raumforderungen des intra- und extrahepatischen Gallengangsystems gelingt. Die Indikation zur *therapeutischen* perkutan-transhepatischen Cholangioskopie ist in den allermeisten Fällen eine Hepaticolithiasis. Gelegentlich ist es nur unter endoskopischer Sicht möglich, eine hochgradige Tumorstenose zu sondieren. Eine von transpapillär im Gallengangsystem versenkte biliodigestive Kunststoffprothese oder ein abgerissenes Fragment einer perkutan-transhepatisch eingelegten Yamakawa-Prothese werden unter direkter endoskopischer Sicht extrahiert. Weitere Indikationen zur perkutan-transhepatischen Cholangioskopie könnten sich im präoperativen Staging von cholangiozellulären Karzinomen, in Kombination mit dem intraduktalen Ultraschall (IDUS) [10] sowie in der cholangioskopischen Therapie von überwucherten Metallstents in den Gallengängen ergeben [1].

Indikationen zur perkutan-transhepatischen Cholangioskopie bei 106 Patienten der Med. Klinik C, Ludwigshafen (Mehrfachnennungen von verschiedenen Indikationen pro Patient sind möglich):

- Diagnostisch:
  - histologische Abklärung von Gallengangsstenosen (76 Patienten).
- Therapeutisch:
  - Cholangiolithiasis   28 Patienten,
  - Internalisierung unter Sicht   7 Patienten,
  - Prothesenentfernung   3 Patienten,
  - Blutstillung   3 Patienten.

Kontraindikationen

Die Kontraindikationen entsprechen denen einer PTCD-Neuanlage. Es handelt sich in der Hauptsache um nicht korrigierbare schwere Gerinnungsstörungen und Aszites [5]. Wenn einmal ein perkutan-transhepatischer Zugang zum Gallengangsystem geschaffen wurde, stellen die schrittweise Bougierung des Kanals und die Cholangioskopie unter sterilen Kautelen kein signifikantes Risiko für den Patienten dar.

Instrumentarium

Bei den Cholangioskopen handelt es sich um kurze Fiberendoskope mit einem Außendurchmesser zwischen 4,1 und 4,9 mm, einem Arbeitskanal von 1,7– 2,2 mm und einer ähnlich den Bronchoskopen in einer Ebene steuerbaren Spitze.

In letzter Zeit sind deutlich dünnere Cholangioskope auf den Markt gekommen, die einen leichteren Zugang zu den Gallenwegen erlauben. Es bleibt abzuwarten, ob diese Geräte wegen ihrer geringeren mechanischen Beanspruchbarkeit nicht Nachteile bei der Entfernung von Gallensteinfragmenten nach elektrohydraulischer Lithotripsie haben.

Aufgrund des kurzen Zugangsweges kann durch eine vorsichtige Rotation des Gerätes um seine Achse so eine Steuerung der Spitze in 2 Ebenen erreicht werden. Der im Vergleich zu den transpapillären Mother-Baby-Cholangioskopen große Durchmesser bei kleiner Länge der Geräte ermöglicht eine präzise Steuerung und exzellente Feinauflösung für Video- und Fotodokumentationen. Durch den Arbeitskanal können neben Kontrastmittelkathetern, Biopsiezangen und Zytologiebürsten auch Zusatzgeräte, wie eine Sonde zur elektrohydraulischen Lithotripsie, eine intraduktatel Schallsonde oder eine Lasersonde eingeführt werden. An der Entwicklung einer entsprechenden Argon-Beamer-Sonde wird gearbeitet.

Vorbereitung

Der Patient ist mindestens 8 Stunden nüchtern, erhält eine perioperative Antibiose sowie eine Sedierung, z. B. mit Midazolam und ggf. eine Analgesie mit Pethidin. Zur Überwachung erfolgt eine Pulsoxymetrie.

Das Cholangioskop ist gassterilisiert und steril verpackt. Zur Dokumentation dient eine Röntgenanlage wie bei der PTC und nach Aufsatz eines Videokonverters die Videoaufzeichnung sowie der Ausdruck von Standbildern. Der Patient liegt in Rückenlage. Nach gründlicher Desinfektion der Haut sowie der liegenden perkutan-transhepatischen Kunststoff-Prothese erfolgt die sterile Abdeckung. Dabei ist darauf zu achten, daß es bei der Cholangioskopie durch die kontinuierliche Spülung mit steriler Kochsalzlösung zu einer Durchfeuchtung der Tücher im Op.-Gebiet kommt. Deshalb sollten entweder Goretex-Op.-Tücher oder bei Verwendung von Baumwoll-Op.-Tüchern zusätzliche wasserdichte Papiertücher verwendet werden, um ein steriles Arbeiten zu ermöglichen.

Technik

Neben dem Untersucher sollten 2 erfahrene Schwestern oder Pfleger mitwirken, da es beim Einsatz von Zusatzgeräten (EHL, Zangen) notwendig werden kann, eine sterile Assistenz zur Verfügung zu haben.

Nach der Kontrastmitteldarstellung über die liegende, meist 16 French messende perkutan-transhepatische Kunststoffprothese wird ein Führungsdraht perkutan transhepatisch bis in den Dünndarm eingelegt und die Prothese entfernt. Der Draht wird mit einer Klemme gegen Verrutschen gesichert. Nach dem Wechsel der Handschuhe wird dem Untersucher das Cholangioskop steril angereicht. An den Arbeitskanal wird über ein Y-Stück eine Flasche mit einer sterilen

Kochsalzlösung zur kontinuierlichen Spülung angeschlossen. Dann führt der Untersucher das Gerät in die kutaneo-biliäre Fistel ein und führt es unter direkter endoskopischer Kontrolle unter kontinuierlicher Spülung in die Gallenwege vor. Dabei kann der Draht als Leitschiene dienen, um zunächst in Richtung Choledochus bis über die Papille oder die biliodigestive Anastomose in den Dünndarm vorzugehen. Danach kann das kontralaterale intrahepatische Gallengangsystem unter endoskopischer und ggf. radiologischer Kontrolle intubiert und inspiziert werden. Durch den Aufsatz eines Videoadapters ist es möglich, das endoskopische Bild auf dem Bildschirm sichtbar zu machen und zu dokumentieren. Dabei ist zu beachten, daß der Videoadapter nicht steril ist und sich dann in unmittelbarer Nähe des Zugangs zum Instrumentenkanal befindet. Über ein Y-Stück mit Gummikappe kann der Instrumentierkanal benutzt werden, ohne den Ansatz zur kontinuierlichen Spülung mit steriler Kochsalzlösung vom Gerät entfernen zu müssen.

Nach Beendigung der Cholangioskopie wird in der Regel über den liegenden Führungsdraht eine großlumige Kunststoffprothese, z. B. eine Yamakawa-Prothese, zur Ableitung der Gallenwege, Spülung oder als Platzhalter eingelegt.

Ergebnisse

Größere Zahlen liegen für die Abklärung ätiologisch unklarer Läsionen an den intra- und extrahepatischen Gallenwegen und für die nichtchirurgische Therapie der Hepatico- und Choledocholithiasis vor. Für die anderen Indikationen zur PTCS gibt es lediglich Fallberichte und kleine Serien, die keine statistische Aussage zur Effektivität erlauben.

Differenzierung maligner und benigner Läsionen

In unserer Abteilung wurden 76 Patienten mit unklaren Gallengangsstenosen perkutan transhepatisch cholangioskopisch abgeklärt. Bei 52 Patienten handelte es sich nach der histologischen Untersuchung oder dem klinischen Verlauf um ein Malignom. Bei 46 Patienten (89 %) konnte die Malignomdiagnose durch die Cholangioskopie mit gezielter Zangenbiopsie und Bürstenzytologie richtig gestellt werden. Bei 6 Patienten (11 %) war der Befund falsch-negativ. Tabelle 1 faßt die Ergebnisse anderer Arbeitsgruppen und die eigenen Ergebnisse bei der Abklärung von Gallengangsstenosen zusammen.

Therapie der Cholangiolithiasis

Wir haben bei 28 Patienten mit Cholangiolithiasis eine perkutane transhepatische Cholangioskopie durchgeführt und die Konkremente unter Sicht mittels elektrohydraulischer Lithotripsie (EHL) fragmentiert (Abb. 2 u. 3). Die Fragmente wurden zumeist mit der Spülung und durch Schieben mit dem Cholangioskop transpapillär oder über die bilio-digestive Anastomose in den Darm entleert [4]. Bei 27 Patienten konnte eine vollständige Steinfreiheit erreicht werden (Abb. 4, 5, 6). Tabelle 2 faßt die eigenen Ergebnisse und die Ergebnisse von zwei anderen Arbeitsgruppen zusammen.

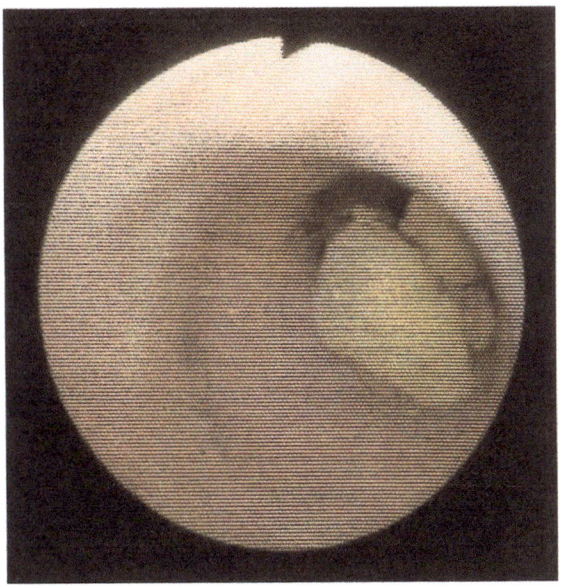

Abb. 2. Cholangiolithiasis in einem erweiterten intrahepatischen Gallengang

Tabelle 1. Sensitivität der cholangioskopisch entnommenen Histologie bei malignen Stenosen [5, 8]

	n	Malignomnachweis
Nimura 1989	257	208 (81 %)
Neuhaus 1993	25	19 (76 %)
Ludwigshafen 1996	52	46 (89 %)

Tabelle 2. Therapieergebnisse bei Cholangiolithiasis [5, 8]

	n	Steinfreiheit
Nimura 1989	145	145 (100 %)
Neuhaus 1993	41	40 (98 %)
Ludwigshafen 1996	28	27 (96 %)

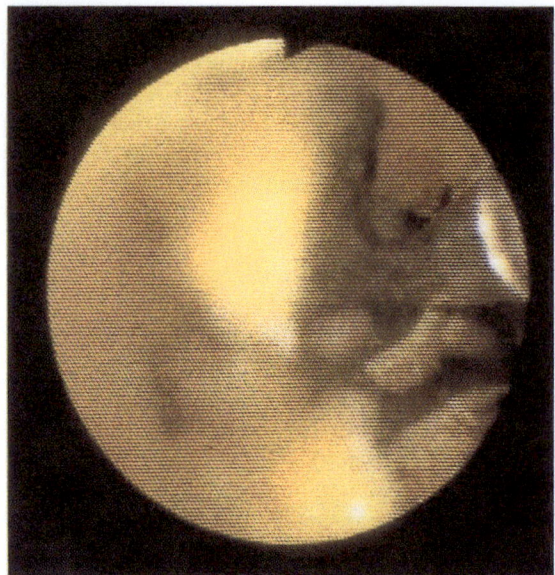

Abb. 3. Cholangiolithiasis; partielle Fragmentation durch elektrohydraulische Lithotripsie

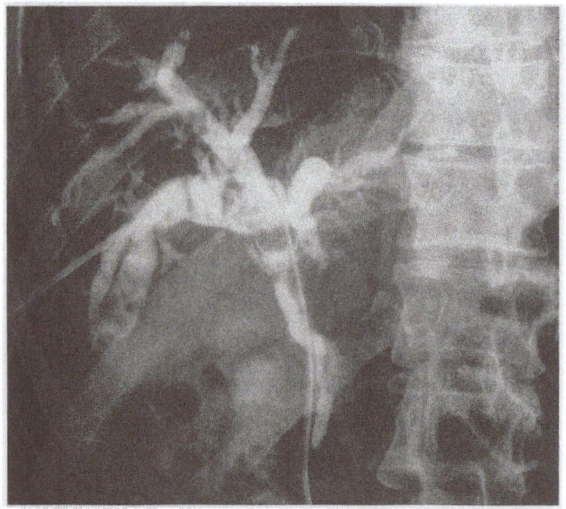

Abb. 4. PTC; multiple Konkremente in einem erweiterten intrahepatischen Gallengang re. und in der Hepaticusgabel

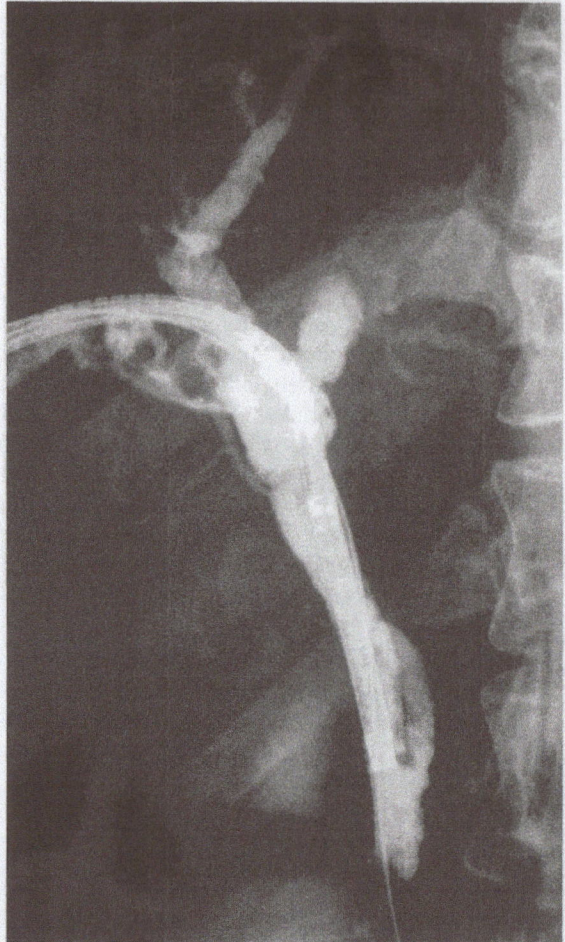

Abb. 5. Cholangioskopie; Zertrümmerung der Konkremente und Evakuation der Fragmente nach transpapillär

Ergebnisse der perkutan transhepatischen Cholangioskopie bei selteneren Indikationen

Die Pertubation von hochgradigen exzentrischen Stenosen, die unter rein radiologischer Sicht nicht gelang, war am eigenen Krankengut in 5 von 7 Fällen unter cholangioskopischer Sicht möglich. Neuhaus berichtet von einem Erfolg bei 14 von 15 Patienten. Bei 3 Patienten konnten biliodigestive Kunststoffprothesen erfolgreich extrahiert werden. Bei 2 von 3 Patienten mit einer transfusionsbedürftigen Blutung aus der PTC-Drainage konnte die Blutungsquelle cholangioskopisch gesehen und eine erfolgreiche Blutstillung durch die Injektion von Fibrinkleber erreicht werden.

Ob der kombinierte Einsatz der PTCS mit dem intraduktalen Ultraschall über eine Minisonde bei der Abklärung der Operabilität von cholangiozellulären Karzinomen einen Vorteil bildet, wird zur Zeit überprüft und kann noch nicht abschließend beurteilt werden.

Nachsorge

Nach der Untersuchung vermerkt der Untersucher auf einem der Krankenakte beiliegenden „Überwachungsbogen" welche Diagnosen erhoben wurden, welche therapeutischen Maßnahmen durchgeführt wurden und ob es bei der Untersuchung zu einer Komplikation, wie z. B. einer Blutung, gekommen ist.

Auf diesem Bogen wird ebenfalls vermerkt, ob neben der immer notwendigen klinischen Nachbeob-

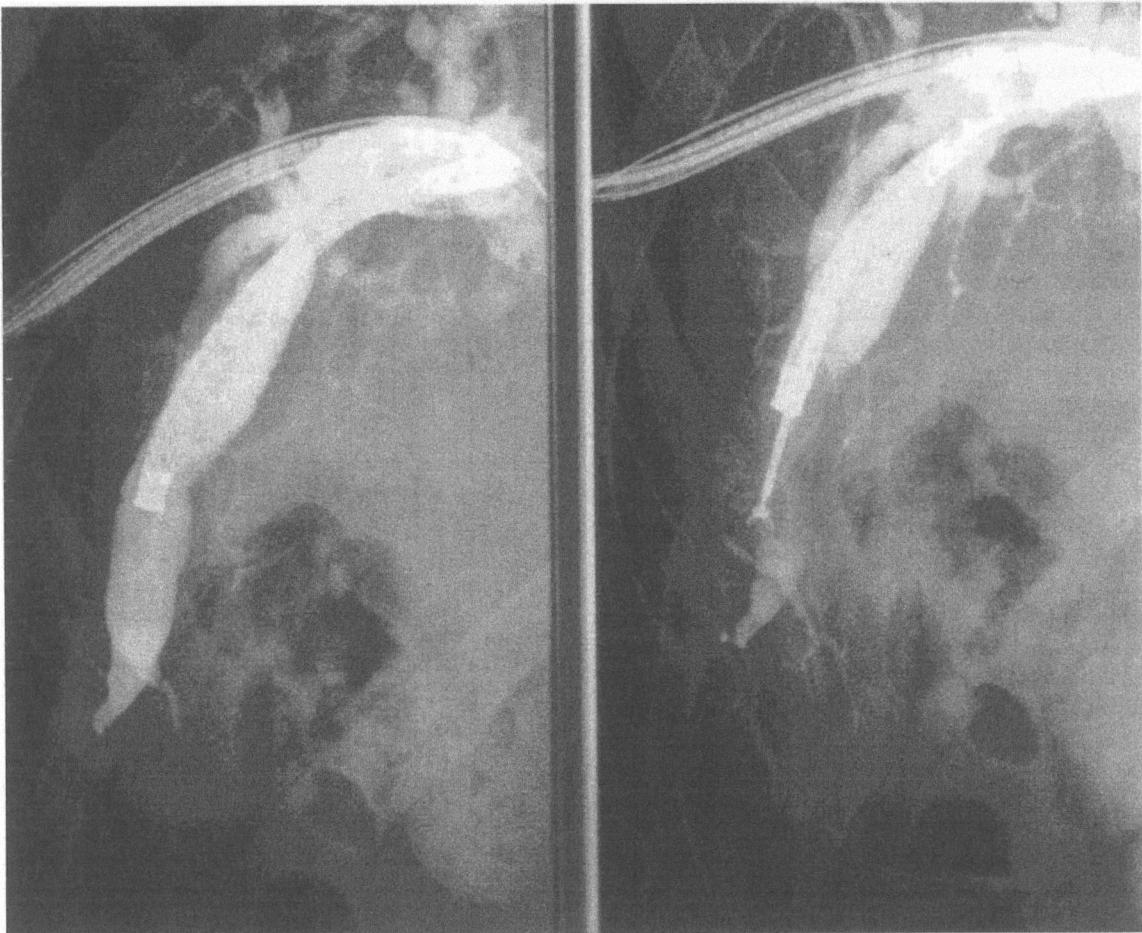

Abb. 6. Cholangioskopie; Steinfreiheit auch des monströs erweiterten intrahepatischen Gallengangs re. nach EHL. Zangenbiopsie unter endoskopischer und radiologischer Kontrolle

achtung Laboruntersuchungen, wie z. B. ein kleines Blutbild oder eine Amylasebestimmung durchgeführt werden sollen. Bei einer unkomplizierten Untersuchung können die Patienten im allgemeinen 2 Stunden nach dem Eingriff etwas trinken, wenn sie subjektiv beschwerdefrei sind. Etwa 1 Stunde später kann eine leichte Mahlzeit eingenommen werden.

Falls es zu einer relevanten Blutung gekommen ist, erfolgt die regelmäßige Spülung der Gallenwege über die Drainage. Durch einen an die Drainage anzuschließenden Abflußbeutel kann eine verzögert auftretende stärkere Blutung sofort erkannt werden. Nach elektrohydraulischer Lithotripsie von größeren Fragmenten, bei der große Mengen feinkörnigen Schutts entstehen, wird gelegentlich am Tag der Untersuchung eine kontinuierliche Spülung durch eine an den Spülansatz der Yamakawaprothese anzuschließende sterile Kochsalzlösung mit 1-2 l erfolgen.

Komplikationen

Im Vergleich zur Neueinlage einer perkutan-transhepatischen Gallengangsdrainage ist das weitere Aufdehnen in 2-3 Schritten auf 16 French mit nachfolgender Cholangioskopie risikoarm [5].

In seltenen Fällen kommt es bei der Aufbougierung zu einer signifikanten *Blutung*. Die Blutstillung erfolgt zunächst durch die Einlage des Kunststoffkatheters, der die blutende Stelle komprimiert. Falls die Blutung damit nicht zum Stillstand kommt, kann versucht werden, die Blutungsquelle cholangioskopisch zu lokalisieren und eine Blutstillung mit Fibrinkleber durchzuführen. Bei einer arteriellen Blutung kann im Rahmen einer selektiven Angiographie eine Embolisation versucht werden [3]. Zur Vermeidung einer *Cholangitis* ist, wie bei der ERCP, auf einen unbehinderten Galleabfluß am Ende der Untersuchung zu achten. Obwohl der perkutan-transhepatische Zugang steril ist, erfolgt bei der Bougierung oder dem Zurückziehen des Führungsdrahtes aus dem Darm eine Kontamination der Galle durch die Darmflora. Grundsätzlich sind die Komplikationen mit denen der perkutantranshepatischen Cholangiographie (PTC) vergleichbar.

Zusammenfassung

Die perkutane transhepatische Cholangioskopie bietet bei Patienten, bei denen eine PTC angelegt wurde, die Möglichkeit, durch eine relativ risikoarme Zusatzuntersuchung unklare Befunde durch die direkte Inspektion und die gezielte Entnahme von Zangen- oder Bürstenbiopsien weiter abzuklären. Im allgemeinen sind dies Patienten, bei denen der transpapilläre Zugang zu den Gallenwegen aufgrund postoperativer Folgezustände, wie ein Zustand nach Gastrektomie, einer Choledocho-Jejunostomie oder einer B II-Magenresektion mit Roux-Y-Anastomose nicht möglich ist. Daneben bietet die Methode vor allem bei Patienten mit Hepaticolithiasis zusätzliche therapeutische Möglichkeiten. Sie stellt hier eine Alternative zur chirurgischen Therapie mit Segmentresektion oder Hemihepatektomie ggf. mit intraoperativer Cholangioskopie dar. Weitere Indikationen sind das endoluminale präoperative Staging von Gallengangskarzinomen sowie die Sondierung unter endoskopischer Sicht von hochgradigen, exentrischen Stenosen und Strikturen und ggf. die Entfernung von transpapillär nicht extrahierbaren, im Gallengangsystem versenkten Prothesen und die Therapie von Tumorüberwucherungen bei intrahepatischen Metallstents. Die Methode ist technisch ausgereift und ermöglicht eine minutiöse Spiegelung des Gallengangsystems in einer Bildqualität, wie wir sie von der Gastroskopie oder Koloskopie kennen.

Nachteile sind der hohe personelle und zeitliche Aufwand mit einer Untersuchungsdauer zwischen 30 und 90 min.

Literatur

1. Brambs HJ (1994) Perkutane transhepatische Cholangioskopie. Schweiz Rundsch Med Prax 83:1288
2. Liguory CL, Lefebvre JF, Bonnel D, Cornud F, Etienne JP (1989) Indications for Cholangioscopy. Endoscopy 21:341
3. Maier M, Kohler B, Benz C, Körber H, Riemann JF (1995) Die perkutan transhepatische Cholangioskopie (PTCS) – Eine wichtige Ergänzung in der Diagnostik und Therapie von Gallenwegserkrankungen (Indikationen, Technik und Ergebnisse). Z Gastroenterol 33:435
4. Maier M, Kohler B, Jakob P (1995) Die perkutan transhepatische Therapie der Cholangiolithiasis. In: Boeckel O, Waclawicek HW (Hrsg) Standards in der Chirurgie. München, Zuckerschwerdt Verlag 188
5. Neuhaus H, Hoffmann W, Classen M (1993) Nutzen und Risiko der perkutanen transhepatischen Cholangioskopie. DMW 118:574
6. Neuhaus H, Hoffmann W (1993) Gallengangskarzinom: Diagnostische und therapeutische Strategien. Bildgebung 60 (Suppl 1):51
7. Nimura Y, Hayakawa N, Toyada S (1981) Percutaneous transhepatic choangioscopy. Stomach Intestine 16:681
8. Nimura Y, Kamiya J, Hayakawa N, Shionoya S (1989) Cholangioscopic Differentiation of Biliary Strictures and Polyps. Endoscopy 21:351
9. Ottinger LW, Warshaw AL, Bartlett MK (1974) Intraoperative endoscopic evaluation of the bile ducts. Am J Surg 127:465
10. Tamada K, Ido K, Kimura K, Ichiyama M, Tomiyama T (1995) Preoperative staging of extrahepatic bile duct cancer with intraductal ultrasonography. Am J Gastroenterol 90:239
11. Yamakawa T, Komaki F, Shkata J (1978) Experience of routine choledochoscopy via the T-tube sinus tract. World J Surg 2:379

Kapitel 2.5

Endoskopische Therapie an Gallenwegen und Pankreas

N. SOEHENDRA

Seit der Einführung der endoskopischen Papillotomie im Jahre 1974 durch Classen und Demling [4] sowie Kawai [16] sind neben der Steinextraktion aus dem Gallengang mehrere therapeutische Eingriffe auf diesem Gebiet entwickelt worden. Einige von ihnen haben bereits die entsprechenden klassischen chirurgischen Verfahren ersetzt, andere stellen dagegen Alternativen bzw. Ergänzungen dar, die besonders bei alten und/oder schwerkranken Patienten anzuwenden sind:

Endoskopische Behandlungsmethoden an den Gallenwegen und am Pankreas

- Papillotomie,
- Papillendilatation,
- Steinextraktion aus dem Gallengang,
- Lithotripsie (mechanisch, elektrohydraulisch und Laser),
- nasobiliäre Sonde zur Litholyse, endoluminalen Radiatio, ESWL und Spülung,
- transpapilläre bilioduodenale Drainage,
- suprapapilläre Fistelung,
- Papillektomie bei Adenomen,
- Bougierung bei Gallengangstrikturen,
- Inzision des Pankreasgangorifiziums,
- Steinextraktion aus dem Pankreasgang,
- nasopankreatische Sonde (z. B. zur ESWL und zur Spülung bei infizierten Zysten),
- transpapilläre transduktale Zystendrainage,
- transgastrale oder transduodenale Zystendrainage,
- Bougierung von Pankreasgangstrikturen,
- transpapilläre Prothesenlegung in den Pankreasgang,
- transpapilläre Fistelokklusion (z. B. mit Histoacryl oder Fibrinkleber),
- Inzision der Papilla minor und Drainage beim Pancreas divisum.

Endoskopische Papillotomie (EPT) bei Gallenwegerkrankungen

Vorbemerkung

Mit Hilfe der Diathermie wird die Papilla Vateri in Längsrichtung aufgespalten. Dabei wird in der Regel der Sphincter ampullae duodeni komplett und der Sphincter choledochus nur partiell durchtrennt, während bei Eingriffen am Pankreasgang die Inzision in erster Linie den Sphincter pancreaticus betrifft.

Im angloamerikanischen Schrifttum ist die Bezeichnung „endoskopische Spinkterotomie (EST)" häufiger im Gebrauch.

Indikationen

Die Indikation zur endoskopischen Papillotomie ergibt sich praktisch bei allen Eingriffen am Gallen- und Pankreasgang. Nur sehr selten ist die vorherige Spaltung der Papille überflüssig, z. B. bei sehr winzigen Konkrementen oder bei Vorliegen einer bilioduodenalen Fistel. Bei der Indikationsstellung muß die endoskopische Behandlung selbstverständlich insgesamt hinsichtlich ihrer Risiken gegenüber der Operation abgewogen werden. Dringend erscheint die Indikation zur EPT bei der *akuten biliären* Pankreatitis und bei der *bakteriellen* Cholangitis, die durch Steineinklemmungen bedingt sind (s. auch Kap. 2.2).

Als Indikationen zur endoskopischen Papillotomie gelten

- Steinextraktion aus dem Gallengang (insbesondere bei Risikopatienten),
- benigne zirkumskripte Papillenstenose,
- Erleichterung anderer endoskopischer Eingriffe im Gallengang (Drainage, Bougierung, Lithotripsie, Laser u. ä. m.),
- perorale diagnostische Cholangioskopie,
- Steinextraktion aus dem Pankreasgang (bei chronischer Pankreatitis),
- Erleichterung anderer endoskopischer Eingriffe im Pankreasgang (Drainage, Bougierung, Lithotripsie, Laser u. ä. m.),
- perorale diagnostische Pankreatikoskopie.

Kontraindikationen

Kontraindiziert ist die EPT bei manifester Gerinnungsstörung. Fehlende Kooperationsbereitschaft seitens des Patienten und schwierige Situationen, die eine geringe Aussicht auf Erfolg und gleichzeitig ein höheres Risiko erkennen lassen, sind *relative* Kontraindikationen.

Instrumentarium

Für die endoskopische Papillotomie benötigt man in der Regel ein Erlanger Papillotom und ein Diathermiegerät.

Für schwierige Situationen stehen mehrere Sorten von Papillotomen (Nadel-Papillotom, Precut-Papillotom, Papillotom mit Führungsdraht, Billroth-II-Papillotom etc.) zur Verfügung.

Vorbereitung

Zur Behandlung muß der Patient – wie zur Gastroskopie – nüchtern sein. Der Gerinnungsstatus muß vorher überprüft werden. Wegen der erforderlichen Röntgenuntersuchung müssen alle schattengebenden Kleiderteile entfernt werden.

Ausführliche Aufklärung mit schriftlichen Aufzeichnungen ist *persönlich* vom behandelnden Arzt vorzunehmen.

Die Geräte (Endoskop, Papillotom, Diathermiemaschine etc.) sind auf ihre Funktionstüchtigkeit zu prüfen.

Prämedikation: wie zur ERCP (z. B. Atropinsulfat, Propofol, Diazepam und Buscopan, Glucagon i. v.). Cave: Kreislaufschwäche und Rhythmusstörung.

Technik

Bei normalen anatomischen Verhältnissen wird das Papillotom zunächst selektiv in den Gallengang eingeführt. Nach Bestätigung der korrekten Lage und der Diagnose durch Kontrastmittelinstillation wird der Katheter langsam zurückgezogen, bis etwa die Hälfte des Schneidedrahtes aus der Papille sichtbar wird. Unter leichter Anspannung des Drahtes erfolgt schrittweise die Inzision der Papille mit Hilfe der Diathermie. Um einen glatten Schnitt ohne übermäßige Ödembildung zu erhalten, wird meist ein Schneidestrom verwendet (bei einer Ausgangsleistung von 175 W, Stufe 3–4). Die Energiezufuhr erfolgt in sehr kurzen Impulsen, damit kein abrupter, unkontrollierbarer Schnitt entsteht (Abb. 1).

Als Standardinstrument hat sich das Erlanger Papillotom bewährt. Bei einem engen Papillenporus können Nadelpapillotom oder ein Erlanger Modell mit kurzer Spitze und Draht (Precut-Papillotom) zur

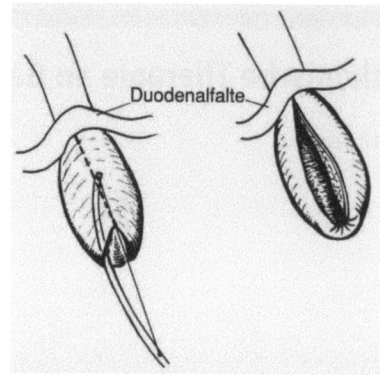

Abb. 1. Standardtechnik der endoskopischen Papillotomie. Schrittweises Schneiden in Richtung 11 Uhr, maximal bis zur ersten Duodenalfalte

Durchführung der sog. Precut-Technik hilfreich sein. Die Precut-Technik ist nicht einfach. Nur bei Beherrschung der Methode kann sie zur erfolgreichen und risikoarmen Papillotomie führen.

Das Nadel-Papillotom ist ferner sehr gut geeignet zur Schlitzung des Papillendaches bei eingeklemmten Papillensteinen und zur suprapapillären Fistelung des Choledochus.

Für den Billroth-II-Magen benötigt man ein spezielles Papillotom, da mit dem Erlanger Instrument keine korrekte Schnittrichtung zu erzielen ist (Abb. 2). Zur Durchführung einer draht-geführten Papillotomie steht ein doppellumiges B-II-Papillotom (Wilson-Cook) zur Verfügung [45].

Prinzipiell empfiehlt es sich, ein Papillotom mit einem Schneidedraht von weniger als 15 mm zu verwenden, um Blutungen und Perforationen zu vermeiden. Die Inzision sollte auf das *sichtbare* Papillendach beschränkt werden. Eine darüber hinausgehende Spaltung mit vollständiger Durchtrennung des Choledochussphinkters sollte nur ausnahmsweise bei großen Steinen vorgenommen werden.

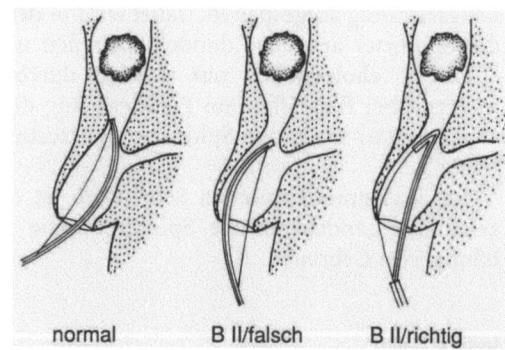

Abb. 2. EPT beim B-II-Magen. *Links*: Situation bei normaler Anatomie mit dem Erlanger Papillotom; *Mitte*: falsche Position des Schneidedrahtes beim B-II-Magen mit dem Erlanger Papillotom; *rechts*: korrekte Schnittposition mit dem speziellen B-II-Papillotom (Hersteller: Wilson-Cook)

Ergebnisse

Bei Beherrschung der Methode und mit allen technischen Raffinessen kann die endoskopische Papillotomie in mehr als 95% der Fälle gelingen. Schwierigkeiten bereiten gelegentlich ein juxtapapilläres Divertikel und der nach Billroth-II oder Y-Roux operierte Magen. Beim *Duodenaldivertikel* liegt es häufig an der Lage der Papille. Durch Umlagerung des Patienten und Kompression an der Bauchdecke läßt sich das Problem meist lösen. Die Schwierigkeit beim *B-II-Magen* ist vorwiegend durch die lange zuführende Jejunumschlinge bedingt. Es empfiehlt sich in solchen Fällen, ein prograges langes Endoskop (z.B. das Kinderkoloskop) zu benutzen. Unmöglich ist die endoskopische Papillotomie bei unüberwindbaren Magenausgang- oder Duodenalstenosen.

Die Langzeitergebnisse nach EPT fallen günstig aus. Die gefürchtete Refluxcholangitis tritt nicht auf. Je nach Indikation bleiben etwa 90% der behandelten Patienten noch Jahre danach beschwerdefrei. Mit einer Rezidivstenose muß in 3–6% der Fälle gerechnet werden [28]. Eine wiederholte endoskopische Papillotomie stellt jedoch in der Regel kein Problem dar.

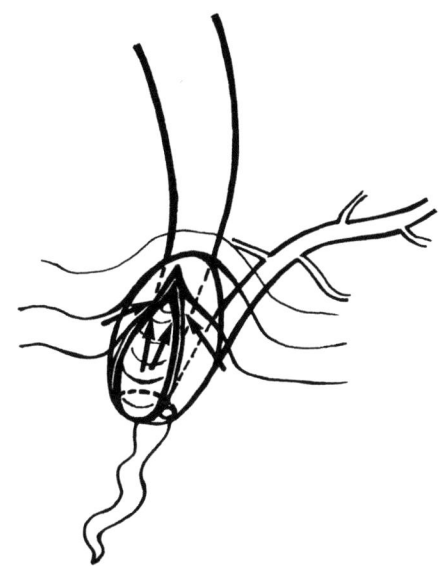

Abb. 3. Injektionsbehandlung bei Papillotomienachblutung. Submuköse Infiltrationen der Schnittränder, insbesondere im Winkelbereich, mit Adrenalinlösung (1:20 000) zur initialen Hämostase. Bei stärkeren arteriellen Blutungen empfiehlt es sich, Klipps (Olympus) anzuwenden

Nachsorge

Wegen der erfolgten Prämedikation muß der Patient nach dem Eingriff überwacht werden. Zur Vermeidung einer Aspiration sollte er auf der Seite gelagert werden. Auf Symptome einer möglichen Komplikation muß geachtet werden. Neben Blutdruckabfall ist der Schmerz das häufigste Vorwarnzeichen.

Bei glattem Verlauf ist in der Regel eine eintägige stationäre Überwachung ausreichend.

Komplikationen

Zu den Komplikationen der EPT zählen Blutung, Pankreatitis und retroduodenale Perforation. *Blutungen* kommen meist spontan zum Stehen; schwere Hämorrhagien stammen von Verletzungen der A. retroduodenalis bei zu langen Inzisionen. Mit Injektionen von verdünntem Adrenalin (1:20 000) lassen sich die Nachblutungen fast immer endoskopisch stillen [13] (Abb. 3). Bei arteriellen Blutungen mit sichtbarem Gefäßstumpf ist das Klippverfahren effektiver. Die *akute Pankreatitis* ist in erster Linie auf übertriebene Traumatisierungen der Papille und des Pankreasgangs bei frustranen Precut- und Kanülierungsversuchen zurückzuführen. *Perforationen* sind relativ selten; sie treten meist bei falsch gerichteten oder zu langen Schnitten auf.

Die Komplikationsrate der EPT beträgt nach der Sammelstatistik insgesamt etwa 5%, die Letalität 0,6%, wobei Zahlen für benigne Papillenstenose und Papillentumor höher liegen [28]. Sie sind jedoch im Vergleich zu den Risiken der Operation noch günstiger.

Papillendilatation mit Ballon

Die Ballondilatation der Papille stellt eine Alternative zur EPT dar, die vorwiegend bei kleinen Gallengangsteinen (<1 cm) durchgeführt wird. Die Technik ist gegenüber der EPT nicht einfacher. Größere Konkremente müssen vorher zertrümmert werden, so daß die Entfernung der Fragmente einen größeren Arbeitsaufwand bedeutet. Bei dieser Vorgehensweise ist eine vollständige Steinfreiheit des Gallengangs nicht immer sicher gewährleistet. Komplikationen, wie Pankreatitis und Blutung können ebenfalls auftreten. Der erwartete Vorteil ist, daß hierbei die Sphinkterfunktion nicht beschädigt wird. Das Verfahren wird daher bei jüngeren Patienten empfohlen. Zur Dilatation der Papille wird ein hydrostatischer Ballonkatheter (Microvasive, Wilson-Cook) verwendet, der über einen im Gallengang plazierten Führungsdraht in die Papille geschoben wird [40, 42].

Extraktion größerer Steine aus dem Gallengang

Die Extraktion von Konkrementen aus dem Gallengang sollte grundsätzlich im Anschluß an die erfolg-

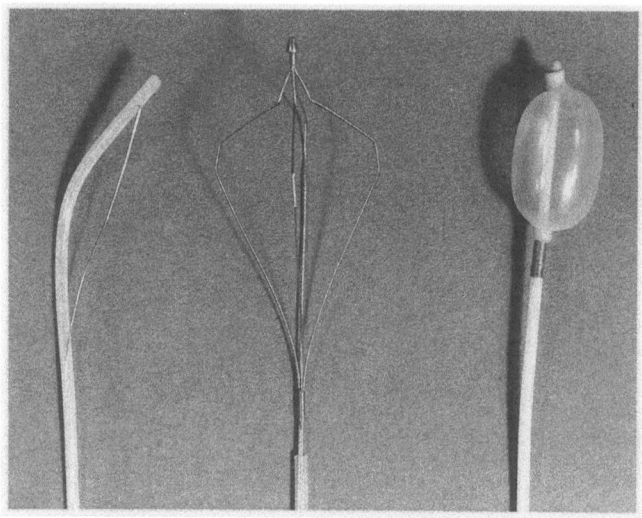

Abb. 4. Hilfsinstrumente zur Steinextraktion: Dormiakörbchen und Ballonkatheter. *Links:* Erlanger Standardpapillotom

reiche Papillotomie erfolgen, damit keine Einklemmung entsteht. *Ballonkatheter* eignen sich für kleine und weiche Steine, alle anderen werden mit dem *Dormiakörbchen* entfernt (Abb. 4). Bei etwa 85 % der Patienten läßt sich auf diese Weise eine Steinfreiheit sofort erzielen. Die restlichen 15 % sind Problemfälle. Dabei handelt es sich vorwiegend um große Steine. Seltener macht eine intrahepatische Lokalisation oder eine distale Gangstenose die Extraktion unmöglich. 8,5 % aller Gallengangsteine sind größer als 20 mm im Durchmesser. Sie bedürfen einer vorherigen Zertrümmerung (Lithotripsie) mit einem speziellen Instrument [36].

Technik

Für große Steine, die nicht in üblicher Weise sofort extrahiert werden können, stehen mehrere Lithotripsieverfahren zur Verfügung. Als erste Methode sollte die *mechanische Lithotripsie* zur Anwendung kommen, weil sie am einfachsten ist [8]. Sie gelingt in etwa 85 % der Fälle und war bisher mit keiner zusätzlichen Letalität behaftet [27]. Die Behandlung kann entweder ohne Endoskop (z. B. mit dem Gerät der Firma Wilson-Cook) oder transendoskopisch (z. B. mit dem Gerät der Firma Olympus) durchgeführt werden. Das Prinzip der Methode ist das Zerquetschen des im Dormia-Basket befindlichen Steins gegen eine Metallsonde, die über den Zugdraht des Körbchens vorgeschoben wird (Abb. 5).

Gelingt es nicht, den Stein ins Körbchen zu bringen (z. B. wegen Einklemmung), so muß ein anderes Verfahren angewendet werden. Hier konkurrieren derzeit 3 Lithotripsiemethoden: Elektrohydraulik, gepulster Laser und extrakorporale Stoßwellen.

Die *elektrohydraulische Lithotripsie (EHL)* setzt die Anwendung des sog. Mother-Babyskop-Systems voraus, weil die Applikation der Energie wegen der möglichen Gallengangverletzung unter Sicht erfolgen muß. Die perorale Cholangioskopie erfordert den Einsatz von zwei erfahrenen Endoskopikern [20, 36]. Die Lithotripsiemaschine ist im Vergleich zu den Endoskopen preiswert (Lithotron, Firma Waltz).

Der Kostenaufwand bei der *laserinduzierten Schockwellenlithotripsie (LISL)* ist höher. Bei den dafür speziell konstruierten Maschinen wird ein gepulster, entweder Nd:YAG- oder Farblaser verwendet. Bei dem Farb-Laser mit einem vorgeschalteten Stein-Gewebe-Erkennungssystem wird eine Gewebeschädigung vermieden. Er kann daher ohne Babyskop, lediglich unter Durchleuchtung gefahrlos eingesetzt werden [10].

Bei der intraduktalen Lithotripsie mit EHL oder LISL ist die Plazierung einer naso-biliären Sonde zur Spülung und Erzeugung des Stoßwelleneffektes erforderlich.

Die *extrakorporale Stoßwellenlithotripsie (ESWL)* ist nicht an die erwähnten Voraussetzungen der anderen Methoden gebunden. Die Steine müssen hierbei nicht mit dem Körbchen zuerst eingefangen oder endoskopisch eingestellt werden. Durch die ESWL können daher Steine zertrümmert werden, die mit den anderen Verfahren erfolglos behandelt wurden. Es sind die übergroßen, eingeklemmten oder intrahepatisch gelegenen Konkremente. Mit der neuen Gerätegeneration läßt sich die Behandlung ohne Narkose durchführen. Die Steinortung kann röntgenologisch oder sonographisch erfolgen. Bei Röntgenortung wird eine naso-biliäre Sonde zur Kontrastmittelinstillation benötigt.

Die Erfolgsrate der ESWL bei Gallengangsteinen beträgt 85–90 %; das Risiko ist sehr gering [25].

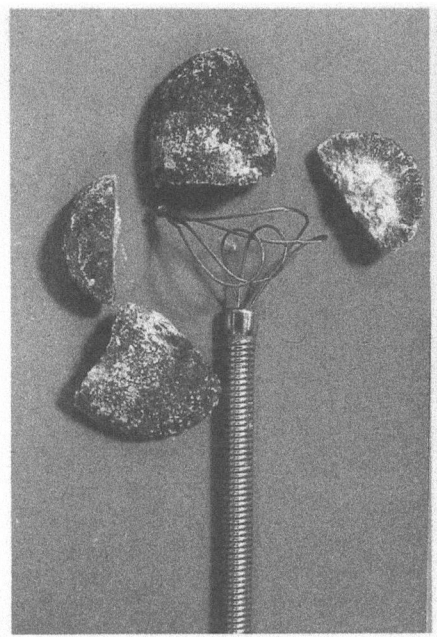
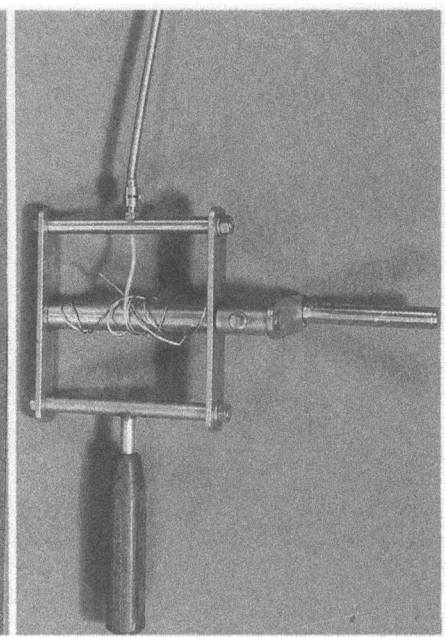

Abb. 5a, b. Mechanische Lithotripsie. **a** Prinzip der Steinzertrümmerung; **b** Handgriff, um den Zugdraht des Dormia-Baskets gegen die Spitze der Metallsonde anzuziehen

Mit dem Einsatz aller bisher verfügbaren Lithotripsieverfahren werden voraussichtlich nicht mehr als 1% der Gallengangsteine verbleiben, die endoskopisch nicht extrahierbar sind. Bei inoperablen Patienten mit solchen Konkrementen kann palliativ immer noch eine endoskopische Drainage eingelegt werden.

Lysetherapie

Verschiedene Lösungsmittel sind zur Lyse von Gallensteinen sowohl im Gallengang als auch in der Gallenblase verfügbar (Capmul, EDTA, MTBE). Zur Applikation dieser Lösungen kann endoskopisch in den Gallengang eine nasobiliäre Sonde bzw. in die Gallenblase ein nasovesikulärer Katheter gelegt werden (Abb. 6).

Die chemische Auflösung von Gallensteinen spielt heute nicht nur im Gallengang, sondern auch in der Gallenblase eine untergeordnete Rolle. Der anfängliche Enthusiasmus bei der Kontaktlyse mit dem MTBE ist der laparoskopischen Cholezystektomie und der ESWL gewichen.

Die transpapilläre Einlage einer Sonde in die Gallenblase stellt aber nach wie vor eine hilfreiche Notfallmaßnahme bei inoperablen Patienten mit einer steinverschlußbedingten akuten Cholezystitis dar. Nach Rückgang der akuten Entzündung kann die ESWL zur Pulverisierung der Steine eingesetzt werden (34, 37).

Transpapilläre Drainage

Vorbemerkung

Endoskopisch läßt sich der Gallengang sowohl nach außen als auch nach innen drainieren. Extrakorporal geschieht dies mit der nasobiliären Sonde, die heute vorwiegend zur Spülbehandlung (eitrige Cholangitis, Litholyse), zur endoluminalen Radiotherapie [5] und Irrigation bei der Lithotripsie angewandt wird (Abb. 7). Zur palliativen Dekompression beim malignen Verschluß wird in erster Linie die Endoprothese eingesetzt, da sie für den Patienten unbelastend ist und keinen Galleverlust verursacht (Abb. 8).

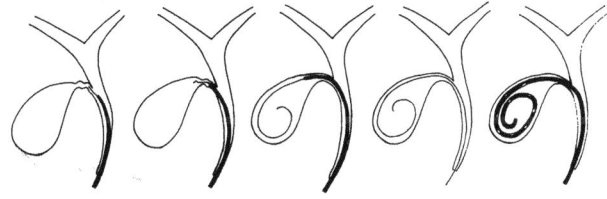

Abb. 6. Technik der endoskopischen Einlage einer nasovesikulären Sonde zur Chemolitholyse oder Spülung bei akuter Cholezystitis. Schrittweises Vorschieben des flexiblen hydrophilen Führungsdrahtes mit Hilfe eines Dilatators und Plazierung der Sonde über den liegenden Draht

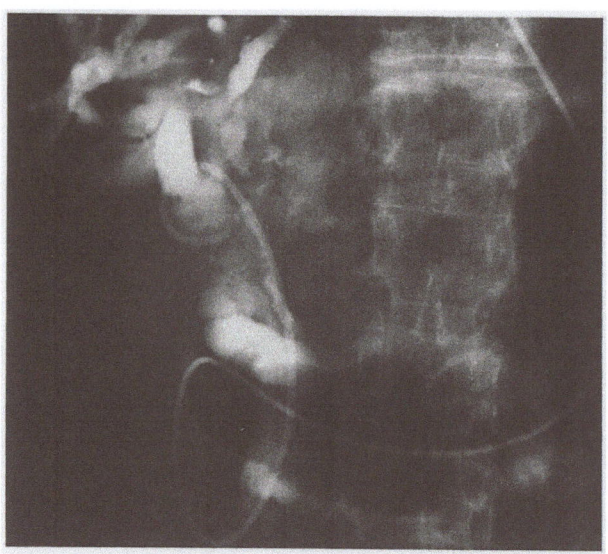

Abb. 7. Röntgenbild: Nasobiliäre Sonde bei einer eitrigen Cholangitis (7 F dicker radiopaque Pigtailkatheter aus Teflon)

Indikationen

Die Hauptindikation zur Implantation einer Endoprothese stellen in etwa 90% der Fälle maligne Verschlüsse, die der Häufigkeit nach durch Karzinome des Pankreaskopfes, der Gallenwege und Metastasen bedingt sind. Zu den gutartigen Erkrankungen, die die restlichen 10% ausmachen, zählen die distale Choledochusstenose infolge einer chronischen Pankreatitis, die postoperative Striktur, die biliäre Fistel, die sklerosierende Cholangitis u. ä. m. Bei benignen Stenosen wird neben der Drainage eine Dilatation durch Einlage einer großkalibrigen oder mehrerer kleinerer Prothesen über Monate angestrebt [14, 35].

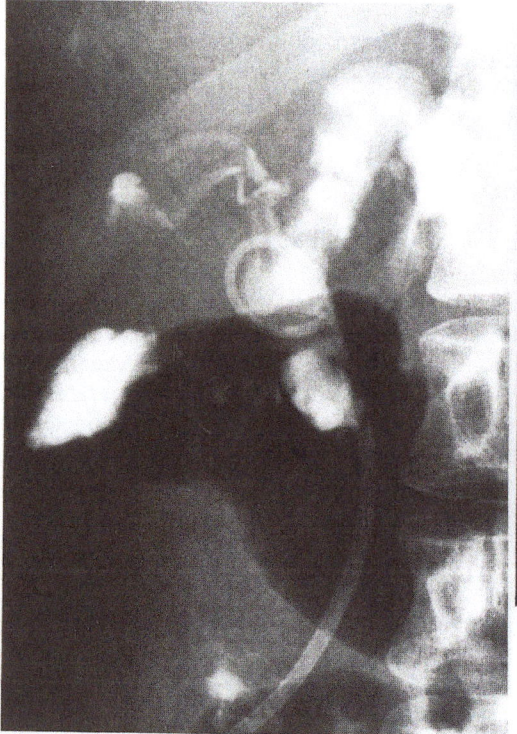
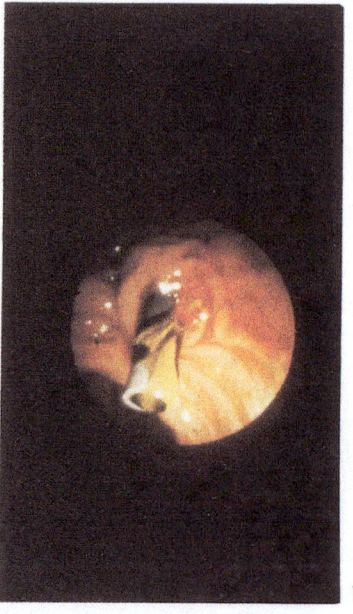

Abb. 8a, b. Bilioduodenale Endodrainage mit einem 10 cm langen, 10 F dicken radiopaque Pigtailkatheter aus Teflon bei einem distalen malignen Choledochusverschluß

Bei tumorbedingten Stenosen ist die Abwägung gegen die Operation nicht immer einfach. Patienten mit eindeutig hohem Risiko (über 70 Jahre alt, fortgeschrittenes Tumorleiden) sollten besser der endoskopischen Behandlung zugeführt werden. Die Bedeutung der präoperativen Drainage ist nach den vorliegenden Studien noch nicht definitiv geklärt. Eigene klinische Erfahrungen zeigen jedoch, daß die sachgerecht durchgeführte Dekompressionsbehandlung den Zustand des hochgradig ikterischen Patienten zu verbessern vermag (Abb. 9).

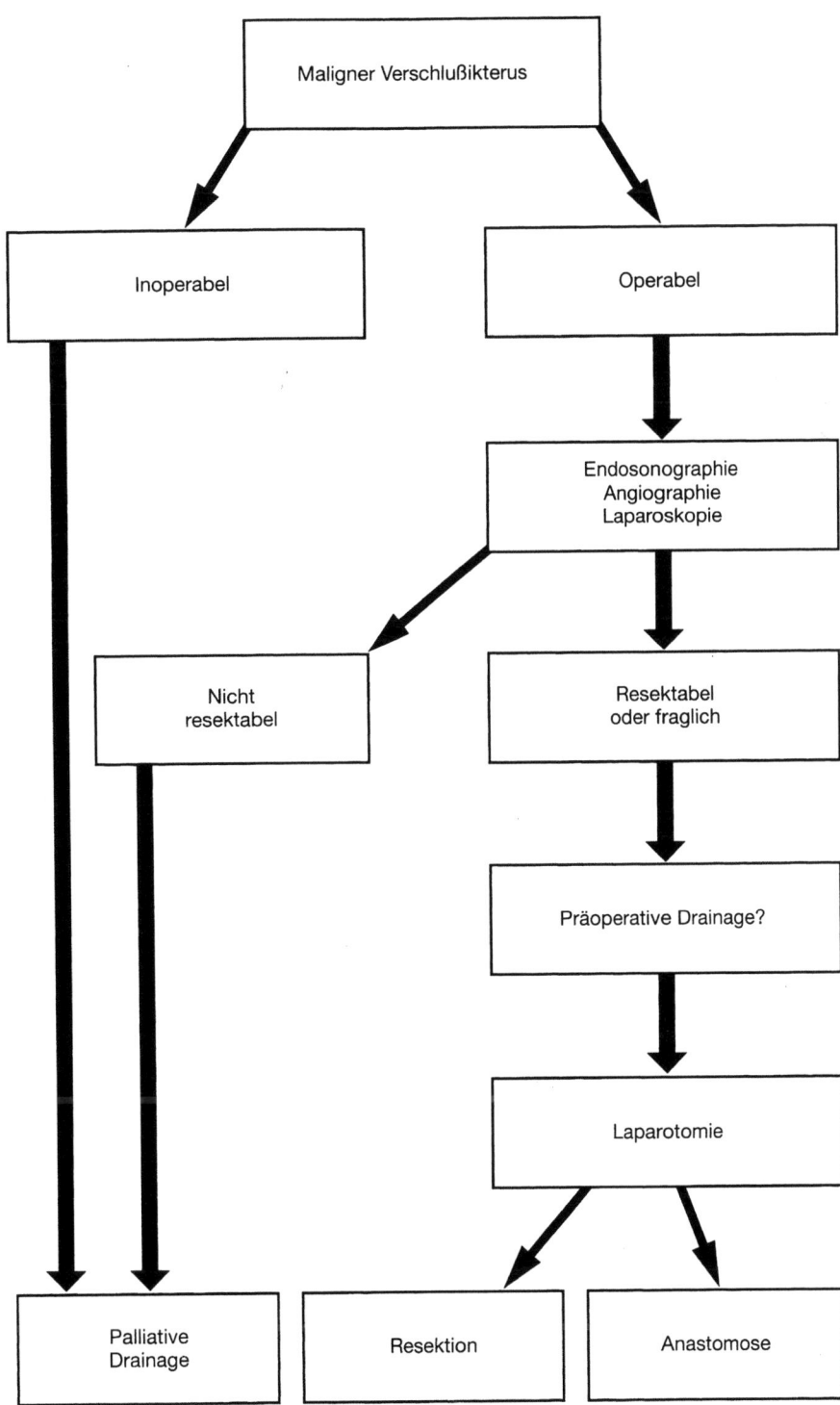

Abb. 9. Behandlungskonzept beim malignen Ikterus

Kontraindikationen

Prinzipiell ist die endoskopische Drainage bei den intrahepatischen Verschlüssen kontraindiziert, da infolge unzureichender Entlastung die Gefahr der bakteriellen Cholangitis zu groß ist [9].

Instrumentarium

Als Duodenoskop sollte möglichst ein weitlumiges Gerät mit einem Arbeitskanal von 4,2 mm verwendet werden, um eine ausreichende Drainage zu erzielen.

Ein Papillotom wird benötigt, um die vorherige Papillotomie durchzuführen. Prothese, Führungsdraht und Vorschiebschlauch sind als steriles Set im Handel erhältlich (Abb. 10). Prothesen stehen in Pigtail- und geraden Formen zur Verfügung. Pigtail-Prothesen dislozieren besonders bei weitem Gallengang seltener. Als Kathetermaterial werden Polyäthylen, Teflon und Polyurethan angeboten. Teflon hat den geringsten Reibungswiderstand und läßt sich daher besser einführen. Aus Teflon hergestellte gerade Prothesen ohne Seitenlöcher (Tannebaum-Prothese; Wilson-Cook) scheinen eine längere Durchgängigkeitsdauer zu haben [29].

Vorbereitung

Wie zur Papillotomie (s. S. 165).

Technik

Das Prinzip der endoskopisch-transpapillären Implantation einer Prothese basiert auf der Seldinger-Technik. Eine kleine Papillotomie (weniger als 1 cm) sollte zur Erleichterung des Eingriffs vorher vorge-

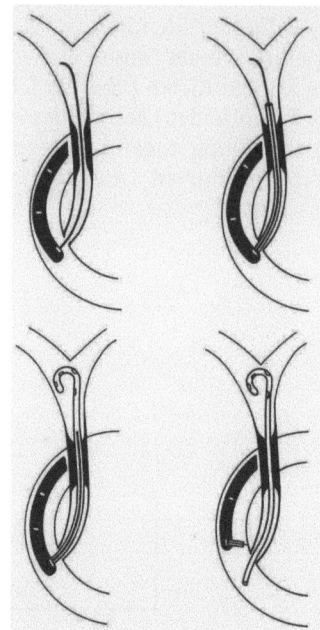

Abb. 11. Technik der endoskopisch-transpapillären Prothesenlegung nach dem Seldinger-Prinzip

nommen werden. Mit Hilfe eines Universalkatheters (170 cm langer, 6 F dicker radiopaque Teflonkatheter, dessen Spitze auf etwa 4 F verjüngt und gebogen ist; erhältlich bei der Firma Wilson-Cook) läßt sich der Führungsdraht leichter in den Gallengang durch die Stenose manövrieren. Die Plazierung der Prothese über den liegenden Draht mit dem sog. Pusher stellt dann keine Schwierigkeit mehr dar (Abb. 11).

Ergebnisse

Die Erfolgsrate der endoskopischen Implantation einer Prothese in den Gallengang beträgt bei den ma-

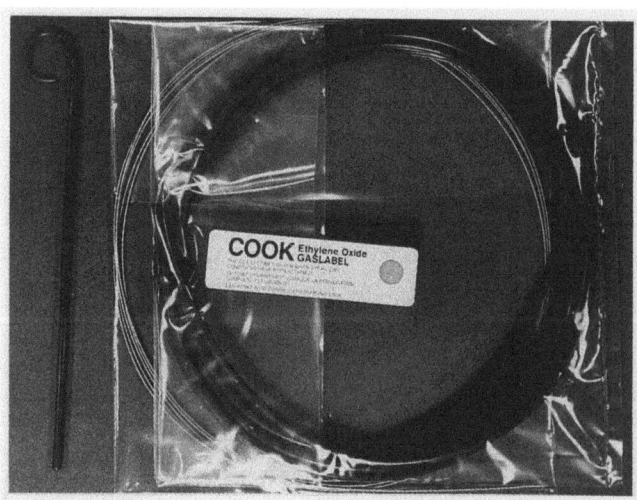

Abb. 10. Steriles Set zur endoskopischen Implantation einer bilioduodenalen Endoprothese: 300–350 cm langer flexibler Führungsdraht (0,035 in.[a]), Pigtailprothese und Vorschiebschlauch, sog. Pusher (7–12 F Außendurchmesser, aus radiopaque Teflonmaterial)

[a] 1 in. = 2,54 cm.

lignen Verschlüssen etwa 90%. Ein guter Drainageeffekt kann bei 90% der Fälle erwartet werden, so daß die Lebensqualität der Patienten dadurch verbessert wird. Die Überlebenszeit wird durch die palliative Drainage kaum verlängert. Im Vergleich zur biliodigestiven Anastomose und zur perkutan-transhepatischen Drainage scheint die endoskopische Methode überlegen zu sein [14, 23, 35]. Bei hilusnahen intrahepatischen Stenosen (Klatskin-II, III) oder Zustand nach Billroth-II-Operationen kann das transpapilläre Vorgehen mißlingen. In solchen Fällen kommt das perkutan-transhepatische Verfahren, evtl. auch als Kombination im Sinne einer „Rendezvous"-Methode in Betracht [39].

Nachsorge

Eine Überwachung des Patienten unmittelbar nach dem Eingriff ist notwendig, bis sich seine Atem- und Kreislaufverhältnisse stabilisiert haben. Eingriffbedingte Komplikationen, wie Blutung, Pankreatitis und Perforation sollten früh erkannt werden, um die Behandlung rechtzeitig einzuleiten.

Später sind regelmäßige Kontrollen mit Hilfe des Hausarztes erforderlich, da die Prothese nach durchschnittlich 3-4 Monaten verstopfen kann. Erste Hinweise auf die Katheterokklusion liefern der Wiederanstieg des Bilirubin und der cholestaseanzeigenden Enzyme im Serum sowie das Dunkelwerden des Urins. Schüttelfrost und Fieber zeigen eine bakterielle Cholangitis an, die einen sofortigen Prothesenwechsel verlangt. Parenterale Gabe von Breitbandantibiotika und endoskopische Spülung sind dabei hilfreiche Zusatzmaßnahmen.

Komplikationen

Eingriffbedingte Komplikationen bei der endoskopisch-transpapillären Protheseneinlage rühren in erster Linie von der Papillotomie her. *Verletzungen* des Gallengangs durch den Draht oder den Katheter sind eher selten.

Als *Spätkomplikationen* sind neben der oben bereits erwähnten *Katheterverstopfung mit oder ohne Cholangitis* die *Dislokation* (meist ins Duodenum), die *akute Cholezystitis* (bei gleichzeitiger Obstruktion des Ductus cysticus) und die *Duodenalperforation* zu erwähnen. Die Gesamtrate der Spätstörungen beträgt etwa 35%, verbunden mit einer Letalität von weniger als 2%; dabei stellt die Okklusion der Prothese mit fast 20% die bei weitem häufigste Ursache dar [14, 35].

Die Behandlung der eitrigen Cholangitis besteht neben der systemischen Antibiotikagabe in der Spülung über eine naso-biliäre Sonde [38]. Bei Patienten mit häufigen Prothesenokklusionen empfiehlt es sich, selbstexpandierende Metallstents, die ein bedeutend größeres Lumen als Plastikprothesen haben, zu verwenden. Für benigne Stenosen sollten diese Stents aber nicht eingesetzt werden, da sie nicht wieder entfernbar sind [14, 15].

Zum Auswechseln verstopfter Prothesen bietet sich der Stent-Retriever an, der sich besonders bei schwierigen Stenosen empfiehlt. Das Instrument hat eine mit einem Gewinde versehene Spitze, die in das distale Ende der Prothese eingeschraubt wird. Die verstopfte Prothese wird damit über einen Draht durch das Endoskop extrahiert. Der liegende Führungsdraht sichert den Weg durch die Stenose und garantiert damit den Erfolg einer Neueinlage [33].

Suprapapilläre Fistelung (Fistulostomie)

Bei nicht sondierbaren Papillenverschlüssen kann der gestaute Choledochus im Bereich seines intramuralen Anteils endoskopisch mit dem Nadelpapillotom punktiert werden (Abb. 12). Die auf diese einfache Weise herbeigeführte Drainage ähnelt im Prinzip einer Choledochoduodenostomia interna [19].

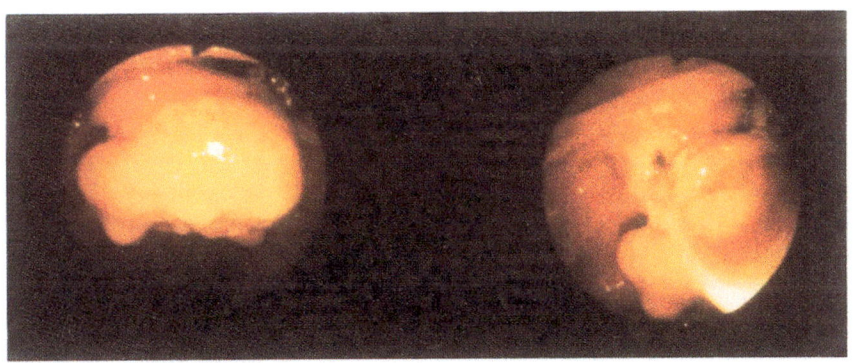

Abb. 12. Endoskopisches Bild: Suprapapilläre Fistelung bei einem nicht sondierbaren Papillenkarzinom

Papillektomie

Papillenadenome bis zu einem Durchmesser von 3 cm können endoskopisch abgetragen werden. Der Eingriff erfolgt am besten durch ein Duodenoskop mit der Diathermieschlinge. Er stellt, ähnlich wie die Polypektomie, primär eine *diagnostische* Maßnahme dar. Erst *nach histologischem Ausschluß* einer Malignität kann von einer Therapie gesprochen werden.

Nicht selten ist das Adenom bereits in den distalen Choledochus eingewachsen. Eine cholangioskopische Nachuntersuchung mit dem Mother-Babyskop-System sollte daher durchgeführt werden.

Bougierung

Neben der Einlage von dickkalibrigen Endoprothesen kann die Bougierung benigner Gallengangstenosen auch mit hydrostatischen Ballons (Microvasive oder Wilson-Cook) oder mit Katheterdilatatoren vorgenommen werden. Allerdings sind bei diesen Verfahren wiederholte Sitzungen erforderlich, um einen befriedigenden Effekt zu erreichen.

Zur Dilatation von hochgradigen Gallengangstrikturen, wie postoperativen Stenosen und Klatskin-Tumoren kann beim Mißerfolg anderer Instrumente der Stent-Retriever mit dem Schraubengewinde verwendet werden [44].

Endoskopische Papillotomie (EPT) bei Pankreaserkrankungen

Vorbemerkung

Ähnlich wie an den Gallenwegen sind heute eine Reihe von Eingriffen am Pankreas möglich. Das Orifizium des Pankreashauptganges kann sowohl an der Papilla major als auch an der Papilla minor beim Pancreas divisum endoskopisch inzidiert werden. Dadurch können Zusatzinstrumente wie Drähte, Dilatator, Dormiakörbchen und Ballonkatheter zur Behandlung in den Pankreasgang eingeführt werden. Darüber hinaus lassen sich Komplikationen infolge der Pankreaserkrankungen, die sich an den Nachbarorganen manifestiert haben (Choledochusstenose, Pseudozysten, Fundusvarizen), vielfach endoskopisch angehen. Hauptziel der endoskopischen Therapie ist jedoch die Beseitigung von Schmerzen bei der chronischen Pankreatitis.

Indikationen

Die Hauptindikationen zur endoskopischen Behandlung stellt die *obstruktive Pankreatitis*. Es bestehen nach zunehmenden Erfahrungen kaum mehr Zweifel, daß *hartnäckige Schmerzen* durch die Entfernung von Hindernissen im Pankreashauptgang, seien es Steine oder Stenosen, in vielen Fällen *beseitigt* werden können. Offenbar spielen solche Passagestörungen im Gesamtprozeß der rezidivierenden, schließlich chronisch werdenden Pankreatitis eine wichtige Rolle. Eine endgültige Beseitigung der Ursache läßt daher hoffen, daß der Circulus vitiosus durchbrochen wird und daß im Frühstadium progressive Destruktionen des Organs gestoppt bzw. zeitweise aufgehalten werden können [2, 3, 11, 12, 17, 41]. Große Pankreaszysten und Fisteln sind weitere Indikationen zur EPT.

Kontraindikationen

Kontraindiziert sind die endoskopischen Bemühungen bei der *fortgeschrittenen chronischen* Pankreatitis, bei der keine Stauung und kein normales Parenchym mehr zu vermuten sind. Solche Patienten sind häufig auch aufgrund der langjährigen Krankheit bereits toxikomanisch, so daß jeder endoskopische Therapieversuch von vornherein zum Scheitern verurteilt ist.

Zysten, die noch keinen direkten Kontakt zur Magen- oder Duodenalwand haben, können endoskopisch nicht drainiert werden. Die Punktion und Drainage solcher Zysten müssen unter endosonographischer Führung erfolgen. Allgemeine Kontraindikationen zur Endoskopie und EPT haben auch hier ihre Gültigkeit.

Instrumentarium

Die für die ERCP und EPT sowie Eingriffe an den Gallenwegen benutzten Instrumente sind in der Regel auch für das Pankreas brauchbar. Das Papillotom (Erlanger Modell) für das Pankreasgangostium sollte einen kürzeren Schneidedraht (nicht länger als 1 cm) und eine rechtsbetonte Richtung (zwischen 1 und 2 Uhr) haben. Für den nicht sonderlich erweiterten Pankreasgang empfiehlt es sich, dünnere Drähte (0,032 in.[1]) und Katheter (5 F) zu verwenden. Endoprothesen für den Pankreasgang müssen mehrere Seitenlöcher haben und zur Vermeidung des Hineinrutschens in den Gang mit einem Widerhaken versehen sein.

---

[1] 1 in. = 2,54 cm.

Vorbereitung

Hier gelten praktisch die gleichen Maßnahmen wie zu ERCP und EPT (s. Kapitel 2.2).

Technik

Papillotomie

Die Inzision des Pankreasgangporus geschieht in der Regel mit dem modifizierten Erlanger Papillotom. Das Vorgehen ist ähnlich wie beim Gallengang. Nach selektiver Sondierung des Pankreashauptgangs wird das Papillotom langsam zurückgezogen, bis etwa die Hälfte des Schneidedrahtes aus der Papille sichtbar wird. Geschnitten wird überwiegend mit Schneidestrom und mit gleicher Dosis wie beim Gallengang. Die optimale Schnittrichtung ist bei 2 Uhr, und die Länge sollte nicht mehr als 1 cm betragen.

Beim *Pancreas divisum* läßt sich die winzige Papilla minor in der Regel nicht mit dem Erlanger Papillotom inzidieren, da eine tiefe Katheterisierung kaum möglich ist. Das Schneiden mit dem Nadelpapillotom wie bei der Precut-Technik oder das Abtragen mit einer Polypektomieschlinge ist gefährlich. Am besten geht man zuerst mit einem 0,025" oder 0,032" hydrophilen Führungsdraht (Terumo, Tracer) vor. Gelingt es, den dünnen Draht in den dorsalen Pankreasgang einzuführen, kann dann darüber die Papillenöffnung dilatiert oder eine 5–7 F dicke Prothese plaziert werden. Die Papillotomie läßt sich entweder mit dem doppellumigen Papillotom (Wilson-Cook, Olympus) über den Draht oder mit dem Nadelpapillotom über der liegenden Endoprothese ohne Schwierigkeit vornehmen [39].

Steinextraktion

Die Entfernung der Pankreasgangsteine erfolgt ähnlich wie im Gallengang mit dem Dormiakörbchen (z. B. FG 18Q, Olympus) oder Ballonkatheter (5–7 F, Wilson-Cook). Bei mehr als der Hälfte der Patienten sind die Steine jedoch so inkrustiert, daß die endoskopische Extraktion mißlingt. In solchen Fällen kann eine Zertrümmerung mit Hilfe der ESWL durchgeführt werden [7, 26, 31, 43]. Die meisten Pankreassteine sind schattengebend, so daß sie röntgenologisch leicht zu orten sind (Abb. 13). In wenigen Fällen sind sie jedoch nicht radiopaque. Für die Behandlung mit einer röntgenologisch ausgestatteten ESWL-Maschine muß deshalb vorher ein nasopankreatischer Katheter gelegt werden (Abb. 14). Ansonsten läßt sich die Stoßwellenlithotripsie heute vielfach mit sonographischer Ortung durchführen.

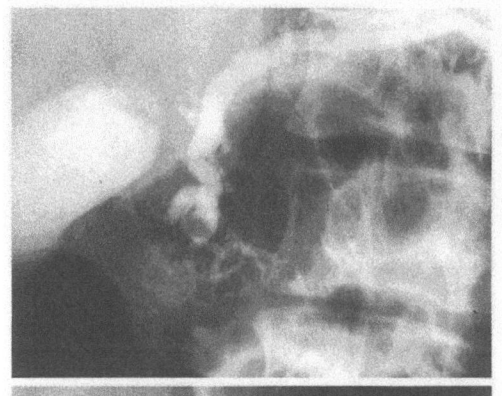
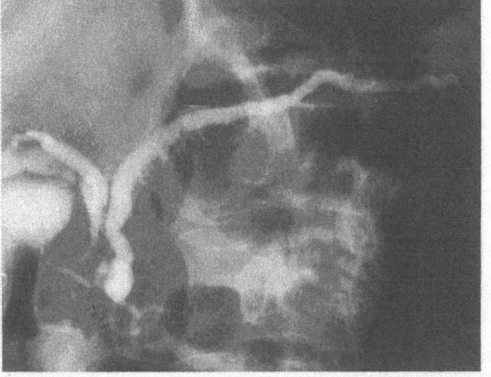

Abb. 13 a, b. Obstruktive Pankreatitis infolge eines eingeklemmten Steins im Pankreashauptgang präpapillär (**a**). Zustand nach erfolgreicher ESWL-Therapie und Steinentfernung (**b**)

Zystendrainage

Große Pseudozysten, die einen direkten Kontakt zur Magen- oder Duodenalwand zeigen (am besten mit CT-Nachweis), können endoskopisch punktiert und drainiert werden [1, 6, 24]. Endoskopisch erkennt man die Zysten an der großen Vorwölbung der Magen- bzw. Duodenalwand. Um sicher zu gehen, sollte vor dem Aufbrennen mit der Diathermiesonde eine Probepunktion mit einem gewöhnlichen Injektionskatheter vorgenommen werden. Durch Kontrastmittelinstillation kann die Zyste zuerst dargestellt und der optimale Punktionsort ausgewählt werden. „Via falsa" oder Gefäßverletzungen lassen sich damit vermeiden. Das Einlegen einer Pigtail-Prothese nach der Punktion ist risikoärmer als Erweiterungsschnitte mit einem Papillotom (Abb. 15).

Zusätzliche Sicherheit bringt die Endosonographie (EUS). Mit dieser Untersuchung lassen sich die anatomischen Verhältnisse und Gefäße zwischen Zysten- und Magendarmwand vorher genau feststellen. Eine EUS-gesteuerte Punktion und Drainage ist in jedem Fall ratsam, wenn keine deutliche Vorwölbung an der Magendarmwand erkennbar ist [1].

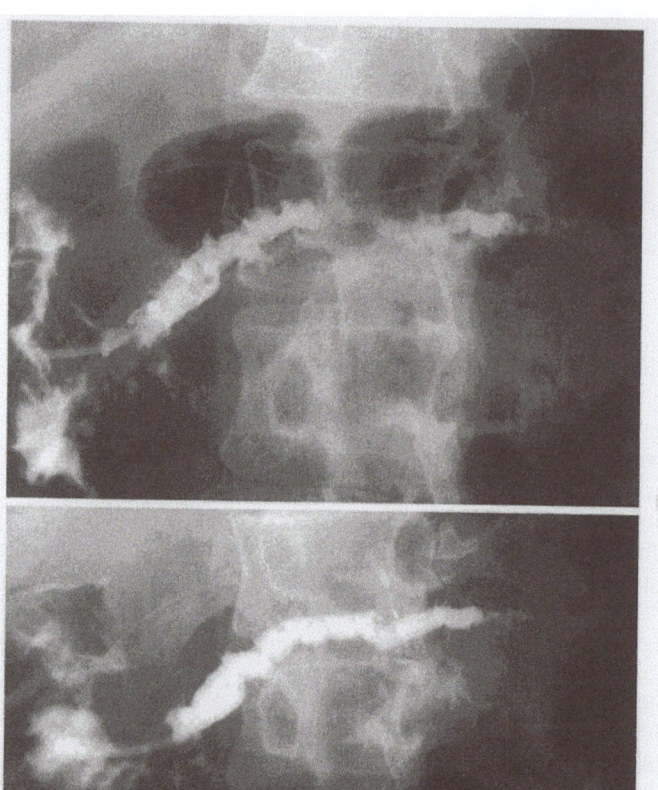

Abb. 14a, b. Obstruktive Pankreatitis mit multiplen Konkrementen und einer umschriebenen präpapillären Stenose. a Einführung einer dünnen Sonde in den Pankreasgang durch die vorher gelegte Endoprothese zur KM-Instillation bei der ESWL; b Zustand nach erfolgreicher ESWL-Therapie und Steinentfernung

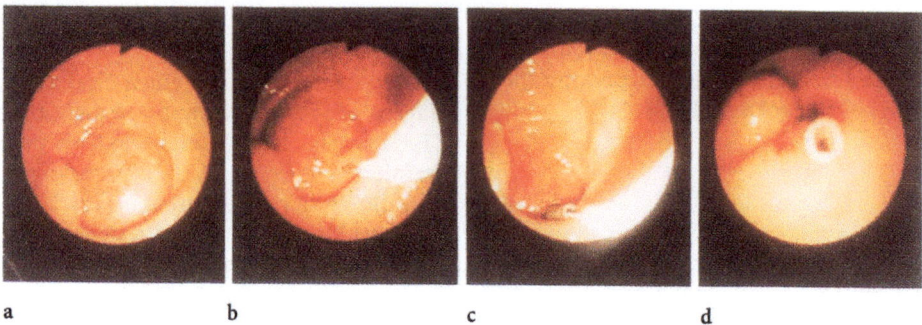

a b c d

Abb. 15. Endoskopische Bilder demonstrieren den Arbeitsvorgang einer transduodenalen Zystendrainage (s. Text)

Transpapillär-transduktal können diejenigen Zysten mit einem Katheter drainiert werden, die eine Verbindung zum Hauptgang haben.

Die zusätzliche Einlage einer nasopankreatischen Sonde zur Spülung ist bei infizierten Zysten sinnvoll. In der Regel verschwinden die großen Zysten unter dieser Behandlung innerhalb von wenigen Wochen.

Pankreasgangokklusion

Endoskopische Pankreasgangokklusionen mit dem Ethibloc (Ethicon) haben insgesamt enttäuscht. Die Hypothese, daß dadurch ein Selbstausbrennen des Pankreas beschleunigt und der Schmerz aufhören wird, konnte klinisch nicht bestätigt werden [22, 32]. Die gezielte Okklusion mit Fibrinkleber oder Cynoacrylat (Histoacryl, Braun-Melsungen) bei postoperativen oder traumatisch bedingten Fisteln ist jedoch sehr sinnvoll. Um das Pankreas nicht zu schädigen, muß der Katheter transpapillär dicht vor der Leckage eingeführt werden. Fehlt eine Drainage nach außen, z. B. bei akut-entzündlich bedingten Fisteln, so ist es besser, eine nasopankreatische Sonde einzulegen. Dadurch können Fisteln auch zum Austrocknen gebracht werden.

Bougierung von Pankreasgangstrikturen

Umschriebene Strikturen am Pankreashauptgang können mit Hilfe von Katheterdilatatoren (Wilson-Cook) oder hydrostatischen Ballonkathetern (Microvasive, Wilson-Cook) geweitet werden. Bei hochgradigen Stenosen stellt der Stent-Retriever (Wilson-Cook) eine zusätzliche Hilfe dar. Die Dilatation setzt eine erfolgreiche Plazierung eines Führungsdrahtes (in der Regel 0,035" teflonbeschichteter Stahldraht) voraus. Oft gelingt die Passage der meist komplizierten Strikturen zuerst nur mit einem atraumatischen hydrophilen Draht (0,025" oder 0,032" Terumo oder Tracer Wilson-Cook). Die Dilatation bringt selten einen anhaltenden Effekt. In der Regel wird anschließend eine Prothese gelegt, auch im Hinblick auf die Gefahr einer passageren Obstruktion durch Ödembildung oder Blutung [2, 12, 30].

Pankreasgangdrainage

Stenosen im Bereich des Pankreashauptgangs können gelegentlich durch eine transpapillär eingelegte Prothese dilatiert werden. Hochgradige Strikturen in einem vernarbten Pankreas sind jedoch oft irreversibel. Die Wiederherstellung des Sekretflusses durch einen Katheter vermag zwar die Schmerzen zu beseitigen, der Effekt ist aber vielfach nicht dauerhaft, da der Katheter verstopfen kann. Eine Langzeitanwendung kann daher nur unter regelmäßigen Kontrollen befürwortet werden, da sonst die Gefahr der Infektion mit Abszeßbildung droht.

Ergebnisse

Die Erfolgsrate der endoskopischen Eingriffe am Pankreas liegt bei etwa 85 %. Sie ist – wie bei den meisten Behandlungsmethoden – von der Selektion abhängig. So wird auch der Therapieeffekt von der richtigen Indikationsstellung bestimmt. Nach bisherigen Erfahrungen kann bei der obstruktiven Pankreatitis initial eine Beseitigung bzw. eine weitgehende Linderung der Schmerzen in etwa 90 % endoskopisch erzielt werden. Dieses Resultat verschlechtert sich mit der Zeit. Wahrscheinlich wird sich die Situation hier ähnlich wie bei dem chirurgischen Verfahren verhalten, d. h. nach 5 Jahren werden voraussichtlich nur weniger als die Hälfte der behandelten Patienten noch beschwerdefrei bleiben. Diese sind in erster Linie nichtalkoholische Kranke, die im Frühstadium zur Behandlung kamen [2, 12].

Nachsorge

Ähnlich wie nach Eingriffen an den Gallenwegen. Unmittelbar nach der endoskopischen Behandlung geht es um die Überwachung der Atem- und Kreislauffunktionen, später um die Früherkennung von Katheterverstopfung.

Komplikationen

Eingriffbedingte Komplikationen stammen meist von der Papillotomie. In erster Linie handelte es sich dabei um *Blutung* und *Perforation*. Eine akute Pankreatitis kommt bei dem chronisch entzündeten Organ nach der endoskopischen Manipulation nur selten vor. Als häufigste Spätkomplikationen sind die Infektion und Abszeßbildung zu erwähnen, die meist infolge der Katheterverstopfung entstanden sind.

Perspektive

In nächster Zukunft erwarten wir die Weiterentwicklung und technische Verbesserung der peroralen Cholangio- und Pankreatikoskopie (s. Kapitel 2.3). Mit diesen kleinkalibrigen Geräten, die selbst über einen Arbeitskanal verfügen, können dann bisher bekannte Behandlungsverfahren, z. B. Laser; Lithotripsie u. ä. m., routinemäßig in den Gängen ausgeführt werden [18, 21].

Literatur

1. Binmoeller KF, Seifert H, Walter A, Soehendra N (1995) Transpapillary and transmural drainage of pancreatic pseudocysts. Gastrointest Endosc 42:219
2. Binmoeller KF, Jue P, Seifert H, Nam VC, Izbicki J, Soehendra N (1995) Endoscopic pancreatic stent drainage in chronic pancreatitis and a dominant stricture: Long-term results. Endoscopy 27:638
3. Binmoeller KF, Soehendra N (1994) Endoscopic management of chronic pancreatitis. In: Barkin JS, O'Phelan CA (Ed) Advanced Therapeutic Endoscopy. Raven, New York
4. Classen M, Demling L (1974) Endoskopische Sphinkterotomie der Papilla Vateri und Steinextraktion aus dem Ductus choledochus. Dtsch Med Wochenschr 99:496
5. Classen M, Hagenmüller F (1987) Endoprothesis and local irradiation in the treatment of biliary malignancies. Endoscopy [Suppl 1] 19:25
6. Cremer M, Deviere J, Engelholm L (1989) Endoscopic management of cysts and pseudocysts in chronic pancreatitis: long-term follow-up after 7 years of experience. Gastrointest Endosc 35:1

7. Delhaye M, Vandermeeren A, Baize M, Cremer M (1992) Extracorporeal shock-wave lithotripsy of pancreatic calculi. Gastroenterology 102:610
8. Demling L, Seubert K, Riemann JF (1982) A mechanical lithotripter. Endoscopy 14:100
9. Deviere J, Baize M, De Toeuf J, Cremer M (1988) Long-term follow-up of patients with hilar 7 malignant stricture treated by endoscopic internal biliary drainage. Gastrointest Endosc 34:95
10. Ell C, Hochberger J, May A (1993) Laser lithotripsy of difficult bile duct stones by means of rhodamin-6G laser and an integrated automatic stone-tissue detection System. Gastrointest Endosc 25:201
11. Fuji T, Amano H, Harima K et al. (1985) Pancreatic sphincterotomy and pancreatic endoprosthesis. Endoscopy 17:69
12. Geenen JE, Rolny P (1991) Endoscopic therapy of acute and chronic pancreatitis. Gastrointest Endosc 37:377
13. Grimm H, Soehendra N (1983) Unterspritzung zur Behandlung der Papillotomie-Blutung. Dtsch Med Wochenschr 108:1512
14. Huibregtse K (1988) Endoscopic biliary and pancreatic drainage. Thieme, Stuttgart New York
15. Huibregtse K, Carr-Locke DL, Cremer M et al. (1992) Biliary stent occlusion: a problem solved with self-expanding metal stents? Endoscopy 24:391
16. Kawai K, Akasaka Y, Murakami K (1974) Endoscopic sphincterotomy of the ampulla of vater. Gastrointest Endosc 20:148
17. Klöppel G, Malleit B (1993) The morphological basis for the evolution of acute pancreatitis into chronic pancreatitis. In: Beger HG, Büchler M, Malfertheiner P (Ed) Standards in pancreatic surgery. Springer, Berlin Heidelberg New York
18. Neuhaus H, Hoffmann W, Classen M (1992) Laser lithotripsy of pancreatic and biliary stones via 3.4 mm and 3.7 mm miniscopes: first clinical results. Endoscopy 24:208
19. Osnes M (1979) Endoscopic choledochoduodenostomy (ECDT) for common bile duct obstruction. Lancet I:1059
20. Riemann JF, Kohler B, Harloff M, Weber J (1989) Die transpapilläre Cholangioskopie. Dtsch Med Wochenschr 114:1775
21. Riemann JF, Kohler B (1993) Endoscopy of the pancreatic duct: value of different endoscope-types. Gastrointest Endosc 39:367
22. Rösch W (1980) Pankreasgangverödung – endoskopisch. In: Gebhardt C, Stolte M (Hrsg) Pankreasgangokklusion. Witzstrock, Baden-Baden
23. Sarr MG, Cameron JL (1982) Surgical management of unresectable carcinoma of the pancreas. Surgery 91:123
24. Sahel J (1991) Endoscopic drainage of pancreatic cysts. Endoscopy 23:181
25. Sauerbruch T, Stern M (1989) Fragmentation of bile duct stones by extracorporeal shock waves. Gastroenterology 96:146
26. Sauerbruch T, Holl J, Sackmann M, Paumgartner G (1992) Extracorporeal lithotripsy of pancreatic stones in patients with chronic pancreatitis and pain: a prospective follow up study. Gut 33:969
27. Schneider MU, Matek W, Bauer R, Domschke W (1988) Mechanical lithotripsy of bile duct stones in 209 patients – effect of technical advances. Endoscopy 20:248
28. Seifert E, Schulte F, Chalybäus C (1989) Quo vadis endoskopische Sphinkterotomie? Z Gastroenterol 27:77
29. Seitz U, Vadeyar H, Soehendra N (1994) Prolonged patency with a new-design teflon biliary prosthesis. Endoscopy 26:478
30. Siegel JH, Guerlrud M (1983) Endoscopic cholangio-pancreaticoplasty-hydrostatic ballon dilatation in the bile duct and pancreas. Gastrointest Endosc 29:99
31. Smits ME, Rauws EAJ, Tytgat GNJ, Huibregtse K (1996) Endoscopic treatment of pancreatic stones in patients with chronic pancreatitis. Gastrointest Endosc 43:556
32. Soehendra N, Kempeneers I (1980) Endoskopische Anwendung. In: Gebhardt C, Stolte M (Hrsg) Pankreasgangokklusion. Witzstrock, Baden-Baden
33. Soehendra N, Maydeo A, Eckmann B, et al. (1990) A new technique for replacing an obstructed biliary endoprosthesis. Endoscopy 22:271
34. Soehendra N (1991) Access to the cystic duct: A new endoscopic therapy for gallbladder diseases? Endoscopy 23:36
35. Soehendra N, Binmoeller KF, Grimm H (1992) Endoscopic therapy for biliary obstruction. World J Surg 16:1066
36. Soehendra N, Seifert H, Thonke F et al. (1994) Endoskopische Techniken zur Therapie der Choledocholithiasis. Chirurg 65:41 3
37. Soehendra N, Nam VC, Binmoeller KF, Koch H, Bohnacker S, Schreiber HW (1994) Pulverisation of calcified and non-calcified gall bladder stones: extracorporeal shock wave lithotripsy used alone. Gut 35:417
38. Soehendra N (1996) Endoskopische Notfallinterventionen an den Gallenwegen. In: Winkeltau GJ, Lercj MM (Hrsg) Gastroenterologische Notfalltherapie. WVG, Stuttgart
39. Soehendra N, Binmoeller KF, Seifert H, Schreiber MW (1997) Praxis der therapeutischen Endoskopie. Thieme, Stuttgart New York
40. Staritz M, Ewe K, Meyer zum Büschenfelde K-H (1982) Endoskopische Papillendilatation: Eine Alternative zur Papillotomie? Dtsch Med Wochenschr 107:895
41. Stolte M (1984) Chronische Pankreatitis. Morphologie – Pankreatographie – Differentialdiagnose. perimed, Erlangen
42. Tytgat GNJ, Meenan KP, Rauws EAJ, Huibregtse K (1996) Endoscopic biliopancreatic balloon dilation. Endoscopy 28:367
43. Van der Hul R, Plaisier P, Jeekel J et al. (1994) Extracorporeal shockwave lithotripsy of pancreatic duct stones: immediate and long-term results. Endoscopy 26:573
44. Van Someren RNM, Benson MJ, Glynn MJ, Ashraf W, Swain CP (1996) A novel technique for dilating difficult malignant biliary strictures during therapeutic ERCP. Gastrointest Endosc 43:495
45. Wang YG, Binmoeller KF, Seifert H, Maydeo A, Soehendra N (1995) A new guide wire papillotome for patients with Billroth II gastrectomy. Endoscopy 28:254

KAPITEL 2.6

Enteroskopie

P. FRÜHMORGEN

Die endoskopische Untersuchung des oberen Gastrointestinaltraktes bis zum unteren Duodenalknie, im Einzelfall bis zur Flexura duodeno jejunalis (Treitz'sches Band) sowie die hohe Koloskopie und die Inspektion des terminalen Ileums (Ileoskopie) sind als Routineuntersuchungen etabliert. Dies gilt nicht für die endoskopische Betrachtung der mittleren Dünndarmabschnitte (Enteroskopie), wo noch immer Röntgendoppelkontrastuntersuchungen (Enteroklysma nach Sellink), angiographische (Zöliako-Mesentericographie) und szintigraphische (Technetium-markierte Erythrozyten) Untersuchungen primär zum Einsatz kommen.

Erste Versuche, lange Endoskope peroral über das Treitz'sche Band hinaus einzuführen, erfolgten mit Hilfe der transintestinalen Intubation [7, 11, 12, 23, 27].

1971 wir haben wir erstmals mit einem 2 Meter langen endoskopischen Prototyp bei acht Patienten eine perorale Enteroskopie bis in das terminale Ileum hinein und bei zwei Patienten bis zum Rektum über eine zuvor von dem Patienten verschluckte Teflonsonde (transintestinale Sonde) durchgeführt. Nach vollständiger Passage dieser Sonde und peranalem Durchzug wurde deren orales Ende durch den Instrumentierkanal des Endoskopes gezogen und dieses durch Schub und Zug an den Enden der Sonde in den Dünndarm eingeführt [8].

Diese Methode wurde zwischenzeitlich durch die Ballonsonden-Enteroskopie zur Inspektion tieferer Dünndarmabschnitte und durch die sogenannte Push-Enteroskopie zur Inspektion der oberen Dünndarmabschnitte weitestgehend ersetzt [35].

Indikation

Eine Enteroskopie ist nur dann indiziert, wenn mit weniger aufwendigen und mit weniger invasiven Maßnahmen (Radiologie, Nuklearmedizin) keine Diagnose von klinischer Relevanz gestellt werden kann.

1. Vor einer chirurgischen Intervention bei chronischen oder subakuten rezidivierenden gastrointestinalen Blutungen nach Ausschluß einer Blutungsquelle im oberen Gastrointestinaltrakt sowie im Kolon und im terminalen Ileum mittels konventioneller endoskopischer, radiologischer und nuklearmedizinischer Untersuchungsverfahren [32].
2. Tumoren, z.B. Lymphome, des mittleren Dünndarmes, soweit diese radiologisch nicht darstellbar sind.
3. Morbus Crohn, soweit ein Befall mittlerer Dünndarmabschnitte bei klinischer Relevanz nicht radiologisch zu erkennen oder auszuschließen ist [34].
4. Chronische Diarrhoen, sofern mit anderen Methoden äthiologisch nicht zu klären (z.B. Sprue, Morbus Crohn).
5. Polypektomien in tieferen Dünndarmabschnitten (z.B. Peutz-Jeghers-Polypen).
6. Mobilisation und eventuelle Bergung inkarzerierter Fremdkörper.
7. Anlage einer endoskopisch kontrollierten perkutanen Jejunostomie (EPJ).
8. Unklare radiologische Befunde soweit nicht primär eine Operationsindikation gegeben ist.

Eine Enteroskopie sollte, wenn möglich und indiziert, einer Laparotomie, ggf. einer intraoperativen Endoskopie, vorausgehen.

Kontraindikationen

Als Kontraindikationen gelten neben dem nicht kooperativen Patienten bekannte nicht passierbare Stenosen sowie eine Peritonitis.

Bei schweren Formen der kardialen und/oder respiratorischen Insuffizienz muß der erwartete Nutzen zum eventuellen Schaden (Komplikationen) in jedem Einzelfall abgewogen werden.

Bei intraoperativ durchzuführenden Enteroskopien bzw. beim Einsatz der sonst schmerzhaften Durchzugsmethode darf keine Kontraindikation zur Operation bzw. zur Narkose bestehen.

Instrumentarium

Enteroskopie mit konventionellen Endoskopen

Zur Inspektion des terminalen Ileums auf peranalem Wege sowie des Duodenums bis zum unteren Duodenalknie kommen die für die Ösophago-Gastro-Duodenoskopie bzw. für die hohe Koloskopie routinemäßig eingesetzten Endoskope, eventuell auch Kinterkoloskope, zur Anwendung.

Unter peroralem Einsatz eines Koloskopes können in aller Regel die Flexura duodeno jejunalis und nicht selten weitere 10 bis 15 cm des proximalen Jejunums eingesehen werden.

Für tiefere Abschnitte gibt es kommerziell oder als Prototyp hergestellte lange und dünnkalibrige Endoskope mit oder ohne distalem Ballon. Mechanik, Optik und technischer Aufbau dieser Enteroskope entsprechen weitgehend den für die Ösophago-Gastro-Duodenoskopie und Koloskopie eingesetzten Geräten. Allerdings verfügen nicht alle Enteroskope über eine abwinkelbare Spitze und einen Instrumentierkanal.

Enteroskopie mit transintestinaler Sonde

Für die Enteroskopie mit Hilfe einer zuvor gelegten transintestinalen Sonde, sie wird vor und während der Einführung des Enteroskopes als „guide" durch den Instrumentierkanal geführt, stehen 2–3 Meter lange Instrumente mit abwinkelbarer Spitze zur Verfügung.

Diese Technik wurde jedoch weitgehend verlassen, da sie zeitlich aufwendig und für den Patienten belastend ist. Dies gilt auch für die Befestigung der Endoskopspitze an der transintestinal gelegten Sonde, mit der das Enteroskop durch den Magen-Darm-Trakt geschoben und gezogen wird (Durchzugsmethode).

Zur Enteroskopie ohne eine transintestinale Sonde stehen heute Ballonsonden-Enteroskope und sogenannte Push-Enteroskope zur Verfügung.

Ballonsonden-Enteroskopie

Ballonsonden-Enteroskope, in der Regel Prototypen, haben eine Arbeitslänge von etwa 270 cm, eine Vorausblickoptik von 120 Grad und sind etwa 5 mm dick. Sie haben in den meisten Fällen keinen Instrumentierkanal und keine abwinkelbare Instrumentenspitze. Dadurch sind keine Gewebeentnahmen und keine therapeutischen Eingriffe möglich. Die fehlende aktive Beweglichkeit der Enteroskopspitze schränkt darüber hinaus die Sicht ein.

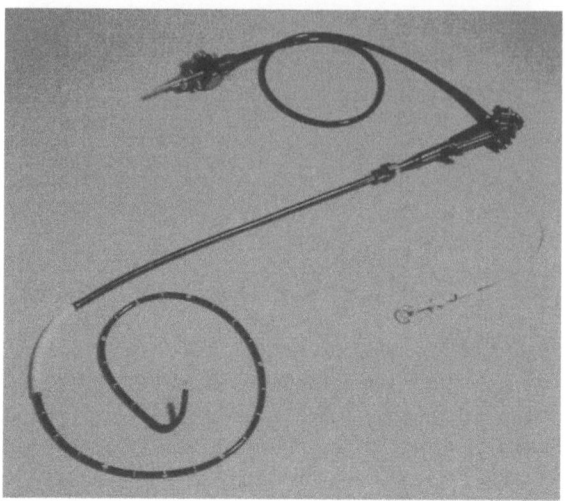

Abb. 1. Video-Enteroskop (Typ SIF-100, Fa. Olympus Hamburg, Tokyo) für die sog. Push-Technik mit semiflexiblem Versteifungstubus und eingeführter Biopsiezange

Push-Enteroskopie

Mit der sogenannten Push-Technik einsetzbare Enteroskope [32, 33] haben eine Arbeitslänge von 168 bis 220 cm bei einem Durchmesser von 11,2 mm. Diese Geräte verfügen über einen Biopsiekanal (2,8 mm), eine abwinkelbare Instrumentenspitze (180 Grad nach oben und unten, 160 Grad nach rechts und links) sowie über eine Vorausblickoptik von 120 bzw. 140 Grad (Abb. 1).

Bei dieser Gerätegeneration handelt es sich im wesentlichen um verlängerte Gastroskope mit modifizierter Rigidität. Zwischenzeitlich stehen auch Video-Enteroskope zur Verfügung [3]. Einsetzbar sind jedoch auch mit geringerer Eindringtiefe handelsübliche Koloskope, speziell Kinderkoloskope.

Intraoperative Enteroskopie

Für die intraoperative Enteroskopie eignen sich je nach erforderlicher „Reichweite" (peroraler, peranaler oder direkter Zugang über eine Enterostomie) Routineendoskope bzw. lange Enteroskope.

Wegen des verfügbaren Instrumentierkanales und der Abwinkelbarkeit der Instrumentenspitze sind konventionelle Endoskope bzw. Push-Enteroskope zu bevorzugen.

Vorbereitung

Die Vorbereitung des Patienten (Nahrungskarenz, Darmreinigung) zur Enteroskopie erfolgt entsprechend dem Zugang (peroral, pernasal, peranal) und dem Untersuchungsziel in gleicher Weise wie zur Ösophago-Gastro-Duodenoskopie (Kapitel 2.1) oder zur Kolo-Ileoskopie (Kapitel 2.8). Eine Aufklärung vor der Untersuchung einschließlich der Besprechung potentieller Risiken ist obligat. Ist eine Ballonsonden- oder Push-Enteroskopie geplant, so bedarf es wegen der langen Untersuchungszeiten und der Belästigung des Patienten eines besonders intensiven Aufklärungs- und Informationsgespräches (Kapitel 1.11).

Bei der oberen Enteroskopie sollte der Patient insgesamt 8 Stunden nüchtern sein. Eine Sedierung kann mit 3–5 mg Midazolam und 30 mg Pentazocin bzw. 50 mg Pethidin erfolgen. Auf eine Allgemeinnarkose sollte man wegen der langen Untersuchungsdauer jedoch nach Möglichkeit verzichten.

Technik

Zur peroralen, pernasalen oder peranalen Einführung von Enteroskopen in die mittleren Dünndarmabschnitte sind mehrere Methoden denkbar und praktikabel. Seit das terminale Ileum routinemäßig mit normalen Koloskopen eingesehen werden kann, erfolgt die Enteroskopie auf peroralem Wege.

Enteroskopie mit Hilfe einer transintestinalen Sonde

Unter Verwendung einer transintestinalen Sonde sind zwei technische Varianten möglich. In beiden Fällen verschluckt der Patient zunächst eine mehrere Meter lange Sonde, die mit Hilfe eines am distalen Ende mit Wasser oder Schrot gefüllten Beutels den Magen-Darm-Trakt passiert. Nach peranalem Austritt der Sonde, die Passagezeit einer transintestinalen Sonde dauert 2–5 Tage, sind zwei verschiedene Techniken möglich.
1. Die End-zu-End-Verbindung des oralen Teiles der Sonde mit der Endoskopspitze.
2. Die transintestinale Sonde dient als Leitschiene für das Enteroskop. Bei dieser Methode wird das Endoskop auf die transintestinale Sonde durch den Instrumentierkanal aufgefädelt und diese, als „guide" benutzt, eingeführt.

Die Einführung des Enteroskopes erfolgt bei beiden Methoden jeweils durch Schub am Endoskop und Zug am oralen und am analen Ende der Sonde unter intermittierender Durchleuchtung. Beide Verfahren werden wegen des erhöhten Zeitaufwandes und der größeren Belästigung für den Patienten heute kaum noch eingesetzt. Darüber hinaus ist die diagnostische Ausbeute bei diesem Verfahren gering, da durch das „Auffädeln" des Dünndarmes sowie durch Zurückschnellen beim Entfernen des Enteroskopes „blinde Areale" nicht zu verhindern sind.

Während bei der reinen Durchzugsmethode der Instrumentierkanal für Biopsien verwendet werden kann, ist dies dann unmöglich, wenn die Sonde durch den Biopsiekanal geführt wird.

Ballonsonden-Enteroskopie

Zum Einsatz kommen lange (ca. 3 Meter) und dünnkalibrige (ca. 5 mm) Endoskope, die peroral oder häufiger transanal eingeführt werden. Beim Vorschieben kommen im wesentlichen zwei verschiedene Techniken zur Anwendung.

1. Durch Schub wird das Gerät aktiv eingeführt. Mit Hilfe von Durchleuchtungskontrollen, Lagerung des Patienten und durch äußeren Druck kann eine Schleifenbildung im Magen erkannt bzw. verhindert werden. Nach Erreichen des Duodenums wird der am distalen Ende des Endoskopes befindliche Ballon auf maximal 30 mm (entsprechend etwa 20 ml Luft) Weite aufgeblasen. Der weitere Transport der Endoskopspitze erfolgt dann durch die Peristaltik und passives Tiefertreten des Endoskopes, wobei durch eine Assistenz oder den Patienten selbst das Endoskop alle 30 Minuten etwa 15 cm weiter eingeführt wird. Nach Erreichen des Duodenums kann es hilfreich sein, die Darmperistaltik mit einem Prokinetikum, (z.B. Metoclopramid initial 10 mg i.v. als Bolus, anschließend 60 mg als Dauerinfusion) anzuregen.
2. Um Zeit zu gewinnen oder in jenen Fällen, in denen die Instrumentenspitze des Enteroskopes nicht transpylorisch geführt werden kann, kann das dünnlumige Enteroskop mit einem Routinegastroskop im „Huckepackverfahren" endoskopisch in das postbulbäre Duodenum eingeführt werden. Hierzu wird ein an der Spitze des Enteroskopes angebrachter Faden mit der Biopsiezange gefaßt und mit dem zweiten Endoskop in das Duodenum vorgeschoben. Sodann wird der Ballon aufgeblasen, die Biopsiezange geöffnet und das Hilfsgastroskop vorsichtig zurückgezogen. Das weitere Vorgehen, Peristaltikanregung und aktives Vorschieben entspricht den oben gemachten Ausführungen.

Nach 6–8 Stunden wird die Lage der Enteroskopspitze mit Hilfe der Durchleuchtung kontrolliert. Die Einführung ist beendet, wenn die Gerätelänge aufgebraucht ist oder wenn bei der Durchleuchtung keine Vorwärtsbewegung der Instrumentenspitze mehr erfolgt. Durch Lagerung und äußere Palpation sind Schleifen bisweilen leichter zu überwinden. Die eigentliche Inspektion erfolgt retrograd durch vorsichtiges Zurückziehen des Instrumentes, ggf. in Verbindung mit Umlagerung des Patienten und Palpation des Abdomen. Dieser Teil der Untersuchung dauert etwa 30–45 Minuten, wobei der Ballon in der Regel aufgebläht bleibt oder nur kurzfristig entblockt wird. Gewebeprobe werden bei der retrograden Inspektion entnommen [14, 17, 22, 26, 28].

Bei lebhafter Peristaltik kann Glucagon oder Butylscopolamin eingesetzt werden. Klare Flüssigkeit, über den Spülkanal gegeben, kann die Sichtverhältnisse verbessern.

Enteroskopie mit Push-Technik

Die Einführung dieser Enteroskope, die praktisch verlängerte Gastroskope sind, erfolgt entsprechend der standardisierten Ösophago-Gastro-Duodenoskopie. Mit der sogenannten push- und pull-Technik bei zeitweise abgewinkelter Instrumentenspitze ist diese Form der Endoskopie am schnellsten zu erlernen. Eine Prämedikation mit leichter Sedierung ist empfehlenswert. Schleifenbildungen im Magen können auch bei dieser Technik die Einführung erschweren, so daß eine Durchleuchtungsmöglichkeit ebenso hilfreich sein kann, wie ein dosierter Druck von außen auf den Oberbauch [9] und die Umlagerung des Patienten. Ein vorher über das Endoskop geführter semiflexibler Versteifungstubus (Abb. 1) kann nach Begradigung des Instrumentenschachtes und dessen Vorschieben in die Pars descendens duodeni unter Verhinderung von Schleifenbildungen im Magen die Schubkraft auf das Instrument und damit dessen Eindringtiefe erhöhen [4].

Transstomale Enteroskopie

Ähnlich wie bei einer endoskopisch kontrollierten perkutanen Gastrostomie erfolgt die endoskopische Inspektion mittlerer Dünndarmabschnitte über eine zuvor angelegte jejuno-cutane Fistel [13].

Intraoperative Enteroskopie

Im Rahmen einer Laparotomie wird das peroral, peranal oder über den eröffneten Darm eingeführte Endoskop [15] vom Chirurgen unter „Auffädeln" des Darmes geführt. Das durch die Darmwand sichtbare Licht des Endoskopes (Diaphanoskopie) kann dem Operateur die exakte Lokalisation eines pathologischen Befundes anzeigen.

Die intraoperative Enteroskopie sollte als ultima ratio nur zum Einsatz kommen, wenn präoperativ alle diagnostischen Möglichkeiten ausgeschöpft worden sind. Häufigste Indikation dieser Methode sind chronisch rezidivierende mit anderen Methoden nicht ursächlich zu klärende Hämorrhagien aus dem Dünndarm.

Ergebnisse

Enteroskopie mit transintestinaler Sonde

Die Enteroskopie über eine transintestinale Sonde wird heute wegen der langen Vorbereitungszeit, die Sonde benötigt zur vollständigen Passage des Gastrointestinaltraktes 2–5 Tage, kaum noch eingesetzt. Die eigentliche Untersuchungszeit ist jedoch mit maximal 30 Minuten relativ kurz. Unter Einsatz dieses Verfahrens konnten wir das terminale Ileum bei acht von zehn Patienten erreichen und in jedem zweiten Fall einen organpathologischen Befund erheben [8]. Bei relativ guten Sichtverhältnissen, die Instrumentenspitze ist, soweit nicht von der transintestinalen Sonde gebremst, beweglich, stellt diese Untersuchung eine erhebliche Belästigung für den Patienten dar. Darüber hinaus sind größere Teile der Dünndarmwand durch Zurückschnellen des Enteroskopes während der retrograden Inspektion nicht inspizierbar.

Ballonsonden-Enteroskopie

Bei einer Untersuchungszeit der Ballonsonden-Enteroskopie von 1,5 bis 8 Stunden [14, 20, 21, 25] stellt auch diese Form der Enteroskopie heute noch ein elektives Verfahren mit einer engen Indikationsstellung dar [1, 28]. Patienten empfinden trotz Prämedikation auch diese Untersuchung als unangenehm. Nach wie vor ungelöst ist das ziehharmonikaartige Auffädeln des Dünndarmes auf das Enteroskop, so daß eine spannungsfreie Lage kaum erreicht wird. Dies hat zur Folge, daß bei der retrograden Inspektion immer wieder Darmabschnitte ohne Beurteilbarkeit sekundenschnell an der Optik vorbeischnellen [14]. Der Anteil nicht beurteilbarer Schleimhautbereiche dürfte bei 30 bis 50% [18, 20] liegen. Inwieweit eine Ruhigstellung der Darmperistaltik mit Spasmolytika (Glucagon, Butylscopolamin) diesen Anteil vermindert, ist nicht untersucht worden. Nachteile dieser Geräte sind: keine abwinkelbare Spitze, durch fehlenden Instrumentierkanal keine Entnahme von Gewebeproben und keine Therapiemöglichkeiten, kein erneutes Vorschieben, wenn das Gerät zurückschnellt, sowie lange Untersuchungszeiten. Als Vorteil gilt im Vergleich zur Push-Enteroskopie die vielfach tiefere Einführung des Enteroskopes.

Mit der Ballonsonden-Methode kann das distale Ileum in 11 bis 14 %, das obere und mittlere Ileum in 60 bis 85 % erreicht werden [14, 20, 25]. Bezüglich der Diagnose einer mit anderen Methoden nicht diagnostizierbaren Blutungsquelle können enteroskopisch in 22 bis 33 % Blutungsquellen (Angiodysplasie, Erosionen, Ulcera) in den mittleren Dünndarmabschnitten erkannt werden [21, 25]. Lewis berichtet über erkennbare pathologische Befunde in 50 %, davon 40 % Gefäßanomalien, 5 % andere Blutungsquellen und 5 % Tumoren bei 258 Patienten [20], Gostout [14] über 26 % pathologische Befunde, zumeist Angiodysplasien. Bei fehlendem Instrumentierkanal müssen die nicht mögliche Gewebeentnahme sowie fehlende Therapiemöglichkeiten als Nachteil angesehen werden.

Push-Enteroskopie

Die sogenannte Push-Enteroskopie verzichtet auf eine transintestinale Sonde und auf einen aufblasbaren Ballon. Mit einem deutlichen dickeren Instrumentenschaft (11,2 mm gegenüber 5 mm) kann dieses Enteroskop bei Biopsie- und Therapiemöglichkeit jedoch in der Regel nur bis in das mittlere bzw. distale Jejunum, d. h. 40 bis 60 cm distal des Treitz'schen Bandes eingeführt werden. Bei einer Untersuchungszeit von 10 bis 45 Minuten wird eine nahezu 100 %ige Betrachtungsmöglichkeit der Schleimhaut (Abwinkelbarkeit der Instrumentenspitze, weniger Spannung auf dem Gerät, vertretbare Belastung des Patienten) möglich. Pathologische Befunde, ganz überwiegend Gefäßanomalien, seltener Tumoren oder Polypen als Blutungsquelle, wurden bei Anämien unklarer Genese in 45 % bzw. 37 % erhoben [6, 9].

Die Vorteile der Push-Enteroskope sind:

- leichtes Erlernen der Technik,
- relativ kurze Untersuchungszeiten,
- gute Übersicht im einsehbaren Darmabschnitt,
- Biopsie- und Therapiemöglichkeit,
- für die Routine ÖGD einsetzbar,
- ambulante Durchführbarkeit und nur geringe Sedierung.

Als Nachteil gelten gegenüber der Enteroskopie mit transintestinaler Sonde und der Ballonsonden-Enteroskopie die geringere Eindringtiefe in das Duodenum mit Begrenzung auf das Jejunum. Dieser Nachteil wird durch die schnellere und effektivere Einsetzbarkeit der Push-Enteroskopie ausgeglichen [5, 6].

Bei vermehrter Peristaltik während der retrograden Inspektion ist die Gabe von Spasmolytika (Glucagon, Butylscopolamin) möglich, jedoch selten nötig.

Intraoperative Enteroskopie

Bedingt durch den Einsatz an der Spitze abwinkelbarer Endoskope mit Instrumentierkanal und der Einführhilfen durch den Operator an jeder beliebigen Stelle ist die diagnostische Ausbeute bei spannungsfreier Lage des Instrumentes höher als bei anderen Enteroskopietechniken. Sie liegt zum Beispiel bei der Suche nach Blutungsquellen bei 70 bis 100 % [16, 24]. Erfaßt werden jedoch auch entzündliche und tumoröse Läsionen im einsehbaren Bereich.

Nachsorge

Bei rein diagnostischen Enteroskopien, ein komplikationsloser Verlauf vorausgesetzt, ist eine routinemäßige Nachsorge in der Regel unnötig.

Bei therapeutischen Maßnahmen im Dünndarm (thermische Blutstillung, Koagulationsverfahren, Polypektomie) ist eine 24- bis 48stündige stationäre Nachbeobachtung wegen des potentiellen Risikos einer sekundären Perforation empfehlenswert.

Komplikationen

Ballonsonden-Enteroskopie
Komplikationen sind selten und, wie Nasenbluten bei transanaler Einführung, nur kasuistisch beschrieben [25]. Allein von Morris [22] wurde eine Perforationsrate von 10 % mitgeteilt.

Push-Enteroskopie
Beim Einsatz der „Push-Technik" sind Komplikationen ebenfalls selten. Bei den zwei mitgeteilten Dünndarmperforationen [30] handelt es sich kasuistisch um durch den Einsatz eines Versteifungstubus bedingte Schleimhautabschürfungen und Einklemmungen [6, 31]. Darüber hinaus wurde über ein artefiziell entstandenes Mallory-Weiss-Syndrom und über eine Traumatisierung der Papilla Vateri mit sekundärer akuter Pankreatitis berichtet [2].

Intraoperative Enteroskopie
Bei sachkundiger Anwendung sind instrumentell bedingte Komplikationen (Perforationen, Infektionen, Blutungen) selten. Methodenbedingte postoperative Todesfälle wurden jedoch beschrieben [10, 19].

Zusammenfassung

Die heute mit besonderen Geräten und Techniken mögliche Enteroskopie hat das Ziel, die letzten „blinden Regionen des Gastrointestinaltraktes" zu beseitigen, bislang nur zum Teil erreicht.

Die erforderliche Untersuchungszeit, die Belästigung des Patienten und die Tatsache, daß ein nicht geringer Teil der Dünndarmabschnitte durch ziehharmonikaartiges Auffädeln auf das Enteroskop und das dadurch bedingte Zurückschnellen des Gerätes bei der retrograden Inspektion noch immer nicht eingesehen werden können, bleibt unbefriedigend.

Beim heutigen Stand der Technik stellt die Enteroskopie bei enger Indikationsstellung und großer Erfahrung des Untersuchers jedoch im Einzelfall präoperativ eine praktikable, wenig invasive Methode dar. Sie sollte in ihrer Anwendung zunächst auf Zentren beschränkt bleiben. Eine weitere Verbesserung der Geräte sowie der Einführungs- und Untersuchungstechniken bleibt wünschenswert. Allgemein praktikabel ist die sogenannte Push-Enteroskopie mit der wesentlichen Einschränkung, daß sie in ihrer Reichweite auf Duodenum und Jejunum beschränkt ist. Da diese Geräte jedoch auch für die routinemäßige Ösophago-Gastro-Duodenoskopie einsetzbar sind, sind sie zudem bei der eher seltenen Indikation zur Enteroskopie wirtschaftlicher.

Literatur

1. Adrian AL, Krevsky B (1996) Enteroscopy in patients with gastrointestinal bleeding of obscure origin. Dig Dis 14:345
2. Barkin J, Lewis B, Reiner D, Waye J, Goldberg R, Phillip R (1992) Diagnostic and therapeutic jejunoscopy with a new, longer enteroscope. Gastrointest Endosc 38:55
3. Barkin JS, Chong J, Reiner JK (1995) First-generation video enteroscope: fourther generation push-type small bowel enteroscopy utilizing an overtube. Gastrointest Endosc 40:743
4. Barthel JS (1996) Diagnostic and therapeutic push type enteroscopy in clinical use. Gastrointest Endosc 44:103
5. Benz C, Martin WR, Maier M, Riemann JF (1996) Ballonsonden-Enteroskopie oder Push-Enteroskopie – was ist besser? Endoskopie heute 9:108
6. Benz C, Martin WR, Arnold J, Jakobs R, Riemann JF (1997) Die endoskopische Untersuchung des Dünndarms mit der Push-Enteroskopie. Dtsch med Wschr 122:391
7. Blankenhorn DH, Hirsch J, Ahrens EH (1955) Transintestinal intubation: technic for measurement of gut length and physiologic sampling at known loci. Proc Soc exp Biol 88:356
8. Classen M, Frühmorgen P, Koch H, Demling L (1972) Enteroskopie-Fiberendoskopie von Jejunum und Ileum. Dtsch med Wschr 11:409
9. Davies GR, Benson MJ, Gertner DJ, Van Someren RMN, Rampton DS, Swain CP (1995) Diagnostic and therapeutic push type enteroscopy in clinical use. Gut 37:346
10. Desa LA, Ohri SK, Hutton KAR, Lee H, Spencer J (1991) Role of intraoperative enteroscopy in obscure gastrointestinal bleeding of small bowel origin. Br J Surg 78:192
11. Deyhle P, Paul F (1970) Die Endoskopie des proximalen Dickdarms. Therapiewoche 20:1803
12. Deyhle P, Koch H, Classen M (1971) Peranale Dünndarmbiopsie. Dtsch med Wschr 96:1272
13. Frimberger E, Classen M (1988) Transstomale Interventionen. Endoskopie heute 1:41
14. Gostout CJ, Schroeder KW, Burton DD (1991) Small bowel enteroscopy: an early experience in gastrointestinal bleeding of unknown origin. Gastrointest Endosc 37:5
15. Lau WY (1990) Intraoperative enteroscopy-indications and limitations. Gastrointest Endosc 36:268
16. Lau WY, Yuen WK, Chu KW, Poon GP, Li AK (1992) Obscure bleeding in the gastrointestinal tract originating in the small intestine. Surg Gynecol Obstet 174:119
17. Lewis BS, Waye JD (1987) Total small bowel enteroscopy. Gastrointest Endosc 33:435
18. Lewis BS, Waye JD (1988) Chronic Gastrointestinal Bleeding of Obscure Origin: Role of small bowel Enteroscopy. Gastroenterology 94:1117
19. Lewis BS, Wenger JS, Waye JD (1991) Small bowel enteroscopy and intraoperative enteroscopy for obscure gastrointestinal bleeding. Am J Gastroenterol 86:171
20. Lewis BS, Kornbluth A, Waye JD (1991) Small bowel tumours: yield of enteroscopy. Gut 32:763
21. Morris AJ, Madhok R, Sturrock RD, Capell HA, MacKenzie JF (1991) Enteroscopic diagnosis of small bowel ulceration in patients receiving non-steroidal anti-inflammatory drugs. Lancet Vol 337, 2:520
22. Morris AJ, Wasson LA, McKenzie JF (1992) Small bowel enteroscopy in undiagnosed gastrointestinal blood loss. Gut 33:887
23. Paoluzzi P (1970) Total colonoscopy by a "monorail" method. IInd World Congress of Gastroenterinal Endoscopy, Rome-Copenhagen
24. Ress AM, Benacci JC, Sarr MG (1992) Efficacy of intraoperative enteroscopy in diagnosis and prevention of recurrent occult gastrointestinal bleeding. Am J Surg 163:94
25. Schlauch D, Riemann JF (1993) Enteroskopie – Erweiterung des diagnostischen Spektrums. Z Gastroenterol 31:464
26. Tada M, Shimizu S, Kawai K (1986) A new Transnasal Sonde Type Fiberscope as a Pan-Enteroscop. Endoscopy 18:121
27. Torsoli A, Arullani P, Casali C (1967) An application of transintestinal intubation to the study of the colon. Gut 8:192
28. Waye JD (1996) Small bowel examination by the sonde enteroscope. Acta Endoscopica 26:277
29. Waye JD (1997) Enteroscopy. Gastrointest Endosc 3:247
30. Wilmer A, Rutgeerts P (1996) Push enteroscopy: technique, depth and yield of insertion. Gastrointest Endosc Clin N Am 6:759
31. Yang R, Laine L (1995) Mucosal stripping: a complication of push enteroscopy. Gastrointest Endosc 41:156
32. Zaman A, Katon RM (1998) Push enteroscopy for obscure gastrointestinal bleeding yields a high incidence of proximal lesions with reach of a standard endoscope. Gastrointest Endosc 47:372
33. Landi B, Tkoub M, Gaudric M, Guimbaud R et al. (1998) Diagnostic yield of push-type enteroscopy in relation to indication. Gut 42:421
34. Perez-Cuadrado E, Macenlle R, Iglesias J et al. (1997) Usefulness of Oral Video Push Enteroscopy in Crohn's Disease. Endoscopy 29:745
35. Waye JD (1998) Small-Bowel Endoscopy. Endoscopy 30:133

Proktoskopie, Rektosigmoidoskopie

P. Frühmorgen

Die Proktoskopie und die Rekto-Sigmoidoskopie gelten im Rahmen der gastroenterologischen Diagnostik, speziell der Proktologie, zweifelsfrei als die effektivsten, schnellsten und billigsten endoskopischen Untersuchungen [4, 6]. Sie sind auch im Zeitalter der Videoendoskopie, insbesondere im Rahmen von Vorsorgeuntersuchungen und gezielten Nachsorgemaßnahmen, unverzichtbar. Sie ergänzen die in jedem Fall vorausgehende äußere Inspektion der Analregion sowie die rektal-digitale Austastung (Handschuh, Fingerling, Gleitmittel) von Analkanal, distaler Ampulla recti, Portio uteri bei der Frau sowie Samenblase und Prostata beim Mann.

Proktoskopie

Indikation

Schmerzen im anorektalen Bereich, Abgang von hellrotem Blut, Schleim oder Eiter aus dem Anus sowie Störungen der Stuhlgewohnheiten.

Gezielte Inspektion des analen Kanals und Therapie (Sklerosierung, Ligatur, Infrarotkoagulation) des Hämorrhoidalleidens. Obligat bei *jeder* Koloskopie.

Kontraindikationen

Keine!

Instrumentarium

Proktoskope mit Voraus- und Seitenblick unterschiedlicher Länge (6,5 und 8 cm) und Durchmesser (12–21 mm). Letztere ermöglichen die gezielte Inspektion umschriebener Läsionen im Analkanal (Ulzera, Fissuren, Kryptitis), während für die Routineinspektion Vorausblickgeräte vorteilhafter sind.

Absaugpumpe mit Spülvorrichtung, Faßzangen für Wattetupfer, Injektionsnadeln, Biopsiezangen, Varizenligatur-Set.

Vorbereitung

Bei alleiniger Proktoskopie nicht erforderlich, da namentlich nach einer Defäkation die Ampulla recti stuhlfrei ist.

Die digitale Untersuchung des Analkanals und der distalen Ampulle erfolgt nach Einführung des mit Gummihandschuh und zusätzlich mit einem Gummifingerling geschützten Zeigefingers unter Rotation um 360 Grad. Dabei wird gleichzeitig der Sphinktertonus unter Ruhe und Anspannung sowie beim Mann die Prostata beurteilt. Hämorrhoiden sind, fibrosierte oder thrombosierte Knoten ausgenommen, nicht tastbar.

Technik

Diagnostik

Vor der Einführung des Proktoskops erfolgt die sorgfältige Inspektion und Palpation der Analregion unter Spreizung der Nates und die rektal-digitale Austastung. Nach Aufforderung zum Pressen können prolabierende Hämorrhoiden oder ein Analprolaps diagnostiziert werden.

Entsprechend evtl. folgender Untersuchungen, wie Rektoskopie, Koloskopie oder gynäkologischer Untersuchung, wird das Proktoskop mit Obturator und Gleitmittel in Linksseiten-, Knie-Ellenbogen-, Steinschnitt- oder Kipptischlagerung des Patienten unter vorsichtigem Druck und Drehbewegungen in der Analachse eingeführt. Nach Entfernung des Obturators werden störende Flüssigkeiten oder Stuhlreste abgesaugt und eventuelle Schleim- oder Blutauflagerungen mit einem Stieltupfer entfernt. Die exakte Inspektion einschließlich der Anoskopie, für die auch kurze Geräte zur Verfügung stehen, erfolgt unter kreisenden Bewegungen des Proktoskops retrograd.

Therapie

Konservativ-medikamentöse und instrumentelle Behandlung des Hämorrhoidalleidens.

Prädilektionsstellen der Hämorrhoiden sind, entsprechend der arteriellen Gefäßversorgung (Endäste der A. rectalis superior) bei 2, 5 und 9 Uhr in Knie-Ellenbogen-Lage (Abb. 1.).

Stadieneinteilung der Hämorrhoiden:

Grad I: Hämorrhoiden wölben sich unter proktoskopischer Sicht beim Pressen vor.
Grad II: Hämorrhoiden prolabieren nach der Defäkation oder beim Pressen nach außen und retrahieren sich spontan wieder.
Grad III: Hämorrhoidenprolaps ohne spontane Retraktion, aber digital reponierbar.
Grad IV: Hämorrhoiden mit Analprolaps.

Während eine symptomatische Behandlung mit Salben und Suppositorien lediglich der Akutbehandlung entzündlicher Hämorrhoidalbeschwerden vorbehalten ist, sollten nichtchirurgische Behandlungen des Hämorrhoidalleidens sich auf die Stadien Grad I und II beschränken.

- *Sklerosierungsbehandlung nach Blanchard:*
  Phenollösung in Mandelöl (Rp: Phenol crist. 4,0; Oleum arachides ad 80,0; aseptisch zubereiten) 1–2 ml in 3–4 Depots und in 3- bis 4wöchigen Abständen mit einer Gabriel-Spritze submukös injizieren (1. Sitzung ca. 1,5 cm proximal des Hämorrhoidalknotens, 2. Sitzung zwischen erster Injektionsstelle und Hämorrhoidalknoten, 3. Sitzung Injektion in den Hämorrhoidalknoten).
- *Sklerosierungsbehandlung nach Blond:*
  Streng submuköse und tropfenweise Injektion einer chininhaltigen Lösung (z.B. Sagittaproct CH-Lsg.) in die Basis des Knotens in 5–8 Sitzungen in wöchentlichem Abstand (cave Chininallergie, in ca. 1% zu erwarten)
- *Gummibandligatur:*
  Anlage einer elastischen Ligatur an der Basis des Hämorrhoidalknotens mit Applikator (cave Blutungen durch Abschnürung nach wenigen Tagen).
- *Infrarotkoagulation:*
  Wegen zu geringer Tiefenwirkung zur Behandlung von Hämorrhoiden ungeeignet. Blutstillung möglich.

Ergebnisse

Die Proktoskopie ermöglicht eine lückenlose Inspektion des Analkanals und von Teilen der distalen Ampulla recti. In der Regel ist sie Teil einer Rekto-Sigmoidoskopie oder – obligat – einer Koloskopie.

Nachsorge

Keine, soweit Untersuchung diagnostisch und unauffällig.

Komplikationen

Komplikationen sind bei sachgemäßer Anwendung nicht zu befürchten. Schmerzhaften Untersuchungen bei Fissuren kann mit einem Lokalanästhetikum, bei Spasmen oder Stenosen mit dünnlumigen Proktoskopen begegnet werden.

Blutungen sind zu erwarten, wenn Biopsien aus dem Hämorrhoidalbereich entnommen werden. Thermokoagulationen sind bei diesen oft starken Blutungen (arterielle Versorgung des Hämorrhoidalplexus) in der Regel ineffektiv. Therapie der Wahl ist die *Umstechung.*

Rektosigmoidoskopie

Indikationen

Neben gezielten und eine hohe Koloskopie nicht zwingend erforderlich machenden Untersuchungen (z.B. Inspektion einer tiefen Anastomose im Rahmen der onkologischen Nachsorge, Therapieüberwachung einer Kolitis und Proktitis, Hämorrhoidendiagnostik und -therapie) sollte die Rekto-Sigmoidoskopie *routinemäßig* im Rahmen der Krebsvorsorgeuntersuchung [2, 5] bei asymptomatischen über 40jährigen Personen eingesetzt werden, da im einsehbaren Bereich (bis 30 cm Höhe) 70–80% aller Dickdarmtumoren lokalisiert sind. Rektal-digital werden nur etwa 20% aller kolorektaler Tumoren erreicht.

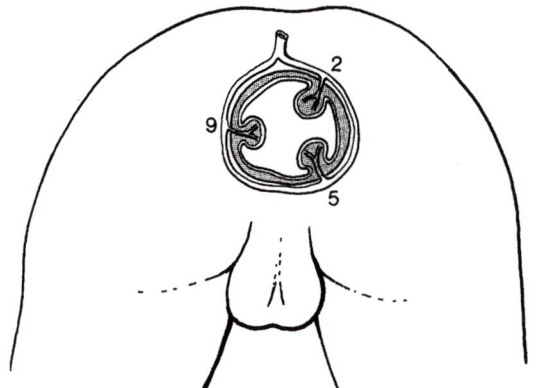

Abb. 1. Gefäßversorgung (A. rectalis superior) und Prädilektionsstellen der Hämorrhoidalknoten in Knie-Ellenbogen-Lage

Jegliche abdominelle Symptomatik, die auf eine Dickdarmerkrankung hinweist (abdominelle Beschwerden, Diarrhöen und Obstipation unklarer Genese, Tenesmen) oder der peranale Abgang von sichtbarem oder okkultem Blut sowie Eiter *müssen* zu einer primär hohen Koloskopie führen.

Kontraindikationen

Gibt es neben akuten lebensbedrohlichen Zuständen, Peritonitis und Kollaps, nicht.

Instrumentarium

Zum Einsatz kommen ausschließlich Geräte mit Kaltlichtquellen bei distaler oder proximaler Beleuchtung unterschiedlicher Länge (20–30 cm) und Durchmesser (8–20 mm). Sie bestehen aus einem Tubus mit Zentimeterskala, Obturator, Optik und Beleuchtungsvorrichtung. Nachteil der distalen Beleuchtung ist eine leichtere Verschmutzung, Vorteil die bessere Lichtausbeute.

Zusatzinstrumente, wie Probeexzisionszangen mit großen und kleinen Löffeln, Tupferträger, Absaugpumpe, Saugrohr, Koagulationssonde, Varizenligatur-Set und Sklerosierungsnadel komplettieren die Ausrüstung.

Alternativ und wesentlich effektiver kommen die für die Rektosigmoidoskopie verfügbaren flexiblen Fiberskope mit Arbeitslängen von 60–80 cm zum Einsatz. Bei höheren Kosten bieten sie jedoch wesentliche Vorteile (s. unten)

Vorbereitung

Neben dem aufklärenden Gespräch über Sinn und Ablauf der Untersuchung bedarf es einer Reinigung der zu inspizierenden Darmabschnitte. Lediglich die Ampulla recti ist in der Regel auch ohne Vorbereitung, namentlich nach einer Defäkation, gut einsehbar.

Generell haben sich Mikro- (5 ml) und Normalklistiere (100–150 ml), etwa 15 min vor Untersuchungsbeginn gegeben, bewährt. Orale Laxanzien und hohe Reinigungseinläufe sind entbehrlich bzw. störend.

Technik

Von den möglichen Lagerungen des Patienten (Knie-Ellenbogen-, Kipptisch-, Steinschnitt-, Linksseitenlage) bevorzugen wir den Kipptisch und – wenn unmöglich – die Linksseitenlagerung mit einem Sandsack unter der linken Hüfte und angezogenen Knien. Die Linksseitenlagerung ist für den Patienten bequem, entspannend, auf jeder Untersuchungsliege durchführbar und günstig, wenn die Liege am Fußteil um etwa 15 cm hochgestellt werden kann.

Vorteile des Kipptisches (PREXA, Firma Storz) – der Patient stützt sich mit den Oberschenkeln, Schulter, Kopf und Armen ab, bevor er mit dem Tisch um 45° kopfwärts gekippt wird – sind eine Streckung des Sigma (leichtere und tiefere Eindringtiefe des Gerätes, Verlagerung von Darminhalt nach proximal) und ein offenes Darmlumen ohne die sonst nötige Luftinsufflation. Diese Lagerung ist jedoch für ältere und kreislauflabile Patienten ungeeignet.

Für die Fiber-Sigmoidoskopie verwenden wir in der Regel eine Untersuchungsliege. Bezüglich der Begradigung von Sigma-Schleifen und der Lokalisation pathologischer Befunde unter Durchleuchtungskontrolle sei auf Kap. 2.8 verwiesen.

Der Einführung des starren oder flexiblen Rekto-Sigmoidoskopes *muß* immer eine äußere Inspektion der Analregion und eine rektal-digitale Austastung vorausgehen. Schmerzhafte Läsionen im Analkanal (z. B. Analfissur) bedürfen bisweilen der Infiltration (2–4 ml) mit einem Lokalanästhetikum.

Die Einführung des an der Spitze mit einem Gleitmittel (z. B. Meaverin-Gel) eingefetteten oder flexiblen Instruments erfolgt unter leicht drehender Bewegung zunächst über eine Strecke von 4–6 cm blind. Nach Entfernung des Obturators bei starren Geräten und Anschluß der Funktionselemente (Licht, Luft, Saugung, Spülung) bei flexiblen Instrumenten wird das Gerät unter orientierender Betrachtung und unter Lumensicht so weit eingeführt, wie es der Patient und/oder die Gerätelänge zulassen.

Für starre Geräte limitierend ist nicht selten die Knickbildung am rekto-sigmoidalen Übergang. Bezüglich der Reproduzierbarkeit von Höhenangaben bei pathologischen Befunden sei erwähnt, daß die eingeführte Gerätelänge häufig nicht der Länge des eingesehenen Darmsegments entspricht, welches sich strecken oder auffädeln kann.

In etwa 15 cm ab der Linea dentata beginnt das Sigma. Hier liegt die peritoneale Umschlagsfalte, so daß proximal hiervon gelegene Perforationen *intraperitoneal* liegen.

Die exakte Befundung der Darmschleimhaut, aber auch eventuelle Gewebeentnahmen, erfolgen im Rahmen der retrograden Inspektion während des Zurückziehens des Gerätes unter rotierenden Bewegungen des Tubus bzw. der Fiberskopspitze.

Wird rektoskopisch ein Polyp erkannt, so sollten Biopsien oder die sofortige Ektomie unterlassen werden. Sinnvoller ist die möglichst umgehende hohe Koloskopie zum Nachweis oder Ausschluß weiterer pathologischer Befunde mit Ektomie des rektoskopisch gesehene Polypen in toto.

Ergebnisse (starre und flexible Rektosigmoidoskopie)

Die Rektosigmoidoskopie ist die effektivste Methode zur Untersuchung dieses Darmabschnittes. Die Überlegenheit gegenüber der Röntgenuntersuchung ist unstrittig.

Unterschiede ergeben sich jedoch hinsichtlich der Praktikabilität und der diagnostischen Ausbeute zwischen einem starren und einem flexiblen Instrumentarium.

Ausgehend von 202 Patienten, die wir prospektiv sowohl mit dem starren Endoskop als auch mit dem Fiber-Sigmoidoskop untersucht haben, fanden wir hinsichtlich des zeitlichen Aufwandes (reine Untersuchungszeit) keine signifikanten Unterschiede (Tabelle 1).

Die erreichten Höhen differierten hinsichtlich der Einführung des Geräts erheblich (Tabelle 2, Abb. 2). Dabei wurden in 97 Fällen (48%) differente (RS/FS), in 37 Fällen (62%) mit dem Fiberskop additionale Be-

Tabelle 1. Zeitaufwand bei Rektosigmoidoskopien mit starrem (*RS*) und flexiblem (*FS*) Instrumentarium

Zeit	RS	FS
Maximal (min)	5	7
Minimal (s)	70	145
Mittelwert (s)	192	210

Tabelle 2. Erreichte Höhe [cm] bei 202 Rektosigmoidoskopien mit starrem (*RS*) und flexiblem (*FS*) Instrumentarium

Höhe [cm]	RS		FS	
	n	(%)	n	(%)
0–15	202	(10)	202	(100)
16–20	113	(56)	202	(100)
21–25	53	(26)	194	(96)
26–30	3	(1,5)	194	(96)
31–40	0		194	(96)
41–50	0		186	(92)
51–60	0		170	(84)

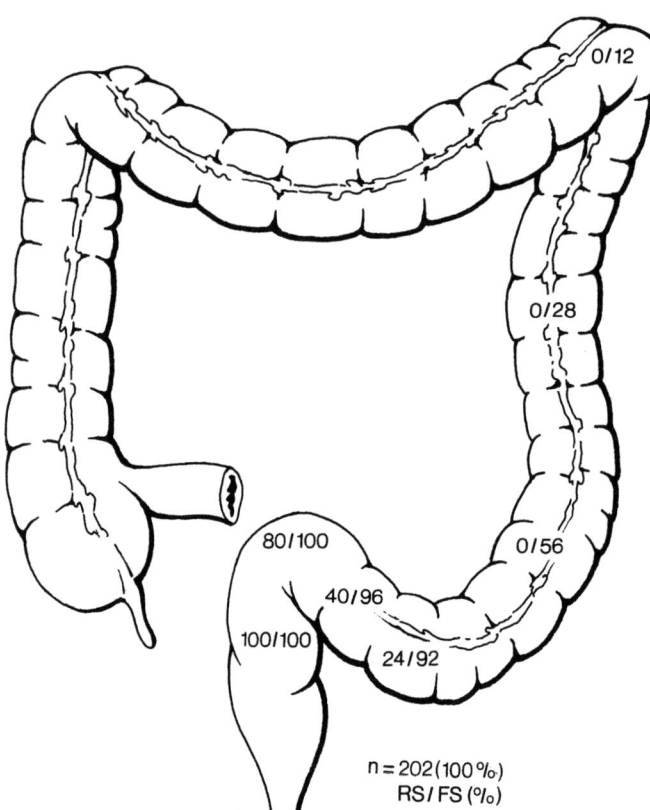

Abb. 2. Erreichte Höhe (Durchleuchtungskontrolle) bei starrem (*RS*) und flexiblem (*FS*) Instrumentarium

Tabelle 3. Normalbefunde und pathologische Befunde bei Einsatz eines starren (*RS*) und eines flexiblen (*FS*) Endoskops

Befunde	RS (n)	FS (n)	Verhältnis RS:FS
o. B.	60	23	2,6:1
Polyp	32	55	1:1,7
Polypen	11	22	1:2
Karzinome	3	4	1:1,3
Colitis ulcerosa	37	38	1:1
M. Crohn	17	33	1:1,9
Diverkel	2	27	1:13,5
Pathologische Befunde	102	179	

funde erhoben. Die mit beiden Geräten nachgewiesenen Diagnosen sind in Tabelle 3 zusammengestellt.

Bei unter heutigen Voraussetzungen vergleichbarer Belästigung des Patienten und sich nicht wesentlich unterscheidenden Untersuchungszeiten sind die mit dem flexiblen Instrumentarium erreichten Eindringtiefe und damit die diagnostische Ausbeute wesentlich vorteilhafter. Allein die hohen Kosten eines Fiberskops stehen einer weiten Verbreitung entgegen.

Der Einsatz von Fiberskopen ist bei Beherrschung der Technik wünschenswert und indiziert zur erweiterten Vorsorge bei asymptomatischen Patienten, gezielten Kontroll-Untersuchung und in Ergänzung zur Proktoskopie. Sie ist in keinem Fall ein Ersatz für die hohe Koloskopie.

Neben jährlichen Okkultbluttesten im Stuhl ab dem 50. Lebensjahr ist in den USA die flexible Sigmoidoskopie in 3–5jährigen Intervallen in die Krebsvorsorgeprogramme integriert [2, 5].

Nachsorge

Eine routinemäßige Nachsorge ist nicht erforderlich.

Bei Verdacht auf eine instrumentelle Perforation (Schmerzen im Unterbauch, akutes Abdomen) muß radiologisch nach freier Luft im Abdomen untersucht und bei Nachweis *unverzüglich laparotomiert* werden. Dies gilt auch für schwere Blutungen, die einer endoskopischen Blutstillung (Kap. 2.12) nicht zugänglich oder dadurch nicht beherrschbar sind.

Komplikationen

Komplikationen sind extrem selten. Bei 9370 Rektoskopien mit starren Instrumenten beobachten wir keine Komplikationen.

Sie werden in der Literatur mit 1:10000 bis 1:20000 angegeben, wobei Perforationen, gefolgt von Blutungen, im Vordergrund stehen. Um das Risiko einer Perforation durch die früher üblichen großen Biopsie-Löffelzangen zu minimieren, setzen wir, ausgenommen bei einem Morbus Crohn im Rektum, auch bei starren Geräten versteifte Biopsiezangen ein, wie sie fiberskopisch Anwendung finden.

Leichte Blutungen stehen spontan oder nach Kompression mit einem adrenalingetränkten Tupfer. Für schwere Blutungen oberhalb der peritonealen Umschlagsfalte verwenden wir die Elekto-Hydro-Thermo-Sonde [1, 3], wahlweise im Rektum auch die Unterspritzung mit Adrenalin 1:10000.

Literatur

1. Frühmorgen P, Matek W (1986) Electro-hydro-thermo- and bipolar probes. Endoscopy [Suppl 2] 18:62
2. Leven B, Bond JH (1996) Colorectal cancer screening: recommendations of the US Preventive Services Task Force. Gastroenterology 111:1381
3. Matek W, Frühmorgen P (1983) Elekto-Hydro-Thermo-Sonde. Dtsch Med Wochenschr 108:816
4. Stein E (1990) Proktologie. Lehrbuch und Atlas. Springer, Berlin Heidelberg New York Tokyo
5. Winawer SJ, John DJ St et al. (1995) Prevention of colorectal cancer: guidelines based on new data. Bulletin of the World Health Organization 73:7
6. Winkler R, Otto P (1997) Proktologie. Ein Leitfaden für die Praxis. Georg Thieme Verlag, Stuttgart

Kolo-Ileoskopie

P. Frühmorgen

Die routinemäßig durchführbare hohe Koloskopie, bei gegebener Indikation zur Ileoskopie erweitert, hat in Deutschland eine nahezu 30jährige Tradition [10].

Vorausgegangen waren seit 1955 zunächst Versuche, Meß- und Biopsieinstrumente sowie flexible Endoskope mit Hilfe einer von Blankenhorn [4] angegebenen transintestinalen Sonde in den Dickdarm einzuführen [6, 21, 33], sowie seit 1963 Fibersigmoidoskopien [30, 31]. Schrittweise wurde durch Optimierung der Fiberskope und der Einführungstechniken die Inspektion des gesamten Dickdarms und des terminalen Ileums routinemäßig möglich [1, 7, 8, 11–15, 24, 25, 27–29, 32, 36–38]. Die klinische Bedeutung und Einsatzbereiche der virtuellen Koloskopie in dreidimensionaler Magnetresonanztechnik [35] bzw. Computertomographietechnik [18, 26, 39] sind derzeit noch nicht abschließend beurteilbar.

Indikationen

In der Hand des ausgebildeten und erfahrenen Untersuchers stellt die Kolo-Ileoskopie bei Erwachsenen und Kindern eine schnelle, effektive, kostengünstige und dem Patienten zumutbare Untersuchung dar. In Verbindung mit Gewebeentnahmen (Biopsie, Polypektomie, Mukosektomie) zur histologischen Befundung wird die endoskopische Untersuchung hinsichtlich der *diagnostischen Wertigkeit* von keiner anderen, nichtchirurgischen Methode erreicht. Die Kolo-Ileoskopie hat sich zunehmend und zurecht von einer komplementären zu einer primären Untersuchung entwickelt. Durch die therapeutische oder operative Endoskopie wurden die Einsatzmöglichkeiten der primär diagnostischen Untersuchung wesentlich erweitert, so daß früher vielfach notwendige chirurgische Eingriffe (z. B. Polypenentfernung, Blutstillung, palliative Tumorbehandlung) nicht mehr erforderlich sind.

Diagnostische Kolo-Ileoskopie

1. Anamnestische und klinische Befunde, die auf eine Darmerkrankung hinweisen, einschließlich der okkulten peranalen Blutung,
2. Histologische Sicherung der Diagnose,
3. Vor- und Nachsorgeuntersuchungen,
4. Verlaufsbeobachtungen und Therapiekontrollen,
5. Fragliche oder unklare Röntgenbefunde,
6. Negative Röntgenbefunde bei entsprechenden anamnestischen und/oder klinischen Beschwerden,
7. Hämorrhagien aus dem unteren Magen-Darm-Trakt.

Therapeutische Kolo-Ileoskopie

1. Polypektomie,
2. Mukosektomie,
3. Blutstillung,
4. Palliative Tumorbehandlung,
5. Behebung einer Invagination,
6. Akute intestinale Pseudoobstuktion,
7. Fremdkörperextraktion,
8. Bougierung bzw. Dilatation von Stenosen.

Auf eine Darmerkrankung hinweisende anamnestische und klinische Daten, fragliche oder unklare Röntgenbefunde, durch Voruntersuchungen nicht zu klärende abdominelle Beschwerden (Blut-, Schleim-, Eiterabgänge, Diarrhö, Obstipation, Tenesmen, Subileussymptomatik) sowie Vor- und Nachsorgeuntersuchungen von Risikopatienten (präkanzeröse Bedingungen und präkanzeröse Läsionen, Verlaufsbeobachtungen nach Operationen maligner Kolontumoren und nach Polypektomie, okkulte peranale Blutungen, familiär gehäufte Krebserkrankungen) gehören zu den *absoluten Indikationen*. Dies gilt auch für die Polypektomie, die präoperative histologische Sicherung einer Diagnose sowie die Klärung des Schwergrades und der Ausdehnung pathologischer Prozesse, um einen rechtzeitigen, gezielten und maßgeschneiderten chirurgischen Eingriff durchzuführen oder ihn überflüssig zu machen.

Präkanzeröse Bedingungen und Läsionen im Kolorektum

Bedingungen
- früher entferntes Adenom oder Karzinom
- Karzinom in Corpus uteri, Ovar, Mamma, Harnblase
- Ureterosigmoidostomie
- sog. Krebsfamilien
- Kolorektales Karzinom bei Blutsverwandten
- chronisch-entzündliche Darmerkrankungen (Colitis ulcerosa, Morbus Crohn)

Läsionen
- Adenomatosis coli
- kolorektales Adenom
- schwere Dysplasie bei entzündlichen Darmerkrankungen

Verlaufsbeobachtungen und Therapiekontrollen benigner Krankheiten stellen eine *relative Indikation* dar.

Hämorrhagien aus dem Gastrointestinaltrakt sollten erst nach Ausschöpfung anderer, weniger aufwendigerer Methoden sowie nach Ausschluß einer Blutung aus dem oberen Gastrointestinaltrakt koloskopiert werden. Bei positiven Okkultbluttesten stellt die Koloskopie jedoch die primäre Untersuchung dar. Neben der Lokalisation und Identifikation sind auch blutstillende Maßnahmen (Elektro- und Laserkoagulation, Argon-Plasma-Koagulation, Unterspritzung) möglich (s. Kap. 2.12).

Kontraindikationen

Wie bei jeder endoskopischen Untersuchung muß zwischen dem zu erwartenden diagnostischen Gewinn, den sich daraus ableitenden therapeutischen Konsequenzen und den möglichen Komplikationen (Blutung, Perforation, Nebenwirkungen der Prämedikation) [17] sorgfältig abgewogen werden (s. Kapitel 1.7). Dabei ist zwischen *absoluten* und *relativen* Kontraindikationen zu unterscheiden:

- *Absolute Kontraindikationen:*
  - floridentzündliche Darmerkrankungen (fulminante Verlaufsformen),
  - Peritonitis
- *Relative Kontraindikationen:*
  - hämorrhagische Diathese (Verzicht auf Biopsie und Polypektomie),
  - dekompensierte kardiale und pulmonale Insuffizienz,
  - koronare Herzkrankheit schweren Grades,
  - mangelnde Kooperation des Patienten.

Selbstverständlich muß, soweit es die Situation und der Zustand des Patienten zulassen, eine Einverständniserklärung (s. Kap. 1.11) vorliegen.

Instrumentarium

Zur Kolo-Ileoskopie werden ausschließlich vollflexible Video- oder Fiberskope mit prograder Optik und einem maximalen Blickwinkel von 140° eingesetzt (Abb. 1). Diese Geräte stehen in verschiedenen Nutzlängen, einem normalen und einem dünnkalibrigen (Kinder, Stenosen, engfixierte Schleifen) Einführungsteil, sowie mit einer stufenlosen Abwinkelbarkeit der Instrumentenspitze bis maximal 180° zur Verfügung. Wegen großer Vorteile (geringe Ermüdung durch binokulares Sehen eines Monitorbildes, optimierte Bildqualität und Vergrößerungseffekt, Befunddokumentation, Einbeziehung des Assistenzpersonals und auszubildender Ärzte) hat sich weltweit die Videoendoskopie durchgesetzt. Dabei wird zunehmend die externe Kamera (indirekte Videoendoskopie) durch das elektronische Endoskop mit einem distalen Kamerachip (direkte Videoendoskopie) abgelöst.

Alle Geräte verfügen über Kaltlicht, eine automatische Saug-Spül-Vorrichtung, Luftinsufflation sowie einen Intrumentierkanal mit unterschiedlicher Lumenweite. Bevorzugt in Japan eingesetzt, stehen zur Erkennung und Beurteilung kleinster Schleimhautveränderungen sog. Video-Zoom-Koloskope (CF, Typ 200 Z, Olympus Optical, Hamburg) zur Verfügung. Mit einem mechanischen Zoom, mit dem stufenlos zwischen einem Blickwinkel/Minimalabstand von 35°/2 mm und 120°/8 mm umgeschaltet werden kann, übertrifft dieses Gerät mit seinem Vergrößerungsfaktor von 100 herkömmliche Videokoloskope um den Faktor 20. Diese Geräte werden speziell zur Erkennung von de-novo-Karzinomen und kleinen flachen Adenomen, bevorzugt unter Anwendung der Chromographie (s. Seite 200) eingesetzt [19].

Durch eine konsequente Gerätebegradigung bei Schleifen im Sigma und/oder Colon transversum sowie eine anschließende routinemäßige externe Versteifung haben sich Geräte mittlerer Nutzlänge (ca.

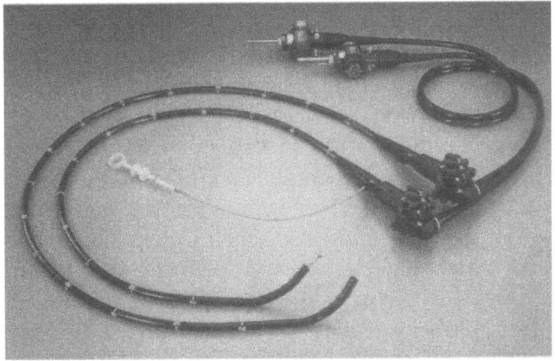

Abb. 1. Videokoloskope (CF-Q 140 I/L, Olympus Optical, Hamburg) mit unterschiedlichen Arbeitslängen

130 cm) als ausreichend erwiesen. Sie sind sowohl für die Sigmoidoskopie und partielle Koloskopie als auch für die hohe Koloskopie und Ileoskopie einsetzbar. Eine schlechte Einführungstechnik sollte nicht durch ein langes Koloskop kompensiert werden.

Als Hilfs- und Zusatzgeräte, die durch den Instrumentierkanal eines jeden Endoskopes eingeführt werden können, stehen unterschiedliche Biopsiezangen, Polypengreifer, Fremdkörperfaßzangen, Clips, Magnetsonden, Polypektomieschlingen, Zytologiebürsten, Meßsonden, Teflonkatheter sowie Elektro-, Laser-, Argon-beamer- und Sklerosierungssonden zur Verfügung.

Für die Foto- und Filmdokumentationen gibt es adaptierbare und leistungsstarke Kleinbild-, Schmalfilm- und Sofortbildkameras. Videoaufnahmen (VHS, S-VHS, U-MATIC etc.) können mit handlichen und extern aufsetzbaren Kameras oder Videoendoskopen durchgeführt werden. Sie dienen der Befunddokumentation, Verlaufsbeobachtung sowie der Aus- und Weiterbildung und werden in naher Zukunft auch zur computergestützten Datenverarbeitung (Kap. 1.3, 1.4) Verwendung finden.

Neben der obligaten Kaltlichtquelle und einem Hochfrequenz-Chirurgiegerät für elektrochirurgische Eingriffe (Polypektomie, Blutstillung) hat sich zur gelegentlichen Lagekontrolle der Instrumentenspitze, zur gefahrlosen Begradigung von Schleifen und damit zur zeitsparenden, risikoarmen und wenig belastenden Untersuchung sowie zur Dokumentation und exakten Lokalisationsbestimmung pathologischer Befunde ein Röntgenuntersuchungsgerät mit Bildverstärker-Fernsehdurchleuchtung bewährt. Ein sog. C-Bogen ist in aller Regel für die Kolo-Ileoskopie ausreichend.

Ob ein neu entwickeltes elektromagnetisches Abbildungssystem [34] zur Erkennung des Koloskopverlaufes auf einem Bildschirm die Röntgendurchleuchtung ersetzen kann, ist abzuwarten.

Vorbereitung

Jede Kolo-Ileoskopie bedarf einer klaren Indikationsstellung, einer optimalen Darmreinigung sowie der Gerinnungswerte bei Polypektomien. Eine generelle Prämedikation (s. Kap. 1.10) führen wir nicht durch. Der Patient entscheidet während der Untersuchung, ob er eine Medikation benötigt und wünscht. Wie bei jeder endoskopischen Untersuchung bedarf es einer angemessenen Aufklärung des Patienten (Kap. 1.11). Da in 10-15%, bei älteren Patienten in bis zu 50% kolorektale Polypen zu erwarten sind, klären wir, um Doppeluntersuchungen zu vermeiden, zugleich regelmäßig über eine evtl. in gleicher Sitzung vorzunehmende Polypektomie auf.

Indikationsstellung

Diese muß sich aus der Anamnese, der klinischen Symptomatik und/oder den Vorbefunden ableiten lassen.

Darmreinigung

Durch die Kolo-Ileoskopie soll ein Befund bewiesen oder ausgeschlossen werden. Demzufolge muß die Darmreinigung, die im Vergleich zu stationären Patienten ambulant häufig leichter zu erzielen ist, kompromißlos sein. Dieses Ziel kann mit verschiedenen Methoden erreicht werden. Mehrtägiges Fasten ist heute nicht mehr nötig. Ganz überwiegend haben sich bei uns, abhängig von der Einzelsituation, 3 verschiedene Reinigungsmaßnahmen bewährt: Saline-Lavage, peroral-peranale Darmreinigung und die kombinierte Darmreinigung mit Magnesiumsulfat und Saline-Lavage. Von Mannitol (sweet lavage) als Reinigungslösung raten wir ab, da es eine erhebliche Gasbildung verursacht und durch Bildung explosiver Gase beim Einsatz von HF-Strom (z. B. Polypektomie) zu Komplikationen kommen kann.

Saline-Lavage zur peroralen Darmreinigung

Im Rahmen der peroralen Saline-Lavage mit einer isotonen Salzlösung (Tabelle 1) oder Golytely-Lösung (Tabelle 2) - der Patient sollte am Vortag der Untersuchung bereits flüssige Kost zu sich nehmen, 5 Tage vorher keine körnerhaltigen Nahrungsmittel (Verstopfung der Instrumentierkanäle) essen sowie eine eventuelle orale Eisenmedikation absetzen - trinkt der Patient am Untersuchungstag pro 40 min 1 l der in Tabelle 1 oder 2 aufgeführten Trinklösung. Die Vorbereitung ist beendet, wenn peranal klare Flüssigkeit entleert wird oder maximal 5 l getrunken sind. Die Kontraindikationen zu dieser Vorbereitung (s. S. 193) sind zu beachten.

Tabelle 1. Zusammensetzung der bilanzierten Trinklösung („saline-lavage") für die perorale Darmreinigung

Bestandteil	Menge
NaCl	6,50 g/l
NaHCO$_3$	2,50 g/l
KCl	0,75 g/l
Konzentrationen	
NA$^+$	141 mmol/l
K$^+$	10 mmol/l
Cl$^-$	121 mmol/l
HCO$_3^-$	30 mmol/l

Tabelle 2. Zusammensetzung der Golytely-Trinklösung für die perorale Darmreinigung [5, 9]

Bestandteil	Menge
NaCl	1,46 g
KCl	0,75 g
NaHCO$_3$	1,68 g
Na$_2$SO$_4$ (H$_2$O frei)	5,68 g
Polyethylenglycol 4000	59,0 g
Aqua purific. ad 1000 ml sterilisiert	

Bei Vor- und Nachteilen beider Lösungen bevorzugen wir wegen der effizienteren Reinigung die klassische bilanzierte Elektrolytlösung (Tabelle 1). Der wesentliche Vorteil von Golytely ist eine geringere Wasser- und Salzresorption und dadurch eine verminderte Gewichtszunahme im Rahmen der Vorbereitung.

Kontraindikationen zur peroralen Darmreinigung

1. Kardiovaskuläre oder respiratorische Insuffizienz schweren Grades,
2. Alter über 70 oder unter 18 Jahren (Flüssigkeitsmenge beachten),
3. Störung des Elektrolyt- und Wasserhaushaltes,
4. Eingeschränkte Nierenfunktion,
5. Verdacht auf Darmobstruktion,
6. Floridentzündliche Darmerkrankungen.

Im Einzelfall muß das potentielle Risiko gegen den zu erwartenden diagnostischen und/oder therapeutischen Gewinn abgewogen werden.

Peroral-peranale Darmreinigung

Ist die alleinige perorale Darmreinigung mit einer Saline-Lavage kontraindiziert oder kann der Patient die Flüssigkeit, die auch über eine Magensonde gegeben werden kann, nicht aufnehmen, so bereiten wir mit einer kombinierten peroralen (Magnesiumsulfat) und peranalen (Reinigungseinläufe) Darmspülung vor.

Vorbereitungsschema der peroral-peranalen Darmreinigung

Am Vortag der Untersuchung

- Flüssige Kost (süßer Tee, Fleischbrühe, Mineralwasser).
- Morgens und nachmittags:
  je 125 ml 25%ige MgSO$_4$-Lösung und

je 1 hoher Reinigungseinlauf (ohne Glyzerinzusatz ← cave verschmutzte Optik)

Am Untersuchungstag

- 1–2 Reinigungseinläufe (soweit erforderlich)

Da diese Art der Vorbereitung stationär gut, unter ambulanten Bedingungen jedoch deutlich aufwendiger ist, hat sich uns bei ambulanten Patienten, welche der alleinigen Saline-Lavage nicht zugeführt werden können, eine 3. Art der Vorbereitung – eine Kombination von Magnesiumsulfat mit einer vom Volumen her reduzierten Saline-Lavage – bewährt.

Kombinierte Vorbereitung (MgSO$_4$ + Saline-Lavage)

Am Vortag der Untersuchung:

- Flüssige Kost (süßer Tee, Fleischbrühe, Mineralwasser).
- mittags und nachmittags: je 125 ml 25%ige MgSO4-Lösung;

Am Untersuchungstag:

- 1–3 l Saline-Lavage oral (1 l/40 min).

Dadurch ist unter ambulanten Bedingungen 2–3 h nach Eintreffen des Patienten die Koloskopie möglich.

Notfallkoloskopie

Für die Notfallkoloskopie sind nach Stabilisierung des Kreislaufs 2–4 hohe Reinigungseinläufe mit je 1–1,5 l lauwarmem Wasser ausreichend, um eine Inspektion zu ermöglichen. Die Technik entspricht jener der diagnostischen Koloskopie. Eine ausreichende Saugung und Spülung während der Untersuchung sollte verfügbar sein.

Gefahren der Vorbereitung mit Mannitol

Eine unvollständige Darmreinigung, aber auch die Vorbereitung mit Mannitol („sweet lavage") bergen die Gefahr erhöhter Wasserstoff- und/oder Methankonzentrationen im Darmlumen [16], die bei elektrochirurgischen Eingriffen (z. B. Polypektomie) oder Laseranwendungen bei Konzentrationen von über 4 Vol.-% zu einem explosiblen Gasgemisch führen können. Diese Gefahr besteht auch bei der „sweet lavage", d.h. einer Darmreinigung mit Mannitol [3, 22]. Selbst ohne einen zusätzlichen elektrochirurgischen Eingriff wurde bei dieser Art der Vorbereitung eine Überblähung und Ruptur des Kolons beschrieben [23]. Auf diese Vorbereitung sollte daher generell verzichtet werden, auch wenn durch eine simultane

CO_2-Insufflation das Risiko der Gasexplosion vermindert werden kann. Mannitol ist auch in der von Davis [9] angegebenen Saline-Lavage (25 mmol/l NaCl, 40 mmol/l Na_2SO_4, 10 mmol/l KCl, 20 mmol/l $NaHCO_3$, 80 mmol/l Mannitol) enthalten. Mannitol sollte bei Verwendung dieser Spüllösung durch Polyäthylenglykol (59 g/l) ersetzt werden. In dieser Zusammensetzung ist nur eine geringfügige Wasserabsorption und Elektrolytverschiebung zu erwarten.

Gerinnungsstatus

Ein genereller Gerinnungsstatus [Prothrombinwert (Quick), partielle Thromboplastinzeit, Thrombozytenzahl] *vor allen* endoskopischen Untersuchungen wird von uns bei sorgfältiger Anamneseerhebung (vermehrte Blutungsneigung bei kleinen Verletzungen, leichtes Entstehen von blauen Flecken, Blutkrankheiten wie Hämophilie, Lebererkrankungen, Antikoagulantienbehandlung) *nicht* gefordert. Die Gerinnungswerte sind jedoch – nicht älter als eine Woche – *obligat bei Polypektomien*. Bei *bekannten Lebererkrankungen* oder *Blutkrankheiten* darf der Gerinnungsstatus nicht älter als 48 h sein. In der Regel sollten der Quick-Wert mindestens 50 % (INR < 1,5), die partielle Thromboplastinzeit nicht über das 2fache der Norm verlängert sein und die Thrombozytenzahl über 50 000/mm³ betragen.

Heparininjektionen, Marcumar- oder NSAR-Einnahme müssen vor Polypektomien und Biopsien erfragt und beachtet werden.

Technik der Koloskopie

Wenngleich die Einführung des Endoskopes prinzipiell auch ohne Assistenz und ohne Durchleuchtungsmöglichkeit durchführbar ist, so haben sich uns beide Hilfen bewährt. Die Assistenz (Schwester oder ein die Kolo-Ileoskopie erlernender Arzt) – über ein „teaching attachment" oder den Monitor die Untersuchung verfolgend – hat sich als Einführungshilfe für das Gerät, zur Mithilfe bei der externen Versteifung des Koloskopes nach Begradigung von Schlingen sowie bei der Biopsie, Polypektomie, Koagulation und zur Röntgendurchleuchtung (optimierte Begradigung von Schleifen, Lagebestimmung der Instrumentenspitze, topographische Zuordnung pathologischer Befunde) bewährt. Die Angabe der eingeführten Gerätelänge, ausgenommen im Rektum und unteren Sigmadrittel, in Zentimeter ist unzulässig, da nicht reproduzierbar. Die Durchleuchtung ist exakter als die endoskopische Bestimmung nach anatomischen Strukturen (Orifizium der Appendix, Bauhinische Klappe, Triangelform des Colon transversum) oder die Lokalisationsbestimmung mit Hilfe der Diaphanoskopie. Durch diese personellen und technischen Hilfen werden die Untersuchungszeiten verkürzt, die Rate erfolgreicher Einführungen bis zum Coecum bzw. terminalen Ileum erhöht und die Zahl der Komplikationen minimiert.

Durch die Lagevariabilität von Sigma und Colon transversum sowie die daraus resultierenden, unterschiedlichen Schlingenbildungen ist die Untersuchungstechnik nur bedingt standardisierbar. Einige Regeln, Tips und Tricks haben jedoch immer Gültigkeit.

14 Regeln, Tips und Tricks zur Technik der Koloskopie

1. Keine generelle Prämedikation, sondern – soweit überhaupt erforderlich – nach Bedarf eine situationsgerechte und individuelle Medikation.
2. Einführung unter Lumensicht.
3. Auf Schmerzangaben des Patienten achten.
4. Keine forcierte Gewalt.
5. Minimale Luftinsufflation – häufige Luftaspiration, insbesondere während der Passage von Flexuren.
6. Zurückziehen des Koloskopes bei fehlender Lumensicht.
7. Die im Analbereich eingeführte Gerätelänge muß im Verhältnis 1:1 auf die Instrumentenspitze übertragen werden.
8. Beachtung der Lichtreflexe auf der Mukosa.
9. Eine kurze Durchleuchtung ergibt bei fehlender Lumensicht oder komplizierter Schlingenbildung Hinweise auf den weiteren Darmverlauf.
10. Externe Versteifung nach Begradigung des Sigmas.
11. Bei wellenförmigem oder U-förmigem Verlauf des Colon transversum nach Passage der Kurve Begradigung durch Zurückziehen des Instrumentes bis zum „Dach" der nächsten Kurve.
12. Rechtsseitenlagerung, wenn Schwierigkeiten bei der Passage der rechten Flexur auftreten, bei gleichzeitiger Luftaspiration.
13. Anatomische Besonderheiten (Haustren, Tänien, Flexuren, Valvula, Appendixabgang, Fisteln, Divertikel) beachten.
14. Gebrauche die Durchleuchtung nur zur kurzzeitigen Orientierung bei erschwerter Einführung, zur Sigmabegradigung sowie zur Lokalisation eines pathologischen Befundes.

Phase 1 der Einführung

Die Untersuchung – der Arzt steht auf der rechten, die Assistenz auf der linken Seite des Patienten – beginnt in Linksseitenlage nach einer rektal-digitalen Austastung sowie einer Anoproktoskopie mit starrem Instrumentarium. Letztere kann, was wir bevorzugen, auch am *Schluß* der Kolo-Ileoskopie erfolgen.

Die Einführung der mit einem Gleitmittel (z.B. Meaverin-Gel) eingeriebenen Endoskopspitze erfolgt ohne Spekulum bei dosiertem Schub unter Führung des Schaftes mit dem Zeigefinger über die Rima ani in den Analkanal hinein. Die weitere Einführung sollte bei orientierender Inspektion unter Lumensicht erfolgen. Ein „blindes" Vorschieben birgt nicht nur die *Gefahr einer Perforation*, sondern führt namentlich im Sigma zu zusätzlichen und erschwert passierbaren *Schlingenbildungen*. Für die Luftinsufflation gilt die Regel „so viel wie nötig, so wenig wie möglich", um bei freier Sicht immer wieder Luft zu aspirieren. Schaukelnde Bewegungen durch die rechte Hand der Assistenz im linken Unterbauch (leichteres Passieren von Haustren, Ablenkung des Patienten) während der Sigmapassage, Vorschieben des Gerätes mit der linken Hand und Fixation des Gerätes an einem pathologischen Befund geben dem Untersucher die nötige manuelle Freiheit zum Halten des Endoskopes, zur Bedienung der Abwinkelmechanik sowie zum Einbringen von Zusatzgeräten in den Intrumentierkanal.

Erstes Ziel der Einführung ist die *linke* Flexur mit der anschließenden Umlagerung des Patienten in die Rückenlage.

Die Umlagerung in die Rückenlage erfolgt früher bei

1. fehlender Lumensicht,
2. Schmerzen,
3. unzureichender Übertragung der Schubkraft auf die Instrumentenspitze im Verhältnis 1:1

Soweit nicht allein durch die Umlagerung bessere Voraussetzungen für die weitere Einführung gegeben sind, gibt eine kurze Durchleuchtung Aufschluß darüber, welche schleifenbedingte Technik weiter anzuwenden ist.

Die durch ein *Mesocolon bedingte intraperitoneale Lage* des Sigmas wie auch des Colon transversums (Abb. 2) führt durch Stauchungen und Rotation zu variablen Schlingenbildungen dieser Darmabschnitte. Die Erfahrungen früherer Jahre und der Anfänger lehren, daß die meisten, insbesondere komplizierte und kombinierte Sigmaschlingen (Abb. 3), artefiziell durch unsachgemäße Technik oder ein unzulängliches Instrumentarium hervorgerufen werden.

Wesentliche Voraussetzung zum Verständnis der verschiedenen Sigmaschlingen und deren Begradigung ist die Tatsache, daß sich diese Schlingen auf wenige durch die Anatomie vorgegebene Formen zurückführen lassen. Zum besseren Verständnis be-

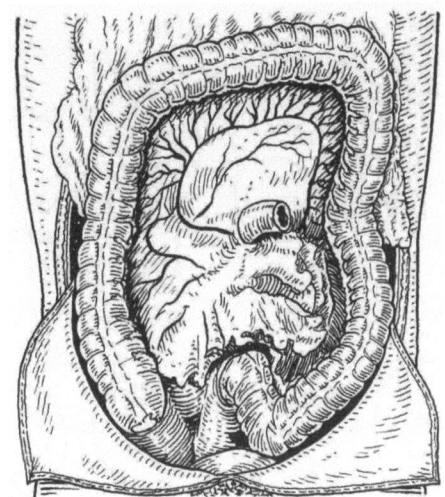

Abb. 2. Dickdarmsitus

zeichnen wir diese Schlingen entsprechend ihrem Verlauf als *Alpha-, Beta-, Phi-, Eta- und Sigmaformen* (Abb. 4). Dabei kann der distale und analwärts liegende Schaft des Endoskopes dorsal (Typ I) oder ventral (Typ II) liegen (Abb. 4).

Passage und Begradigung der verschiedenen Sigmaschlingen

Die routinemäßige Begradigung von Schlingenbildungen erleichtert und verkürzt die Einführung des Endoskopes. Sie trägt ganz wesentlich zur Dosisreduktion oder zum Verzicht auf eine Prämedikation bei.

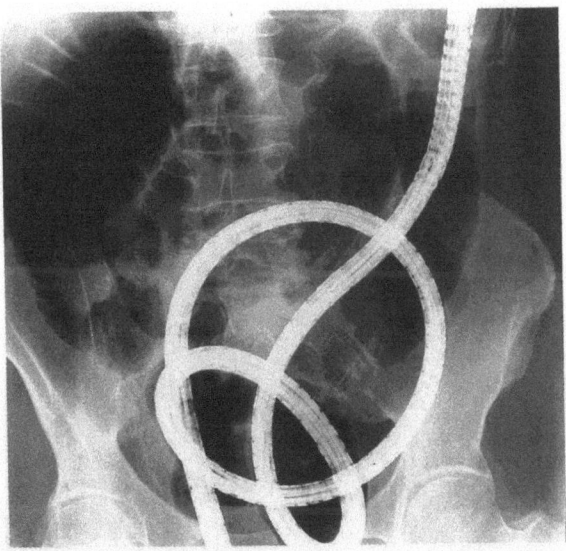

Abb. 3. Komplizierter Sigmaverlauf

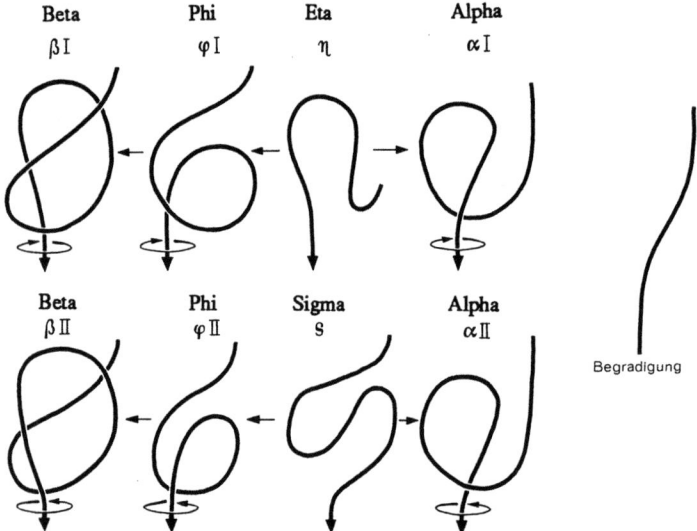

Abb. 4. Sigma-Schlingen (Grundformen)

Alpha-Schlinge (α)

Das bereits erwähnte Ziel der ersten Einführungsphase, die linke Flexur, kann bei der häufigen Alpha-Schlinge (Abb. 5) in der Regel mühelos ohne vorherige Begradigung erreicht werden. Wegen des geringen Krümmungsradius ist deren Passage leichter als bei den anderen Formen möglich.

Bei nach medial gerichteter Abwinklung der Instrumentenspitze über die linke Flexur in das Colon transversum hinein (und dadurch bedingter Fixation) wird zunächst die Schlinge durch alleinigen Zug verkleinert, besonders wichtig bei dünnen Patienten und Kindern, und in der 2. Hälfte des Begradigungsmanövers durch gleichzeitigen weiteren Zug und Rotation des Instrumentenschaftes (Typ I gegen den Uhrzeigersinn nach links, Typ II mit dem Uhrzeigersinn nach rechts) begradigt (Abb. 5). Während der Rotation des Gerätes, auch bei anderen Schlingen, sollte das Endoskop von der Lichtquelle getrennt sein, d.h. der Versorgungsstecker gezogen werden und die abgewinkelte Instrumentenspitze zur Vermeidung von Verletzungen nicht mechanisch fixiert werden.

Phi-Schlinge (φ)

Diese Verlaufsform stellt das Spiegelbild der Alpha-Schlinge dar (Abb. 6). Das bei der Alpha-Form beschriebene Begradigungsmanöver, zunächst alleiniger Zug und anschließend Zug mit gleichzeitiger Rotation, gilt in Analogie (Abb. 6).

Beta-Schlinge (β)

Wenn bei vorliegender Phi-Schlinge des Sigmas (Abb. 6) ein weiteres Einführen des Instrumentes erfolgt, ohne daß sich die Schubkraft auf die Instrumentenspitze fortsetzen kann, so entsteht sekundär und artefiziell eine Beta-Schlinge (Abb. 7). Es ist unschwer zu erkennen, daß diese Schlinge zunächst durch alleinigen Zug am Koloskop wieder in eine Phi-Form (Abb. 6 und 7) überführt werden kann, woraufhin die endgültige Begradigung in der für diese Form angegebenen Technik erfolgt.

Sigma-Schlinge (ς)

Die diesem Darmabschnitt den Namen gebende Sigmaform (Abb. 8) ist extrem selten. Ihre Begradi-

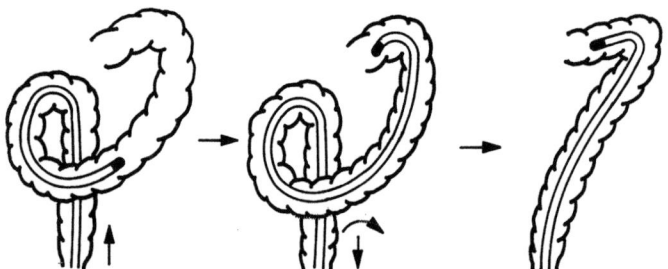

Abb. 5. Alpha-Schlinge und deren Begradigung

Abb. 6. Phi-Schlinge und deren Begradigung

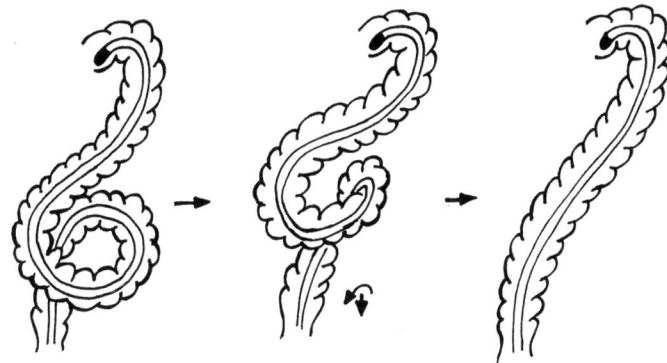

Abb. 7. Beta-Schlinge und deren Begradigung

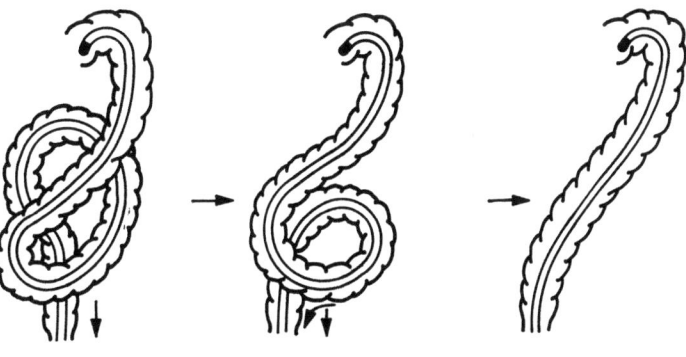

Abb. 8. Sigma-Schlinge und deren Begradigung

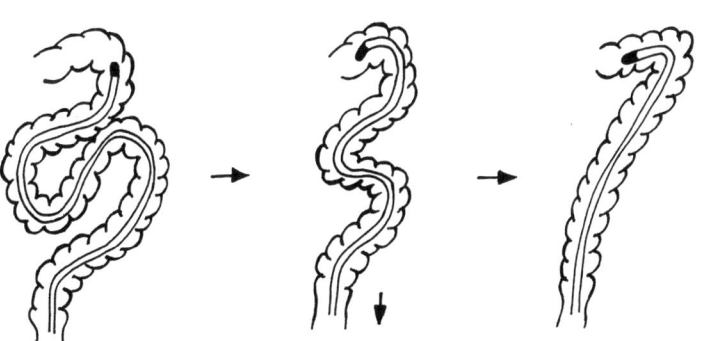

gung durch Zug am Endoskop ist, sofern dieser Abschnitt passiert werden kann, leicht möglich (Abb. 8). Sind die Kurven so eng, daß eine Passage unmöglich ist, so muß durch Rotation die Umwandlung in eine Alpha- oder Phi-Schlinge erfolgen.

Eta-Schlinge (η)

Die Eta-Schlinge (Abb. 9a–c) ist neben der Alpha-Form die häufigste Sigma-Schlinge. Wegen der sehr engen und im Verlauf entgegengerichteten Kurven gelingt die primäre Einführung bis zur linken Flexur, abgesehen von sehr flexiblen und dünnen Geräten, gelegentlich nicht.

Am Übergang vom Sigma zum Colon descendens ist der Widerstand vielfach so groß, daß ein weiteres Vorschieben des Instruments zu einer zunehmenden Ausweitung der Sigma-Schlinge nach kranial führt (Abb. 9a). Dies kann dadurch verhindert werden, daß vor der Ausweitung des Sigmas dieses durch eine quer gestellte und das Abdomen im mittleren Bereich eindrückende Hand der Assistenz im kleinen Becken fixiert wird (Abb. 9a). Ist dieses Manöver nicht erfolgreich, so bieten sich zwei Alternativen an:

■ *1. Möglichkeit*: Die Instrumentenspitze wird am Übergang zum Colon descendens in dieses abgewinkelt und das Sigma durch Zug begradigt. Dadurch gleitet die Spitze des Endoskopes in das Colon descendens hinein (Abb. 9b).

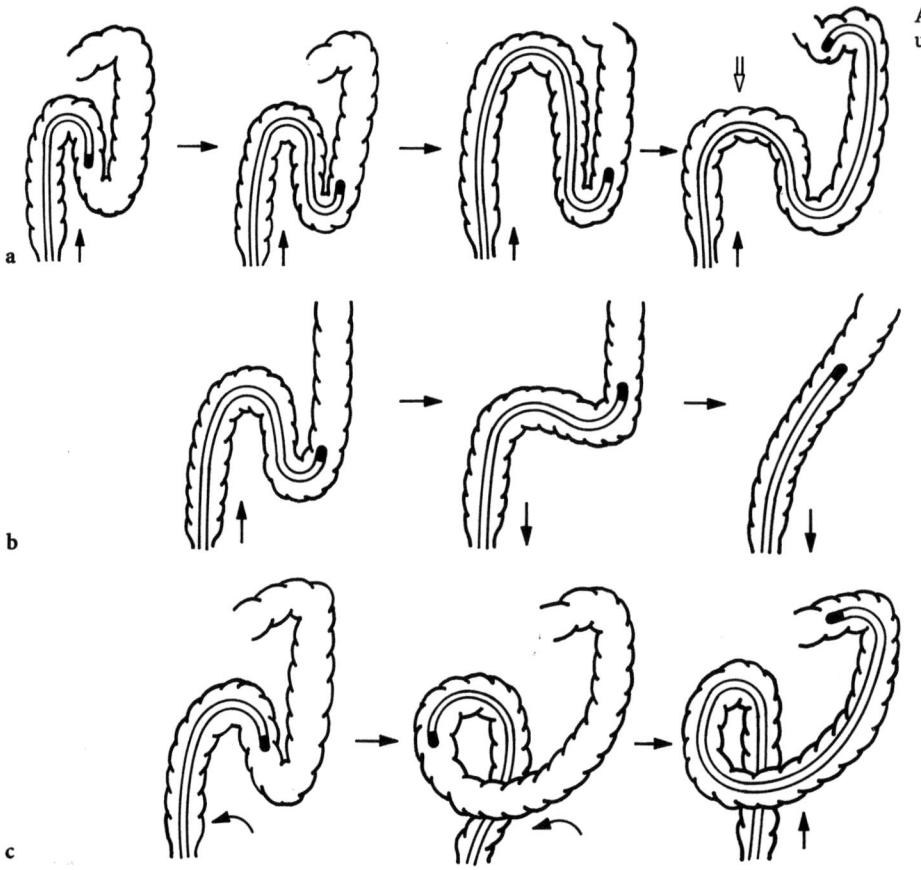

Abb. 9a–c. Eta-Schlinge und deren Begradigung

■ *2. Möglichkeit*: Das Gerät wird bis in das obere Sigma-Drittel zurückgezogen, es gleicht in der Form einem Spazierstock, und um 180° entgegengesetzt des Uhrzeigersinnes in die leichter zu passierende Alpha-Schlinge umgewandelt (Abb. 9c). Sodann kann die Instrumentenspitze bis zur linken Flexur vorgeschoben und die so hergestellte Alpha-Schlinge in der für diese Schleifenform beschriebenen Weise begradigt werden (Abb. 5).

Die generelle Begradigung des Sigmas stellt für die weitere, insbesondere für den Patienten tolerable Einführung des Gerätes eine große Hilfe dar. Vielfach wird die hohe Koloskopie und Ileoskopie durch die Begradigung erst möglich. Liegen kombinierte Sigma-Schlingen vor, so müssen diese nacheinander, jeweils mit der distalen, d. h. analwärts gelegenen Schlinge beginnend, begradigt werden (Abb. 10).

Um Darmverletzungen durch die Instrumentenspitze während der Rotation zu vermeiden, und darauf muß noch einmal hingewiesen werden, darf diese während der Drehung des Geräts nicht mechanisch fixiert bzw. arretiert sein.

Aufrechterhaltung der Begradigung im Sigma

Zur Vermeidung erneuter Schlingenbildungen im Sigma nach der Begradigung hat sich bei uns die externe Versteifung bewährt. Sie erfolgt von außen durch die mit der ulnaren Seite der rechten Hand des Assistenten im linken Unter- bis Mittelbauch eingedrückten Bauchdecken (Abb. 11).

Die Verwendung eines *über* das Koloskop eingeführten Kunststofftubus zur internen Versteifung ist obsolet, der Einsatz einer *durch* den Instrumentierkanal einführbaren teflonbezogenen Versteifungssonde dem Einzelfall und dem erfahrenen Untersucher vorbehalten. Auf keinen Fall dürfen solche Versteifungssonden vor einer vollständigen Sigma-Begradigung eingeführt werden.

Nach Erreichen der linken Flexur und abgeschlossener Sigmabegradigung ist in der Regel der technisch schwierigste Teil der Kolo-Ileoskopie überwunden.

Abb. 10. Begradigung einer kombinierten Sigma-Schlinge

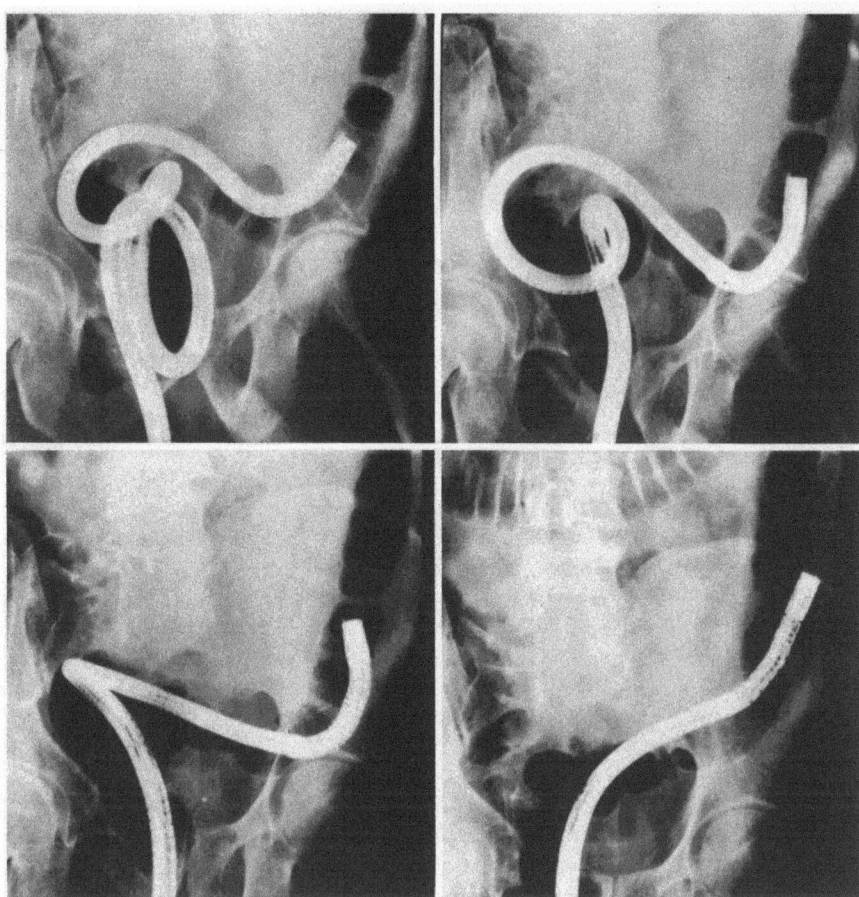

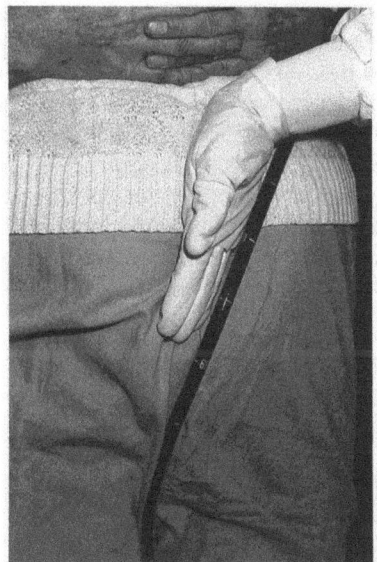

Abb. 11. Externe Versteifung des begradigten Sigmas

Phase 2 der Einführung

Unter der externen Versteifung (S. 198 und Abb. 11) kann das Gerät in der Regel, insbesondere wenn die rechte Flexur tiefer steht, bis zum Coecum eingeführt werden. Beim weiteren Vorschieben über die linke Flexur hinaus ist zu beachten, daß die Instrumentenspitze nach *medial* zum Colon transversum hin abgewinkelt ist und – dies gilt für beide Flexuren und alle engen Kurvenläufe – die Abwinkelung der Gerätespitze so gering wie möglich gehalten wird, damit die volle Schubkraft auf die Spitze übertragen werden kann (Abb. 12).

Ein weit nach kaudal durchhängendes Colon transversum oder dessen wellenförmiger Verlauf bzw. eine Schleifenbildung kann nochmals zu technischen Schwierigkeiten führen.

U- oder wellenförmiger Verlauf des Colon transversum

Kann, insbesondere bei adipösen Patienten, durch die externe Versteifung des Sigmas bzw. die in Nabel-

Abb. 12. Passage von Flexuren und engen Schlingen

höhe horizontal eindrückende Hand der Assistenz ein Ausweichen des Gerätes nach kaudal in das kleine Becken nicht verhindern, so gibt es drei Wege, die rechte Flexur zu erreichen:

1. Zunächst sollte primär immer die effektivste und den Patient am wenigsten belastende Methode versucht werden. Hierzu wird das Endoskop bis zum tiefsten Punkt des Colon transversum eingeführt, die Gerätespitze nach kranial mit Blick zur rechten Flexur abgewinkelt (Abb. 13a) und anschließend unter gleichzeitiger Luftabsaugung das Koloskop unter direkter Sicht oder Durchleuchtungskontrolle so weit zurückgezogen, bis die Gerätespitze durch Anheben des Colon transversum den *Scheitelpunkt der rechten Flexur* erreicht hat (Abb. 13b). Das so begradigte Colon transversum wird durch die im Oberbauch horizontal imprimierende ulnare Handseite der Assistenz extern versteift (Abb. 13b), die flektierte Endoskopspitze in das Colon ascendens hinein deflektiert und das Gerät bei weiterer Luftaspiration bis zum Coecum vorgeschoben (Abb. 13c).
2. Nicht selten kann das Gerät ohne wesentliche Belästigung des Patienten durch die Schleife bis zur rechten Flexur vorgeschoben, über die rechte Flexur in das Colon ascendens eingehakt, und durch Zurückziehen begradigt werden (Abb. 14).
3. Ist eine Begradigung unmöglich, z. B. durch Verwachsungen, so muß man die vollständige Einführung des Gerätes bis zum Coecum versuchen (Abb. 15).

Die Umlagerung des Patienten in Rechtsseitenlage nach Erreichen der rechten Flexur und die kontinuierliche Luftaspiration während der weiteren Einführung in das Coecum sind immer dann hilfreich, wenn Schwierigkeiten während der Passage der rechten Flexur oder dem weiteren Vorschieben in das Coecum auftreten.

Nach Einführung des Gerätes bis zum Coecumboden ist, soweit nicht bereits vorhanden, eine vollständige Begradigung des Koloskopes und damit des gesamten Kolons anzustreben (Abb. 16). Hierdurch wird die weitere Einführung des Endoskopes in das terminale Ileum erleichtert (Abb. 17) und durch die spannungsfreie Lage des Gerätes eine optimale und damit vollständige retrograde Inspektion möglich.

Phase 3: Retrograde Inspektion

Die exakte Inspektion, Biopsie und Polypektomie erfolgt retrograd durch Zurückziehen des Gerätes mit kreisförmiger Rotation der Instrumentenspitze. Dabei verdienen tiefe Haustrentaschen und der mediale Bereich proximal einer Flexur eine besondere Beachtung, um keine pathologischen Befunde zu übersehen.

Durch eine Inversion im Rektum sind die distale Ampulla recti und der innere Analkanal, durch eine Inversion im Coecum bei prominenter (polypoider) Valvula deren proximaler und coecumbodenwärts gerichteter Anteil bisweilen besser einzusehen.

Fistelgänge und der *Appendixabgang* können mit einem Teflonkatheter sondiert und durch Kontrastmittelgabe das Gangsymstem selektiv und damit überlagerungsfrei dargestellt und radiologisch dokumentiert werden.

Neben dem Einsatz hochauflösender Videoendoskope, die auch mit einer Zoom-Optik hergestellt werden, kann eine zusätzliche Anfärbung der Schleimhaut (z. B. Indigocarmin 0,1–1,0 %, Methylenblau 0,5–1,0 %) zu einer besseren Darstellbarkeit kleiner Läsionen, wie flache Adenome und De-novo-Karzinome führen [19]. Durch Einsatz dieser Technik ist in über 90 % eine Unterscheidung zwischen klei-

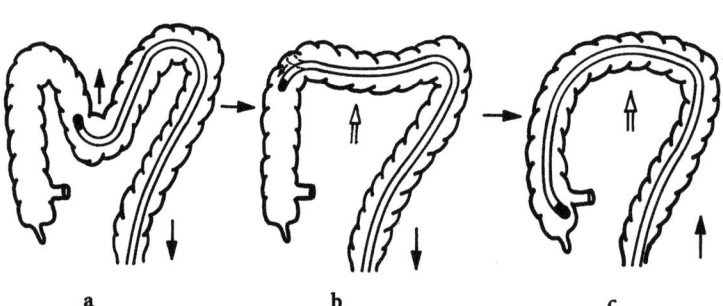

Abb. 13. U-förmiger Verlauf des Colon transversum, dessen Begradigung und externe Versteifung

Abb. 14. U-förmiger Verlauf des Colon transversum und dessen Begradigung

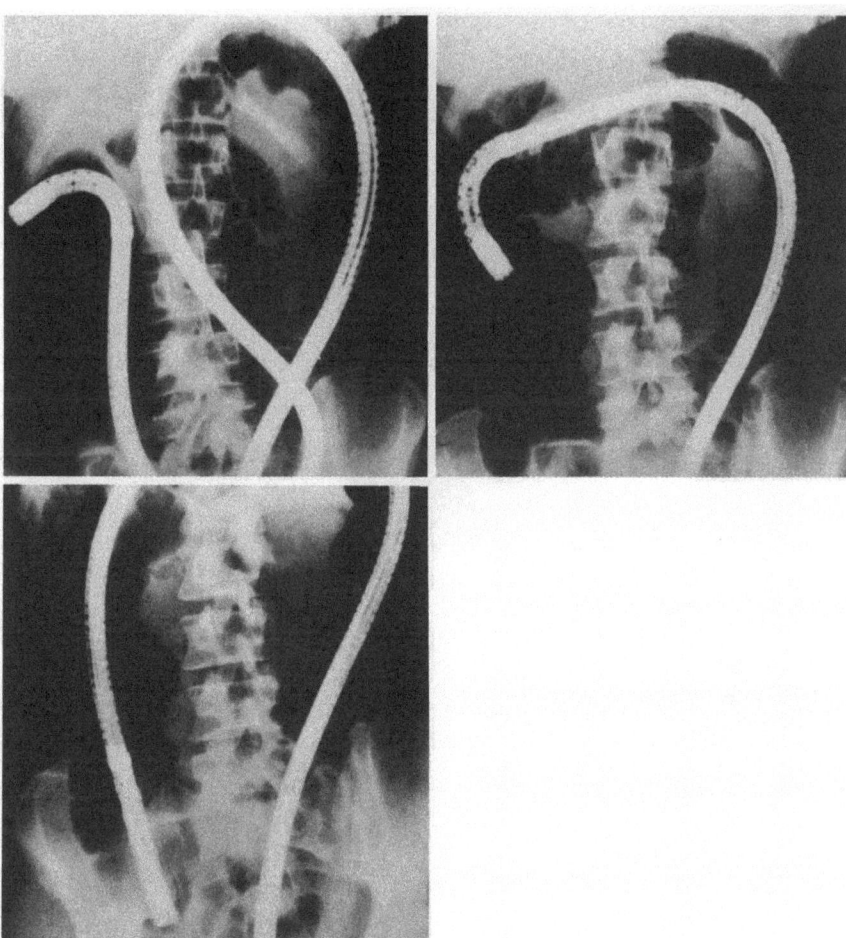

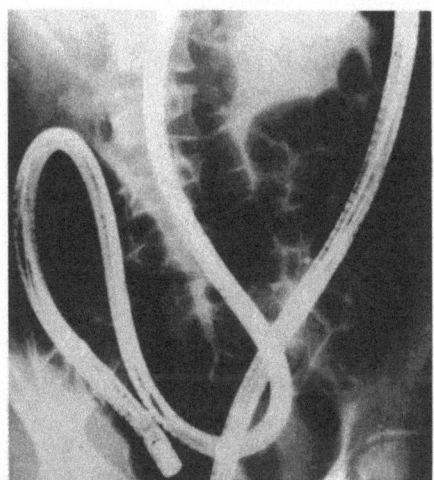

Abb. 15. Bis in das Coecum eingeführtes Koloskop bei U-förmigem Verlauf des Colon transversum

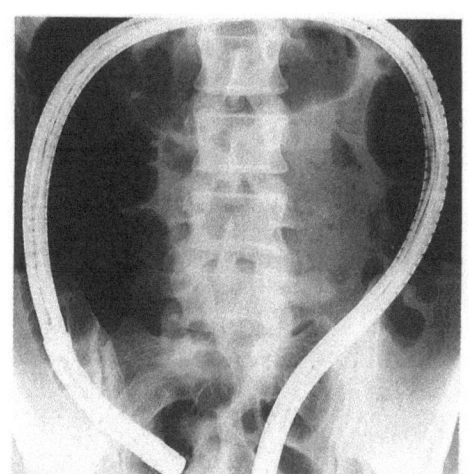

Abb. 16. Spannungsfreie Lage des bis in das Coecum eingeführten Koloskopes

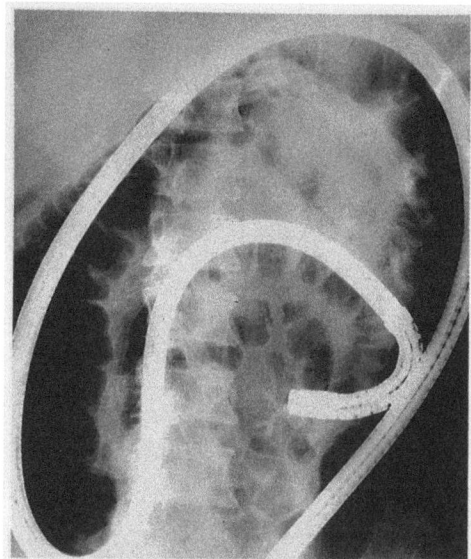

Abb. 17. Bis weit in das terminale Ileum eingeführtes Koloskop (Kolo-Ileoskopie)

nen adenomatösen und nicht-adenomatösen Polypen möglich [2].

Technik der Ileoskopie

Die Inspektion des terminalen Ileums (Abb. 17) ist heute – eine nicht überwindbare Stenose ausgeschlossen – routinemäßig möglich. Voraussetzungen und große Hilfen sind die spannungsfreie Lage des Koloskopes im Coecum nach vollständiger Begradigung (Abb. 16) sowie die externe Sigmaversteifung.

Zur Passage der Ileocoecalklappe, die sich polypös, labial oder flach (intermediär) darstellen kann, gibt es 4 Möglichkeiten (Abb. 18).

Passage der Valvula Bauhini

1. Vom Colon ascendens ausgehend die direkte prograde Intubation (Abb. 18 a).
2. Vom Coecum ausgehend die retrograde Intubation nach Inversion der Instrumentenspitze (Abb. 18 b).
3. Das Koloskop wird zunächst 2–3 cm weit an der Valvula Bauhini vorbei in das Coecum geschoben, anschließend die Instrumentenspitze nach medial abgewinkelt und so weit zurückgezogen, bis die „Unterlippe" der Valvula ins Lumen vorspringt, während die „Oberlippe" noch durch das Gerät zurückgehalten wird. Dabei ist die Sicht in das terminale Ileum und der Weg für die weitere Einführung, die in der Regel 15–25 cm weit möglich ist, frei (Abb. 18 c). Dies ist die von uns am häufigsten verwendete Technik.
4. Vorschieben des Koloskopes über die zunächst als „guide" in das terminale Ileum eingeführte Biopsiezange (Abb. 18 d). Cave! Perforationsgefahr.

Ist die Inspektion des terminalen Ileums während der Einführung des Gerätes nur orientierend, erfolgt die exakte Inspektion retrograd unter kreisenden Bewegungen der Instrumentenspitze und langsamem Zurückziehen des Endoskopes.

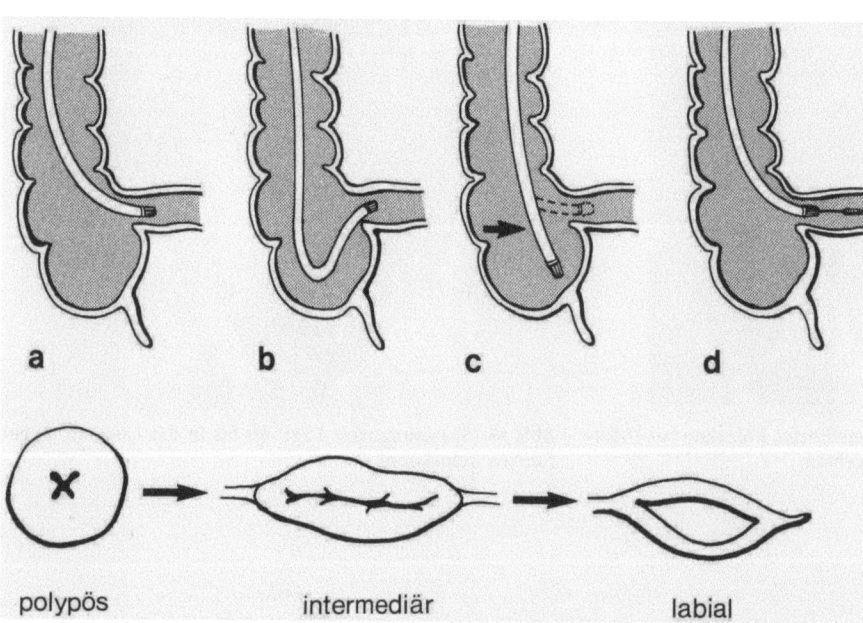

Abb. 18 a–d. Intubation der Valvula Bauhini zur Ileoskopie

Ergebnisse

Darmreinigung

Die alleinige perorale bilanzierte Saline-Lavage und die kombinierte peroral-peranale Darmreinigung (S. 192) führen zu vergleichbar guten Ergebnissen (Tabelle 3). Wegen der im Vergleich zur Golytely-Lösung besseren Darmreinigung bevorzugen wir die klassische bilanzierte Trinklösung.

Patienten, die die perorale Lösung nicht oder nicht vollständig trinken können, müssen ergänzend Reinigungseinläufe, oder – bei uns praktisch immer erfolgreich – eine den Vortag einschließende Darmreinigung (Magnesiumsulfat und geringe Mengen Saline-Lavage) erhalten.

Prämedikation

Über die Notwendigkeit und die Art der Prämedikation (Analgetika, Sedativa, Spasmolytika) bzw. eine die Untersuchung gelegentlich begleitende Medikation entscheidet in der Regel der Patient (Kap. 1.10). Sie ist bei uns, erfahrene Untersucher vorausgesetzt, nur in ca. 5% aller Koloskopien erforderlich.

Erfolgreiche Einführung

Unter Einsatz der hier dargestellten Untersuchungstechniken sollten das Coecum und das terminale Ileum in etwa 95% erreicht werden [20]. Gründe des Mißerfolges sind hauptsächlich *nicht überwindbare Stenosen, Verwachsungen* und *fehlende Routine des Untersuchers*. Bei Stenosen und bei der Untersuchung von Kindern sollte ein dünnkalibriges „Kinderkoloskop" eingesetzt werden.

Nachsorge

Bei unauffälligem Untersuchungsablauf einer *diagnostischen Kolo-Ileoskopie* mit und ohne Zangenbiopsie ist eine routinemäßige Nachsorge nicht erforderlich (*Polypektomien* s. Kap. 2.14).

Komplikationen

Komplikationen (s. Kap. 1.7) während der *diagnostischen Kolo-Ileoskopie* sind mit insgesamt 0,04% im eigenen Krankengut und 0,18% in der Literatur mit im Laufe der Jahre abnehmender Häufigkeit sehr selten und mit dem Bariumeinlauf vergleichbar.

Sie betreffen das klinisch kaum in Erscheinung tretende *Postbiopsiesyndrom* nach Zangenbiopsien (passagere abdominelle Schmerzen, Meteorismus, Fieberschub), *Blutungen* (sie stehen in der Regel spontan), *Perforationen* (s. Kap. 1.7) und die überwiegend klinisch stummen *Bakteriämien*. Diese können jedoch bei gefährdeten Patienten (prothetische Herzklappen, angeborener oder erworbener Herzfehler, nach Herzoperationen, Zustand nach infektiöser Endokarditis) zu einer bakteriellen Endokarditis führen. In diesen Fällen ist eine prophylaktische Antibiotikagabe indiziert (s. Kap. 1.7).

Literatur

1. Arullani P, Paoluzi P, Capurso L (1969) Endoscopy of the colon. Proc 1st Eur Congr. Digestive Endoscopy, Praque 1968. Karger, Basel New York
2. Axelrad AM, Fleischer DE, Geller AJ, Nguyen CC, Lewis JH, Al-Kawas FH, Avigan MI, Montgomery EA, Benjamin SB (1996) High-Resolution Chromoendoscopy for the Diagnosis of Diminutive Colon Polyps: Implications for Colon Cancer Screening. Gastroenterology 110:1253
3. Bigard M-A, Gaucher P, Lassalle C (1979) Fetal colonic explosion during colonoscopic polypectomy. Gastroenterology 77:307
4. Blankenhorn DH, Hirsch J, Ahrends EH Jr (1955) Transintestinal intubation: technique for measurement of gut length and physiology sampling at known loci. Proc Soc Exp Biol 88:356
5. Brüggmann J (1993) Wirkprinzip von Golytely. Pharmazeutische Zeitung 16:18
6. Colagrande C, Arullani P, Casale C (1966) A suction biopsy procedure for obtaining specimens of mucosa from the right and left colon. Am J Dig Dis 2:389
7. Demling L, Frühmorgen P (1972) Coloscopy-technique and clinical results. (Vortrag V. Congreso Latino Americano de Proctologia, Mexico Mai 1972)
8. Demling L, Classen M, Frühmorgen P (Hrsg) (1974) Atlas der Endoskopie. Springer, Berlin Heidelberg New York
9. Davis GR, Santa ACA, Morawski SC, Fordtan JS (1980) Development of a lavage solution associated with minimal water and electrolyte absorption or secretion. Gastroenterology 78:991
10. Deyhle P, Paul F (1970) Die Endoskopie des proximalen Dickdarms. Therapiewoche 20:1803
11. Deyhle P, Ottenjann R (1970) Zur transintestinalen Intubation (1969). In: Ottenjann R (Hrsg) Fortschritte der Endoskopie, Bd 1. Schattauer, Stuttgart New York
12. Fox JA, Kreel L (1967) Technique of retrograde colonic intubation and its initial application to high colonic biopsy. Gut 8:77

Tabelle 3. Ergebnisse der peroralen und der peroral-peranalen Darmreinigung

Darmreinigung	Peroral (n = 100)	Peroral-peranal (n = 100)
Verunreinigung		
keine	84	76
gering	6	18
stark	10	6
Verweigerung	8	0
Dauer [h]	4	24

13. Frühmorgen P, Zeus J, Classen M (1973) Klinische Wertigkeit der Koloskopie. In: Lindner H (Hrsg) Fortschritte der gastroenterologischen Endoskopie, Bd 4. Witzstrock, Baden-Baden
14. Frühmorgen P, Classen M (1974) Enteroscopy (small intestine-large intestine). Acta Hepato-gastroenterol 1:1
15. Frühmorgen P (1974) Koloskopie – Vorbereitung, Technik, Ergebnisse. Fortschr Med 5:190
16. Frühmorgen P, Joachim G (1976) Gas chromatographic analyses of intestinal gas to clarify the question of inert gas insufflation in electrosurgical endoscopy. Endoscopy 8:133
17. Frühmorgen P, Pfähler A (1990) Komplikationen bei 39397 endoskopischen Untersuchungen – eine 7jährige prospektive Dokumentation über Art und Häufigkeit. Leber Magen Darm 1:20
18. Hara AK, Johnson CD, Reed JE et al. (1996) Detection of colorectal polyps by computed tomographic colography: feasibility of a novel technique. Gastroenterology 110:284
19. Kudo S (1996) Early Colorectal Cancer. Igaku-Shoin Verlag Tokyo-New York
20. Marshall JB, Barthel JS (1993) The frequency of total colonoscopy and terminal ileal intubation in the 1990 S. Gastrointest Endosc 39:518
21. Matsunaga F, Tajima T (1970) Diagnosis of colon polyps and polyposis with Fibercolonscope. (Vortrag Weltkongreß Gastroenterologie, Kopenhagen)
22. Misiewicz JJ, La Brooy SJ, Avgerinos A, Fendick CL, Williams CB (1981) Potentially explosive colonic concentrations of hydrogen after bowel preparation with mannitol. Lancet 8221:634
23. Moses FM, Reed W (1988) Colonic perforation due to oral mannitol. JAMA 260/5:640
24. Nagasako K, Enodo M, Takemoto T, Konoto T (1970) The insertion of fibercolonoscope into the cecum and the direct observation of the ileocecal valve. Endoscopy 2:123
25. Nagasako K, Yazawa C, TakemotoT (1971) Oberservation of the terminal ileum. Endoscopy 1:45
26. Ogura T, Koizumi K, Sai S, Maruyama M, Terahira T (1995) Three-dimensional CT colonoscopy: comparison with colonoscopy and barium enema examination (abstr) Radiology 197:44
27. Oshiba S, Watanabe A (1965) Endoscopy of the colon. Gastroenterol Endosc 7:400
28. Ottenjann R, Deyhle P, Paul F, Stadelmann O (1969) Die Sondierung des proximalen Colon. Endoscopy 1:70
29. Ottenjann R, Bartelheimer W (1973) A special method for pernal ileoscopy. In: Demling L, Classen M (eds) Endoscopy of the small intestine with retrograde pancreaticocholangiography. Thieme, Stuttgart, New York
30. Overholt BF (1968) Clinical experience with the fibersigmoidoscope. Gastrointest Endoscopy 15:27
31. Overholt BF (1970) Description and experience with flexible fibersigmoidoscopes. In: Proceedings 6th National Cancer Conference 1968. Lippincott, Philadelphia, p 443
32. Overholt BF (1975) Colonoscopy: A review. Gastroenterology 68:1308
33. Provenzale L, Camerada P, Revignas A (1966) La coloscopia total transanala mediante una metodica orginale, Rass Med Sarda 69:149
34. Saunders BP, Bell GD, Williams CB, Bladen JS, Anderson AP (1995) First clinical results with a real time electronic imager as an aid to colonoscopy, Gut 36:913
35. Schoenenberger AW, Bauerfeind P, Krestin GP, Debatin JF (1997) Virtual Colonoscopy with Magnetic Resonance Imaging: In vitro Evaluation of a New Concept. Gastroenterology 112:1863
36. Torsoli A, Arullani P, Paoluzi P (1969) Transintestinal intubation as guidance method for colonic biopsy, endsocopy and intraluminal studies. In: Ottenjann R (Hrsg) Fortschritte der Endoskopie, Bd 1. Schattauer, Stuttgart New York
37. Watanabe H (1972) Fibercolonoscopy. Gastroenterol 2:141
38. Wolff WI, Shinya H (1971) Colonofiberscopy. JAMA 217:1509
39. Woodhouse CE, Friedmann JL (1995) In vitro air-contrast-enhanced spiral 3D CT (virtual colonoscopy) appearance of colonic lesions (abstr). Radiology 197:500

Intraoperative und frühpostoperative Endoskopie

B.C. Manegold, U. Gerlach und H. Schmidt

Exakte präoperative Diagnostik, präzise Operationsplanung, wissenschaftlich begründetes Handeln und nicht zuletzt persönliches handwerkliches Geschick des Operateurs sind für Verfahrenswahl und erfolgreiche Operation gleichermaßen von entscheidender Bedeutung.

Die intraoperative Endoskopie hat im Laufe der Zeit zur Ergänzung präoperativer Untersuchungen, vor allem zur intraoperativen Darstellung schwer zugänglicher Körperregionen und intraoperativ nicht palpabler Befunde, zum genaueren Staging, zur Erhöhung der Radikalität und Verbesserung der Kuration, insgesamt zur Optimierung der Diagnostik eine immer größere Bedeutung erlangt. Sie kann dem Operateur in seiner Entscheidungsfindung zur Fortführung, zur Art und Ausmaß der begonnenen Operation außerordentlich hilfreich sein [6, 10, 12, 27, 40].

Die früher vertretene Auffassung: „Bei bestehender Indikation zur intraoperativen Endoskopie ist meist eine Unterlassung in der präoperativen Diagnostik zu erkennen", ist so nicht mehr aufrecht zu erhalten.

Mit zunehmendem Einsatz minimal-invasiver laparoskopischer und thorakoskopischer Operationsverfahren verliert der Operateur die ihm vertraute Aussagekraft der Palpation und damit die taktile Gnostik. Die intraoperative Endoskopie kann unter Nutzung der Diaphanoskopie hier nur teilweise Ersatz bieten.

In besonderem Maße kann auch der frühe postoperative Verlauf durch endoskopische Erkennung, Beurteilung, Abwendung und Therapie von Komplikationen verbessert werden [7–9, 16].

Voraussetzung für den erfolgreichen Einsatz der intraoperativen und frühpostoperativen Endoskopie in der Chirurgie ist entweder die Präsenz einer kooperativen chirurgisch-orientierten Endoskopie-Einrichtung oder, vielleicht vorteilhafter, das Beherrschen der endoskopischen Methode durch den Chirurgen selbst [24, 25, 38].

Begriffsbestimmungen

Als intraoperative Endoskopie ist hier die endoluminale Endoskopie des Gastrointestinaltrakts, vorwiegend mit flexiblen Instrumenten, definiert, wie sie bei konventionellen oder minimal invasiven Eingriffen der verschiedenen chirurgischen Disziplinen gefordert sein kann. Ihr Einsatz beginnt bei Einleitung der Narkose.

Der Übergang von intraoperativer zu frühpostoperativer Endoskopie ist fließend. Es gibt dafür keine zeitlich festgelegte Grenze zwischen letzter Hautnaht, Verband und Beginn der Beobachtungsphase auf der Aufwach-, Wach- oder Intensivstation.

Die frühpostoperative Endoskopie schließt mit Entlassung oder Verlegung des Patienten aus stationärer oder chirurgisch-konsiliarischer Behandlung.

Die Tracheobronchoskopie wird am Rande mit erwähnt, soweit sie zur diagnostischen Klärung oder zum therapeutischen Handlungsbedarf gastrointestinaler Krankheiten gefordert ist.

Indikationen

Indikationen zur intraoperativen und frühpostoperativen Endoskopie sind außerordentlich vielfältig. Sie sind zur Zeit wissenschaftlich noch nicht definiert. Sie hängen sehr von persönlicher Intuition und individueller Initiative des Chirurgen sowie von den Möglichkeiten seiner Klinik ab. Es gibt bislang keine allgemein akzeptierte Empfehlung für den Einsatz der intraoperativen oder frühpostoperativen Endoskopie.

Es folgt eine Aufzählung von Indikationen, klassifiziert nach Dringlichkeit und Planbarkeit. Es sind dies die notfallmäßige, semielektive und elektive intraoperative sowie die frühpostoperative Endoskopie. Die Aufzählung erhebt keinerlei Anspruch auf Vollständigkeit. Sie beruht auf Einzelfalldarstellungen, Mitteilungen aus der Literatur und persönlichen Erfahrungen.

Ein neues Gebiet ist der Synergismus von intrakavitären und intraluminalen Endoskopieverfahren.

Intraoperative Notfallendoskopie

- Massive obere gastrointestinale Blutung mit der Notwendigkeit zur Sofortoperation im Kreislaufschock ohne Möglichkeit der präoperativ endoskopischen Lokalisation der Blutungsquelle.
- Massive untere intestinale Blutung mit der Notwendigkeit zur Sofortoperation ohne Möglichkeit der präoperativ endoskopischen Lokalisation der Blutungsquelle.
- Polytraumatisierter Patient und Notfalloperation im Schock. Intraoperative Endoskopie nach Sonographie zum Ausschluß weiterer Verletzungen von Hohlorganen (z. B. Ruptur der Duodenalhinterwand, Bronchusabriß).
- Verdacht auf iatrogene Verletzung zum Ausschluß, Nachweis oder zur Therapie (z. B. Perforation nach starrer Broncho-, Ösophagoskopie, nach Fehlintubation, Via falsa durch Magensonde, Darmrohr oder Führungsdraht).
- Aspiration vor oder während der Narkoseeinleitung (Mageninhalt, Blut, Fremdkörper).
- Intubationshilfe (z. B. bei instabiler HWS-Fraktur, Epiglottishyperplasie, Larynxödem).
- Glottisbeurteilung nach Nottracheotomie (z. B. Larynxödem bei anaphylaktischem Schock, Bolusobstruktion des Larynx).
- Rektoskopie nach offen-chirurgischer Revision wegen Pfählungsverletzung.
- Laparoskopie nach Sonographie bei Verdacht auf intraabdominale Verletzung im Rahmen unfallchirurgischer Maßnahmen an den Extremitäten und am Schädel.
- Laparoskopie über die Bruchpforte zur Beurteilung der Vitalität einer im Rahmen einer konventionellen Herniotomie abgerutschten zuvor inkarzerierten Dünndarmschlinge.

Intraoperative semielektive Endoskopie

- Endoskopisch-palliative Behandlung eines stenosierenden Tumors an Ösophagus oder Cardia (Tubus, Stent), dessen Inoperabilität erst intraoperativ festgestellt wurde.
- Darstellung eines präoperativ bekannten, intraoperativ aber nicht sicher palpablen Befundes (z. B. Cardiakarzinom, flacher breitbasig gewachsener Polyp).
- Blutungsquellenlokalisation und Ausschluß bzw. Nachweis deren Multiplizität im Dünndarm sowie bei unvollständiger präoperativer Diagnostik im Kolon [4, 20, 28, 32].
- Intraoperative Enteroskopie zur Festlegung der Resektionsgrenzen bei Strahlenschaden des Dünndarms [17].
- Abklärung eines unerwartet aufgefundenen Zweitbefundes (z. B. Colontumor bei Cholecystektomie oder Magenresektion).
- Bestimmung der Organzugehörigkeit eines großen Konglomerattumors.
- Kontrolle bei präoperativ beschriebener „Impression" im Bereich des Gastrointestinaltraktes.

Intraoperative elektive Endoskopie

- Intubationshilfe bei bekannten Intubationsschwierigkeiten (z. B. bei M. Bechterew, Fetthals, vorliegendem endotrachealem Stent).
- Festlegen der Resektionsgrenzen bei gutartigen Tumoren des Magens.
- Anlage einer PEG (z. B. unmittelbar vor der Operation eines Tumors im HNO-Bereich [31] oder vor Fundoplikatio beim Kind [14]).
- Exploration des Duodenums nach Mobilisation mittels Diaphanoskopie (z. B. zur Darstellung eines neuroendokrinen Tumors bzw. dessen Metastasen [1, 21]).
- Lokalisation und Abtragung von Dünndarmpolypen (z. B. bei Peutz-Jeghers-Syndrom [34], familiärer Adenomatosis coli und juveniler Polyposis).
- Identifikation der endoskopischen Abtragungsstelle eines malignen Polypen vor Segmentresektion innerhalb von 14 Tagen nach coloskopischer Abtragung.
- Coloskopische Polypektomie bei zeitgleicher Colonresektion wegen Karzinoms.
- Beurteilung eines bekannten Zweitbefundes im Colon, der präoperativ endoskopisch nicht erreichbar war.
- Anomalien im Säuglings- und Kindesalter [3].
- Starre/flexible Cholangioskopie [19].
- Intraoperative Endoskopie als Zusatzeingriff auf Wunsch des Patienten.

Intraoperativ kombinierte intrakavitäre und intraluminale Endoskopieverfahren

- Ösophagoskopische Operationshilfe zur thorakoskopischen Enukleation eines Leiomyoms des Ösophagus [15].
- Perkutane gastroskopische Polypektomie [5, 26, 39].
- Laterale partielle Gastrektomie unter gastroskopischer Kontrolle [35].
- Enteroskopie über die Trokarhülse und laparoskopische Jejunostomie zur Beurteilung von und ggf. zur intraluminalen endoskopischen Intervention bei biliodigestiver Anastomose [2].
- Endosonographie über die Trokarhülse als Staginguntersuchung bei laparoskopischen Operationen [29].

- Coloskopische Befundlokalisation vor laparoskopischer Colonresektion bzw. -übernähung.
- Coloskopische Präparatbergung nach laparoskopischer Präparation.
- Coloskopische Hilfe zur besseren laparoskopischen Darstellung der linken Flexur [30].
- Endoluminale endoskopische Beurteilung von Anastomosen und deren Dichtigkeit.

Frühpostoperative Endoskopie

- Diagnostik und Therapie einer Anastomosenblutung [7, 8, 16].
- Beurteilung der Vitalität einer Anastomose bei arterieller Perfusionsstörung bis hin zum zirkulären Nahtbruch.
- Darstellung und Beurteilung einer Anastomoseninsuffizienz (Indikation zur Revision, zur Anlage eines protektiven Stomas, zum Stent, zur Fibrinklebung oder zum Abwarten? [7, 8, 13]).
- Beurteilung von Anastomosenstenosen im oberen GI-Trakt (Anastomosenödem, -hämatom, technischer Fehler oder funktionelle Magenausgangsstenose bei Atonie) und ggf. Legen einer nasojejunalen Loch-Sonde zur gastro-enteralen Dekompression.
- Fibrinklebung von Fisteln durch Fistuloskopie (z.B. Anastomoseninsuffizienz, Gallefistel bei Duodenalstumpfinsuffizienz [18]).
- Beurteilung intraoperativer Verletzungen anderer Organe (z.B.: Tracheo-Bronchialverletzung bei Ösophagusresektion, Magenperforation durch Drainagen [11, 35]).
- Neuplazierung akzidentiell dislozierter nasojejunaler Ernährungssonden.
- Legen einer PEG (z.B. bei Patienten nach Polytrauma, nach schwerem Schädelhirntrauma, bei Brandverletzten, nach explorativer Laparotomie oder nach Eingriffen im HNO-Bereich zur künstlichen enteralen Langzeiternährung).
- Coloskopische Einführung einer Dekompressionssonde bei Pseudoobstruktion des Colons [23].
- ERCP und EST bei während laparoskopischer Cholecystektomie erkanntem und zurückgelassenem Choledochuskonkrement noch am Operationstag zur Vermeidung einer Gallefistel durch drohendes Leck am Cysticusstumpf.
- ERCP bei Cysticusstumpfinsuffizienz nach Cholecystektomie zur EST mit Einlegen einer nasobiliären Sonde.
- ERCP mit/ohne EST bei Auftreten von Koliken oder Ikterus nach laparoskopischer oder konventioneller Cholecystektomie.
- Bronchoskopie zur Bronchialtoilette bei postoperativer Atelektase und/oder Aspirationen.

Kontraindikationen

Kontraindikationen bei indiziertem Einsatz der intraoperativen Endoskopie bestehen nicht. Die Einholung einer Einverständniserklärung beim narkotisierten Patienten ist allerdings nicht möglich.

Die chirurgischerseits lange geübte Skepsis gegenüber einer frühpostoperativ durchgeführten Endoskopie zur Beurteilung frisch angelegter Anastomosen oder Nahtreihen mit dem vermeintlichen Risiko der Naht- oder Anastomosenschädigung ist unbegründet [7-9]. Bei gezielter Fragestellung mit entsprechenden therapeutischen Konsequenzen ist die frühzeitige postoperative endoskopische Untersuchung durch einen mit dem Operationsverfahren vertrauten Endoskopiker, am besten durch den Operateur selbst, für den Patienten nur von Vorteil.

Instrumentarium

Es können alle Endoskope auch intraoperativ und frühpostoperativ eingesetzt werden.

Für bestimmte Fragestellungen stehen auch Enteroskope, endoskopische Sonographiegeräte, Choledocho- und Pankreatikoskope zur Verfügung [31, 34].

Seit 1923 ist das starre *Choledochoskop* zur Beurteilung der extrahepatischen Gallenwege im Rahmen einer Choledochusrevision in chirurgischer Anwendung.

Zur intraoperativen *Enteroskopie* erweist sich bei Zusammenarbeit von Endoskopiker und Operateur ein peroral eingeführtes langes Koloskop meist als ausreichend, um das terminale Ileum und sogar das Coecum zu erreichen.

Zur Lokalisation einer massiven gastrointestinalen Blutung mit Magentamponade ist die Gastrotomie mit Absaugen der Koagel durch den Operateur hilfreich. In der postoperativen Frühphase sollte bei Massivblutung ein *Endoskop mit einem weiten Saugkanal* (bis 6 mm) und Spüleinrichtung zur Anwendung kommen. Alternativ kann eine Magensonde (14–18 F) außen am Standard-Gerät mit Klebestreifen zum Saugen und Spülen befestigt werden.

Zur Passage von Stenosen sollte ein *schmalkalibriges Endoskop* vorhanden sein, um den Stenoseverlauf vor anschließender Dilatation auch endoskopisch auf ganzer Länge zu beschreiben. Zusätzlich haben vorhandene Röntgenaufnahmen einer Kontrastmitteldarstellung der Stenose vorzuliegen.

Das *starre Rektoskop* wird nach tiefer anteriorer Rektumresektion zur Beurteilung der Anastomose bei noch offenem Abdomen oder nach transanaler Tumorexzision zur Beurteilung der Bluttrockenheit und zum Nachweis des lückenlosen Verschlusses des Mucosadefektes eingesetzt.

Flexible Bronchoskope ermöglichen nicht nur die Beurteilung von Befunden im Tracheobronchialsystem. Sie werden auch bei filiformen Stenosen im Gastrointestinaltrakt vor allem im Kindesalter und als „Fistuloskope" (z. B. zur perkutanen Cholangioskopie über den T-Drain-Kanal, zur Fistuloskopie bei persistierender Sakralfistel nach Rektumamputation) verwendet. Zur Entfernung von aspirierten Fremdkörpern (z. B. Zähne, Kaugummi) ist der Einsatz *starrer Bronchoskope* gelegentlich unumgänglich.

Zur intra- oder frühpostoperativen ERCP und zur Implantation eines Ösophagus-Stents muß eine *Röntgeneinrichtung* vorhanden sein, während bei eröffnetem Abdomen zur Fisteldarstellung oder zur anatomischen Lokalisation von Befunden der Operateur dem Endoskopiker zu Hilfe steht.

Vorbereitung

Zur intraoperativen Endoskopie und zu vielen frühpostoperativen Endoskopien muß das benötigte Instrumentarium (Endoskop, Lichtquelle, Videoeinheit und entsprechendes Zubehör) aus der Endoskopieabteilung zum Patienten in den Operationssal, zum Aufwachraum, auf die Intensivstation oder in das auswärtige Krankenhaus transportiert werden. Hierzu sollte ein spezieller fahrbarer Endoskopieturm bereitstehen, der regelmäßig auf Vollständigkeit und Funktionsfähigkeit überprüft ist, um unnötige Verzögerungen vor allem im Notfall zu vermeiden.

Endoskopiker und Pflegepersonal müssen über den Zugang zum OP und über das Verhalten im Operationssaal unterwiesen sein.

Im Falle einer intraoperativen Notfall-Coloskopie sind gelegentlich *intraoperative Darmspülungen* notwendig.

Bei früh-postoperativen Untersuchungen gelten die üblichen Vorbereitungsmaßnahmen. Ob der erforderliche Eingriff in i.v.-Sedierung durchgeführt werden kann oder eine Intubationsnarkose verlangt wird, ist im Einzelfall individuell zu entscheiden.

Technik

Die intraoperative Endoskopie verursacht bei elektivem Einsatz weder für den Operateur noch für den Endoskopiker einen zusätzlichen Zeitaufwand, sie kann den operativen Eingriff sogar verkürzen.

Man unterscheidet in der intraoperativen und frühpostoperativen Endoskopie prinzipiell das Vorgehen über natürliche Körperöffnungen, das Endoskopieren über künstliche Stomata und das Endoskopieren durch den eröffneten Thorax oder das eröffnete Abdomen sowie das Endoskopieren mit flexiblen Geräten über Trokare.

Wird die Spiegelung über ein soeben angelegtes Stoma vorgenommen, so hat der Endoskopiker, sofern er mit dem Operateur nicht identisch ist, sich der chirurgischen Händedesinfektion zu unterziehen und sich steril anzukleiden. Das Umfeld des Stomas ist steril abzudecken.

Die intraoperative Endoskopie per vias naturales unterscheidet sich in einigen Punkten von der gewohnten Vorgehensweise: Der Endoskopiker und sein Personal haben sich zunächst nach den allgemein gültigen Verhaltensregeln im Operationssaal zu richten. Der Patient befindet sich meist in unveränderbarer Rückenlage, d. h. zur ÖGD und zur Coloskopie nicht in gewohnter Linksseitenlage

Während eines laparoskopischen oder thorakoskopischen minimalinvasiven Eingriffs besteht auch die Möglichkeit, eine Trokarhülse als Zugangsweg für flexible Endoskope zu wählen. So kann z. B. eine endoskopische Sonographie der Leber oder eine Inspektion eines Teiles der Pankreashinterwand über das Foramen Winslowi endoskopisch perkutan erfolgen.

Techniken der intraoperativen Endoskopie

Intraoperative Ösophago-Gastro-Duodenoskopie, Jejunoskopie

Da der Schluckakt in Allgemeinanästhesie ausgeschaltet ist, hat das Vorspiegeln neben dem oro-/nasotrachealen Tubus des Anästhesisten mit besonderer Vorsicht und nur unter Lumensicht zu erfolgen. Die Darstellung des Ösophagusmundes kann unter Zuhilfenahme eines Laryngoskopes durch den Anästhesisten und durch Beugung des Patientenkopfes erleichtert werden.

Wichtig ist, von Anbeginn eine Überblähung von Magen und Dünndarm zu vermeiden, um den Fortgang der Abdominaloperation nicht zu behindern. Vom Operateur wird dazu eine weiche Darmklemme am oberen Jejunum angelegt [10]. Bei Abschluß der endoskopischen Untersuchung sollte vor Entfernung des Endoskopes möglichst eine vollständige Absaugung der insufflierten Luft, der verwendeten Spülflüssigkeit und des nachgelaufenen Sekretes aus Darm, Magen und Ösophagus erfolgen.

Zur Beurteilung frisch angelegter Anastomosen und Nahtreihen sollte man sich mit einer sparsamen Luftinsufflation begnügen.

Schleimhautläsionen können vom Operateur durch vorübergehend angelegte Klemmen oder durch kräftige Palpation entstanden sein. Diese Quetschmarken dürfen den Endoskopiker vom eigentlichen Befund nicht ablenken.

Intraoperative Enteroskopie

Der Vorgang entspricht im Grunde einer erweiterten Ösophago-Gastro-Duodenoskopie. Das Instrument (z. B. ein 130 cm langes Koloskop) wird peroral über Ösophagus und Magen eingeführt. Der Operateur kann bei eröffnetem Abdomen durch Unterstützung der großen Kurvatur und anschließend des Duodenums den Vorschub des Instrumentes durch den Pylorus über die Flexura duodeno-jejunalis erleichtern. Der Dünndarm wird vom Operateur auf das Endoskop aufgefädelt (Abb. 1). Ein operationswürdiger Befund wird diaphanoskopisch dargestellt und von außen durch Haltefäden zur späteren Versorgung markiert.

Die Spiegelung des Dünndarmes kann bei eröffnetem Abdomen auch über eine Enterotomie erfolgen [32], es sind dann die o.g. Regeln der Asepsis zu beachten.

Intraoperative Koloskopie

Das Spiegeln des Colons bei eröffnetem Abdomen geschieht in der Regel peranal mit Unterstützung durch den Operateur. Der Endoskopiker sitzt während der Coloskopie unter Abdecktüchern auf einem niedrigen Schemel zwischen den gespreizten Beinen des Patienten. Der Operateur kann dem Endoskopiker beim Vorschub des Instrumentes helfen, somit die Coloskopie vereinfachen und beschleunigen (Abb. 2). Der Operateur sollte sich jedoch zurückhalten, durch ständigen Fingertip auf den durch die Darmwand scheinenden Lichtkegel dem Endoskopiker den weiteren Weg weisen zu wollen.

Bei massiver peranaler Blutung ist das Kolon intraoperativ über ein Zökostoma mit Kochsalzlösung zu spülen. Die Spülflüssigkeit wird über einen transanal eingeführten dicklumigen Katheter abgeleitet.

Zuweilen kann durch präoperative Tuschemarkierung eines voraussichtlich nicht palpablen Kolonbefundes auf eine intraoperative Koloskopie verzichtet werden. Die Tuscheapplikation soll subserös, nicht nur submucös und keinesfalls intraperitoneal erfol-

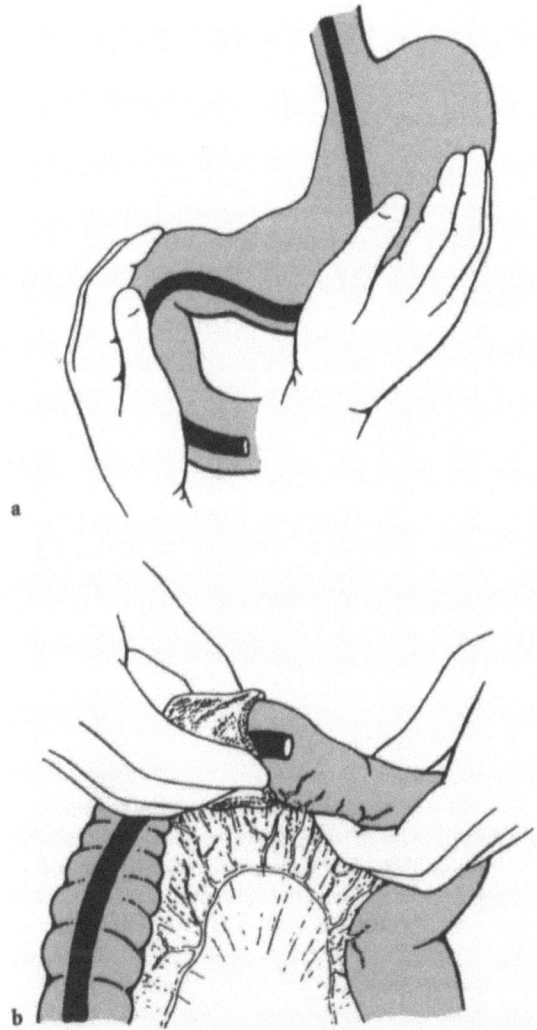

Abb. 1a, b. Intraoperative Enteroskopie. **a** Der Endoskopiker führt das Endoskop peroral ein. Zur Passage der Flexura duodeno-jejunalis begradigt der Operateur das Instrument intraabdominal durch Schienung der großen Kurvatur des Magens und des lateralen duodenalen C. **b** Der Operateur fädelt den Dünndarm ziehharmonikaartig auf das Endoskop auf. Die endoskopische Inspektion des Dünndarmes erfolgt beim Rückzug des Instrumentes

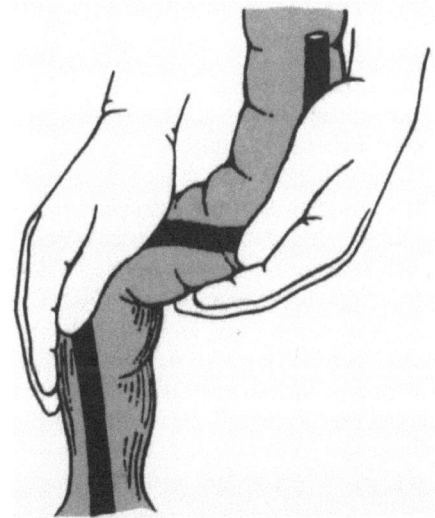

Abb. 2. Intraoperative Koloskopie. Der Endoskopiker führt das Endoskop peranal ein. Zur Passage des Sigmas schient der Operateur von intraabdominal die Flexuren am rectosigmoidalen und am Sigma-Descendens Übergang

gen. Clipmarkierungen sind ungeeignet, da sie zu vorzeitiger Abstoßung neigen, in der Regel für den Operateur nicht tastbar sind und die radiologische Suche intraoperativ sehr aufwendig ist.

Intraoperative Bronchoskopie

Zur Bronchoskopie beim intubierten Patienten wird ein winkelförmiges Aufsatzstück für den Tubus benötigt. Dieses ermöglicht gleichzeitig die Ventilation des Patienten durch den Anästhesisten und das Einführen des Bronchoskopes durch den Endoskopiker. Dabei verringert eine das Endoskop eng umschließende Lochmembran den Atemgasverlust. Die allgemein verwendeten Bronchoskope haben einen Außendurchmesser von 6 mm. Bei einem Innendurchmesser des Tubus bei Frauen von 7,5 mm und bei Männern von 8,5 mm ist das Beatmungsvolumen während der intraoperativen Bronchoskopie deutlich eingeschränkt.

Für Kinder und zur Überprüfung eines Doppellumentubus sind Endoskope mit einem Durchmesser von 4–5 mm und auch darunter vorhanden.

Das Bronchoskop sollte mit Meaverin-Gel oder MCT-Öl gleitfähiger gemacht werden. Die Anwendung von Silikonspray könnte zu Pneumonien führen. Der Anästhesist kontrolliert während der Bronchoskopie die Sauerstoffsättigung des Patienten, um bei abfallenden Werten das Kommando zum Entfernen des Bronchoskopes aus dem Tracheobronchialsystem zu geben. Der bronchoskopische Eingriff ist dann sofort zu unterbrechen, um bei Normalisierung der Atemgaswerte fortgesetzt und beendet zu werden.

Technik der intraoperativ kombinierten intrakavitären und intraluminalen Endoskopie

Die Verknüpfung der laparoskopischen bzw. thorakoskopischen sogenannten minimal invasiven Operationsverfahren mit der intraluminalen Endoskopie ist eine interessante Weiterentwicklung der Chirurgie und Endoskopie. Ihr Wert, ihre Überlegenheit und Akzeptanz über bisherige Verfahren muß sich noch erweisen. Es gibt bis jetzt zahlreiche Einzelfalldarstellungen, aber nur wenige Berichte über erfolgreiche Behandlungsserien. Der Endoskopiker ist bei diesen Manövern der erste Assistent des Operateurs.

Kombinierte Ösophagoskopie und Thorakoskopie

Zur Entfernung eines mesenchymalen gutartigen Ösophagustumors erscheint dessen submuköse Ausschälung unter Erhalt des Schleimhautrohres vorteilhafter als dessen endoluminale Abtragung unter Hinterlassung eines Mucosadefektes. Bei thorakoskopischem Zugang ist der Tumor weder sichtbar noch tastbar, er muß ösophagoskopisch-diaphanoskopisch lokalisiert werden [15]. Zur Vermeidung der Luftüberblähung von Speiseröhre, Magen und Darm während des Aufsuchens des Tumors dient ein auf die Endoskopspitze aufgesetzter durchsichtiger Ballon. Zur Erleichterung der präzisen Präparation und Enukleation des Tumors dient ein zweiter, am Distalende angebrachter Ballon, der über eine gesonderte Schlauchverbindung von außen geblockt wird (Abb. 3).

Kombinierte Gastroskopie und Laparoskopie

Ein Tumor an der großen Kurvatur im mittleren oder oberen Corpusdrittel des Magens, für den die endoluminale Abtragung zu riskant erscheint, kann unter gastroskopischer Führung durch laparoskopische laterale partielle Gastrektomie entfernt werden (Abb. 4).

Ein Tumor an der Hinterwand des Magens mehr zur kleinen Kurvatur gelegen, ist der endoskopischen partiellen lateralen Gastroskopie nicht zugänglich. Hier werden unter peroral gastroskopischer Sicht nach Blähung der Magenvorderwand und Anbringen von Haltefäden an die Magenwand die Trokare percutan ohne Laparoskopie in den Magen vorgeführt. Die Trokare sind mit einem intragastralen Ballon und externer Muffe ausgestattet, um während des Eingriffes die Magenwand an die vordere Bauchdecke zu adaptieren. Der Tumor wird sodann perkutan gastroskopisch exzidiert und gastroskopisch peroral geborgen (Abb. 5). Nach Entfernung der Trokare werden die Trokareinstichstellen mit den zuvor angelegten Haltefäden von außen geschlossen.

Kombinierte Coloskopie und Laparoskopie

Die laparoskopische Colonchirurgie hat ihr Experimentalstadium überwunden, sie ist bei besonderen Fragestellungen auf die simultane Coloskopie zur Befundlokalisation durch Diaphanoskopie, zur transanalen Bergung des Resektates und schließlich zur Dichtigkeitsprüfung der Anastomose durch Luftinsufflation angewiesen. Eine wesentliche Erleichterung zur laparoskopischen Präparation der linken Colonflexur ist deren coloskopische Retraktion (Abb. 6).

Techniken der frühpostoperativen Endoskopie

Die Endoskopie in der frühpostoperativen Phase hat neben den natürlichen Zugangswegen Nase, Mund, Anus auch die Möglichkeit über neugeschaffene

Abb. 3 a, b. Kombinierte ösophagoskopische und thorakoskopische Enukleation eines Leiomyoms aus dem Ösophagus [15]. **a** Ösophagoskopisches Aufsuchen und thorakoskopisches Markieren des Tumors durch Insufflation eines durchsichtigen Ballons an der Endoskopspitze. **b** Fixierung und Vorwölbung des Tumors nach intrathorakal durch einen zweiten Ballon am Distalende des Endoskopes. Dadurch Erleichterung der thorakoskopischen Präparation

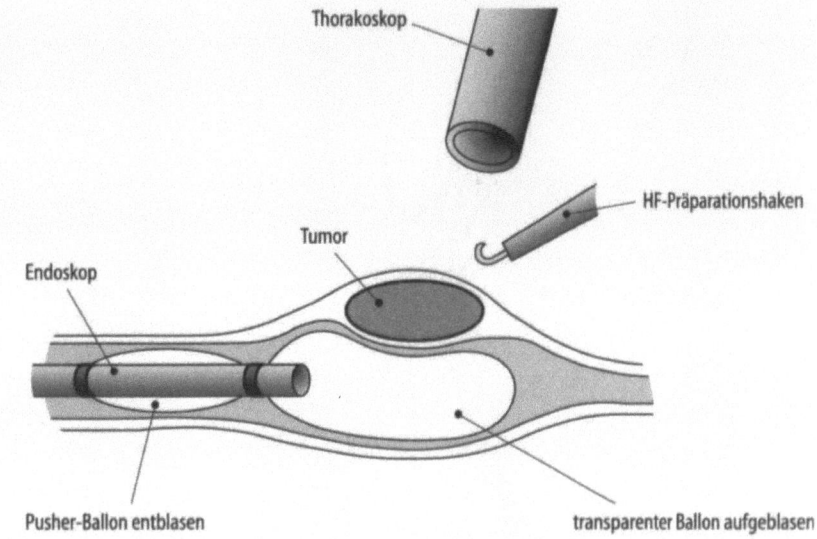

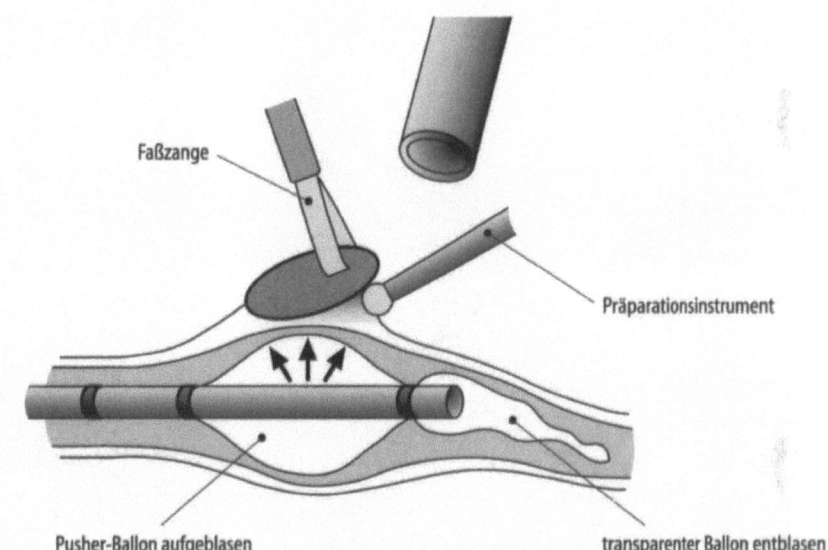

Körperöffnungen vorzugehen, z. B. bei Hemifaciektomie, Tracheostoma, Ösophagusfistel, Gastrostoma, Enterostoma, Laparostoma, Anus praeter, T-Drain-Kanal und Drainagen. Die endoskopische Technik zur Diagnose und Therapie im Gastrointestinaltrakt entspricht auch hier im wesentlichen der elektiven Endoskopie unabhängig von einem operativen Eingriff.

Gastroskopische Dekompression des Magens bei postoperativer Magenentleerungsstörung

Die Magenausgangsstenosen in der postoperativen Frühphase mit gastro-ösophagealem Reflux und Erbrechen werden durch Ableitung der gestauten Sekrete über eine Magensonde nach außen behandelt. Bei zuvor Magengesunden oder frisch Magenoperierten ist ursächlich ein intraabdomineller paragastraler Abszeß, ein Anastomosenödem oder -hämatom, ein technischer Fehler oder die trunkuläre Vagotomie nach Ösophagusresektion mit Magenhochzug anzunehmen.

Die Endoskopie zeigt bei Magenatonie einen klaffenden Magenausgang, bei Ödem oder Hämatom eine glasig-ödematöse oder blau-livide Verquellung der Anastomose und bei technischem Fehler, z. B. eine Verknüpfung der Anastomosenhinter- mit der Vorderwand. Die Einlage einer nasoenteralen Lochsonde zur gastroenteralen Sekretableitung kann innerhalb weniger Tage die funktionelle Magenausgangsstörung beseitigen (Abb. 7). Die endoskopische Plazierung einer dreilumigen Sonde (Trelumina) mit langem Dünndarmschenkel und dickerem im Magen endenden Schenkel ermöglicht die künstliche enterale Ernährung bei gleichzeitger Dekompression des

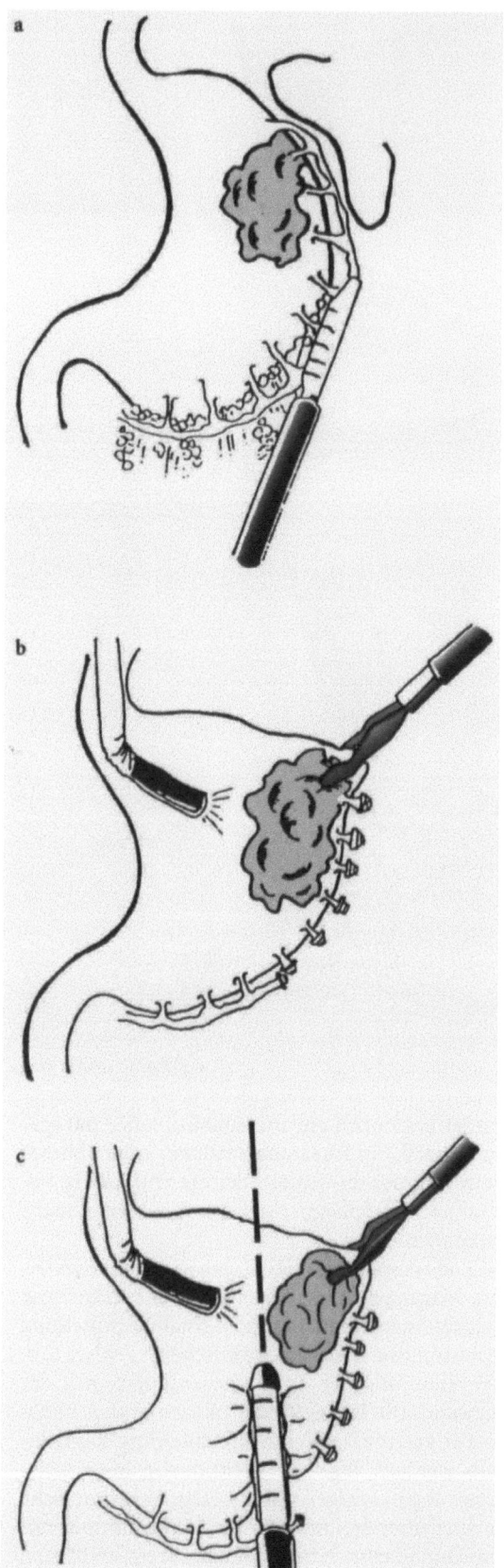

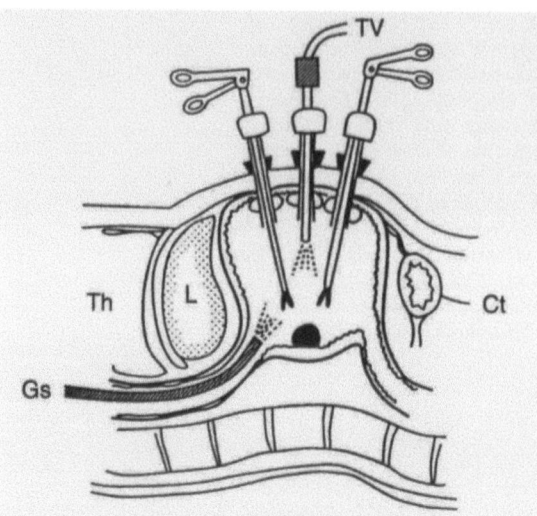

Abb. 5. Kombinierte perorale und perkutane gastroskopische Polypektomie [26] (*GS* = Gastroskop, *Th* = Thorax, *L* = Leber, *TV* = Laparoskopoptik, *CT* = Colon transversum)

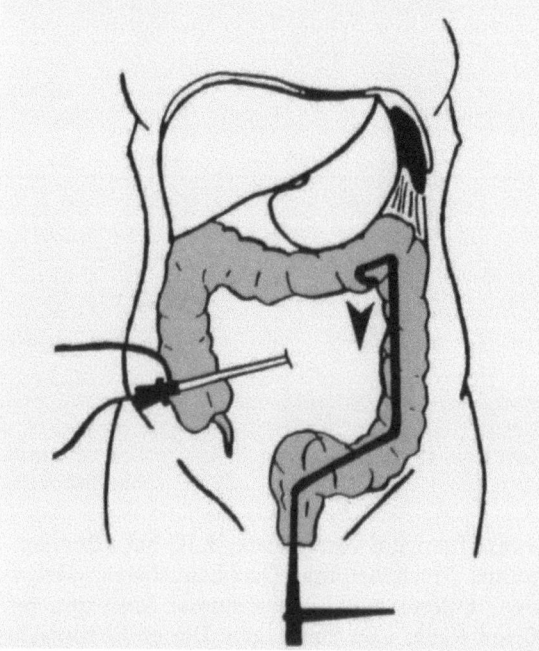

Abb. 6. Kombinierte laparoskopische Koloskopie mit Retraktion der linken Colonflexur zu deren besseren laparoskopischen Auslösung [30]

Abb. 4a–c. Kombinierte gastroskopische und laparoskopische laterale partielle Gastrektomie [37]. **a** Laparoskopische Mobilisation und Devaskularisation der großen Kurvatur des Magens mit Stapler-Durchtrennung der Ae. gastricae breves. **b** Gastroskopische Lokalisation des Tumors durch Diaphanoskopie. **c** Laterale partielle Gastrektomie unter gastroskopischer Führung des Staplers den (Abb. 8) Unter Spülung mit physiologischer Kochsalzlösung wird die T-Drain-Cholangiographie mit dem flexiblen Bronchoskop vorgenommen und das zurückgelassene Konkrement über die Papilla Vateri in das Duodenum vorgeschoben bzw. mit einem Dormiakorb gefaßt und extrahiert.

Koloskopische Dekompression des Kolons bei postoperativer Pseudoobstruktion

Die Zeichen einer Pseudoobstruktion des Colons sind primär von einem mechanischen Ileus nicht zu unterscheiden. Ein Colon-Kontrasteinlauf mit wäßrigem Kontrastmittel ist zur Differentialdiagnose obligatorisch und wirkt oftmals therapeutisch. Postoperative Ursache einer Pseudoobstruktion des Colons sind vor allem Eingriffe außerhalb des Gastrointestinaltraktes wie Nephrektomie, orthopädische Operationen im Hüftbereich, Rekonstruktionen an den Coronararterien und der Aorta. Eine überfüllte Harnblase als vermeintliche Pseudoobstruktion ist zuvor auszuschließen. Die Überblähung des Colons führt zum Zwerchfellhochstand und zur cardiopulmonalen Insuffizienz, es droht daneben die spontane Coecumperforation. Die Dekompression des überblähten Colons gelingt durch coloskopische Implantation eines langen Darmrohres (Abb. 9).

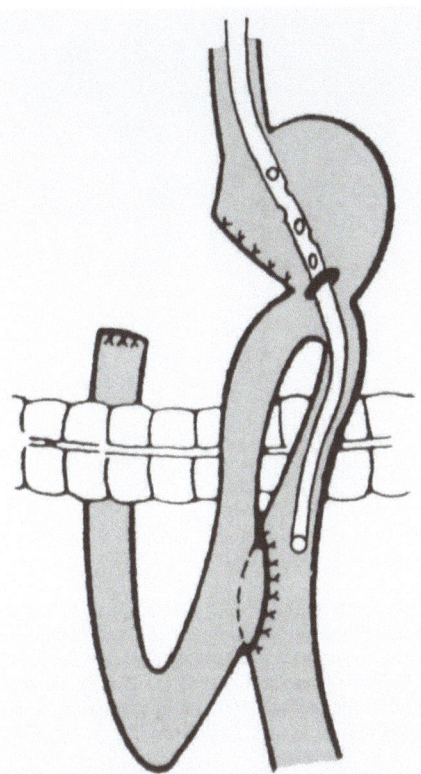

Abb. 7. Früh-postoperative Gastrojejunoskopie bei Magenatonie oder Anastomosenödem nach Magenresektion mit Braun'scher Enteroanastomose. Endoskopisch geführte Einlage einer Lochsonde zur gastrojejunalen Sekretableitung. Ein fadenfixierter Metallring unmittelbar distal der untersten Seitenaugen markiert unter Röntgendurchleuchtungskontrolle die Ebene der Gastroenterostomie

Magens. Das dritte Lumen bleibt offen, es endet ebenfalls im Magen und erleichtert die gastrale Dekompression durch Sog.

T-Drain-Cholangioskopie

Ein Residualstein im D. hepatocholedochus nach konventioneller oder laparoskopischer Cholecystektomie und liegendem T-Drain wird im Rahmen einer ERCP mit EST endoskopisch geborgen. Ist die Papilla Vateri peroral nicht erreichbar und ist das Konkrement zur Zertrümmerung durch extrakorporale Stoßwellenlithotripsie (ESWL) nicht geeignet, bietet sich der endoskopische Weg über den T-Drain Kanal an. Hierzu wird unmittelbar nach T-Drain-Cholangiographie unter Röntgendurchleuchtungskontrolle ein Führungsdraht durch das T-Drain in den Gallengang und über die Papilla Vateri in das Duodenum vorgeschoben. Nach Entfernung des T-Drains kann der T-Drain Kanal, sofern er älter als 10 Tage ist, auf einen Durchmesser von 6–7 mm bougiert und die Papilla Vateri mit einem Ballonkatheter dilatiert wer-

Ergebnisse

Die intraoperative und frühpostoperative Endoskopie ist heute fester Bestandteil chirurgischen Handelns in allen chirurgischen Disziplinen.

Das Indikationsfeld erweitert sich stetig. Der Einsatz ist nicht mehr allein bei seltenen Blutungsquellen zu sehen.

Ein Teil der intraoperativ durchgeführten Endoskopien am Gastrointestinaltrakt wäre bei Beachtung folgender Forderungen an die präoperative Diagnostik vermeidbar:

- Endoskopisch-topographisch genaue Befundbeschreibung (z.B. Abstand von Frontzahnreihe, Kardia, Pylorus, Anus, Flexuren in cm-Einheiten.
- Darstellung des Befundes bei liegendem Endoskop durch Röntgenbild mit Kontrastmittel und mit Bezug zum knöchernen Skelett.
- Lokalisation des Befundes nach ventral, dorsal, rechts oder links.
- Exakte endoskopische Größenbeschreibung besonders kleiner Befunde (z.B. in Relation zur geöffneten Biopsiezange), Beschreibung der Befundbasis nach Yamada.

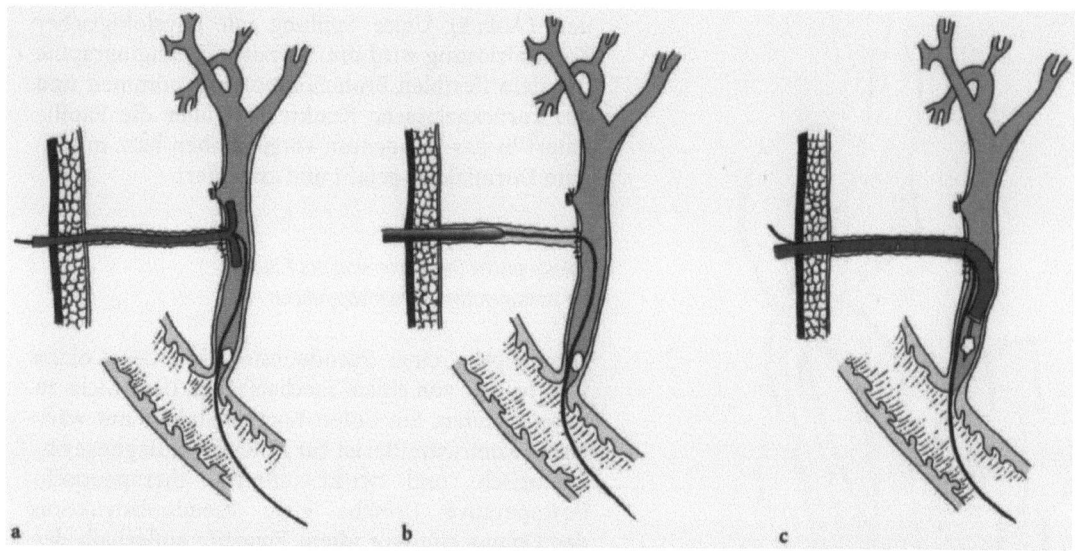

Abb. 8a–c. Früh-postoperative T-Drain-Cholangioskopie bei Residualstein. Die vor Extraktion des T-Drains eingeführte hochflexible Pilotsonde darf erst nach erfolgreicher Steinentfernung gezogen werden, um im Falle eines Mißlingens des cholangioskopischen Eingriffes eine weiche Entlastungssonde wieder in den Gallengang einführen zu können. **a** Einführen der Pilotsonde durch das T-Drain über die Papilla Vateri in das Duodenum. **b** Entfernen der T-Drainage unter Belassung der Pilotsonde. Eventuell Bougierung des T-Drain-Kanals. **c** Eingehen mit einem schmalkalibrigen Endoskop (Bronchoskop) durch den T-Drain-Kanal neben der Pilotsonde. Fassen eines präpapillären Konkrementes mit einem Dormiakorb und Entfernung desselben mit dem Endoskop durch den T-Drain-Kanal

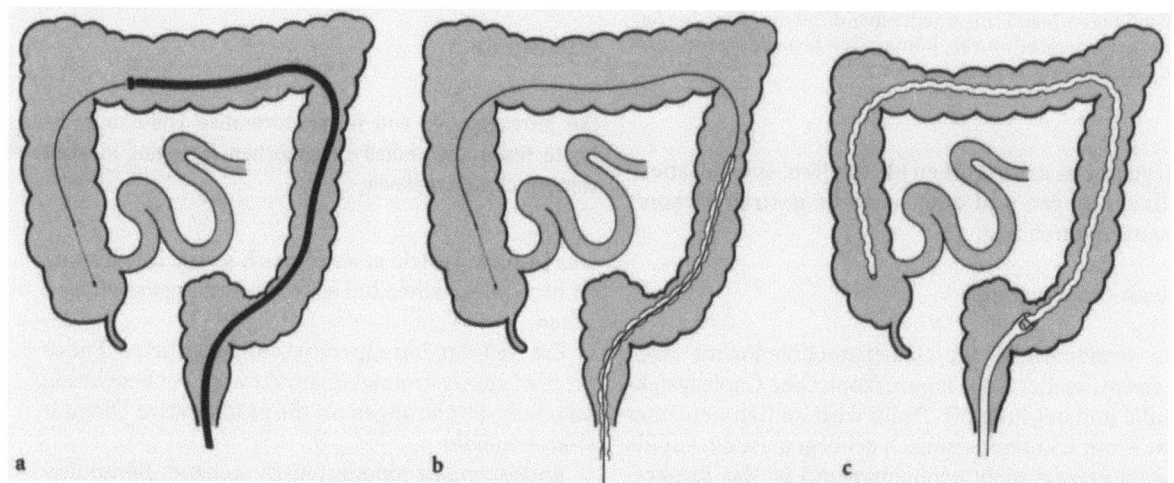

Abb. 9a–c. Früh-postoperative Implantation einer Dekompressionssonde bei Pseudoobstruktion des Colons. **a** Einführen des Pilotdrahtes. **b** Auffädeln der Dekompressionssonde, die durch einen Innentubus versteift ist. **c** Bei korrekter Sondenlage Entfernung von Pilotdraht und Innentubus. Kürzung der Dekompressionssonde und Anschließen des Ablaufschlauches zur Ableitung der Darminhalte in einen Sekretbeutel. Das zuvor distendierte Colon kollabiert

- Sinnvolle präoperative Ausschöpfung der bildgebenden Verfahren (z. B. Sonographie, Angiographie, Szintigraphie, CT und vor allem persönliche Endoskopie-Kontrolle bei unvollständigen Vorbefunden [22, 40].

Die intraoperative Endoskopie ist kein Ersatz für eine sorgfältige präoperative Diagnostik, sie ist lediglich eine Ergänzung.

Entscheidend für die Qualität, den Nutzen und die Einsetzbarkeit intraoperativer und frühpostoperativer Endoskopien sind Ausbildung, Erfahrung, Engagement und die Selbstkontrolle des Untersuchers.

Nachsorge

Der Patient ist in der Regel über die notfallmäßig intraoperativ vorgenommene endoskopische Untersuchung nicht aufgeklärt. Er sollte postoperativ über den primär nicht geplanten Eingriff informiert werden.

Eine vom chirurgischen Eingriff unabhängige Nachsorge ist nur endoskopisch-therapeutisch versorgten Patienten zu empfehlen. Sie besteht z. B. in einer Röntgenuntersuchung des Ösophagus nach Tubusimplantation oder Bougierung, in einer Kreislaufüberwachung mit RR-Puls-Hb-Kontrolle nach Polypektomie und in einer Kreislaufüberwachung mit RR-Puls-Hb-, Leuko-, Amylase- und Temperatur-Kontrolle nach Sphinkterotomie der Papilla Vateri bzw. Santorini.

Komplikationen

Die Komplikationsrate nach intraoperativer oder frühpostoperativer Endoskopie darf nicht höher sein als bei elektiv durchgeführten endoskopischen Untersuchungen. Voraussetzung hierzu ist, der Endoskopiker ist erfahren und hat sich vor der Spiegelung über die Art des operativ veränderten Situs mit dem Operateur im Detail informiert und sich in der veränderten Umgebung Operationssaal mit Fremdpersonal und Fremdinstrumentarium vertraut gemacht.

Zusammenfassung

Die intraoperative Notfall-Endoskopie ist immer zeitaufwendig, da sie zumeist im Operationssaal außerhalb des üblichen endoskopischen Untersuchungsraumes stattfindet. Sie erfordert Gerätetransport und Umkleiden in der Personalschleuse. Es kommt zu unvorhergesehenen Verschiebungen im eigenen geplanten endoskopischen Untersuchungsprogramm.

Bei sorgfältiger präoperativer Diagnostik und exakter Lokalisation des pathologischen Befundes kann in den meisten Fällen auf eine intraoperative Kontrolle verzichtet werden, so daß keine zusätzlichen Kosten durch Programmverschiebungen entstehen. Im Notfall muß der Endoskopiker jedoch kurzfristig zur Verfügung stehen, um Fehlentscheidungen des Operateurs zu vermeiden: entspricht z. B. der Tastbefund am Colon tatsächlich dem präoperativ nachgewiesenen Karzinom oder wird der Tastbefund durch eine durch die vorausgegangene Koloskopie induzierte Divertikulitis und Peridivertikulitis vorgetäuscht? Die intraoperative Endoskopie hätte den Zweiteingriff im Intervall vermeiden können, wenn primär fälschlich nur das palpable divertikeltragende Segment und nicht der nicht palpierte Tumor entfernt wurde.

Ein elektiver oder semielektiver Einsatz der Endoskopie intraoperativ ist grundsätzlich planbar und muß in der täglichen Programmgestaltung einfügbar sein. Er verursacht keine zusätzlichen Kosten. Sie nutzt bei sorgfältiger Indikation dem Patienten und somit auch dem Image der beteiligten Abteilungen.

Wie sich die Kombination der intraluminalen mit der intrakavitären Endoskopie weiterentwickelt ist abzuwarten. Bietet das kombinierte Vorgehen Vorteile für den Patienten, so wird sich auch diese Methode sehr schnell etablieren.

Einziges konkurrierendes Verfahren zur intraoperativen Endoskopie ist die präzise präoperative Diagnostik: anamnestisch, labormedizinisch, sonographisch, radiologisch und endoskopisch. Diese Verfahren stehen jedoch nicht immer zeitgerecht in hoher Qualität zur Verfügung. Konkurrierende frühpostoperative Verfahren sind Sonographie und röntgenologische kontrastgebende Untersuchungen. Diese Maßnahmen versagen jedoch bei der Blutung, bei Perfusionsstörungen und bei allen endoskopisch möglichen interventionellen Aufgaben.

Die endoskopischen intra- und frühpostoperativen Eingriffe sind bei bestehender Indikation hinsichtlich ihrer diagnostischen Aussage und ihrer therapeutischen Effektivität außer Konkurrenz.

Literatur

1. Arnold WS, Fraker DL, Alexander HR, Weber HC, Norton JA, Jensen RT (1994) Apparent lymph node primary gastrinoma. Surg 116:1123–1130
2. Asbun HJ, Villa-Gomez G, Foianini J, Castellanos H, Saenz A (1995) Operative enteroscopy. A useful tool in the evaluation and intervention of bilioenteric anastomoses. Surg Endosc 9:1093–1095
3. De Backer T, Voet V, Vandenplas Y, Deconinck P (1993) Simultaneous Laparotomy and Intraoperative Endoscopy for

the Treatment of High Jejunal Membranous Stenosis in a 1-Year-Old Boy. Surg Laparosc Endosc 3:333–336
4. Balserak JC, Neal D (1996) Intraoperative Endoscopy as an Adjunct to Surgical Ligation of Multiple Arteriovenous Malformations. Surg Laparosc Endosc 6:68–70
5. Basso N, Silecchia G, Pizzuto G, Surgo D, Picconi T, Materia A (1996) Laparoscopic Excision of Posterior Gastric Wall Leiomyoma. Surg Laparosc Endosc 6:65–67
6. Bowden TA (1989) Intraoperative endoscopy of the gastrointestinal tract: Clinical necessity or lack of preoperative preparation? World J Surg 13:186–189
7. Cappell MS, Huh C (1995) A Study of the Safety and Clinical Efficacy of Esophagogastroduodenoscopy after Esophageal, Gastric, or Duodenal Surgery in 60 Patients. Am J Gastroenterol 90:1268–1272
8. Cappell MS, Ghandi D, Huh C (1995) A Study of the Safety and Clinical Efficacy of Flexible Sigmoidoscopy and Colonoscopy after Recent Colonic Surgery in 52 Patients. Am J Gastroenterol 90:1130–1134
9. Chardavoyne R, Ratner LE, Jaume JL, Stein TA, Greenberg R, Bank S, Wise L (1989) Safety of endoscopy in the immediate postoperative period following gastric anastomosis. Surg Endosc 3:13–15
10. Dent TL, Strodel WE, Turcotte JG, Harper ML (eds) (1985) Surgical endoscopy. Year Book Medical Publishers, Chicago
11. Elfiheriadis E (1990) Drainage-tube penetration into the gastric lumen, mimicking a high-volume enterocutaneous fistula. Surg Endosc 4:184–185
12. Gerlach U, Manegold BC (1992) Intraoperative Endoskopie. In: Fuchs KH, Hamelmann H, Manegold BC (Ed) Chirurgische Endoskopie im Abdomen. Blackwell, Berlin
13. Grund KE, Schäfer D, Noetzel J, Storek D (1996) Flexible Metallgitterstents zur Therapie von Anastomoseninsuffizienzen, Nekrosehöhlen und Kontinuitätsdefekten postoperativ (Abstr). Endoskopie Heute 9:49
14. Héloury Y, Plattner V, Mirallié E, Gérard P, Lejus C (1996) Laparoscopic Nissen fundoplication with simultaneous percutaneous endoscopic gastrotomy in children. Surg Endosc 10:837–841
15. Izumi Y, Inoue H, Endo M (1996) Combined endoluminal-intracavitary thoracoscopic enucleation of leiomyoma of the esophagus. Surg Endosc 10:457–458
16. Kaye GL, McCormick PA, Siringo S, Hobbs KEF, McIntyre N, Burroughs AK (1991) Staple-line erosion: a common source of recurrent bleeding following stapled oesophageal transection. Br J Surg 78:1355–1357
17. Kuroki F, Iida M, Matsui T, Matsumoto T, Fujishima M, Yao T (1992) Intraoperative endoscopy for small intestinal damage in radiation enteritis. Gastrointest Endosc 38:196–197
18. Lange V, Meyer G, Wenk H, Schildberg FW (1990) Fistuloscopy – an adjuvant technique for sealing gastrointestinal fistulae. Surg Endosc 4:212–216
19. Lennert KA, Müller U (1991) Intraoperative Cholangioskopie. Zentrbl Chir 116
20. Lewis BS, Wenger JS, Waye JD (1991) Small Bowel Enteroscopy and Intraoperative Enteroscopy for Obscure Gastrointestinal Bleeding. Am J Gastroenterol 86:171–174
21. MacFarlane MP, Fraker DL, Alexander HR, Norton JA, Lubensky Irina, Jensen RT (1995) Prospective study of surgical resection of duodenal and pancreatic gastrinomas in multiple endocrine neoplasia type 1. Surg 118:973–980
22. Manegold BC (1977) Endoskopische Fremdkörperextraktion und intraoperative Endoskopie. Langenbecks Arch Chir 345:299–302
23. Manegold BC (1996) Stellenwert endoskopischer Maßnahmen beim Ileus. Chirurg-BDC 67,1:7–9
24. Manegold BC (1997) Endoskopische Chirurgie, 10 gute Gründe zur Integration der flexiblen Endoskopie in die Chirurgie. Minimal invasive Chirurgie 6:75–76
25. Manegold BC, Schmidt H (1998) Anforderungen und Besonderheiten einer chirurgischen Endoskopie, p 147–154 In: Phillip J, Allescher HD, Hohner R (Hrsg) Endoskopie: Struktur und Ökonomie. Normed, Bad Homburg
26. Ohashi S (1994) Laparoscopic intra-gastric surgery. Is it a new concept in laparoscopic surgery? (Abstr) Surg Endosc 8:256
27. Pimpl W, Wayand U (1985) Entscheidungshilfe bei Operationen am Magen durch die intraoperative Gastroskopie. In: Richter H (Hrsg) Chirurgische Endoskopie. Komplikationen bei Diagnostik und Therapie. Urban & Schwarzenberg, München Wien Baltimore, 142–144
28. Phillips E, Hakim MH, Saxe A (1994) Laparoendoscopy (laparoscopy assisted enteroscopy) and partial resection of small bowel. Surg Endosc 8:686–688
29. Rau B, Hünerbein M, Schlag PM (1995) Laparoskopie und laparoskopische Endosonographie als Staginguntersuchung bei Tumoren des oberen Gastrointestinaltraktes. Zentrbl Chir 120:346–349
30. Reissman P, Teoh TA, Piccirillo M, Nogueras JJ, Wexner SD (1994) Colonoscopic-assisted laparoscopic colectomy. Surg Endosc 8:1352–1353
31. Selz PA, Santos PM (1995) Percutaneous Endoscopic Gastrostomy. Arch Otolaryngol Head Neck Surg 121:1249–1252
32. Scott-Conner CEH, Subramony C (1994) Localization of small intestinal bleeding. The role of intraoperative endoscopy. Surg Endosc 8:915–917
33. Schildberg FW, Lange V, Wenk H, Schüller J (1987) Die intraoperative, endoskopische Lithotripsie von Pankreasgangkonkrementen. Chirurg 58:239–242
34. Sheen-Chen SM, Chou FF (1995) Intraoperative choledochoscopic electrohydraulic lithotripsy for difficulty retrieved impacted common bile duct stones. Arch Surg 130:430–432
35. Siu WT, Chung SCS, Li AKC (1992) Chest drain penetration into the transposed stomach after Ivor-Lewis esophagectomy: diagnosis by early postoperative endoscopy. Surg Endosc 6:195–196
36. Sudduth RH, Bute BG, Schoelkopf L, Smith MT, Freeman SR, McNally PR (1992) Small bowel obstruction in a patient with Peutz-Jeghers syndrome: the role of intraoperative endoscopy. Gastrointest Endosc 38:69–72
37. Trías M, Targarona EM, Balagué C, Bordas JM, Cirera I (1996) Endoscopically-assisted laparoscopic partial gastric resection for treatment of a large benign gastric adenoma. Surg Endosc 10:344–346
38. Troidl H, Sommer H, Paul A (1998) Grundprinzipien der endoskopischen Diagnostik. Zentralbl. Chirurgie 123:725–745
39. Weiner R, Rösch W, Wagner D (1996) Laparoskopisch-gastroskopisch kombinierte intragastrale Resektion eines benignen Magentumors. Min Invas Chir 5:115–117
40. Wheelan RL, Buls JG, Goldberg SM, Rothenberger DA (1989) Intraoperative Endoscopy. Am Surg 55:281–286

Perkutane endoskopische Gastrostomie (PEG)

P. Frühmorgen

In dem Bemühen, bei Ernährungsproblemen eine längerfristige parenterale Ernährung zu verhindern oder zu beenden, wurden transnasale Sondentechniken [31] und geeignete Sondennahrungen (bilanzierte Formeldiäten, Trink- und Sondennahrung) entwickelt. Nachteile nasoenteraler Sonden (Irritationen im Nasen-Rachenraum, Dislokation, kosmetische Beeinträchtigung) führten zur perkutanen endoskopisch kontrollierten Gastrostomie [2, 4, 9, 10, 15, 20–22, 27, 29, 30, 35, 38–40, 42]. Sie ermöglicht – ohne chirurgischen Eingriff – eine schnelle, einfache, sichere und komplikationsarme transorale oder transkutane Applikation des Katheters in den Magen (PEG) oder das Duodenum und somit eine langfristige physiologische enterale Ernährung jener Patienten, bei denen eine orale Nahrungszufuhr nicht oder noch nicht möglich ist [36]. Dadurch wird die Anlage einer Witzel-Fistel überflüssig.

Dieses Verfahren soll anhand von zwei technisch etwas unterschiedlichen Möglichkeiten, der Fadendurchzugsmethode [21, 42] und der perkutanen Direktpunktion [4] ausführlicher dargestellt werden.

Ist eine PEG aus technischen Gründen (z. B. totale Gastrektomie, Magenteilresektion, Magenhochzug nach Ösophagektomie, Anastomoseninsuffizienz, Perforation, Fistel) nicht möglich, so steht neben der operativen Katheterjejunostomie die direkte endoskopische perkutane Jejunostomie (EPJ) unter Einsatz eines Enteroskopes mit der Push-Technik (siehe Kapitel 2.6) zur Verfügung. Selten durchgeführt, hat sich, wie bei der PEG, die Fadendurchzugsmethode mit einer Freka-Sonde „universal-intestinal" (Fa. Fresenius, Bad Homburg) durchgesetzt. Bezüglich der Technik, welche jener der PEG-Anlage vergleichbar ist, wird auf weiterführende Literatur [26, 37] verwiesen.

Indikationen

Die enterale Langzeiternährung chronisch Kranker über eine perkutan-endoskopisch kontrollierte Gastrostomie kann, sofern eine orale Nahrungsaufnahme unmöglich ist, indiziert sein bei:

- reversiblen und irreversiblen Schluckstörungen,
- Schädel-Hirn-Traumen,
- Hirntumoren,
- Tumorobstruktionen im
  - oberen Gastrointestinaltrakt (Ösophagus, Kardia),
  - HNO-Bereich (Oropharynx, Larynx),
- Strahlentherapie (ausgewählte Fälle),
- Tumorkachexie,
- Bewußtseinstrübung,
- Kurzdarmsydrom,
- Mißbildungen,
- Intoleranz transnasaler Sonden.

Die Indikation für eine perkutane endoskopische Gastrostomie sollte für mehr als 6 Wochen gegeben sein.

Eine deutliche Diaphanoskopie vorausgesetzt, stellen gastrointestinale Voroperationen, z. B. Magenresektion nach Billroth I und II, keine absoluten Kontraindikationen dar. Ulcera ventriculi sollten vor der PEG-Anlage zur Abheilung gebracht werden.

Kontraindikationen

Eine strenge Beachtung der Kontraindikationen macht die PEG zu einer außerordentlich risikoarmen Methode. Als Kontraindikationen gelten:

- fehlende Diaphanoskopie (absolute Kontraindikation),
- generelle Kontraindikation gegen eine enterale Ernährung,
- Peritonitis,
- Peritonalkarzinose,
- Ileus,
- Aszites,
- akute Pankreatitis,
- akutes Abdomen,
- Peritonaldialyse,
- pathologische Magenwandveränderungen,
- Wundheilungsstörungen schwerer Art,
- Blutgerinnungsstörungen,
- Morbus Crohn (Gefahr der Fistelbildung),

- Immunsuppression,
- Hepatomegalie schwerer Ausprägung,
- Verweigerung (fehlendes Einverständnis durch den Patienten),
- stark limitierte Lebenserwartung.

Instrumentarium

Neben einem Gastroskop, bei Stenosen in dünnlumiger Ausführung oder nach vorausgehender Bougierung, werden benötigt:

- Einmalspritze mit langer Nadel (Lokalanästhesie),
- Lokalanästhetikum (z. B. Scandicain 1 %),
- hautfreundliches Pflaster,
- PEG-Set.

Vorbereitung

Die Patienten sollen, wie bei jeder Gastroskopie, nüchtern sein. Zum Ausschluß einer hämorrhagischen Diathese muß ein aktueller Gerinnungsstatus (Quick-Wert über 50 %, partielle Thromboplastinzeit nicht über das zweifache verlängert, Thrombozyten über 50 000/mm³) vorliegen. Gerinnungshemmende Medikamente müssen entsprechend reduziert oder abgesetzt werden. Eine Einverständniserklärung, ggf. durch einen Betreuer, ist nach entsprechender Aufklärung mit schriftlicher Dokumentation obligat (Kapitel 1.11).

In der Regel wird man eine individuelle Prämedikation (z. B. 3–5 mg Midazolan, evtl. zusätzlich 30 mg Pentazocin oder 50 mg Pethidin i. v.) und vor der Einführung des Endoskops 5–10 ml eines Entschäumers (z. B. Endo-Paractol, Lefax, Sab simplex) als Suspension oder Emulsion geben. Zahnprothesen sind vor der Untersuchung zu entfernen.

Zur Vermeidung einer Keimverschleppung muß der Mund-, Zahn- und Rachenraum mit einem Antiseptikum gespült (z. B. Hexetidin) und die Bauchhaut desinfiziert (z. B. Polyvidon-Jod-Lsg. 10 %) werden. Eine Säureblockade ist 24 Stunden vor bis nach der PEG-Anlage zu unterbrechen. Die Untersuchung am prämedizierten Patienten erfolgt unter pulsoxymetrischer Überwachung und evtl. Sauerstoffgabe (2–4 Liter/min).

Zur Verhinderung von Lokalinfektionen hat sich uns die prophylaktische Gabe eines Antibiotikums (z. B. 2 g Cefotaxim oder Cefotiam) 30 Minuten vor der PEG-Anlage bewährt [1, 18, 19, 21]. Ob sich dadurch die in der Literatur angegebenen Wundinfektionen von 7–31 % [17] vermindern lassen, ist umstritten [5].

Technik

Zur Applikation des Katheters werden zwei Ärzte (Durchführung der Endoskopie, Legen der Sonde) und eine Endoskopieschwester/Pfleger benötigt.

Neben verschiedenen und insgesamt gleichwertigen PEG-Techniken, wie die nach Seldinger-Technik durchführbare Push-Methode nach Sacks-Vine [34] oder der Direktpunktionstechnik [38], ist die Fadendurchzugsmethode am weitesten verbreitet.

Der PEG-Anlage voraus geht eine diagnostische Gastroskopie mit Überprüfung der Diaphanoskopie, wobei eine Oesophagusstenose zuvor aufbougiert werden muß.

Die erste Phase der Untersuchungstechnik bei endoskopischer Anlage einer PEG ist bei der transoralen Fadendurchzugsmethode und bei der perkutanen Direktpunktion einheitlich.

Die Einführung des Gastroskopes erfolgt abweichend von der üblichen Endoskopie in Rückenlage und Luftinsufflation, bis der Magen der Bauchwand anliegt. Die Punktionsstelle liegt in der Regel auf einer Verbindungslinie zwischen Nabel und der Mitte des linken Rippenbogens (Abb. 1).

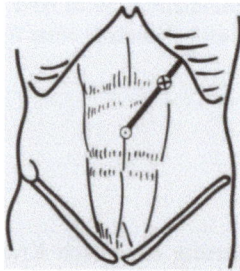

Abb. 1. Punktionsstelle zur Anlage einer PEG

In einem abgedunkelten Raum kann die optimale Kontaktfläche und damit die Punktionsstelle diaphanoskopisch bestimmt und unter endoskopischer Sicht durch Fingerdruck von außen überprüft werden (Abbildung 2a).

Nach großflächiger Desinfektion des Punktionsbereiches (lokale Sterilität), Schlitztuch und sterilen Handschuhen für den Punkteur, erfolgt die Lokalanästhesie (Abb. 2b) aller Bauchwandschichten bis zum Magenlumen hin. Anlegen einer 4–5 mm langen Stichinzision. Nunmehr unterscheidet sich das weitere Vorgehen entsprechend dem verwendeten Gastrostomie-Set.

Transorale Fadendurchzugsmethode

Zur endoskopisch kontrollierten Gastrostomie nach der Fadendurchzugsmethode verwenden wir die

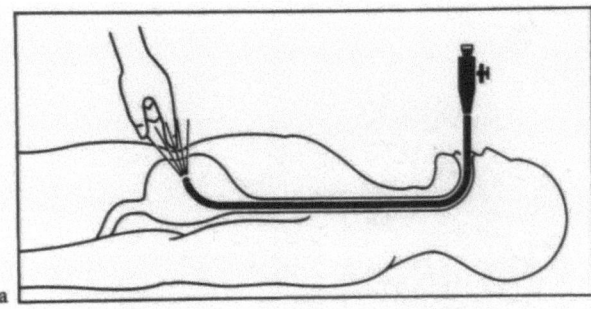

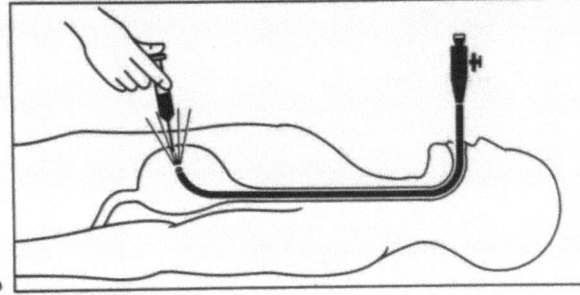

Abb. 2. Digitale Überprüfung (a) und Lokalanästhesie (b) der Punktionsstelle

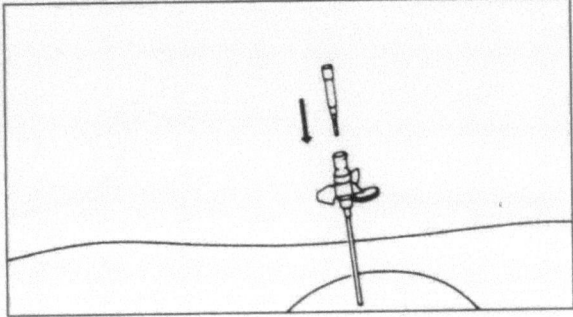

Abb. 4. Nach Entfernung der Punktionsnadel wird der Faden über eine auf die Kunststoffkanüle aufgesteckte Einführungshilfe in den Magen vorgeschoben (Freka-Set)

Freka-PEG-Sonden „standard-gastral" und „universal-gastral", welche sich im wesentlichen im Innen- und Außendurchmesser unterscheiden. Erstere mit den Maßen CH 9, außen 2,9 mm, innen 1,9 mm und letztere CH 15, außen 4,8 mm und innen 3,6 mm mit einer Gesamtlänge von 30 bzw. 35 cm. Im Routineeinsatz bevorzugen wir wegen der größeren Lumenweite die PEG „universal-gastral" CH 15.

Die Punktionsnadel wird von außen an der vorbestimmten Punktionsstelle (s. o.) perkutan mit aufgesteckter Kunststoffkanüle unter endoskopischer Kontrolle in das Magenlumen vorgeschoben (Abb. 3). Anschließend wird die Punktionsnadel zurückgezogen.

Über die Kunststoffkanüle wird der etwa 1 Meter lange Führungsfaden mit einer Einführhilfe von außen über die Kunststoffkanüle in den Magen ein-

geführt (Abb. 4), mit einer Fremdkörperzange gefaßt und gemeinsam mit dem Endoskop peroral entfernt (Abb. 5).

Nunmehr wird die Sonde am Führungsfaden befestigt (Abb. 6a) und unter vorsichtigem Zug an dem aus der Kunststoffkanüle herausragenden Faden in den Magen (leichter Widerstand, wenn die Spitze des Plastikkonus in die Kunststoffkanüle eindringt) und dann zusammen mit der Kunststoffkanüle durch die Bauchdecken soweit herausgezogen, bis die Silikonkautschukscheibe an der Magenwand anliegt (Abb. 6b). Die Sonden stehen für eine duodenale oder jejunale Ernährung in einer verlängerten Ausführung zur Verfügung.

Nach äußerer Fixation des Katheters unter leichtem Zug mittels Halteplatte – die Sondenspitze muß zuvor unterhalb des Konus abgeschnitten werden – erfolgt die Befestigung des Luer-Lock-Anschlusses. Soll eine Sonde im Duodenum plaziert werden, was bei nachgewiesener Aspirationsgefahr oder einer großen axialen Gleithernie indiziert ist, so ist vor der Fixierung des Katheters die erneute Einführung des Gastroskops erforderlich. Mit Hilfe einer Fremdkörperfaßzange wird die durch den Luer-Lock-Ansatz der bereits liegenden gastralen Führungssonde ein-

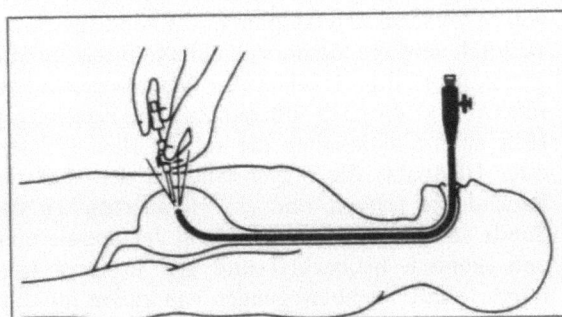

Abb. 3. Einführung der Punktionskanüle unter endoskopischer Sicht bis in den Magen (Freka-Set)

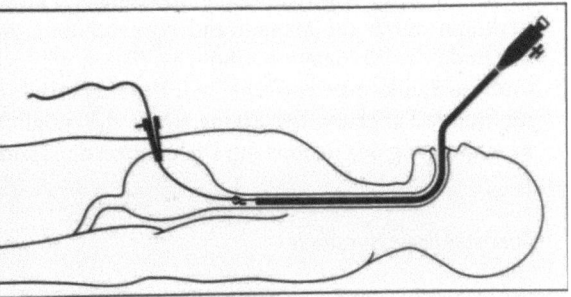

Abb. 5. Perkutanes Vorschieben und orale Extraktion des Führungsfadens mit dem Endoskop (Freka-Set)

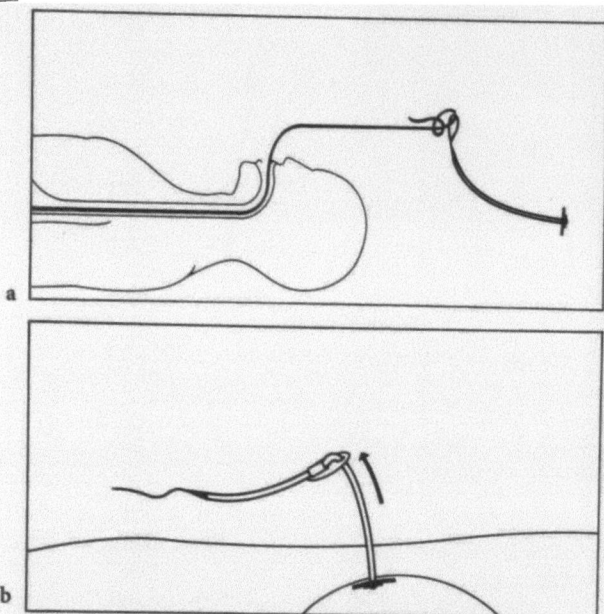

Abb. 6 Externe Befestigung der Freka-Ernährungssonde am Führungsfaden (a) und gastrokutane Extraktion durch Zug am Führungsfaden von außen (b)

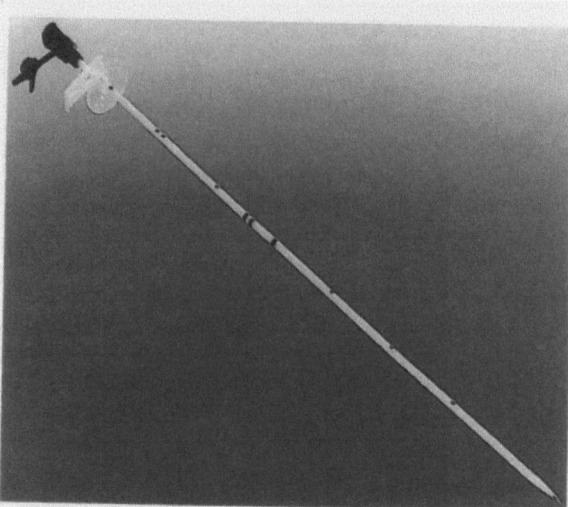

Abb. 7. Punktionskanüle, Polyurethansonde, Halteplatte und Schiebeklemme (Memosond-Set)

geschobene Dünndarmsonde im Magen gefaßt und unter Sicht transbulbär bis in Höhe des unteren Duodenalknies vorgeschoben. Die Beibehaltung der Zangenposition bei anfänglichem Zurückziehen des Endoskops verhindert eine Dislokation des Katheters. Anschließend erfolgt, wie bereits beschrieben, die äußere Fixation des Katheters und der Luer-Lock-Anschluß. Dabei ist darauf zu achten, daß die Punktionsstelle trocken ist und durch eine sterile Schlitzkompresse eine feuchte Kammer vermieden wird.

Perkutane Direktpunktion

Ballonkatheterdirektpunktion

Bei der Ballonkatheter-Direktpunktion wird der Katheter mit einer sogenannten Splitkanüle von außen perkutan durch die Magenwand vorgeschoben, der am Ende des Katheters befindliche Ballon geblockt und die Splitkanüle entfernt [38]. Problematisch ist die innere Fixierung der Sonde sowie die mögliche Beschädigung des Ballons mit Dislokation der Sonde.

Direktpunktionsgastrostomie

Durch Wärme aktivierte Nitinol-Memosonden (Memosond Gastrostomie-Set der Firma Pfrimmer Nutricia, Erlangen) können wegen fehlenden Sicherheitsstandards nicht mehr bzw. nur noch unter Vorbehalt empfohlen werden. Da diese Sonden in Deutschland noch im Handel sind, sollen sie dennoch beschrieben werden.

Bis einschließlich Lokalanästhesie und Stichinzision entspricht das technische Vorgehen, wie einleitend für beide Methoden dargestellt.

Die fertige Punktionskanüle (Abb. 7) wird in der flexiblen Polyurethan-Sonde verlaufend mit dieser in den Magen bis zur endoskopisch sichtbaren ersten Markierung eingeführt. Die Punktionskanüle wird anschließend vom Sondenkonus gelöst, festgehalten und lediglich die Sonde bis zur endoskopisch sichtbaren Doppelmarkierung in den Magen vorgeschoben. Die Punktionskanüle wird nun bis zur Schiebeklemme unterhalb des Sondenanschlußkonus zurückgezogen, die Schiebeklemme zur Verhinderung von Luftaustritt aus dem Magen geschlossen und dann die Kanüle vollständig entfernt.

Mit einer Einmalspritze werden 20 ml einer 60 °C warmen physiologischen Kochsalzlösung innerhalb von ca. 30 Sekunden langsam in die Sonde gespritzt. Dadurch wird die Memory-Rückhaltespirale im Magen aktiviert, d. h. sie bildet eine dauerelastische Spirale (Abb. 8), die nach äußerem Zug und Fixation mit Hilfe einer Silikonhalteplatte auf der Haut (Pflaster oder Hautnaht) die Magenwand an der vorderen Bauchdecke festhält und ein Herausrutschen der Sonde verhindert. Die Ausbildung der Spirale muß endoskopisch beobachtet und ggf. in ihrer Lage durch leichte Drehbewegungen von außen im Uhrzeigersinn – evtl. auch zusätzlich mit der Fremdkörperfaßzange – in Richtung Pylorus ausgerichtet werden.

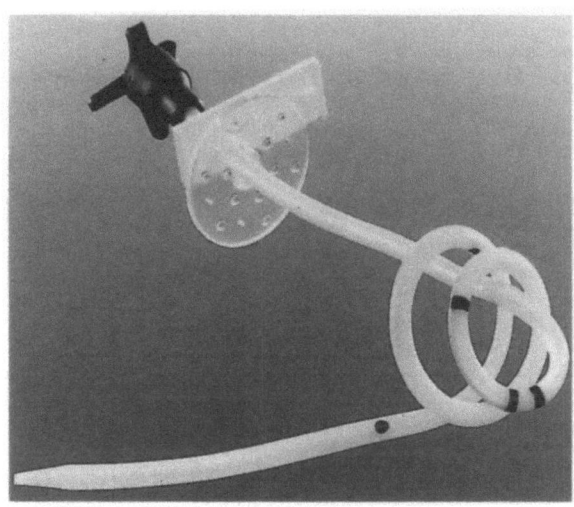

Abb. 8. Ausbildung einer dauerelastischen Spirale (Memosond-Set)

Ergebnisse

Sofern keine Kontraindikationen oder mit dem Gastroskop unüberwindbare Stenosen vorliegen, gelingt die Positionierung der Sonde praktisch ohne Ausnahme.

Die Akzeptanz der technisch einfachen perkutanendoskopischen Gastrostomie ist bei Patienten, ihren Familienangehörigen und auch beim Pflegepersonal gut.

Nachsorge

Ernährungsbeginn, Pflege und Wechsel des Katheters bedürfen der besonderen Beachtung.

Während der ersten 24 Stunden nach PEG-Anlage sollte die äußere Halteplatte unter leichtem Zug gehalten (Adaptation zwischen Bauch- und Magenwand) und anschließend etwas gelockert werden.

Vor Beginn der Ernährung über die Sonde muß mit einem wasserlöslichen Kontrastmittel röntgenologisch eine Kontrolle der freien intragastralen Sondenlage erfolgen. Ein Anfangs zu sehendes Pneumoperitoneum ist kein Hinweis auf eine Perforationsperitonitis. Es bedarf bei unauffälliger Klinik in der Regel keiner Therapie.

Nach anfänglicher Tee-Gabe (nach 6 Stunden) erfolgt die Ernährung nach 24 Stunden beginnend und einschleichend mit einer Sondenkost bis zu einer Tagesmenge von etwa 2000 kcal. Die Gabe erfolgt in der Regel über Schwerkraftübertragungssysteme, nur selten, bei Diarrhoen, sind Pumpsysteme erforderlich.

Nach jeder Nahrungsapplikation, mindestens jedoch 1mal/Tag, muß die Sonde mit ca. 50 ml lauwarmer Flüssigkeit (z. B. heller Tee, stilles Mineralwasser, kein dunkler Tee, keine Fruchtsäfte) gespült werden.

Der Pflasterverband bzw. die äußere Fixation der Sonde bedürfen der regelmäßigen Pflege, wobei sterile Verbandswechsel in der ersten Woche täglich, anschließend 2-3mal wöchentlich mit lokaler Reinigung und Desinfektion erfolgen sollten.

Ein Wechsel oder die Entfernung der Sonde mit dem Endoskop und einer Polypektomieschlinge sollte erst nach ausreichender Verklebung der Magen- mit der Bauchwand, frühestens nach 8-10 Tagen, erfolgen.

Soll die Freka-Sonde gewechselt oder entfernt werden, so bedarf es hierzu einer erneuten Gastroskopie. Der Luer-Lock-Anschluß und die Halteplatte werden entfernt und der Katheter mit einer Fremdkörperfaßzange oder einer Polypektomieschlinge unter gastroskopischer Sicht herausgezogen.

Die Entfernung oder der Wechsel einer Memosonde ist ohne erneute Gastroskopie möglich. Die Sonde wird gegen den Uhrzeigersinn unter leichtem Zug herausgedreht. Die Punktionsstelle ist, sofern keine neue Sonde eingeführt wird, bei beiden Systemen mit einem Pflasterverband zu versehen. Die Gastrostomie verschließt sich in der Regel innerhalb von 48 Stunden.

Komplikationen

Bei sachgemäßer Positionierung der Sonden sowie bei Beachtung der Indikationen und Kontraindikationen sind ernste Komplikationen selten [5, 6, 8, 11, 12, 16, 36, 39-41]. In bis zu 10% wurden Wundinfektionen beschrieben [11, 12, 20, 22, 30], je ein Fall einer perforierten Magenwand [22] und Peritonitis [20] sowie 2mal ein Pneumoperitoneum [21].

Keymling [21] beobachtete nach Legen von 180 Gastrostomien mit der Freka-Sonde bei 3,3% technische Probleme (Fadenabriß, Katheterbruch, Obstruktion), bei 14,4% geringfügige (Lokalinfektion, Pneumoperitoneum, Schmerzen) und bei 0,6% schwerwiegende (1 Peritonitis) Komplikationen ohne Todesfälle.

Die generelle Komplikationsrate liegt bei 8-25%, die methodenbedingte Letalität deutlich unter 1% [3, 7, 8, 11, 12, 14, 21, 23, 28, 32, 33, 39-41].

Schwere Komplikationen nach Legen einer dauerelastischen Spirale (Memosond), eine Abszeßbildung [13] und eine Magenperforation mit jeweils tödlichem Ausgang [29] sowie eine Sondendislokation in die freie Bauchhöhle [15] zwingen zu größter Vorsicht. Diese potentiellen Komplikationen favorisieren die Fadendurchzugsmethode.

Literatur

1. Akkersdijk WL, van Bergeijk JD, van Egmond T et al. (1995) Percutaneous Endoscopic Gastrostomy: Comparison of Push and Pull Methods an Evaluation of Antibiotic Prophylaxis. Endoscopy 27: 313
2. Behrens R, Muschweck H, Richter Th (1996) Die perkutane endoskopische Gastrostomie im Kindes- und Jugendalter. Klin Pädiatr 208:8
3. Bell SD, Carmody EA, Yeung EY, Thurston WA, Simons ME, Ho CS (1995) Percutaneous gastrostomy and gastrojejunostomy: additional experience in 519 procedures. Radiology 194:817
4. Böhm D, Wünsch K, Iwatschenko P, Simbgen R (1989) Erfahrungen mit einem neuen PEG-Set zur Direktpunktion. Infusionstherapie 16:20
5. Chowdhury MA, Batey R (1996) Complications and outcome of percutaneous endoscopic gastrostomy in different patient groups. J Gastroenterology and Hepatology 11:835
6. Drochner U, Mehnert F (1996) Komplikationen der perkutanen endoskopischen Gastrostomie. Leber Magen Darm 26:263
7. Foutsch PG, Haynes WC, Bellapravalu S, Sanowski RA (1986) Percutaneous endoscopic gastrostomy (PEG). J Clin Gastroenterol 8:10
8. Fox VL, Abel SD, Malas S, Duggan Ch, Leichtner AM (1997). Complications following percutaneous endoscopic gastrostomy and subsement catheder replacement in children and young adults. Gastrointestinal Endoscopy 45:64
9. Gauderer MWL, Ponsky JL, Izant RG (1980) Gastrostomy without laparotomy: A percutaneous endoscopic technique. J Pediat Surg 15:827
10. Gauderer MWL, Ponsky JL (1981) A simplified technique for constructing a tube feeding gastrostomy. Surg Gynecol Obstet 83:152
11. Gossner L, Keymling J, Jazji S, König HJ, Hahn EG, Ell C (1995) Therapeutic results of long-term enteral nutrition by percutaneous endoscopic gastrostomy (PEG) – A retrospective analysis of 1211 patients. Gut 37 (Suppl 2) A124
12. Gossner L, Ludwig J, Hahn EG, Ell C (1995) Risiken der perkutanen endoskopischen Gastrostomie. Dtsch Med Wschr 120:1768
13. Gossner L, Nusko G, Hahn EG, Ell C (1996) Abszeßbildung durch eine eingewachsene Nitinalspirale als tödliche Komplikation einer partiell destruierten Memosond-PEG. Z Gastroenterol 34:378
14. Grant JP (1993) Percutaneous endoscopic gastrostomy. Ann Surg 217:168
15. Hardegg G, Heller Th, Frühmorgen P (1991) Sondendislokation nach perkutaner endoskopisch kontrollierter Gastrostomie – ein Fallbericht. Zeitschr f Gastroenterolog 31:655
16. Hull MA, Rawlings J, Morray FE, Field JF et al. (1993) Audit of outcome of long term enteral nutrition by percutaneous endoscopic gastrostomy. Lancet 341:869
17. Jain NK, Larson DE, Schroeder KW et al. (1987) Antibiotic prophylaxis for percutaneous endoscopic gastrostomy. A prospective, randomized double blind clinical trail. Ann Intern Med 107:824
18. Jarnagin WR, Duh QY, Mulvihill J et al. (1992) The efficacy and limitations of percutaneous endoscopic gastrostomy. Arch Surg 127:261
19. Jonas SK, Neimark S, Panwalker AP (1985) Effect of antibiotic prophylaxis in percutaneous endoscopic gastrostomy. Amer J Gastroenterol 80:438
20. Keymling M, Schroeder M, Wörner W (1985) Erfahrungen mit der perkutanen endoskopisch kontrollierten Gastrostomie (PEG). Med Welt 36:1297
21. Keymling M (1989) Perkutane endoskopisch kontrollierte Gastrostomie. Z Gastroenterolog (Suppl 2) 27:65
22. Larson DE, Fleming CR, Ott BJ, Schroeder KW (1983) Percutaneous endoscopic gastrostomy simplified access for enteral nutrition. Mayo Clin Proc 58:103
23. Larson DE, Burton DD, Schroeder EP, Dimagno EP (1987) Percutaneous endoscopic gastrostomy. Gastroenterology 93:48
24. Löser Ch, Wolters S, Fölsch UR (1997) A prospective study of enteral long-term nutrition via percutaneous endoscopic gastrostomy (PEG) in 220 patients. Gastroenterology 112:A 890
25. Löser Ch, Fölsch UR (1997) Perkutane endoskopische Gastrostomie. In: Leitlinien der Deutschen Gesellschaft für Verdauungs- und Stoffwechselkrankheiten. Sauerbruch T, Scheurlen Ch (Hrsg) Demeter Verlag, Balingen
26. Mellert J, Grund KE, Becker HD (1993) Direkte endoskopische perkutane Jejunostomie. Laparo-endosk Chir 2:57
27. Mellinger JD, Ponsky JL (1996) Percutaneous Endoscopic Gastrostomy: An Overview for 1996. Endoscopy 28:66
28. Miller RE, Castlemain B, Lacqua FJ, Kotler DP (1989) Percutaneous endoscopic gastrostomy. Surg Endosc 3:186
29. Nattermann C, Dancygier H (1991) Tödliche Komplikation bei percutaner endoskopischer Gastrostomie. Dtsch Med Wschr 116:77
30. Ponsky JL, Gauderer MWL, Stellato TA (1983) Percutaneous endoscopic gastrostomy. Arch Surg 118:913
31. Rabast U (1989) Transnasale Sondentechnik. Z Gastroenterol (Suppl 2) 27:61
32. Richter G, van Held I, Fleischmann R, Scheubel R, Beyer A, Wienbeck M (1995) Percutaneous endoscopic gastrostomy in 1000 consecutive patients – an effective procedure with a low complication rate. Gut 37 (Suppl 2) A 137
33. Rosenberg L, Fried GM (1986) Percutaneous endoscopic gastrostomy: indications and results. Can J Surg 29:311
34. Sacks BA, Vine HS, Palestraut AM, Ellison HP, Shropshire D, Lowe R (1983) A nonoperative technique for establishment of a gastrostomy in a dog. Invest Radiol 18:485
35. Schlauch D, Gladisch R, Weber J, Riemann JF (1992) Perkutane endoskopische Gastrostomie – Indikationen und Ergebnisse. Med Welt 43:477
36. Schoenemann J, Rosée D (1996) Die perkutane endoskopische Enterostomie – Vorteile und Risiken. Medizinische Klinik 91:753
37. Shike M, Wallach C, Likier H (1991) Direct percutaneous endoscopic jejunostomies. Gastrointestinal Endoscopy 1:62
38. Vestweber KH, Troidl H, Sommer H (1984) Perkutane endoskopische Gastrostomie. Dtsch Med Wschr 109:1203
39. Vestweber KH, Eypasch E, Paul A et al. (1988) Endoskopische Enterostomie. In: Henning H, Otto P (Hrsg) Fortschritte der Gastroenterologischen Endoskopie 6. Bd 18, Demeter Verlag, Gräfelfing
40. Vestweber KH (1988) Die Gastroenterostomie – der kurze Weg zur paraoralen Nutrition. Endoskopie heute 2:35
41. Vestweber KH, Paul A, Becker A, Viell B (1992) Perkutane endoskopische Gastrostomie. In: Fuchs KH, Hamelmann H, Manegold BC (Hrsg) Chirurgische Endoskopie im Abdomen. Blackwell Wissenschaft Berlin, St. 96
42. Willems MG, Nebelung M, Fromme M, Migdal H, Schoenemann JH (1990) Die perkutane endoskopische Enterostomie. Med Klin 85:595
43. Mellinger JD, Ponsky JL (1998) Percutaneous Endoscopic Gastrostomy: State of the Art, 1998. Endoscopy 30:126

Endoskopische Fremdkörperextraktion

P. Frühmorgen

Corpora aliena sind versehentlich oder absichtlich verschluckte, selten peranal eingeführte nahrungsfremde Gegenstände (Münzen, Spielzeug, Nägel, Rasierklingen, Ringe, Uhren, Batterien, Nadeln, Holzspieße, Eßbestecke, Kugelschreiberminen, Prothesenteile etc.), Bestandteile der Nahrung (Knochen, Gräten, Fleischbolus etc.), Komplikationen einer Therapie (abgerissene Sonden, nicht resorbierbares Nahtmaterial, dislozierte Endoprothesen, eingeklemmte Medikamente etc.) oder transmural in den Magen-Darm-Trakt penetrierte Fremdkörper (Geschosse, Gallengangsdrainagen, Gallensteine etc.) (Abb. 1).

Intraluminal entstehen Bezoare. Sie stellen im Magen zusammengeklumpte und der normalen Verdauung widerstehende Haare und Nägel (Trichobezoare) oder pflanzliche Gebilde, z.B. Orangen, Pfirsiche, Pilze, Feigen und Datteln (Phytobezoare) dar. Etwa 80 % aller verschluckten Fremdkörper gelangen in die Speiseröhre, 20 % in die Luftwege [1]. Aus eigener Erfahrung handelt es sich in etwa 75 % aller Fälle um Kinder. Die Zahl der Gefangenen, die sich durch Verschlucken von Fremdkörpern und den dadurch entstehenden Krankenhausaufenthalt bzw. die Operation eine Hafterleichterung versprechen, ist nach routinemäßigem ambulanten Einsatz der endoskopischen Extraktion deutlich rückläufig.

Akzidentiell verschluckt werden Fremdkörper von Kindern, psychisch Kranken, Betrunkenen und gefährdeten Berufsgruppen (Schneider, Schuster, Tischler etc.).

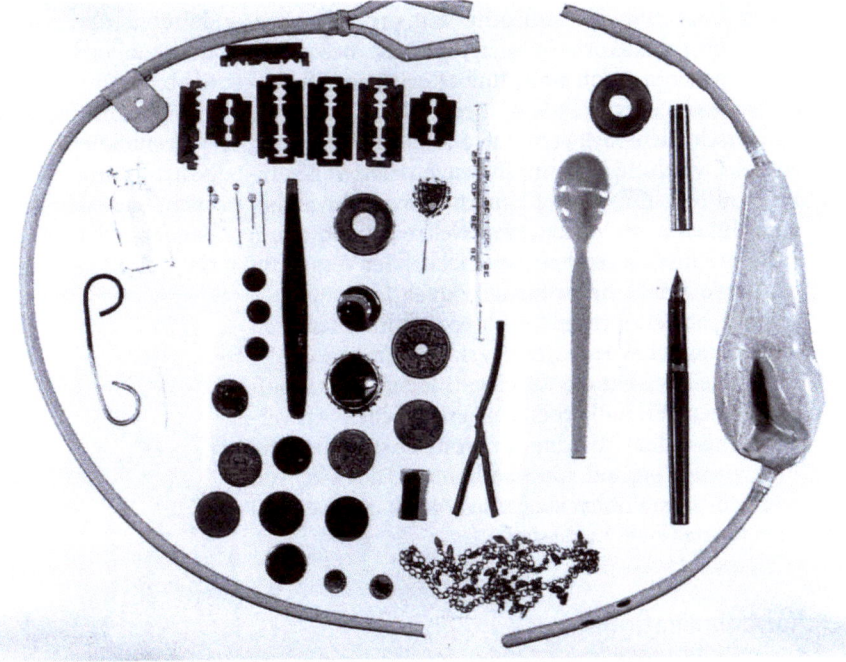

Abb. 1. Aus Ösophagus, Magen, Duodenum und Rektum extrahierte Fremdkörper

Indikationen

Extrahiert werden Fremdkörper, die wegen ihrer Form und Größe den Magen-Darm-Trakt auf natürlichem Wege nicht spontan verlassen können. Da bei Kindern in 80 bis 95 %, bei Erwachsenen in 60 bis über 80 % mit einem Spontanabgang der Fremdkörper zu rechnen ist [4], sollte die Indikation zu einem aktiven Vorgehen eng gestellt werden. Häufig ist ein Zuwarten (8–14 Tage), eventuell unter Gabe einer ballaststoffreichen Kost, gerechtfertigt und hilfreich. In diesen Fällen erfolgt die endoskopische Extraktion in der Regel erst dann, wenn die Fremdkörperretention ortsständig bleibt. Dies muß radiologisch überprüft werden.

Prädilaktionsstellen für das Steckenbleiben von Fremdkörpern sind die drei physiologischen Engen des Ösophagus, insbesondere bei beginnenden entzündlichen oder tumorösen Lumeneinengungen, der Pylorus, die Ileocoecalklappe, engwinkelige Flexuren und der rekto-sigmoidale Übergang.

Häufigste Indikation zur endoskopischen Therapie sind Fremdkörper, die im Ösophagus oder im Magen verweilen.

Inkarzerierte Fremdkörper, insbesondere im Ösophagus [12], Batterien, Spitze in der Magen- oder in der Darmwand steckende oder scharfkantige Fremdkörper sowie Fremdkörper mit einem Durchmesser von mehr als 2,0 cm und/oder 5,0 cm Länge, bei denen ein Spontanabgang unwahrscheinlich ist, müssen zum frühestmöglichen Zeitpunkt entfernt werden. Es sei jedoch erwähnt, daß auch größere Fremdkörper bis 15 cm Länge durchaus spontan per vias naturales abgehen können [10]. Da im Einzelfall der Spontanabgang bei größeren Fremdkörpern nicht vorhersehbar ist und andererseits die früher allein mögliche operative Entfernung mehr Zurückhaltung erforderte, wird seit Verfügbarkeit der endoskopischen Extraktion die Indikation zur primären Bergung von Fremdkörpern weiter gestellt. Besondere Eile ist geboten, wenn eine Minibatterie (Knopfbatterie) verschluckt wird [5, 8, 11]. Diese Batterien enthalten verschiedene Schwermetalle (Quecksilber, Zink, Nickel, Cadmium, Lithium) in konzentrierten Lösungen von Natrium- oder Kaliumhydroxid. Ihr alkalischer Inhalt kann Verätzungen, Nekrosen und damit Perforationen, das enthaltene Quecksilber Vergiftungen hervorrufen. Eine sofortige Extraktion muß auch bei „verpackten Drogen" mit der Gefahr einer Freisetzung toxischer Substanzen erfolgen [2, 6].

Generell besteht die Regel, daß jeder peroral aufgenommene Fremdkörper, eine erhebliche Formveränderung oder Wandperforation ausgeschlossen, auch wieder peroral extrahierbar ist. Dies gilt, von wenigen Ausnahmen abgesehen, auch für peranal eingeführte Corpora aliena.

Kontraindikationen

Als Kontraindikationen gelten der nicht kooperative Patient, was durch eine Prämedikation oder eine Allgemeinnarkose in der Regel beherrscht werden kann. Weitere Kontraindikationen bestehen, wenn durch den Fremdkörper bereits eine Perforation verursacht wurde sowie bei Fremdkörpern, die durch ihre Formveränderung oder Lage (mittlere Dünndarmabschnitte) eine endoskopische Extraktion unmöglich machen. In diesen Fällen ist ein chirurgisches Vorgehen indiziert. Eine eventuell vorliegende hämorrhagische Diathese ist zu beachten.

Instrumentarium

Während Fremdkörper aus den Luftwegen ganz überwiegend mit starren Geräten entfernt werden, erfolgt deren Extraktion aus dem Gastrointestinaltrakt in aller Regel mit Fiber- oder Video-Endoskopen. Lediglich bei im Ösophagus verkeilten größeren Gegenständen sollte primär ein starres Endoskop eingesetzt werden. Bei Kindern bis zu drei Jahren kommen dünnkalibrige Kinderendoskope zum Einsatz.

Verwendet werden ausschließlich Geräte mit Vorausblickoptiken, wie sie auch im Rahmen der Routinediagnostik zum Einsatz kommen.

Während ein größerer Arbeitskanal im Einzelfall, z. B. Spülung nach Ingestion kohärenter Schlafmittelmassen (Carbamate), von Vorteil sein kann, sind Zwei-Kanal-Endoskope entbehrlich.

Wegen unterschiedlicher Form und Größe der Fremdkörper werden verschiedene Hilfsinstrumente zum Fassen und Bergen benötigt. So stehen handelsüblich diverse Zangen, Greifer, Schlingen, Körbchen, Ballons, Magnete und Scheren zur Verfügung (Abb. 2). Die meisten Fremdkörper können mit einer Polypektomieschlinge erfolgreich extrahiert werden.

Fremdkörper im Ductus choledochus (z. B. Steine, Nahrungsmittel, Würmer) können gegebenenfalls nach endoskopischer Papillotomie, solche in der Bauchhöhle (z. B. Gallensteine, Geschosse, Op.-Material) durch Laparoskopie entfernt werden.

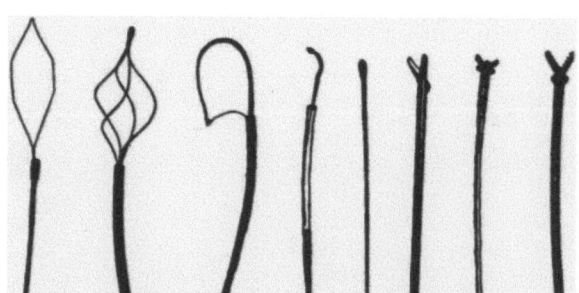

Abb. 2. Durch den Instrumentierkanal eines Endoskops einführbare Hilfsinstrumente zum Fassen, Bergen und Zerkleinern von Fremdkörpern

Vorbereitung

Da Fremdkörper häufig unbemerkt abgehen oder nach distal „wandern", gelegentlich auch erbrochen und ausgehustet werden, muß bei schattengebenden Fremdkörpern vor jeder Extraktion ein Röntgenbild angefertigt werden, welches zur beabsichtigten Extraktion nicht älter als 1 Stunde sein sollte (Abb. 3). Bei nicht schattengebenden Corpora aliena kann wasserlösliches Kontrastmittel (Gastrographin) zum Einsatz kommen.

Zur Wahl des geeigneten „Greifinstrumentes" ist die Verfügbarkeit eines Duplikates des Fremdkörpers für einen „Trockenversuch" hilfreich.

Wie bei der entsprechenden diagnostischen Endoskopie müssen die Patienten nüchtern sein bzw. bei der Endoskopie des unteren Gastrointestinaltraktes abgeführt werden. Eine Prämedikation (s. Kap. 1.10) ist in jedem Fall empfehlenswert. Bei Kindern, Häftlingen und psychisch Kranken bevorzugen wir eine Intubationsnarkose.

Die Aufklärung zur Untersuchung folgt den allgemeinen Regeln (Kap. 1.11). Ist schnelles Handeln erforderlich (Knopfbatterie, Drogen), darf man an die zeitliche Latenz keine großen Anforderungen stellen.

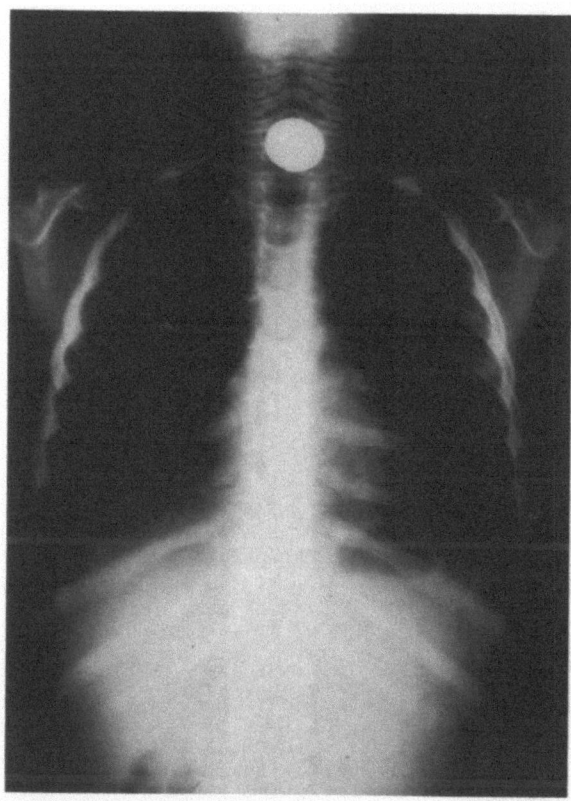

Abb. 3. Radiologische Lagekontrolle eines Fremdkörpers (Münze) vor dessen Bergung

Technik

Das Prinzip der endoskopischen Entfernung von nicht passagefähigen Fremdkörpern aus dem Magen-Darm-Trakt besteht in der peroralen oder peranalen Extraktion bzw. Mobilisation über physiologische oder pathologische Engen hinweg. Das blinde Vorschieben von Fremdkörpern nach distal birgt die Gefahr einer Perforation und sollte nur im Einzelfall unter größter Vorsicht erfolgen.

Die anzuwendende Technik der endoskopischen Fremdkörperextraktion wird von dessen Form und Lage bestimmt. Vorgehen und Aufsuchen des Fremdkörpers entspricht zunächst der diagnostischen Ösophago-Gastro-Duodenoskopie (Kap. 2.1), Kolo-Ileoskopie (Kap. 2.8), Rektoskopie (Kap. 2.7) oder der retrograden Cholangiographie (Kap. 2.2).

Ösophagus

Inkarzerierte Fremdkörper im Ösophagus sind leicht aufzufinden. Bei weicher Konsistenz ist die Extraktion manchmal unmöglich. In diesen Fällen genügt die mechanische Zerkleinerung und Beförderung in den Magen. Diese Technik kann auch bei einem Bolusverschluß durch impaktierte Fleischstücke (Steakhouse-Syndrom) zur Anwendung kommen. Dies muß, da im Einzelfall gefährlich, jedoch nur mit größter Vorsicht und nie gegen einen Widerstand erfolgen.

Um primäre (Ösophagitis, Tumor) oder sekundäre (Drucknekrosen durch Fremdkörper) Läsionen zu erkennen, muß in jedem Fall nach der Extraktion eine exakte Inspektion des Ösophagus durchgeführt werden.

Magen, Duodenum

Bewegliche Fremdkörper im Magen befinden sich, insbesondere in Linksseitenlagerung des Patienten, oft im Sekretsee an der großen Kurvatur im Corpus- bzw. Fornixbereich oder sind zwischen den Falten versteckt. Absaugen und starke Luftinsufflation sind hier hilfreich. Nach Passage des Pylorus werden die Fremdkörper in der Regel durch die Peristaltik relativ schnell nach distal transportiert.

Mit dem geeigneten Bergeinstrument, z. B. Biopsiezange (Sicherheitsnadel, Füllfederkappe, Abb. 4, Lochmünzen, Abb. 5), Biopsiezange mit Band (Ringe, Abb. 6), Klauenzangen (Münzen, Abb. 7), Krokodilmaulzange (flache Fremdkörper, Abb. 8, Büroklammern), Magnet (Nadeln, kleine Münzen, Minibatterie, Abb. 9), Schlinge (Stecknadeln am Kopf gefaßt, Fremdkörper mit unterschiedlichen Durch-

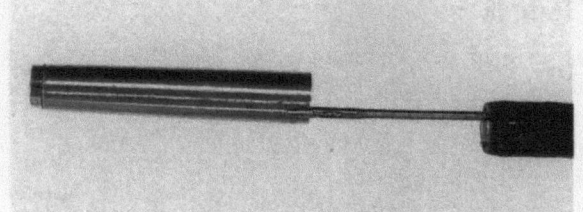

Abb. 4. Biopsiezange mit gefaßter Füllfederhalterkappe

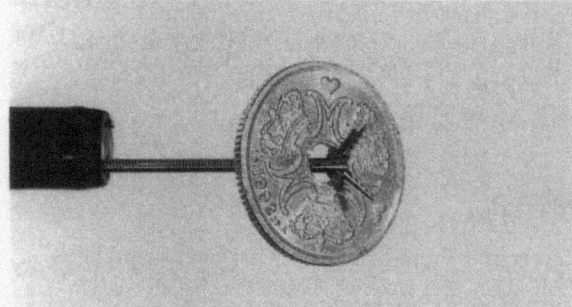

Abb. 5. Biopsiezange mit gelochter Münze

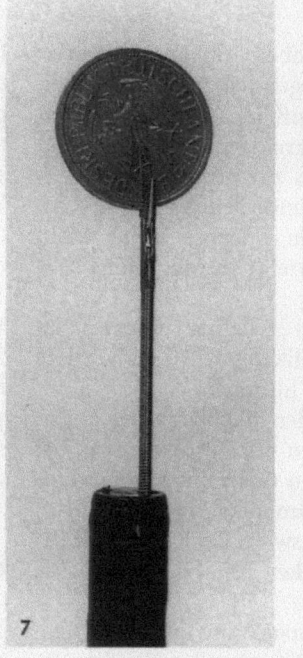

Abb. 7. Krokodilmaulzange mit Münze
Abb. 8. Krokodilmaulzange mit Kronkorken

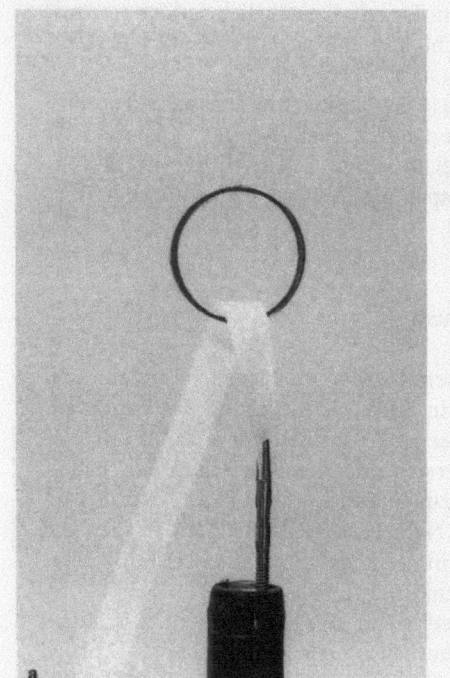
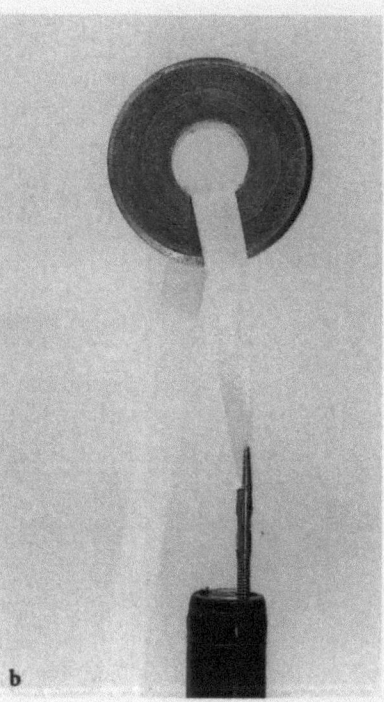

Abb. 6 a, b. Bergung von Ringen mit Band und Faßzange

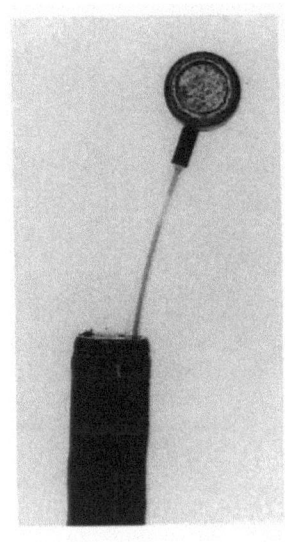

Abb. 9. Magnet mit Minibatterie

messern, Vereinsabzeichen, Drainagen, Prothesen, Bestecke, Zahnbürsten, Tuben, Thermometer, Schlüssel, Abb. 10 a–h), Dormiakörbchen und Lithotriptorkörbchen (Uhren, Glas- und Metallkugeln, Abb. 11), Schere oder Hochfrequenzschlinge (nicht resorbierbares Nahtmaterial mit Fadenulcus, Gummibandfixation bei verknoteten Nägeln oder Kugelschreiberminen (Sputniks)), über das Endoskop geführter Kunststofftubus oder Trichter (Rasierklingen, Abb. 12, 13, scharfe Gegenstände), wird der Fremdkörper am stumpfen Ende gefaßt, an die Spitze des Endoskopes herangezogen bzw. in den über das Endoskop vorgeschobenen Kunststofftubus (Plastikschlauch) oder Kunststofftrichter hineingezogen und vorsichtig mit dem Endoskop entfernt. Die Passage der Cardia und des Ösophagus bzw. des Analkanales muß langsam und unter Luftinsufflation erfolgen, um Verletzungen oder den Verlust des gefaßten Fremdkörpers zu vermeiden. Besondere Vorsicht ist bei der Extraktion von spitzen Gegenständen und von Rasierklingen geboten. Sie sollten, wenn möglich, vorher zerkleinert und im Schutz eines über das Endoskop eingeführten Kunststofftubus bzw. eines Kunststofftrichters (Abb. 12, 13) im jeweils peristaltikfreien Intervall des Ösophagus langsam unter Sicht extrahiert werden [14]. Bei sehr starker Peristaltik kann die Gabe von Butylscopolamin (20–40 mg i. v.) oder Glucagon (1 mg i. v.) hilfreich sein.

Über Kreuz mit Gummibändern verknotete Fremdkörper (z. B. Kugelschreiberminen, Nägel), sogenannte Sputniks, wie sie von Inhaftierten verschluckt werden, müssen vor deren Extraktion mechanisch mit einer Schere oder Zange bzw. thermisch mit der Hochfrequenzdiathermieschlinge durchtrennt werden.

Abb. 10 a–h. Polypektomieschlinge mit Fieberthermometer, VfB-Abzeichen, Kette, Löffel, Bleistiftspitzer, Drainagen

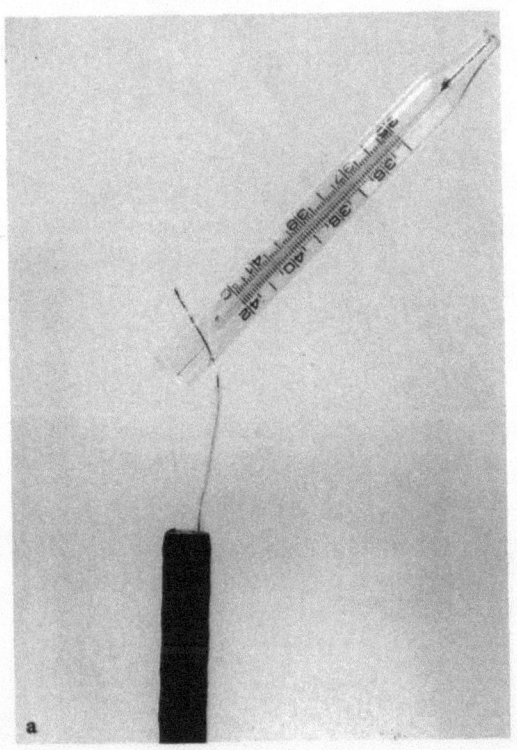
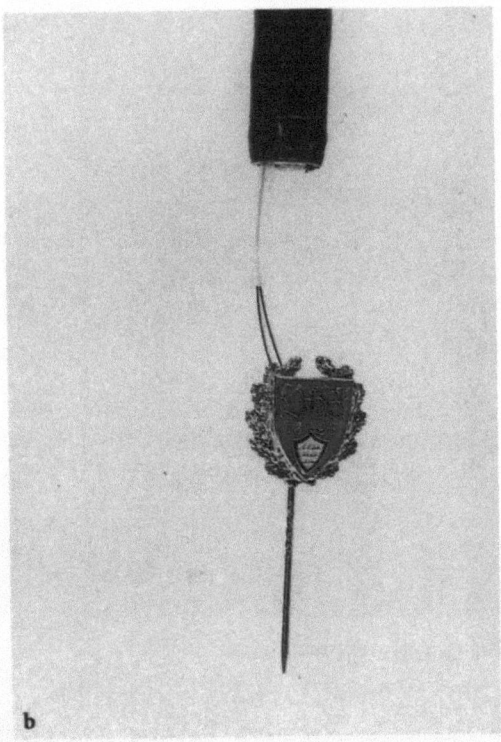

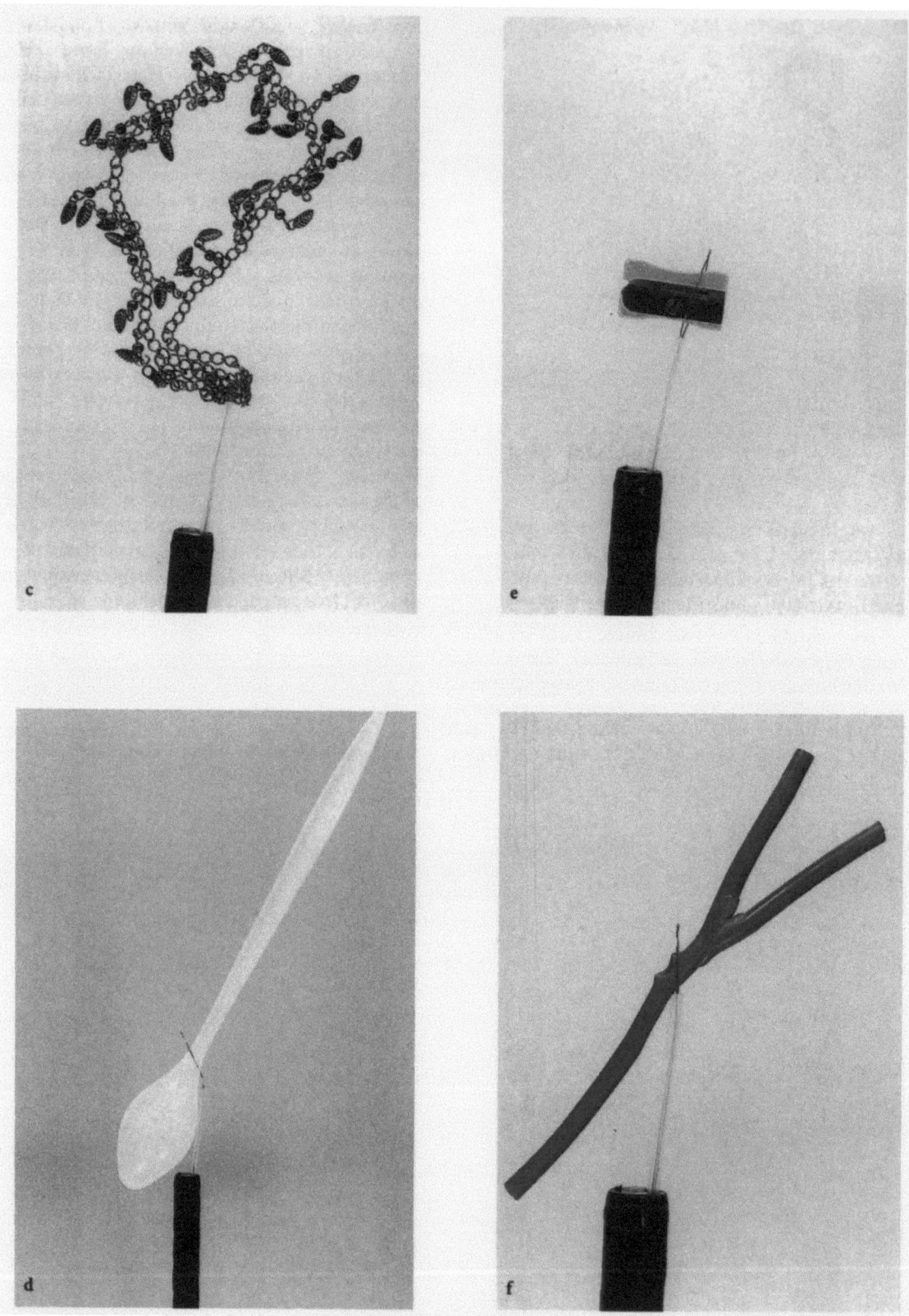

Abb. 10 c–f (Fortsetzung)

ENDOSKOPISCHE FREMDKÖRPEREXTRAKTION 229

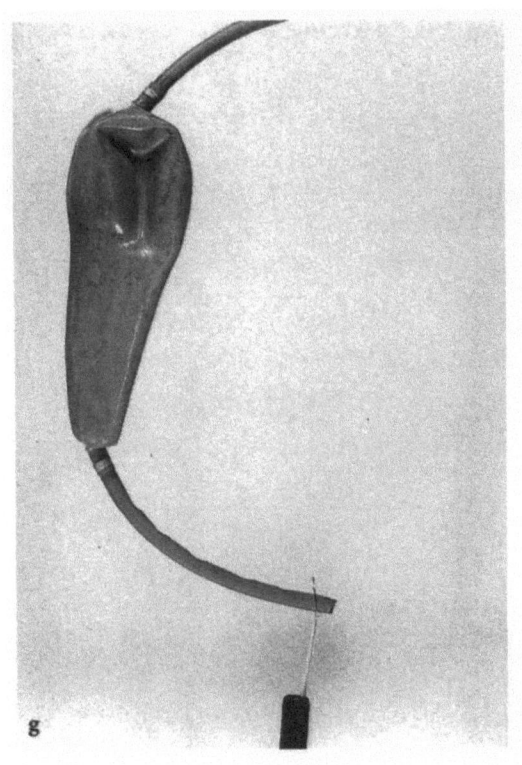

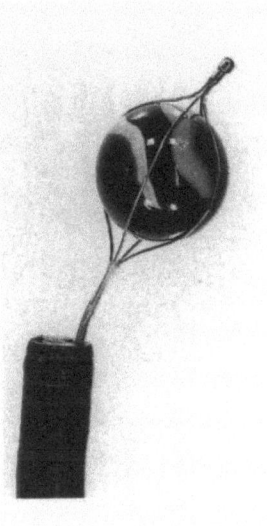

Abb. 11. Dormiakörbchen mit Glaskugel

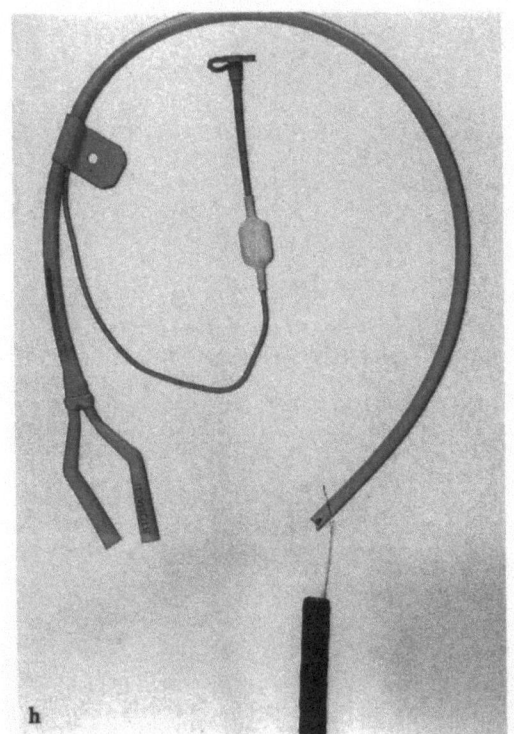

Abb. 10 g–h (Fortsetzung)

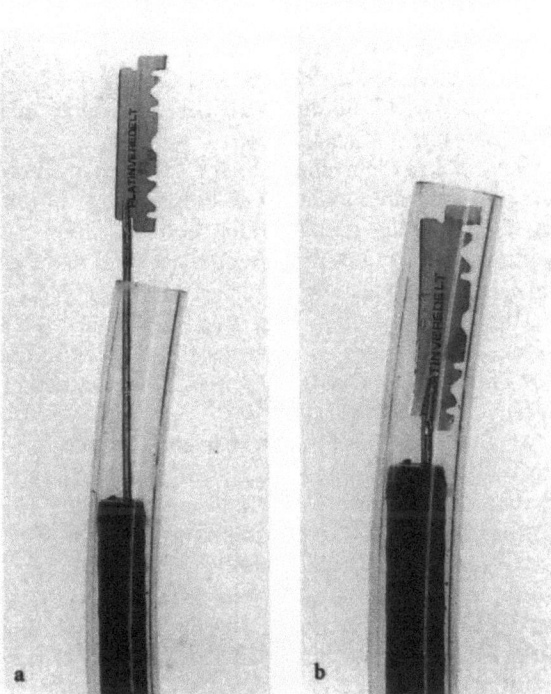

Abb. 12 a–b. Kunststofftubus mit Rasierklinge

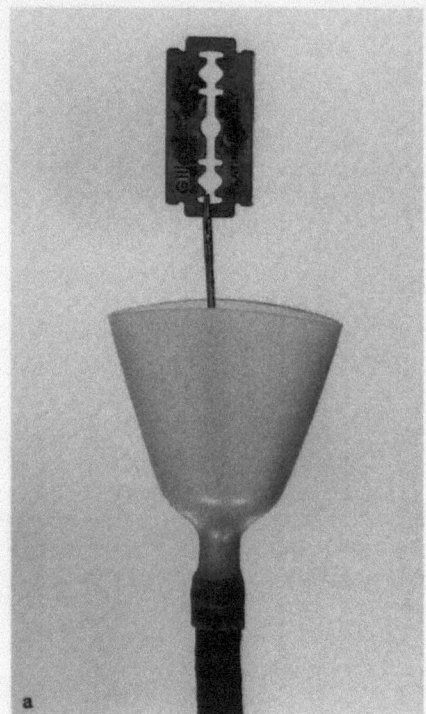
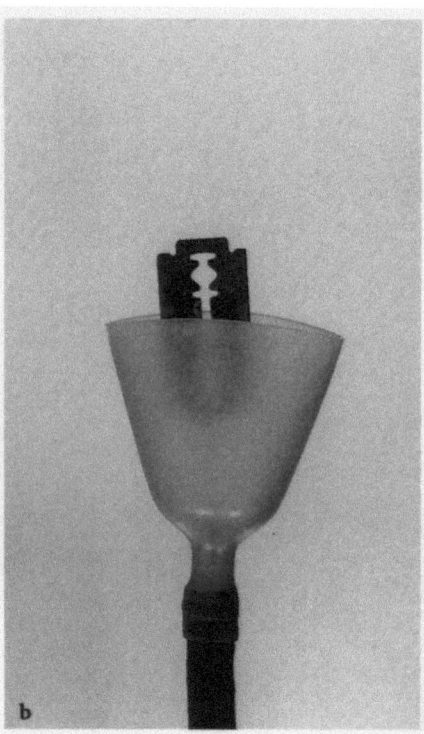

Abb. 13 a–b. Kunststofftrichter mit Rasierklinge

Trichobezoare (verschluckte Haare und Nägel) und Phytobezoare (pflanzliche Bestandteile) lassen sich oft wie im Ösophagus impaktierte Speiseboli mit einer Biopsiezange oder einer Polypektomieschlinge fragmentieren und anschließend mobilisieren [13]. Alternativ kann eine enzymatische Auflösung mit Cellulase [3, 7] versucht werden.

Sicherheitsnadeln und gelochte Münzen werden gefaßt, indem die geschlossene Biopsiezange durch den kleinen Ring (Öse) geführt und anschließend geöffnet wird, so daß der Fremdkörper bei der Extraktion nicht abgestreift werden kann (Abb. 5).

Aufgebrochene Ampullen und kleine Flaschen können mittels eines nach Plazierung im Hohlraum des Fremdkörpers aufgeblasenen Ballonkatheters entfernt werden (Abb. 14).

Ringe lassen sich besonders leicht dadurch bergen, daß sie auf ein Band aufgefädelt werden. Hierzu wird an der Außenseite des Endoskopes entlang ein Stoffband oder PVC-Band geführt, mit der durch den Instrumentierkanal vorgeschobenen Biopsiezange gefaßt, und gemeinsam mit dem Endoskop an den Ort des Ringes vorgeschoben. Das Band wird sodann mit der Biopsiezange durch den Ring geführt, wieder gefaßt und mit dem Endoskop extrahiert (Abb. 6).

Über eine Choledocho-Duodenostomie oder eine Papillotomie können unter endoskopischer (Miniendoskope) oder radiologischer Sicht nach Kontrastmittelgabe Fremdkörper (Fragmente einer T-Drai-

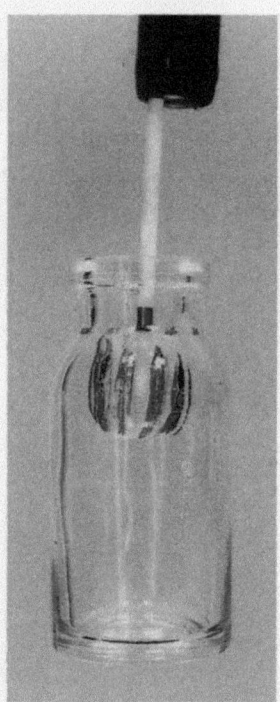

Abb. 14. Ampullenflasche mit aufgeblasenem Ballonkatheder

nage, Nahrungsmittel etc.) aus den Gallenwegen extrahiert werden (Abb. 10f).

Kolon

Fremdkörperextraktionen aus dem Kolon und Rektum sind selten, da diese fast immer spontan abgehen. Im Einzelfall haben wir jedoch verschluckte Brücken und Teilprothesen, ein Darmrohr, Nahtmaterial, einen Schrotbeutel einer transintestinalen Sonde und ein abgebrochenes Thermometer (Abb. 10a) jeweils mit einer Polypektomieschlinge transanal geborgen, was bei einem Vibrator nicht gelungen ist.

Generell sollten alle gefaßten Fremdkörper während des Extraktionsmanövers an die Endoskopspitze herangezogen werden, da das Endoskop als Leitschiene den Fremdkörper in der Achse des Lumens hält und ein Verhaken an der Cardia, den Flexuren oder pathologisch bzw. physiologischen Engen verhindert.

Ergebnisse

Da praktisch jeder Fremdkörper auf dem Weg, auf dem er in den Gastrointestinaltrakt gelangt ist, wieder entfernt werden kann, gelingt die endoskopische Bergung in über 90 % aller Fälle. Wir haben von insgesamt 218 Fremdkörpern 6 Fremdkörper nicht extrahieren können. Dabei handelte es sich um drei große Bezoare, einen Reißnagel, der nach Mobilisation per vias naturales abging, sowie um den Rest einer T-Drainage über die Papilla Vateri und um einen in das Rektum eingeführten Vibrator, da weder die Schlinge noch ein Dormiakörbchen über den Fremdkörper gelegt werden konnte.

Art und Zahl der von uns extrahierten Fremdkörper sind in Tabelle 1 zusammengestellt und in Abb. 1 beispielhaft abgebildet.

Unter entsprechender klinischer Beobachtung werden in der Literatur Spontanabgänge bis 86 % angegeben. In einem von Kürciyan publizierten Kollektiv mußten nur 11 % der verschluckten Fremdkörper endoskopisch und nur 3 % chirurgisch entfernt werden [4].

Bei einem Spontanabgang beträgt die mittlere Passagezeit für stumpfe Fremdkörper bei einem Kind 4,8 Tage, für einseitig spitze Gegenstände 5,8 Tage und für zweiseitig spitze Gegenstände 7 Tage [9].

Nachsorge

Eine spezielle Nachsorge ist, soweit der Fremdkörper keine Schleimhautschäden verursacht hat, nach des-

Tabelle 1. Endoskopische Behandlung von Fremdkörpern (n = 212)

Lokalisation	Fremdkörper	n
I. Ösophagus (Mobilisation /Extraktion)	Nahrungsmittelreste/Bolus	38
	Münzen	14
	Obstkerne (Pflaumen/Pfirsich)	4
	Papierbolus	2
	Fischgräten	2
	Tabletten	1
	Schraube	1
	Plastikchip	1
	Plastiklöffel	1
	Reißnagel	1
II. Magen, Duodenum (Extraktion)	Münzen	40
	Nahtmaterial	19
	Nadeln	13
	Nahrungsmittelreste/Bezoare	8
	Nägel	7
	Knopfbatterien	7
	Kaffeelöffel	6
	Sonden (Magen, Duodenum, Linton)	4
	Ringe	3
	Drogen – Kondome/Briefe	3
	Kunststofftubus	2
	Vereinsabzeichen mit Nadel	2
	Zähne (Brücken)	2
	Drähte (7 und 15 cm)	2
	Polypektomieschlingen	2
	Rasierklingen	2
	Haarklammer	1
	Uhr	1
	Glaskugel	1
	Hosenträgerclip	1
	Reißnagel	1
	Knopf	1
	Füllfederhalter	1
	Lutscherstil	1
	Halskette	1
	Kunststoffdeckel	1
	Zahnstocher	1
	Bierdeckel	1
	Fieberthermometer	1
	Bleistiftspitzer	1
III. Gallenwege (Extraktion)	T-Drainage/pigtail	4
IV. Kolon, Rektum (Extraktion)	Vibratoren	2
	Teilprothese	1
	Darmrohr	1
	Thermometer	1
	Nahtmaterial	1
	Transintestinale Sonde	1

sen Extraktion nicht erforderlich. Diese müssen jedoch durch eine sorgfältige endoskopische Untersuchung, eventuell durch ein erneutes Einführen des Endoskopes, ausgeschlossen werden.

Ist es zu Schleimhautdefekten gekommen, so können entsprechend der Lage und Tiefe Säureblocker, eine parenterale Ernährung sowie eine stationäre Nachbeobachtung erforderlich sein. Ohne weitere

Besonderheiten reicht eine Nachbeobachtungszeit von wenigen Stunden, so daß unkomplizierte Extraktionen kleiner Fremdkörper auch ambulant durchgeführt werden können. Bei komplizierten Extraktionen ist das Nachsorgeintervall auf ein bis zwei Tage, bei Komplikationen entsprechend deren Rückbildung auszudehnen.

Komplikationen

Komplikationen können durch das Extraktionsmanöver und durch Besonderheiten des zu bergenden Fremdkörpers auftreten. Sie sind insgesamt sehr selten.

Über extraktionsbedingte Komplikationen (Schleimhautverletzungen, Blutungen, Perforationen) wird nur kasuistisch berichtet. Statistisch sind diese Zahlen nicht auswertbar. Weitere Komplikationen können u.a. durch defekte Batterien, Säuren, Laugen, Holzspieße und Prothesen im Einzelfall auftreten.

Wir haben bei 212 Fremdkörperextraktionen keinerlei Komplikationen erlebt.

Zusammenfassung

Seitdem auf endoskopischem Wege Fremdkörper routinemäßig und sicher entfernbar sind, ist die Indikation zu einem chirurgischen Vorgehen selten geworden. Unter dem Aspekt, daß durch Vermeidung einer Operation Fremdkörper auf endoskopischem Wege mühelos extrahierbar sind, wird die Indikation zu endoskopischen Extraktionen häufiger und weiter gestellt. Peroral aufgenommene oder peranal eingeführte Fremdkörper können, eine Formveränderung oder Wandperforation ausgeschlossen, in über 90% extrahiert werden. Da in bis zu 85% Fremdkörper spontan abgehen, ist jedoch generell ein differenziertes und dem Einzelfall angepaßtes Vorgehen angezeigt.

Literatur

1. Brooks JW (1972) Foreign bodies in the air and food passages. Ann Surg 175:720
2. Caruana DS, Weinbach B, Goerg D (1984). Cocaine packet ingestion. Ann Intern Med 100:73
3. Gold MH, Patterson TE, Green GI (1976) Cellulase bezoar injection. A new endoscopic technique. Gastrointest Endosc 22:200
4. Kürkciyan I, Frossard M, Kettenbach J (1996) Conservative management of foreign bodies in the gastrointestinal tract. Z Gastroenterol 34:173
5. Litovitz TL (1985) Battery ingestions: Product accessibility and clinical course. Pediatrics 75:469
6. McCarron MM, Wood JD (1983) The cocaine "body packet" syndrome. JAMA 250:1417
7. Pollard HB, Block GE (1968) Rapid dissolution of phytobezoar by cellulase enzyme. Amer J Surg 116:933
8. Temple DM, McNeese MC (1983) Hazards of battery ingestion. J Pediat 71:100
9. Spitz L (1971) Management of ingested foreign bodies in childhood. Brit med J 4:469
10. Vogel H, Rehwinkel M, Görlach FW et al. (1985) Roentgen findings after wilfully introduced foreign bodies. Radiologe 25:230
11. Votteler TP, Nash JC, Rudledhe JC (1983) The hazard of ingested alkaline disk batteries in children. JAMA 249:2504
12. Webb WA (1988) Management of foreign bodies of the upper gastrointestinal tract. Ann Surg 199 (2):187
13. Wang YG, Seitz U, Li ZL, Soehendra N, Qiao XA (1998) Endoscopic Management of Huge Bezoars. Endoscopy 30:371
14. Witzel L, Scheurer U, Mühlemann A, Halter F (1974) Removal of razor blades from stomach with fibreoptic endoscope. Brit med J II:539

Notfallendoskopie bei akuten Gastrointestinalblutungen

P. Frühmorgen

Bei einer Letalität von etwa 10% werden jährlich 100 Patienten pro 100000 Einwohner stationär mit einer Magen-Darm-Blutung aufgenommen [17, 36].

Akute Blutungen aus dem Gastrointestinaltrakt stellen immer eine Notfallsituation dar, die der Lokalisation und Identifikation der Blutungsquelle sowie einer möglichst umgehenden Blutstillung bedürfen [30, 33, 43]. Die endoskopisch in 90–95% mögliche Lokalisation und Identifikation der Blutungsquelle hat zur Verhinderung unnötiger Operationen, zu einer gezielten und indizierten operativen Blutstillung, zu einer Verkürzung der Krankenhausverweildauer und zu einer Senkung des Verbrauchs von Blutkonserven geführt.

Die Senkung der Letalität einer akuten Gastrointestinalblutung, insbesondere des blutenden Ulcusleidens, ist jedoch erst durch den endoskopischen Einsatz verschiedener Blutstillungsverfahren möglich geworden [6, 7, 46, 48, 57].

Die Notfallendoskopie hat aus diagnostischer und therapeutischer Sicht Priorität. Da in 10–20% bei der oberen gastrointestinalen Blutung Mehrfachbefunde zu erheben sind, muß die Ösophago-Gastro-Duodenoskopie immer komplett durchgeführt werden.

Von einer Notfallendoskopie sprechen wir, wenn das akute Blutungsereignis nicht länger als 24 Stunden zurückliegt bzw. persistiert.

Indikationen

Die Indikation zu einer Notfallendoskopie ist, soweit keine Kontraindikationen bestehen, bei jeder gastrointestinalen Blutung gegeben. Vom Symptom aus sind dies

- Hämatemesis mit oder ohne Teerstuhl
- Hämatochezie
- Teerstuhl ohne Hämatemesis.

Ungeachtet der in jedem Fall durchzuführenden Kreislaufstabilisation (venöser Zugang!) richtet sich das methodische Vorgehen und der endoskopische Zugang, oral oder peranal, nach dem klinischen Bild (Tabelle 1).

Bezüglich der Blutungen aus Ösophagusvarizen, insbesondere der endoskopischen Blutstillung, sei auf Kapitel 2.13 verwiesen.

Kontraindikationen

Als Kontraindikation gilt lediglich der hämorrhagische Schock, der zuvor einer Kreislaufstabilisation bedarf. Hämostasestörungen sind zu beheben.

Instrumentarium

Notfalluntersuchungen können mit den gleichen Endoskopen durchgeführt werden, die auch bei regulären Endoskopien zum Einsatz kommen (Kapitel 2.1, 2.2, 2.8). Fiberskope mit großlumigen Instrumentierkanälen sind zur Spülung und Saugung jedoch von Vorteil und zu bevorzugen. Für den mittleren Dünndarmabschnitt stehen lange Geräte (Enteroskope) zur Verfügung (Kapitel 2.6). Als Zusatzgeräte sollten eine an das Endoskop anschließbare leistungsstarke Saug-

Tabelle 1. Diagnostik der akuten Gastrointestinalblutung

Hämatemesis mit oder ohne Teerstuhl	Hämatochezie	Teerstuhl ohne Hämatemesis
1. Kreislaufstabilisation	1. Kreislaufstabilisation	1. Kreislaufstabilisation
2. Notfall-Ösophago- Gastro-Duodenoskopie	2. Rektoskopie	2. Notfall-Ösophago- Gastro-Duodenoskopie
3. Angiographie	3. Notfall-Koloskopie	3. Notfall-Koloskopie
4. Laparotomie	4. Angiographie	4. Angiographie
	5. Laparotomie	5. Laparotomie

pumpe, Spritzen zur Spülung über das Endoskop, ein großlumiger Magenschlauch mit Trichter, eine zweite Saugpumpe zur Freihaltung des Rachenraumes sowie mindestens ein Gerät zur endoskopischen Blutstillung (ein- und ausfahrbare Sklerosierungsnadel, Elektro-Hydro-Thermo (EHT-) oder BICAP-Sonde, Argon-Plasma-Koagulation, Hämoclip) verfügbar sein.

Während topisch wirkende Substanzen im Rahmen der endoskopischen Blutstillung ineffektiv sind, gibt es bei nahezu gleicher Effektivität mehrere klinisch erprobte mechanische, thermische und sich der lokalen Injektion bedienende Verfahren zur endoskopischen Hämostase (Tabelle 2). Unterschiede der Blutstillungsarten bestehen, wenn überhaupt, eher in der persönlichen Erfahrung des Anwenders denn in der Methode selbst.

Vorbereitung

Bei jedem Patienten mit einer akuten Gastrointestinalblutung sind primär ein venöser Zugang zu schaffen, Blut abzunehmen (Kreuzblut, Blutgruppe, kleines Blutbild, Prothrombin, Quickwert, partielle Thromboplastinzeit, Thrombozyten), der Kreislauf zu stabilisieren, Blutkonserven zu bestellen sowie die Überwachung der Kreislaufparameter (Blutdruck, Puls, zentraler Venendruck), EKG und Pulsoxymetrie erforderlich.

Als Hinweis auf die Art der Blutungsquelle und mögliche Ursachen ist eine Eigen- und/oder Fremdanamnese zu erheben (Medikamente, speziell Antikoagulanzien, Salizylate, Pyrazolone, Indomedacin u. a., frühere Ulcera, Lebererkrankungen, Blutungsübel). Hinweise auf eine chronische Lebererkrankung sind durch den klinischen Befund (Ikterus, Hepatosplenomegalie, Aszites, Leberhautzeichen) zu erhalten.

Eine Magenspülung vor der oberen Intestinoskopie ist in der Regel nicht, primär nie erforderlich, da die meisten Blutungsquellen im Ösophagus, an der kleinen Kurvatur des Corpus ventriculi, im Antrum oder im Bulbus duodeni liegen. Diese Bereiche sind bei den in Linksseitenlage liegenden Patienten gut einzusehen und über das Endoskop durch Spülung zu reinigen. Nur extrem selten wird man das Endoskop entfernen und eine Magenspülung durchführen müssen. Dies kann erforderlich werden, wenn bei fehlendem Nachweis einer Blutungsquelle in den einsehbaren Arealen auch durch Umlagerung des Patienten größere Blutmengen oder Koagel die Sicht auf die große Kurvatur und/oder Teile der Vorder- bzw. Hinterwand der oberen Magenhälfte verhindern.

Während man bei einem Teerstuhl nach Ausschluß einer Blutungsquelle im oberen Gastrointestinaltrakt in der Regel eine standardisierte Darmreinigung (Kapitel 2.8) vornehmen kann, bedarf die Hämatochezie unter Beachtung der Kreislaufverhältnisse einer forcierten Darmreinigung durch Reinigungseinläufe. Hierzu eignen sich Heb- und Senkeinläufe mit je 1,5 l lauwarmem Wasser ohne Laxanzienzusatz. Die Vorbereitung (ca. 3–6 Einläufe) ist abgeschlossen, wenn keine Koagel mehr im Spülwasser sind und die Flüssigkeit eine rosa bis helle Farbe aufweist.

Wenn immer möglich, verzichten wir bei notfallendoskopischen Untersuchungen auf eine Prämedikation und bei der oberen Intestinoskopie auf eine Rachenanästhesie. Besteht Aspirationsgefahr (massive Blutung, eingeschränkte Bewußtseinslage), so sollte eine Intubation verfügbar sein.

Eine Aufklärung, welche der Notfallsituation Rechnung tragen muß, ist auch vor der Notfallendoskopie erforderlich (Kapitel 1.11).

Techniken der endoskopischen Blutstillung

Die Einführung der Geräte und der Untersuchungsablauf selbst folgen den Regeln, die auch für die Endoskopie dieser Magen-Darm-Abschnitte ohne ein akutes Blutungsereignis angegeben wurden (Kapitel 2.1, 2.2, 2.8). Zu beachten ist, daß unbedingt alle zu inspizierenden Abschnitte sorgfältig untersucht werden, um bei Mehrfachbefunden eine relevante weitere Blutungsquelle nicht zu übersehen. Die Kardiaregion bedarf bereits bei der Einführung des Endoskopes der genauen Betrachtung, da durch heftiges Würgen während der weiteren Untersuchung hier neue und zusätzliche Blutungsquellen (z. B. artefizielles Mallory-Weiss-Syndrom) entstehen können. Ist die Blutungsquelle notfallendoskopisch erkannt, so sollte eine sofortige Blutstillung mit Hilfe endoskopisch einsetzbarer Techniken erfolgen. Hierzu stehen neben der Injektionstherapie mechanische und thermische Methoden (Tabelle 2) zur Verfügung [2, 3,

Tabelle 2. Endoskopische Blutstillung

I: *Topisch*	II: *Mechanisch*	III: *Thermisch*	IV: *Injektionstherapie*
1. Gewebekleber	1. Ballontamponade	1. Hitzesonde	1. Polidocanol
2. Gerinnungsfaktor	2. Gummibandligatur	2. Laser	2. Fibrinkleber
3. Kollagen	3. Hömoclip	3. Argon-Plasma	3. Alkohol
4. Fibrinkleber	4. Schlingenligatur	4. BICAP	4. NaCl, hyperton
5. Vasokonstriktiva		5. EHT	5. Adrenalin

6, 7, 12, 13, 21, 23, 30, 35, 43, 47, 51, 52]. Topisch eingesetzte Verfahren (Tabelle 2) haben sich als ineffektiv erwiesen.

Da die Helicobacter pylori-Eradikation die Ulcusrezidivrate auf unter 5%, bei Ausschluß einer anderen Blutungsursache (NSAR, ASS) auf nahezu Null senkt, bestimmen wir den H. pylori-Status bei Blutungen routinemäßig, um bei positivem Befund eine sofortige Eradikation mit einer Tripel-Therapie durchzuführen.

Die Blutungsaktivität wird modifiziert nach Forrest [9] klassifiziert (s. Übersicht).

Klassifikation der Blutungsaktivität
(Mod. nach Forrest [9])

I: Aktuelle Blutungen
  Ia: Läsion mit arteriell spritzender Blutung
  Ib: Läsion mit sickernder Blutung

II: Stattgehabte Blutungen
  IIa: Nichtblutende Läsion mit sichtbarem Gefäßstumpf
  IIb: Läsion mit bereits gebildetem Koagel
  IIc: Hämatinbedeckte Läsion

III: Läsion ohne oben genannte Kriterien, aber mit positiver Blutungsanamnese

Injektionsmethoden

Bezüglich der Sklerosierung von Oesophagus- und Fundusvarizen sei auf Kapitel 2.13 verwiesen.

Injektionsbehandlungen sind jedoch auch bei anderen umschriebenen nicht-variköse Blutungsquellen möglich und effektiv [50, 54].

Zum Einsatz kommen im Bereich der Spitze ein- und ausfahrbare Sklerosierungsnadeln, die über den Instrumentierkanal des Endoskopes eingeführt werden können. Als Injektionsmittel wird vorwiegend Epinephrin (Adrenalin 1:10000 verdünnt) verwendet. Dabei werden zunächst über die unmittelbar vor der Blutungsquelle ausgefahrene und im Bereich der Blutungsquelle eingestochene Nadel 2-10 ml Adrenalin (1:10000 verdünnt) in mehreren Depots injiziert.

Wegen der potentiell komplikationsträchtigen Ausbildung von Nekrosen, insbesondere wenn eine Injektion in das Gefäß erfolgt, setzen wir Polidocanol-Lösung außerhalb der Sklerosierung von Oesophagusvarizen nicht ein [39].

Andere Injektionslösungen, wie reiner Alkohol, konzentrierte und physiologische Kochsalzlösung sowie Fibrinkleber bringen bei vergleichbarer Blutstillung keine weiteren Vorteile. Es sollte keiner besonderen Betonung bedürfen, daß die initiale Blutstillung nicht Folge einer Sklerosierung, sie benötigt mehrere Tage, sondern Folge des lokalen „Ödems" mit mechanischer Kompression der Blutungsquelle bei passagerem vasokonstriktorischem Effekt von Adrenalin ist.

Da preisgünstig, leicht einsetzbar und nebenwirkungsarm, haben sich Injektionsverfahren weitgehend als Therapie der ersten Wahl durchgesetzt.

Elektrokoagulation

In der Bundesrepublik Deutschland wird überwiegend die von uns entwickelte monopolare EHT-Sonde [14, 38] oder die bipolare BICAP-Sonde [27] eingesetzt. Die einem anderen Prinzip (Druck und Wärme) folgende „heater probe" [35] findet bei uns kaum Verwendung und soll deshalb nicht weiter betrachtet werden. EHT- und BICAP-Sonde werden als komplettes Set (Elektrode und Pumpsystem für die Spülung) angeboten. Während für die BICAP-Sonde eine zusätzliche Energiequelle angeschafft werden muß, kann die EHT-Sonde an jedes HF-Chirurgiegerät mit mindestens 130 Watt Ausgangsleistung, wie es zur Polypektomie und Papillotomie Anwendung findet, angeschlossen werden. Nach Identifikation der Blutungsquelle und Anlegen einer indifferenten Elektrode (EHT-Sonde), wird die Elektrosonde über den Instrumentierkanal eingebracht. Unter Kontakt zur Blutungsquelle wird Strom appliziert. Die EHT-Sonde ermöglicht mit Hilfe eines zweistufigen Fußschalters zunächst die gerichtete Spülung durch die Elektrodenspitze mit einem Flüssigkeitsstrahl und anschließend, bei besserer Sicht, die Koagulation. Bei Aufsetzen der Elektrode auf die Blutungsquelle befindet sich auch während der Koagulation zwischen Elektrode und Gewebe ein schmaler Flüssigkeitsfilm, so daß die Nachteile der konventionellen Elektrokoagulation (Karbonisation, Adhäsion) fehlen. Die Leistungsstärke sollte, da von dem HF-Chirurgiegerät abhängig, vor dem ersten klinischen Einsatz an einem Stück Fleisch getestet werden. Verwendung findet sogenannter reiner Koagulationsstrom mit möglichst hoher Leistung.

Ein wesentlicher Vorteil der EHT-Sonde ist, daß man nicht nur unmittelbar vor der Blutstillung durch einen Jet-Strahl die Blutungsquelle spülen kann, sondern, daß auch während der Koagulation zwischen Gewebe und Elektrode ein dünner Wasserfilm liegt, der ähnlich dem Laser, eine „kontaktlose" Koagulation ermöglicht (s. o.). Im Gegensatz zu der bei herkömmlicher Elektrokoagulation enstehenden hohen Temperatur bis zu mehreren 100°C mit der Gefahr einer primären oder sekundären Perforation ist die EHT-Koagulation durch den Wasserfilm in ihrer Wärmeentwicklung auf maximal 100°C limitiert. Als Spülflüssigkeit verwenden wir Aqua dest. Die wiederholbaren Koagulationszeiten betragen, der sichtbaren Wirkung entsprechend, jeweils 2–5 Sekunden bis zur definitiven Blutstillung, sofern nicht ein erhöhtes Perforationsrisiko (penetrierendes Ulcus) gegeben ist.

Argon-Plasma-Koagulation

Bei der Argon-Plasma-Koagulation (APC) wird Hochfrequenzenergie über ionisiertes Argon-Gas (Argonplasma) im Non-Kontakt-Verfahren mit koagulierender Wirkung auf das Gewebe übertragen [52]. Bezüglich der definierten und selbstbegrenzenden Eindringtiefe ist die APC mit der Elektro-Hydro-Thermosonde (EHT) vergleichbar. Im Hinblick auf Risiken, Praktikabilität, Mobilität und besonderer Sicherheitsvorkehrungen sind die APC und die EHT dem Laser überlegen.

Laserkoagulation

Unter Verfügbarkeit der Injektionsverfahren und/oder der Elektrokoagulation bzw. der Argon-Plasma-Koagulation hat die Laserkoagulation [11, 28, 37] zur Blutstillung an Bedeutung verloren. Sie ist immobil, schwierig zu handhaben, teuer und technisch anfällig.

Fibrinklebung

Alternativ stehen Fibrinkleber zur endoskopischen Blutstillung zur Verfügung, die initial ebenfalls zu einer Kompression des Gefäßes führen [10, 16, 23]. Es handelt sich dabei um die beiden Teilkomponenten Thrombinlösung und Fibrinogen einschließlich anderer Gerinnungsfaktoren und Aprotinin, die in Mengen von jeweils 1–4 ml submucös über ein- oder doppellumige Katheter nahe des Gefäßes injiziert werden.

Der hohe Preis, die umständliche Vorbereitung und die aufwendige Applikation müssen bei vergleichbarer Effektivität mit anderen Injektionsmethoden als Nachteil angesehen werden.

Hämoclip

Die mechanische Blutstillung mit verbesserten Metallclips (Hämoclip) ist ein weiteres alternatives Blutstillungsverfahren [2]. Durch ein oder mehrere endoskopisch applizierte Clips wird das blutende Gefäß abgeklemmt. Punktuelle Treffsicherheit, insbesondere bei tangentialer Einstellung, ist Voraussetzung für einen effektiven Einsatz.

Sofern das blutende Gefäß nicht sicher zu sehen ist, sollte zunächst eine Unterspritzung mit Epinephrinlösung (1:10000) erfolgen.

Schlingenligatur

Die Schlingenligatur stellt eine weitere Form der mechanischen Blutstillung dar. Das System (Endoloop, Fa. Olympus) besteht aus einer Fadenschlinge und einem Ligator, mit dem die endoskopisch plazierte Schlinge befestigt und freigesetzt wird [22].

Hauptindikation sind gestielte Polypen mit prophylaktischer Ligatur dessen Basis vor der Schlingenektomie. Blutungen aus Abtragungsstellen gestielter Polypen können jedoch auch durch erneutes Fassen einer kleinen belassenen Gewebemanschette im Bereich der Polypenbasis mit der Polypektomieschlinge gefaßt und koaguliert werden.

Kombination der Methoden

Die in diesem Kapitel dargestellten Methoden der Blutstillung kommen auch in Kombination, z.B. Epinephrin-Injektion mit Elektro- bzw. Laserkoagulation oder Metall-Clip, zum Einsatz [20, 40, 44, 45], ohne daß statistisch ein signifikanter Vorteil bislang zu sichern ist.

Ergebnisse

Etwa 90% aller akuten Blutungsquellen sind im Ösophagus, Magen und Duodenum, 1% im Jejunum und Ileum, die restlichen 9% im kolorektalen Bereich lokalisiert [42].

Der erfahrene Untersucher sollte im oberen Gastrointestinaltrakt in 90–95% mit Hilfe der Notfallendoskopie die Blutungsquelle lokalisieren und identifizieren können [7]. Die Treffsicherheit der Koloskopie liegt, abhängig von der Blutungsintensität und der Erfahrung des Untersuchers, bei etwa 50% [47]. Ist die koloskopische Diagnostik erfolglos oder unmöglich, so sollte eine Angiographie durchgeführt werden.

Die Sensitivität der Enteroskopie ist mit etwa 30% noch geringer [1], so daß angiographische und bei schwachen Blutungen szintigraphische Verfahren zum Einsatz kommen.

Auf die einzelnen Lokalisationen und Blutungsquellen bezogen, ergeben sich die in den Tabellen 3 und 4 dargestellten Häufigkeiten. Bei den akuten oberen gastrointestinalen Blutungen dominieren mit etwa 50% die Ulcera [33]. Blutungen bei Menschen mit einem Alter von über 60 Jahren haben nicht nur eine schlechtere Prognose, sondern im Hinblick auf

Tabelle 3. Lokalisation, Häufigkeit und Art der Blutungsquellen bei Notfallendoskopien im oberen Gastrointestinaltrakt

Blutungsquellen	Erlangen (n = 1269)	Ludwigsburg (n = 1278)
Ulcus ventriculi und Anastomosenulkus	285 (23%)	317 (25%)
Ulcus duodeni und Duodenalerosionen	331 (26%)	372 (29%)
Ösophagus- und/oder Fornixvarizen	185 (15%)	267 (21%)
Refluxösophagitis	153 (12%)	143 (11%)
Magenerosionen	171 (13%)	36 (3%)
Mallory-Weiss-Syndrom, Exulceratio simplex, M. Osler u. a.	94 (7%)	120 (9%)
Magentumoren	50 (4%)	23 (2%)

die Ursachen im unteren Verdauungstrakt auch eine andere Häufigkeitsverteilung [15], wobei in dieser Personengruppe Angiodysplasien dominieren.

Generelle Risikofaktoren quoad vitam sind neben dem hohen Alter schwere Begleiterkrankungen, ein vermehrter Transfusionsbedarf und Rezidivblutungen [56]. Bezüglich einer Ulcusblutung gelten NSAR und ASS als Risikofaktoren [24].

Die dargestellten Methoden führen in unkontrollierten Studien entsprechend der Blutungsaktivität in 70 bis 100% zu einer erfolgreichen Blutstillung [6,7]. In kontrollierten Studien belegt sind diese Zahlen bislang jedoch nur für Laser-, Elektrokoagulation und Epinephrin [4, 31, 32, 37, 40, 45, 53].

Für die Praxis bedeutsam ist, daß die verschiedenen Injektions- und thermischen Verfahren in ihrer Effektivität vergleichbar sind [6, 21, 43, 46, 51].

Für die Hämoclip-Methode werden 96% initiale Hämostase, 7,3% Rezidivblutungen – 6 dieser 7 rezidivierenden Blutungen konnten bei wiederholter Clip-Anlage gestillt werden – und eine definitive Hämostase von 83% angegeben [3].

Für die Wahl der Methode zur Blutstillung sind die Erfahrungen des Endoskopikers, deren Verfügbarkeit sowie die entstehenden Kosten in erster Linie entscheidend. Unter diesen Aspekten gewinnt die Injektionsmethode zunehmend an Bedeutung.

Kontrollierte Studien haben gezeigt, daß die zusätzliche Gabe sklerosierender Substanzen (z. B. Äthoxysklerol und Alkohol) gegenüber der alleinigen Verwendung von verdünnter Epinephrin – oder Kochsalzlösung – keine Vorteile bringt [5, 34, 55].

Die zu erwartende Rezidivrate nach endoskopischer Blutstillung liegt bei bis zu 20% [7]. Risikosituationen für eine erneute Blutung sind sichtbare Gefäßstümpfe, Ulcera duodeni an der Hinterwand sowie die Exulceratio simplex. Das Ausmaß einer noch vorhandenen Durchblutung des Gefäßstumpfes und damit das hohe Risiko einer Rezidivblutung kann mit einer endoskopisch einsetzbaren Doppler-Sonde erfaßt werden [29].

Gastroduodenale Ulcera mit sichtbarem Gefäßstumpf (Forrest II a) sollten wegen Rezidivblutungsraten von durchschnittlich 44%, notwendiger Notfalloperationen von durchschnittlich 36% sowie einer Letalität bis zu 21% prophylaktisch lokal auf endoskopischem Wege behandelt, festsitzende Koagel entfernt werden [29].

Bei allen Bemühungen um eine endoskopische Blutstillung darf nicht übersehen werden, daß ca. 85% der Blutungen spontan zum Stillstand kommen, bzw. bei der Notfallendoskopie bereits stehen.

Nachsorge

Ist die endoskopisch lokalisierbare und identifizierbare Blutung bereits spontan zum Stillstand gekommen oder wurde diese durch eine endoskopisch-therapeutische Maßnahme gestillt, so entscheiden Art, Ausmaß und Alter des Patienten über den Umfang der Nachsorgemaßnahmen, in der Regel auf einer Intensivstation.

In jedem Fall sind die Kreislaufverhältnisse (Blutdruck, Puls), das Blutbild (Hämoglobin, Erythrozyten) und der klinische Befund engmaschig zu kontrollieren und für die Zeit, in der eine Rezidivblutung möglich erscheint, eine parenterale Ernährung durchzuführen. Aufgrund pathophysiologischer Überlegungen [19] und zur Ulcusheilung geben wir nach erfolgreicher Blutstillung einen H_2-Blocker (z. B. Ranitidin/d 300 mg) oder einen Protonenpumpenhemmer (20 mg/d Omeprazol, 30 mg Lansoprazol/d, 40 mg Pantoprazol/d), um eine durch einen niedrigen pH-Wert des Magensaftes mögliche Disaggrega-

Tabelle 4. Art und Häufigkeit der Blutungsquellen (n = 80) bei schwerer Hämatochezie (Jensen 1988 [26])

Blutungsquellen	n	n
Kolon		59 (74%)
– Angiodysplasie	24 (30%)	
– Divertikulose	13 (17%)	
– Polyp/Karzinom	9 (11%)	
– Colitis	7 (9%)	
– Rektale Läsion	3 (4%)	
– Polypektomie	2 (2%)	
– Endometriose	1 (1%)	
Oberer GI-Trakt		9 (11%)
Jejunum, Ileum		7 (9%)
Unklar		5 (6%)

tion der Thrombozyten und damit eine Rezidivblutung zu verhindern.

Bei einer Rezidivblutung muß im Einzelfall entschieden werden, ob eine erneute endoskopische Blutstillung erfolgen kann, was heute die Regel ist, oder ob ein sofortiges operatives Vorgehen erforderlich ist. Dabei ist die frühelektive Operation einer Notfalloperation vorzuziehen. Regelmäßige Kontroll-Endoskopien führen wir ohne Hinweis auf eine Rezidivblutung nicht durch, da deren Effektivität bislang nicht sicher belegt ist.

Prävention

Sind nicht-steroidale Antiphlogistika bzw. Acetylsalicylsäure für die Blutung verantwortlich, so sollte präventiv auf eine Fortsetzung dieser Medikation verzichtet werden. Ist dies nicht möglich, so ist eine Dauerprophylaxe mit Misoprostol (Cytotec®) (2 × 200 µg/pro Tag), bei NSAR-Bedürftigkeit Diclofenac 50 mg in Verbindung mit 0,2 mg Misoprostol (Arthotec®) oder einem H_2-Blocker in halber Dosierung der Ulcustherapie durchzuführen.

Besteht eine kausal nicht zu beseitigende Hypergastrinämie (z. B. inoperables Gastrinom), so ist eine dauerhafte Säuresupression mit einem hochdosierten Protonenpumpeninhibitor indiziert.

Komplikationen

Komplikationen (Perforationen, Nekrosen, Abszesse) sind, von der Erfahrung des Untersuchers abhängig, auch bei der Notfallendoskopie mit 1–2 % [41, 49] seltene Ereignisse, sofern die Kreislaufverhältnisse stabil sind. Sie bedürfen auch während der Untersuchung einer ständigen Kontrolle.

Kardiorespiratorische Notfallsituationen, in 0,02–0,07 % zu erwarten, können durch Monitorüberwachung (EKG, Pulsoxymetrie) frühzeitig erkannt und durch prophylaktische Sauerstoffgabe und Verzicht auf eine generelle Prämedikation häufig vermieden werden.

Aspirationen mit sekundärer Pneumonie, Perforationen durch Thermo- und Lasersonden, aber auch eine Reaktivierung der Blutung wurden kasuistisch beschrieben.

Bei Nachweis von Helicobacter pylori ist eine Eradikationsbehandlung anzustreben, da hierdurch die Rate an Ulcusrezidiven und Ulcusblutungen deutlich zu senken ist [18, 25].

Literatur

1. Benz C, Martin WR, Arnold J, Jakobs R, Riemann JF (1997) Die endoskopische Untersuchung des Dünndarms mit Push Enteroskopie. Dtsch med Wschr 122:391
2. Binmoeller KF, Thonke F, Soehendra N (1993) Endoscopic Hemoclip Treatment for Gastrointestinal Bleeding. Endoscopy 25:167
3. Bohnacker S, Thonke F, Binmoeller KF, Soehendra N (1996) Blutstillung mit dem Endoskop. Internist 37:817
4. Chung SJ, Leung WC, Steele RJC, Crofts TJ, Li AKC (1988) Endoscopic injection of adrenaline for actively bleeding ulcers: a randomised trial. Br Med J 296:1631
5. Chung SCS, Leung WC, Leong HT, Lo KK, Li AKC (1993) Adding a sclerosant to endoscopic epinephrine injection in actively bleeding ulcers: a randomized trail. Gastrointestinal Endosc 39:611
6. Cook, DJ, Guyatt GH, Salena BJ, Laine LA (1992) Endoscopic Therapy for Acute Non variceal Upper Gastrointestinal Hemorrhage: A Meta-Analysis. Gastroenterology 102:139
7. Ell C, Hagenmüller F, Schmitt W, Riemann JF, Hahn EG, Hohenberger W (1995) Multizentrische prospektive Untersuchung zum aktuellen Stand der Therapie der Ulcusblutung in Deutschland. Dtsch med Wschr 120:3
8. Ell C (1996) Komplikationen des peptischen Ulcus. In: Hahn EG u. Riemann JF (Hrsg) Klinische Gastroeterologie. 3. Auflage. Thieme Verlag Stuttgart
9. Forrest JA, Finlayson NDC, Shearman DJC (1974) Endoscopy in gastrointestinal bleeding. Lancet II:394
10. Friedrichs O (1988) Endoskopische Verklebungstherapie bei Blutungen im oberen Gastrointestinaltrakt. Med Welt 39:457
11. Frühmorgen P, Bodem F, Kaduk B (1975) Erste endokopische Laser-Koagulation im Gastrointestinaltrakt des Menschen. Dtsch med Wschr 33:1678
12. Frühmorgen P, Bodem F, Reidenbach H-D (1980) The state of the art of biomedical engineering in the operative-endoscopic treatment of gastrointestinal bleedings. Hepatogastroenterology 27:337
13. Frühmorgen P, Matek W, Kaduk B (1981) Vergleichende Untersuchungen unterschiedlicher Methoden zur gastrointestinalen Blutstillung. Fortschr Med 29:1140
14. Frühmorgen P, Matek W (1986) Electro-hydro-thermo- and bipolar probes. Endoscopy [Suppl 2] 18:62
15. Frühmorgen P (1989) Die untere gastrointestinale Blutung – Leitsymptom im Alter. Z Geriatr 2:482
16. Fuchs KW, Wirtz HJ, Schaube H, Elfeldt R (1986) Initial experience with thrombin as injection agent for bleeding gastroduodenal lesions. Endoscopy 18:146
17. Gostout CJ (1988) Acute gastrointestinal bleeding - a common problem revisted. Mayo Clin Proc 63:596
18. Graham DY, Hepps KS, Ramirez FC, Lew GM, Saeed ZA (1993) Treatment of helicobacter pylori reduces the rate of rebleeding in peptic ulcer disease. Scand J Gastroenterol 28:939
19. Green FW, Marshall MD, Kaplan M, Curtis LE, Levine PH (1978) Effect of acid and pepsin on blood coagulation and platelet aggregation. Gastroenterology 74:38
20. Grimm H, Noar M, Sollano J, Berger B, Nam VC, Soehendra N (1988) Endoscopic injection therapy for non-variceal upper gastrointestinal bleeding. Gastrointest Endosc 34:204
21. Gupta PK, Fleischer D (1994) Endoscopic Hemostasis in Nonvariceal Bleeding. Endoscopy 26:48
22. Hachisu T, Yamada H, Hamaguchi K (1995) Effectiveness of a ligation device for endoscopic surgery. Diag Ther Endosc 2:47
23. Heldwein W, Avenhaus W, Schönekäs H, Kaess H, Müller-Lissner S, Hasford B, Hasford J (1996) Injection of Fibrin Tissue Adhesive Versus Laser Photocoagulation in the

Treatment of High-Risk Bleeding Peptic Ulcers: A controlled Randomized Study. Endoscopy 28:756
24. Imhof M, Ohmann C, Hartwig A et al. (1997) Which Peptic Ulcers Bleed? Scand J Gastroenterol 32:131
25. Jaspersen D (1995) Helicobacter pylori eradication: the best long-term prophylaxis for ulcer bleeding recurrence? Endoscopy 27:622
26. Jensen DM, Machicado GA (1988) Diagnosis and treatment of severe hematochezia. Gastroenterology 95:1569
27. Jessen K, Gilbert GA, Tytgat GNJ, Papp JP (1983) Bipolare Elektrokoagulation bei aktiver oberer gastrointestinaler Blutung. Z Gastroenterol 21:268
28. Kiefhaber P, Moritz K, Schildberg FW, Feifel G, Herfarth Ch (1978) Endoskopische Nd-YAG-Laserkoagulation blutender akuter und chronischer Ulcera. Langenbecks Arch Chir 347:567
29. Kohler B, Riemann JF (1992) Die Bedeutung des Ulcusgefäßes bei der akuten Ulcusblutung. Wertigkeit der lokalen endoskopischen Therapie in Kombination mit der endoskopischen Dopplersonographie. Z Gastrenterol 30:481
30. Kohler B, Riemann JF (1996) Gastrointestinale Blutung. In: Hahn EG, Riemann JF (Hrsg) Klinische Gastroenterologie. Thieme Verlag Stuttgart New York
31. Krejs GJ, Little KH, Westergaard H, Hamilton JK, Spady DK, Polter DE (1987) Laser photocoagulation for the treatment of acute peptic-ulcer bleeding. N Engl J Med 316:1618
32. Laine L (1987) Multipolare electrocoagulation in the treatment of active upper gastrointestinal tract hemorrhage: a prospective controlled clinical trial. N Engl J Med 316:1613
33. Laine L, Peterson WL (1994) Bleeding peptic ulcer. N Engl J Med 11:717
34. Li HJ, Perug CL, Lee FY, Chan CY, Huang ZC, Lee SD, Lee CH (1993) Endoscopic injection for the arrest of peptic ulcer hemorrhage: final results of a prospective, randomized comparative trail. Gastroint Endosc 39:15
35. Lin HJ, Tsai YT, Lee SD, Lai KH, Lee CH (1988) Heat probe therapy for severe haemorrhage from a peptic ulcer with a visible vessel. Endoscopy 20:131
36. Longstreth GF (1995) Epidemiology of hospitalization for acute upper gastrointestinal hemorrhage: a population-based study. Am J Gastroenterol 90:206
37. MacLoad IA, Millis PR, MacKenzie JF, Joffe SN, Russell RI, Carter DC (1983) Nd-YAG laser photocoagulation for major hemorrhage from peptic ulcers and single vessels: A single blind study. Br Med J 286:345
38. Matek W, Frühmorgen P (1983) Elektro-Hydro-Thermo-Sonde. Dtsch med Wschr 108:816
39. Meissner K, Jirikowski B (1993) Stomach wall slough and ulcer perforation following endoscopic injection hemostasis with polidocanol. Endoscopy 25:185
40. Panes J, Forne M, Marco C, Viver J, Olivares EG, Garau J (1987) Controlled trial of endoscopic sclerosis in bleeding peptic ulcers. Lancet II:1292
41. Pietscher JL (1990) Therapeutic endoscopy and bleeding ulcers: historical overview. Gastrointest Endosc 36:52
42. Protell RL, Silverstein FE, Gilbert DA, Feld AD (1981) Severe upper gastrointestinal bleeding. In: Torsoli A (ed) Clinics in gastroenterology. Saunders, Philadelphia, pp 17-26
43. Rollhauser C, Fleischer DE (1997) Nonvariceal Upper Gastrointestinal Bleeding: An update. Endoscopy 29:91
44. Rutgeerts PP, Vantrappen G, Broeckaert L, Coremans G, Janssens J, Geboes K (1984) A new and effective technique of YAG laser photocoagulation for severe upper gastrointestinal bleeding. Endoscopy 16:115
45. Rutgeerts P, Vantrappen G, Broeckaert L, Coremans G, Janssens J, Hiele M (1989) Comparison of endoscopic polidocanol injection and YAG laser therapy for bleeding peptic ulcers. Lancet I:1164
46. Sacks HS, Chalmers TC et al. (1990) Endoscopic hemostasis. An effective therapy for bleeding peptic ulcer. JAMA 264:494
47. Schwarz M, Büchler M, Hetzel G, Kunz R, Beger HG (1990) Untere gastrointestinale Blutung: Rationale Diagnostik und Therapie. In: Häring R (Hrsg) Gastrointestinale Blutung. Blackwell Ueterreuter Berlin
48. Siewert JR, Bumm R, Hölscher AH, Dittler HJ (1989) Obere gastrointestinale Ulcusblutung - Letalitätssenkung durch früh-elektive chirurgische Therapie von Risikopatienten. Dtsch med Wschr 114:447
49. Silverstein FE, Gilbert DA, Tedesco FJ, Buenger NK, Persing J (1981) The national ASGE survey on upper gastrointestinal bleeding. Gastrointest Endosc 27:73
50. Soehendra N, Grimm H, Stenzel M (1985) Injection of nonvariceal bleeding lesions of the upper gastrointestinal tract. Endosc 17:129
51. Steele RJC (1989) Endoscopic hemostasis for nonvariceal upper gastrointestinal haemorrhage. Brit J Surg 76:219
52. Storek D, Grund KE, Gronbach G, Farin G, Becker HD (1993) Endoskopische Argon-Gas-Koagulation - erste klinische Erfahrungen. Z Gastroenterol 31:675
53. Swain CP, Kirkham JS, Salmon PR, Brown SG, Northfield TC (1986) Controlled trail of Nd-YAG laser photocoagulation in bleeding peptic ulcers. Lancet I:1113
54. Thomopoulos KC, Nikolopoulou VN, Katsakoulis EC, Mimidis KP, Margaritis VG, Markou SA, Vagianos CE (1997) The Effect of Endoscopic Injection Therapie on the Clinical Outcome of Patients with Benign Peptic Ulcer Bleeding. Scand J Gastroenterol 32:212
55. Villanueva C, Baluzó J, Espinós JC, Fábrega E, Sáinz S, Gonzáles D, Vilardell F (1993) Endoscopic injection therapy of bleeding ulcer: a prospective and randomized comparison of adrenaline alone or with polidocanol. J clin Gastroenterol 17:195
56. Yavorski RT, Wong RKH, Maydonovitch C et al. (1995) Analysis of 3294 cases of upper gastrointestinal bleeding in military medical facilitis. Am J Gastroenterol 90:568
57. Zender FJ, Schönleben K (1993) Chirurgische und endoskopische Therapie der Ulkusblutung. Chir praxis 46:603

Varizensklerosierung von Ösophagus- und Fundusvarizen und Gummibandligatur

K.-J. Paquet

Varizensklerosierung

Mit der Behandlung der portalen Hypertension und blutenden Ösophagusvarizen haben sich niedergelassene Ärzte und Kliniker seit Anfang dieses Jahrhunderts intensiv beschäftigt. Die Idee, sklerosierende Substanzen in die Ösophagusvarizen zu injizieren, mit dem Ziel, sie zu veröden, ist nicht neu; zwei schwedische Hals-Nasen-Ohren-Ärzte [6] berichten bereits 1939 über die Behandlung eines Teenagers mit einem prähepatischen Block, bei dem sie eine Sklerosierungssubstanz mittels eines starren Ösophagoskops in Allgemeinnarkose in die Ösophagusvarizen injizierten. Johnston u. Rodgers in Belfast [14], Wodak in Österreich [43] und meine Arbeitsgruppe [20, 30] haben diese Behandlungsmethode wiederentdeckt und modifiziert. Anerkennung und weltweite Verbreitung fand diese Behandlung jedoch erst Anfang der 80er Jahre, nachdem kontrollierte Studien Nachteile und Grenzen prophylaktischer und therapeutischer Shuntoperationen aufgedeckt hatten.

Inzwischen ist als Alternative die Gummibandligatur hinzugekommen, deren Komplikationsrate geringer ist [17].

Neuere anatomische Studien [15] bestätigen, daß die Varizen im unteren Speiseröhrendrittel in allen drei Schichten kommunizieren und im Lumen der Speiseröhre Minivarizen aufweisen, die auch „cherry red spots" genannt werden und ebenfalls mit den Varizen in Verbindung stehen Diese anatomische Struktur ist eine Erklärung dafür, warum in 90% die Varizen in diesem Bereich bluten und die Sklerosierung vorwiegend in diesem Bereich eingesetzt werden soll (Abb. 1) und so erfolgreich ist.

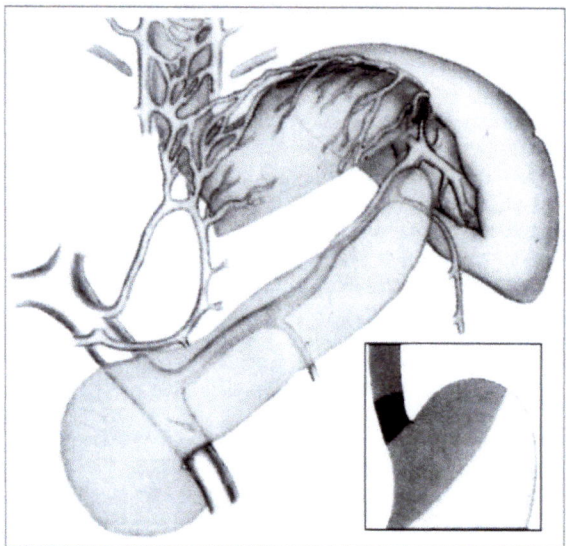

Abb. 1. Schematische Darstellung eines Teils des Kollateralkreislaufes bei Pfortaderhochdruck mit Zuflüssen zum oberen Magen und der terminalen Speiseröhre. Die blutungsgefährdeten Bezirke sind an diesen Organen im Ausschnittbild rechts unten besonders gekennzeichnet – vor allem dunkles Raster > helles Raster

Indikationen

Es besteht kein Zweifel daran, daß heute jede akute Ösophagusvarizenblutung – gleichgültig ob sie beim Baby, Kind oder Erwachsenen auftritt –, die durch notfallmäßige oder elektive Ösophago-Gastro-Duodenoskopie diagnostiziert wird, sofort oder 24–48 h nach dem akuten Blutungsereignis einer Sklerosierungsbehandlung zugeführt werden soll. Unwidersprochen ist ebenfalls, daß nach einer Ösophagusvarizenblutung, die bekanntlich in über 50–70% der Fälle spontan sistiert, eine Sklerosierungs- oder Ligaturbehandlung indiziert ist [1, 10, 11]. Kontrovers dagegen sind die Ansichten über die Vorteile und Indikationen einer prophylaktischen Sklerosierungstherapie, d.h. einer Behandlung von Ösophagusvarizen, bevor sie geblutet haben.

Ohne Zweifel dürfen keineswegs alle Patienten mit Ösophagusvarizen einer prophylaktischen Sklerosierungsbehandlung zugeführt werden. Für die Einteilung bzw. Klassifikation der Ösophagusvarizen einerseits und deren Auswahl für eine evtl. prophylaktische Sklerosierungstherapie andererseits hat

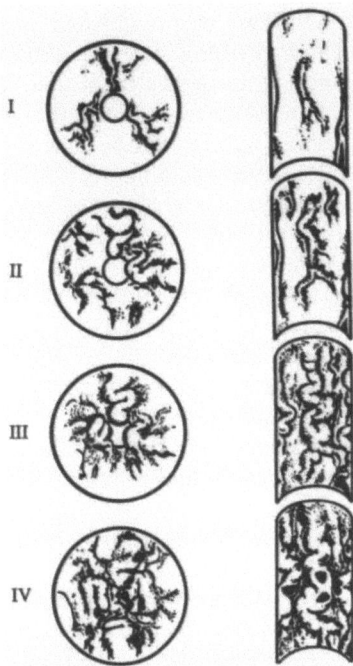

Abb. 2. Klassifikation der Ösophagusvarizen in Grad I–IV nach Paquet; die *schwarzen Punkte* bei Grad IV bedeuten Varizen auf den Varizen bzw. Teleangiektasien

sich die von uns beschriebene Gradeinteilung (Abb. 2) bewährt [21].

Von einer Sklerosierungsbehandlung profitieren auf keinen Fall Patienten mit gering ausgeprägten Ösophagusvarizen, d.h. 0–I, I und in seltenen Fällen I–II. Darüber hinaus ist auch bei Patienten mit prähepatischem Block vor Eintreten eines Blutungsereignisses eine Sklerosierungsbehandlung nicht sinnvoll. Aus neueren Untersuchungen weiß man jedoch, welche Patienten mit Leberzirrhose als blutungsgefährdet anzusehen sind und welche nicht:

Ein *erhöhtes Blutungsrisiko* haben Patienten mit *ausgeprägten Ösophagusvarizen (Grad III–IV)* und solche mit einem *Pfortaderhochdruck über 20 mm Hg* [8]. *Möglicherweise spielen auch Teleangiektasien* bzw. *Varizen auf den Varizen*, wie sie von unserer Arbeitsgruppe beschrieben wurden [21], oder „cherry red spots", wie sie die Japaner nennen [2], für die Blutungsgefährdung eine Rolle.

Auch dem *Grundleiden* kommt für die Indikation zur prophylaktischen Sklerosierung beim intrahepatischen Block eine gewisse Bedeutung zu: für nichtalkoholische Leberzirrhosen ist eine solche Therapie wertvoll, da sie die Häufigkeit der ersten Blutung verringert und die Überlebenszeit verlängert. Insofern raten wir zu einer strengen Auswahl der Patienten, wenn wir die *Indikation zur prophylaktischen Sklerosierung* stellen: sie sollen *mindestens 2 der oben ge-* nannten Risikofaktoren aufweisen und/oder an einer nichtalkoholischen Leberzirrhose leiden [7, 11, 27].

Kontraindikationen

Da eine Ösophagusvarizenblutung eine lebensbedrohliche Situation darstellt und für diesen Notfall nur unbefriedigende medikamentöse oder semiinvasive Therapieverfahren, z. B. Ballonsonden, zur Verfügung stehen, die die Blutung dauerhaft zum Stillstand bringen, gibt es wenig Kontraindikationen für die Sklerosierungstherapie. Wir raten dazu, keine Sklerosierung bei Patienten durchzuführen, deren Blutungsquelle aus Ösophagusvarizen endoskopisch gesichert oder anamnestisch als sehr wahrscheinlich anzusehen ist und deren protrahierter Schockzustand trotz intensiver konservativer Therapie nicht beeinflußt werden kann. In solchen Fällen führen wir eine Ballonsondentherapie durch und bevorzugen wegen der Gefahr der Druckulzera in der Speiseröhre den Gebrauch der Linton-Nachlas-Sonde (Abb. 3). Der gleichzeitige Nachweis von Fundusvarizen beim Vorhandensein von ausgeprägten Ösophagusvarizen stellt primär keine Kontraindikation für die Ösophagusvarizensklerosierung dar. Allerdings sollte die Sklerosierung einer akuten und rezidivierenden Fundusvarizenblutung nur 1mal, höchstens 2mal versucht werden; ist sie dann nicht erfolgreich, sollte frühzeitig durch den interventionellen Radiologen die Indikation zum TIP(S)S [31, 33] oder durch den

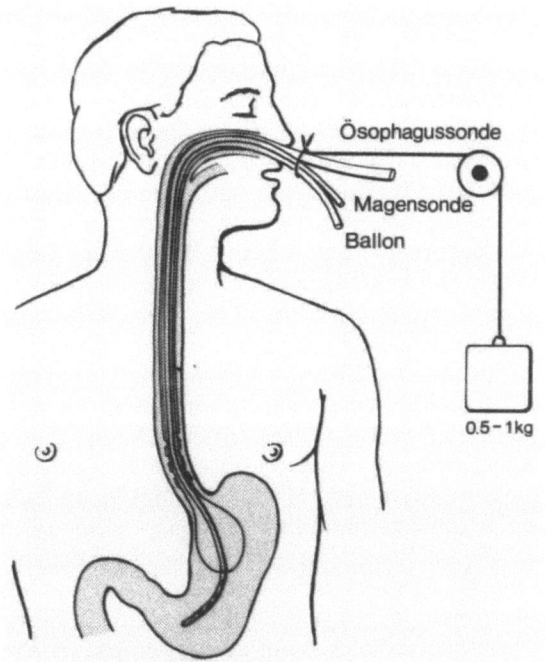

Abb. 3. Linton-Nachlas-Sonde

Chirurgen die Indikation zu einer Devaskularisations- oder/und Transsektions- oder Shuntoperation gestellt werden.

Im Rahmen einer Langzeitsklerosierung können gehäuft Ulzera auftreten, die zu Sicker- oder lebensbedrohlichen Blutungen führen können. In jedem Fall sollte beim Nachweis mehrerer ausgedehnter (mehr als 5 × 10 mm großer) *Sklerosierungsulzera* die Sklerosierungstherapie *unterbrochen* werden. Zeigt es sich, daß eine Speiseröhre sehr ausgeprägt durch Entstehung von Ulzera oder Stenosen auf die Sklerosierungssubstanz reagiert oder gar eine *anaphylaktische Reaktion* eintritt, so sollte die Behandlung auf keinen Fall fortgesetzt werden. Frühzeitig sollte an eine Shuntoperation bei guter Leberreserve (Child-Pugh-Klassifikation A und B+) [4, 29] oder TIPS bei schlechter Leberfunktion (Child-Pugh-Klassifikation B- und C) gedacht werden.

Die wesentlichen Kontraindikationen für eine prophylaktische Sklerosierung wurden bereits genannt.

Instrumentarium

Das *starre* Ösophagoskop, das Crawford und Frenckner [6] verwandten, wurde in den 60er und bis Mitte der 70er Jahre auch von Johnston und Rodgers [14], Wodak [45] und unserer Arbeitsgruppe verwandt, jedoch von uns wesentlich verbessert. Es wurde mit einer Hopkins-Optik und einem großlumigen Sauger sowie einer proximalen und distalen Lichtquelle zur Schaffung optimaler Sicht- und Orientierungsverhältnisse versehen; darüber hinaus konnte durch das großlumige Instrument die meistens im terminalen Ösophagus lokalisierte Blutungsquelle durch Vorschieben desselben in den Magen komprimiert, leicht lokalisiert und behandelt werden. Dieses Instrument wird heute nur noch von wenigen mit der Technik des starren Ösophagoskops vertrauten Arbeitsgruppen bei der massiven, konservativ unstillbaren Ösophagusvarizenblutung verwandt, bei der die Orientierung und Lokalisation mit flexiblen Endoskopen oft schwierig ist. Natürlich ist dafür eine *Allgemeinnarkose* erforderlich.

Die stürmische Entwicklung der Fiberendoskope hat dazu geführt, daß heute für die Varizensklerosierung eine Vielzahl unterschiedlicher Geräte zur Verfügung steht, die sich durch Faserqualität, optisches Auflösungsvermögen, Manövrierfähigkeit und Zusatzinstrumentarium unterscheiden [1, 10, 11, 25, 27, 28, 38]. Im Prinzip werden Vorausblickendoskope verwandt, da durch diese Optik die Inspektion von Speiseröhre, Magen und Zwölffingerdarm in einem Arbeitsgang möglich ist. In den letzten Jahrzehnten gewinnen sogenannte *dünnkalibrige Pädiaterendoskope* entgegen ihrer ursprünglichen Bestimmung zunehmend an Bedeutung in der Erwachsenenmedizin, da sich mit ihnen sehr elegant und für die Patienten wenig belästigend instrumentieren läßt. Sie eignen sich jedoch, wenn sie für die Sklerosierung Verwendung finden, vorwiegend für die *Sklerosierung im blutungsfreien Intervall* oder als Vorbeugung, weniger für den Notfall. Im Notfall können spezielle großlumige Zwei-Kanal-Operationsendoskope, die durch gleichzeitiges Absaugen und Spülen die Lokalisation der Blutungsquelle und sofortige Blutstillung erleichtern, zum Einsatz kommen. Die verschiedenen, von den Endoskopiegeräteherstellern angebotenen Lichtquellen für die Routineuntersuchung und zur Foto- bzw. Filmdokumentation können durch entsprechende Adapter auch für andere Instrumente benutzt werden.

Von den meisten Therapeuten werden heute Videogeräte benutzt, da sie die Sicht verbessern und gleichzeitig zur Demonstration und Fortbildung zahlreicher Mituntersucher bestens geeignet sind.

Sklerosierungsnadel

Für die Sklerosierung werden Metall- oder Kunststoffnadeln verwandt. Entscheidend ist, daß die Nadel ein- und ausfahrbar ist und durch den Biopsiekanal des Instruments eingeführt werden kann. Um Beschädigungen des Endoskops zu vermeiden und teure Reparaturen zu ersparen, sollte man darauf achten, daß die Nadel erst dann ausgefahren wird, wenn sie den Biopsiekanal des Instruments bereits verlassen hat oder wenige Millimeter davor lokalisiert ist. Aus Kostengründen kann sich der Endoskopiker selbst solche Nadeln herstellen.

Technische Hilfsmittel

In den meisten Fällen wird die Sklerosierung ohne technische Hilfsmittel als sog. Free-hand-Technik angewandt. Von verschiedenen Arbeitsgruppen sind jedoch Zusatzinstrumente beschrieben worden. Der Endoskopiker, der die Lage der Injektionsnadel – intra- oder paravasal – lokalisieren will, kontrolliert dies unter Durchleuchtung und kann die Lage durch Anfertigung eines Röntgenbildes nach Kontrastmittelinjektion dokumentieren. Zur Kompression des ösophagokardialen Übergangs oder des terminalen Ösophagus kann ein Ballon verwandt werden, der neben dem Instrument eingeführt oder auf dem Instrument befestigt wird. Mit einem Ballon soll zusätzlich der Abstrom des Sklerosierungsmittels bei intravasaler Injektion in den systemischen Kreislauf vermindert oder vermieden werden. Die ständig sich ändernden hämodynamischen Bedingungen im Bereich des Kollateralkreislaufes der Ösophagusvarizen einerseits und ihre ungenügende Kompression andererseits lassen große Zweifel an dieser Vorstellung aufkommen.

Sklerosierungssubstanzen

Es werden hauptsächlich 2 Sklerosierungssubstanzen benutzt; wir unterscheiden Ölmischungen und miteinander verträgliche Lösungen von Medikamenten.

- In *Europa* wird vorwiegend 0,5 %- bzw. 1 %iges *Polidocanol* (Hydroxypolyaethoxydodecan) [3, 20, 23, 30] verwandt, das als lokales Anästhetikum entwickelt wurde. Da nach seiner Anwendung eine starke lokale Entzündung entstand, eignete es sich nicht für die Lokalanästhesie und wurde deswegen für die Verödung von Krampfadern an den Beinen verwandt. Es kann je nach Konzentration sowohl für die para- bzw. intravasale Applikation verwandt werden.
- *Sodiummorrhuat* wird von verschiedenen Arbeitsgruppen in den *USA* angewandt. Es handelt sich um eine Lösung von Natriumsalzen und Fettsäuren. Eine 5 %ige Lösung ist im Handel verfügbar; sie führt leicht bei intravenöser Injektion zu einer Thrombose. – Eine ähnliche Wirkung haben *Aethalonamine* ebenso wie *Tetradecylsulfat* [3] und die Kombination dieser Medikamente. – Alkohol wird aus Kostengründen vorwiegend in Entwicklungsländern verwandt. Auch nach der *intra-* bzw. *kombiniert intra- und paravasalen* Injektion von physiologischer Kochsalzlösung kann es zu einer Blutstillung kommen.
- *Vorwiegend in Europa angewandte Sklerosierungssubstanzen sind:*
  - 0,5 % und 1 %iges Polidocanol,
  - Phenolmandelöl.
- *Vorwiegend in anglo-amerikanischen Ländern angewandte Sklerosierungssubstanzen sind:*
  - Aethalonamin,
  - Sodiummurrhat,
  - Sodiumtetradecylsulfat,
  - Kombination von Tetradecyl + Thrombin + 50 %iger Glukose,
  - Kombination dieser Lösungen.
- *Sowohl in Europa als auch in den anglo-amerikanischen und Entwicklungsländern verwandte Substanzen sind:*
  - einfache physiologische Kochsalzlösung,
  - hochprozentiger Alkohol.

Vorbereitung

Von der Notfallendoskopie, bei der die Dringlichkeit der Lokalisation einer Blutungsquelle im Vordergrund steht, abgesehen, ist auf eine *Überprüfung der Gerinnungsverhältnisse* vor jeder Sklerosierung Wert zu legen. In der Regel werden Prothrombinindex, partielle Thromboplastinzeit und Thrombozyten oder Blutungs- und Gerinnungszeit bestimmt. Daß ein nicht vollständig nüchterner Patient nicht optimal sklerosiert werden kann, versteht sich von selbst.

Vor jedem Eingriff sollte der Patient über Art und Umfang der geplanten Untersuchung und Behandlung, mögliche Komplikationen und evtl. daraus resultierende Folge- bzw. Nebeneingriffe informiert werden und sein schriftliches Einverständnis geben (s. auch Kapitel 1.11). Dabei kann eine Broschüre, in der die wichtigsten endoskopischen Untersuchungen und Behandlungen geschildert werden, Zeit sparen helfen.

Die Frage der *Prämedikation* wird von uns sehr individuell gehandhabt. Im stationären Bereich verzichten v. a. Patienten, die früher bereits sklerosiert wurden, häufig auf eine Sedierung; sie ist jedoch bei Kindern bis zu 10 Jahren erforderlich und bei Alkoholikern meist unumgänglich. Der besseren Sicht im Magen bei Behandlung von Fundusvarizen, aber auch beim Absaugen von Blut und Sekret während der Ösophagusvarizensklerosierung dient die orale Gabe eines *Entschäumers vom Typ des Polysiloxans*, der auch mit einem gezielten Sprühstrahl auf die mit Blut verdeckten Areale gebracht werden kann. Anschließend erfolgt zunächst eine Rachenanästhesie mit Spray oder durch Einnahmen eines Gels; eine Maßnahme, die auch psychologisch wirksam ist.

Wenn wir eine Prämedikation verwenden, injizieren wir unseren Patienten 30 min vor der Untersuchung auf der Station 0,25 mg Atropin und 5 mg Dormicum (Midazolam-HCL) i.m. oder geben direkt 10 mg Valium (Diazepam) oder 5–15 mg Dormicum (Midazolam) i.v. zu Beginn der Untersuchung. Dieses Prozedere wird jedoch sehr individuell je nach Erfahrung des Endoskopikers und Zustand des Patienten gestaltet.

Technik

Die Einführung des *starren Instruments* erfolgt in *Allgemeinnarkose und orotrachealer Intubation* sowie stets in *Rückenlage*. Die Zunge wird mit einem Lappen mit den Fingern der linken Hand gefaßt und nach außen gezogen; gleichzeitig drücken diese Finger die Zähne auseinander. Anschließend wird unter Sicht das starre Endoskop bis kurz über den Ösophagusmund eingeführt; darauf folgt die maximale Reklination, was man am besten durch Legen eines kräftigen Kissens unter beide Schulterblätter erreicht. Der Kopf fällt auf diese Weise nach hinten, soll jedoch nicht schweben und kann mit einem Wurfring fixiert werden. In dieser Lage läßt sich das starre Ösophagoskop mühelos über den ösophagokardialen Übergang in den Magen vorschieben. – Das flexible Endoskop wird in dieser Lage nur beim beatmeten Patienten auf der Intensivstation eingeführt; bei auftretenden Schwierigkeiten sollte auf die *Linksseitenlage*, die als Standardposition für die flexible Endoskopie gilt, ausgewichen werden.

Wird im *blutungsfreien Intervall* oder *prophylaktisch* sklerosiert, wird der Patient in die *Linksseitenlage* gebracht; *der Oberkörper soll um 45° erhöht sein*. Gelegentlich auftretende Schwierigkeiten bei Passage durch den Ösophagusmund lassen sich durch tiefe Inspiration, Aufforderung zum Schlucken oder kräftiges Zubeißen auf den vorher eingeführten Beißring beheben. Gelingt dies nicht, erfolgt die Einführung unter Sicht oder es muß mitunter auf ein dünnkalibriges Endoskop ausgewichen werden. In Ausnahmefällen kann die Zuhilfenahme des schienenden Fingers hilfreich sein.

Paravasale Sklerosierung [20, 23, 30, 43]

Das Arbeitsprinzip der *paravasalen* Sklerosierung (Abb. 4a, b) basiert auf der Vorstellung, durch Fibrosierung der Schleimhaut einen Schutz der subepithelial liegenden Varizen zu erzeugen. Die Varizen werden unter ein Narbenpolster (Abb. 5) versenkt, so daß sie nicht mehr rupturieren und bluten können; meistens bleiben sie offen und erhalten den portalen Kollateralkreislauf.

Intravasale Verödung

Ziel der *intravasalen* Methode ist die Verödung aller sichtbaren Varizen (Abb. 6a, b). Die Varize wird mit einer oder mehreren Behandlungen thrombosiert und auf diese Weise beseitigt [41].

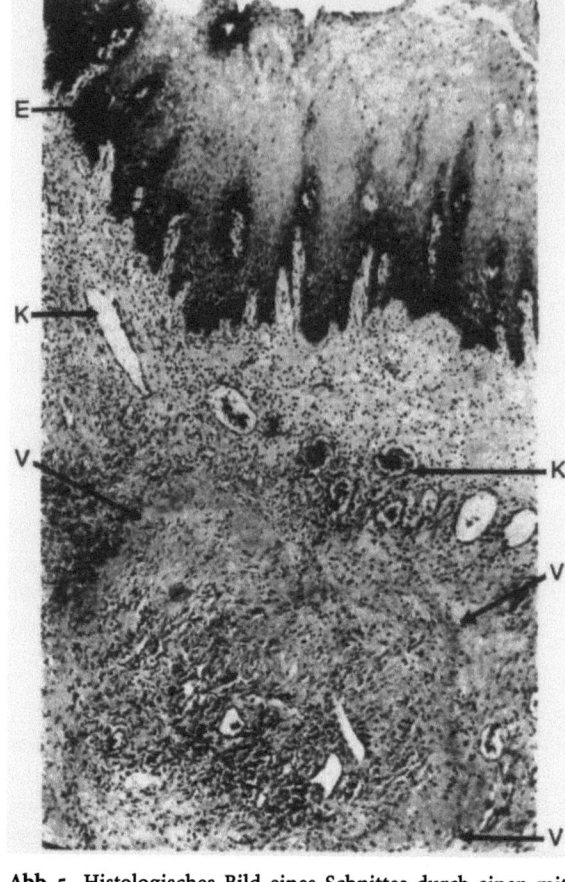

Abb. 5. Histologisches Bild eines Schnittes durch einen mit Wandsklerosierung behandelten Ösophagus, der von einem Jungen stammt, der wegen eines Drucksondenulkus notfallmäßig einer Speiseröhrenresektion zugeführt werden mußte; es wird deutlich, daß die subepithelial und -mukös gelegenen Krampfadern weiter perfundiert sind. *E* Epithel, *K* Kollateralen, *V* große Krampfader, die größtenteils durchblutet wird

Kombination beider Methoden

Bei der Kombination beider Methoden (Abb. 7) [36] werden Ösophagusvarizen thrombosiert und das umliegende Gewebe in den Obliterationsprozeß einbezogen. Möglicherweise gelingt mit dieser Methode

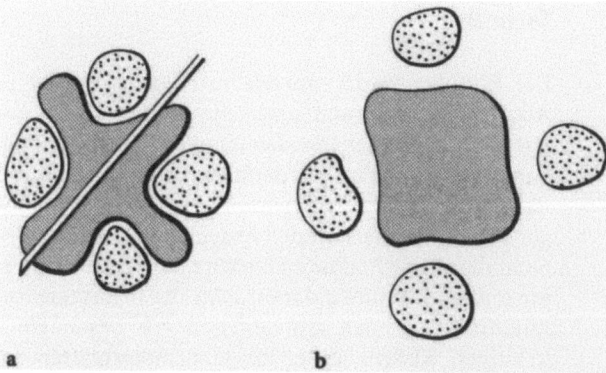

Abb. 4a, b. Schematische Darstellung der Technik der paravasalen Sklerosierung

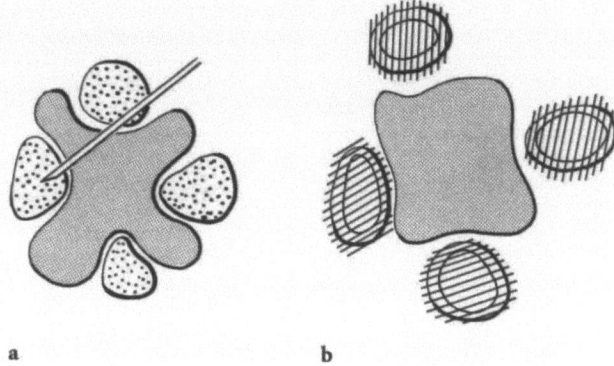

Abb. 6a, b. Schematische Darstellung der Technik der intravasalen Sklerosierung

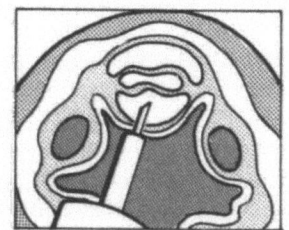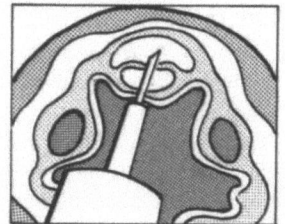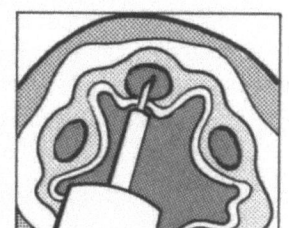

Abb. 7. Schematische Darstellung der Kombination von intravasaler und paravasaler Verödung

die Obliteration oder Ausmerzung der Krampfadern schneller, wird jedoch durch eine höhere Komplikationsrate erkauft. Die meisten Endoskopiker verwenden heute unter der Annahme, vorwiegend intravasal zu injizieren, dieses Verfahren.

Stets sind bei allen Techniken zur Erreichung des Behandlungszieles *mehrere Sitzungen*, die i. allg. *im Abstand von 5–7 Tagen* durchgeführt werden, erforderlich. Bei der *paravasalen* Technik wird in der Regel mit der Injektion von *maximal 40 ml 0,5%igen Polidocanol in 40 Portionen* begonnen. Zeigt sich nach 1 Woche keine ausreichende Narbenbildung und sind keine Nebenwirkungen in Form von Sklerosierungsulzera nachweisbar, kann die Konzentration auf 1% erhöht werden. Bei der *kombinierten und intravasalen* Sklerosierung werden meistens von Beginn an höhere Konzentrationen verwandt, wobei wegen der *Gefahr von Nebenwirkungen* die Menge von *20–30 ml pro Sitzung* und die Konzentration von 2% nicht überschritten werden sollte. Dies gilt in ähnlicher Weise für Sklerosierungsmittel, die im anglo-amerikanischen Sprachraum Anwendung finden. Es gilt folgende Regel: Je weniger Sklerosierungsmittel, desto weniger Nebenwirkungen und Komplikationen sind zu befürchten, aber auch ein um so geringerer Behandlungseffekt ist zu erwarten. Darüber hinaus muß beachtet werden, daß jeder Patient als Individuum zu betrachten ist und verschieden auf die gleiche Menge und Konzentration reagiert. Als besonders reaktions- und komplikationsträchtig gelten Patienten in hohem Alter, mit fortgeschrittener Arteriosklerose und Diabetes mellitus sowie im Stadium *Child-Pugh C* [4, 29].

Ergebnisse

Sofort- oder Notsklerosierung

Seit den ersten Publikationen von Johnston und Rodgers und von unserer Arbeitsgruppe [21, 30] ist die Zahl der Arbeiten über die Sklerosierungstherapie gewaltig angewachsen. Die Ergebnisse von 7 unkontrollierten Studien mit flexiblen Endoskopen sind in der Tabelle 1 zusammengefaßt.

Aufgeführt sind Autoren, Anzahl der behandelten Patienten, eingesetzte Sklerosierungssubstanz und -art, Blutstillungsquote und Kliniksterblichkeit [25, 27, 36, 40].

Die Blutstillungsquote machte 84%–100% (im Durchschnitt 91%) aus; die Kliniksterblichkeit lag zwischen 19% und 42% (im Durchschnitt 32%). Dabei muß darauf hingewiesen werden, daß die Ergebnisse unserer Arbeitsgruppe in einer *prospektiven Studie* ermittelt wurden, deren vorher fixiertes Konzept die Behandlung der trotz effektiver Sklerosierung akut oder chronisch erneut aus Ösophagusvarizen blutenden Patienten durch gastroösophageale Diskonnektion nach Hassab/Paquet oder durch elektive Shuntoperation einschloß. Hierbei handelt es sich um 35 von 145 Patienten, nämlich 24% [23].

Tabelle 1. Ergebnisse der wesentlichen und prospektiven Studien der Sklerosierung von Patienten (n = 426) mit akuter Ösophagusvarizenblutung unter Benutzung des flexiblen Endoskops ohne Hilfsmittel (*p. v.* paravasal; *i. v.* intravasal) [23]

Autoren	Patienten-zahl (n)	Sklerosierungssubstanz und -art	Blutstillungsquote [%]	Kliniksterblichkeit [%]
Lewis et al. 1981	19	Sodiummorrhuat 5% i.v.	93	42
Kjaergaard et al. 1982	61	Polidocanol 3% i.v. + p.v.	92	31
Stray et al. 1982	8	Polidocanol 2% p.v.	85	37
Takase et al. 1982	30	Äthanolamin 5% i.v	96	37
Soehendra et al. 1983	120	Polidocanol 1% i.v. + p.v.	84	36
Paquet 1983	145	Polidocanol 0,5 + 1% p.v.	89	19
Nilsson 1984	43	Polidocanol 1% i.v. + p.v.	100	19
			91	31

In 3 kontrollierten, randomisierten Studien [18, 19, 22] (Tabelle 2) – eine wurde von unserer Arbeitsgruppe durchgeführt – konnte nachgewiesen werden, daß die Sklerosierung, – d. h. die sofortige para- oder intravasale Injektion während der Notfallendoskopie wegen akuter Ösophagusvarizenblutung – signifikant die Blutstillungsrate im Vergleich mit konservativen Maßnahmen, nämlich der Gabe von Vasopressin oder die Anwendung der Sengstaken-Blakemore-Sonde, verbessern und auch die Überlebenszeit der sklerosierten Patienten verlängern kann; die Verlängerung der Überlebenszeit in der zweiten und dritten Studie war jedoch nicht signifikant.

Wegen der Überlegenheit der Notfallsklerosierung gegenüber der Sengstaken-Blakemore-Sonde mußte die Aufnahme von weiteren Patienten in die Studie unserer Arbeitsgruppe bereits nach 6 Monaten aus ethischen Gründen abgebrochen werden; allerdings konnten die in der Studie befindlichen Patienten noch weitere 30 Monate verfolgt werden. Im einzelnen stellen sich die Ergebnisse wie folgt dar: durch Anwendung der Sengstaken-Blakemore-Sonde konnte bei 16 von 22 Patienten (73%) und durch Notfallsklerosierung bei 20 von 21 Patienten (95%) die akute Blutung zunächst beherrscht werden (Tabelle 3).

Tabelle 2. Ergebnisse von 3 kontrollierten, randomisierten Studien der Sofortsklerosierung von blutenden Ösophagusvarizen während der Notfallendoskopie im Vergleich mit konservativer Blutstillung, z. B. mit der Sengstaken-Blakemore-Sonde (*i. v.* intravasal; *p. v.* paravasal; *sk* Sklerosierung; *k* konservativ; *n. s.* nicht signikant)

Autoren	Patienten-zahl (n) sk/k	Sklerosierungssubstanz und -art	Dauerhafte Blutstillung (%)		Überlebenszeit nach einem Jahr (%)	
			sk	k	sk	k
Paquet und Feussner 1985 [22]	21/22	Polidocanol 0,5 und 1% p.v.	95	55	79 (p <0,05)	37
Larson et al. 1986 [18]	22/22	Tetradecylsulfat 3% i.v.	85	47	62	54 n.s.
Moreto et al. 1988 [19]	23/20	Tetradecylsulfat 3% i.v.	82	37	47	41 n.s.

Tabelle 3. Ergebnisse der kontrollierten, randomisierten Studie unserer Arbeitsgruppe, die die Anwendung der Sengstaken-Blakemore-Sonde (*SBT*) und der Notfallsklerosierung (*NFS*) während der Notfallendoskopie verglich

	SBT	NFS	Statistische Signifikanz
1. Anzahl der Patienten	22	21	
2. Primäre Blutstillungsrate	16 (73%)	20 (95%)	p < 0,05[a]
3. Häufigkeit des Blutungsrezidivs	7/16 (44%)	4/20 (20%)	
4. Rate der Blutstillung von Blutungsrezidiven	3/7 (43%)	≤ (75%)	
5. Definitive Blutstillungsrate pro Patient	12/22 (55%)	19/21 (90%)	p < 0,01[a]
6. Definitive Blutstillungsrate pro Blutungsepisode	19/29 (66%)	23/25 (92%)	
7. Anzahl der Komplikationen	2 (10%)	2 (10%)	NS[a]
8. Anzahl der erforderlichen Bluttransfusionen	5 (23%)	3 (14%)	NS[a]
9. Kliniksterblichkeit innerhalb von 30 Tagen	6/22 (27%)	2/21 (10%)	NS[a]
10. Kliniksterblichkeit innerhalb von 6 Monaten	11/22 (50%)	3/21 (14%)	p < 0,05[a]
11. Spätsterblichkeit	17/22 (77%)	7/21 (33%)	p < 0,005[a]

[a] Ermittelt durch den Chi-Quadrat-Test.

Blutungsrezidive ereigneten sich bei 7 von 16 Patienten aus der Sengstaken-Blakemore- (44%) und bei 4 der 20 Patienten aus der Sklerosierungsgruppe (20%). Diese Unterschiede sind statistisch nicht signifikant. Die Beherrschung der Rezidivblutung gelang durch erneutes Anwenden der Sengstaken-Blakemore-Sonde bei 3 der 7 Patienten (43%) und bei 3 der 4 Patienten aus der Sklerosierungsgruppe (75%); dies bedeutet eine definitive Blutstillung von 12 von 22 Patienten (55%) und bei 19 von 29 Blutungsepisoden (66%) durch Anwendung der Sengstaken-Blakemore-Sonde; bei 19 von 21 Patienten (90%) und bei 23 von 25 Blutungsepisoden (92%) erfolgte die Blutstillung durch Einsatz der endoskopischen Sklerosierung, die somit der Anwendung der Sengstaken-Blakemore-Sonde signifikant überlegen ist ($p < 0{,}05$); 6 der 22 Patienten aus der Sengstaken-Blakemore-Gruppe (27%) starben innerhalb von 30 Tagen; die entsprechende Zahl aus der Sklerosierungsgruppe betrug 2 von 21 Patienten (10%). Diese Differenz ist statistisch noch nicht signifikant ($p < 0{,}06$), die Signifikanz wird jedoch nach 6 Monaten erreicht ($p < 0{,}05$) und nimmt deutlich im Verlaufe der folgenden 30 Monate zu (Abb. 8).

Aus diesem Grund erfolgt in unserem Krankenhaus stets der Versuch einer *Notsklerosierung* während der Notfallendoskopie, wofür Tag und Nacht ein eingearbeitetes Team zur Verfügung steht; gelingt nach 15 min eine Blutstillung nicht, wird die Linton-Nachlas-Sonde für 6–12 h eingeführt. Tritt nach Entblocken der Sonde ein Blutungsrezidiv auf, wird die Sofortsklerosierung während der 2. Notfallendoskopie erneut versucht; ist sie wiederum erfolglos, wird das Einführen der Linton-Nachlas-Sonde wiederholt und der Patient auf eine notfallmäßige gastroösophageale Diskonnektion nach Hassab/Paquet, bei hohem Pfortaderhochdruck (> 30 mm Hg) auf einen englumigen meso-cavalen Interpositions-Shunt [24, 40] und bei schlechter Leberfunktion auf einen TIPS vorbereitet.

Elektivsklerosierung bzw. Sklerosierung im blutungsfreien Intervall

Die Analyse kontrollierter randomisierter Studien der Sklerosierung im blutungsfreien Intervall (Tabelle 4) macht deutlich, daß in allen Studien die Blutungsrezidivrate durch mehrfache Sklerosierung signifikant vermindert werden kann; in der Kopenhagener Studie [5], in der die Endoskopiker eine hohe Konzentration der Sklerosierungssubstanz, nämlich 3%iges Polidocanol, verwandten, deren Anwendung zu frühen Rezidivblutungen aus Ulzerationen beitragen kann, gelang dies erst vom 40. Tag an.

Terblanche [39] und Soederlund [35] fanden keine Verlängerung der Überlebenszeit nach 2 Jahren; die Kopenhagener Studie ermittelte eine solche vom 40. Behandlungstag an; eine Verlängerung der Überlebenszeit in der Studie von Korula [16] aus Los Angeles wurde erst nach Ausschluß der notfallmäßig erforderlichen Shuntoperationen festgestellt. Eine eindeutig signifikante Verlängerung der Überlebens-

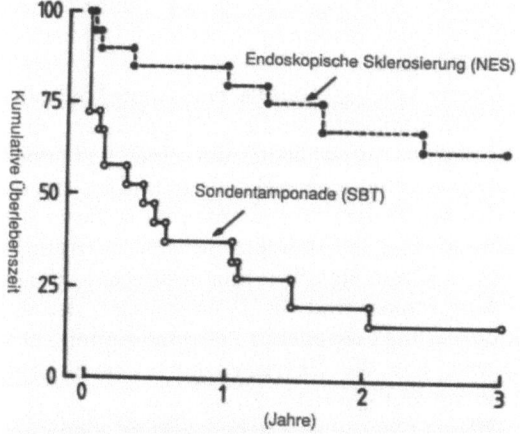

Abb. 8. Kumulative Überlebenskurve, ermittelt nach der Methode von Kaplan-Meier, die die Überlebenszeit von Leberzirrhotikern mit akuter Ösophagusvarizenblutung nach Anwendung der Sengstaken-Blakemore-Sonde (*SBT*, n = 21) und der Notfallsklerosierung (*NES*, n = 22) vergleicht

Tabelle 4. Langzeitresultate kontrollierter, randomisierter Studien bei Langzeitsklerosierung von Ösophagusvarizen im blutungsfreien Intervall unter Anwendung eines flexiblen Endoskops (*St* Sklerosierung; *K* Kontrolle)

Autoren	Patientenzahl (St/K)	Blutungsrezidivrate [%]	Überlebenszeit [%]
Westaby et al. 1983 [42]	56/60	signifikant	*78/43*
Terblanche et al. 1983 [39]	38/37	signifikant	nicht signifikant
Copenhagen ES-Trial 1984 [5]	93/94	signifikant (vom 40. Tag an)	*57/27* (nach 40 Tagen)
Söderlund 1985 [35]	54/53	signifikant	nicht signifikant
Korula et al. 1985 [16]	56/60	signifikant	*51/35* (signifikant) (Shuntausschluß)
	297/309	signifikant	*62/35*

zeit erreichten McDougall und Westaby aus dem Kings College Hospital in London [42]; ihre Zweijahresüberlebenszeit betrug 78% (Sklerosierungsgruppe) im Vergleich zu 43% (Kontrollgruppe). Terblanche weist jedoch zu Recht darauf hin, daß in dieser kontrollierten Studie die Kontrollgruppe beim Auftreten einer Blutung nicht regelmäßig sklerosiert wurde.

Unsere Arbeitsgruppe [23] hat nach Analyse der natürlichen Lebenserwartung des Leberzirrhotikers mit Zustand nach Ösophagusvarizenblutung die Lebenserwartung von 200 aufeinanderfolgenden Patienten mit der gleichen Diagnose und Child-Pugh-Klassifikation, die einer Langzeitsklerosierung über einen Zeitraum von 2 Jahren zugeführt wurden, ermittelt. Immerhin konnte sie für Child-A-Patienten nach 2 Jahren von 65 auf 95%, für Child-B-Patienten von 39 auf 78% und bei Child-C-Patienten von 23 auf 53% gesteigert werden (Tabelle 5). Daraus kann geschlossen werden, daß mit hoher Wahrscheinlichkeit durch Langzeitsklerosierung die Überlebenszeit von aus Ösophagusvarizen blutenden Leberzirrhotikern verlängert werden kann; dies gilt insbesondere beim Einsatz einer festgelegten Strategie des frühzeitigen Einsatzes von chirurgischen oder interventionellen Maßnahmen, wenn die Sklerosierung primär oder dauerhaft nicht zur Blutungsfreiheit führt.

Insbesondere zeigen prospektive und kontrollierte Studien des Vergleichs von Sklerosierung und Shunt, daß die Prognose der wiederholt aus Ösophagus- und/oder Magenvarizen blutenden Leberzirrhotiker durch frühzeitige Indikationsstellung zum Shunt beim Versagen der Sklerotherapie verbessert werden kann [12, 24]. Ob dies auch für die Anwendung des TIPS gilt, bleibt abzuwarten.

Sklerosierung vor der ersten Ösophagusvarizenblutung (prophylaktische Sklerosierung)

Zahlreiche Autoren haben herauszufinden versucht, warum Ösophagusvarizen bluten. Keiner konnte bisher dieses Problem lösen. Die Ösophagusvarizenblutung stammt meist aus den letzten 5 cm des terminalen Ösophagus. Einigkeit herrscht über die Hypothese, daß die Blutung durch eine plötzliche Varizenruptur, ausgelöst durch eine abrupte Drucksteigerung und/oder durch Epithelverdünnung auf den Varizen, entsteht. Auch dem hohen Ausprägungsgrad der Varizen oder den von unserer Arbeitsgruppe beschriebenen Teleangiektasien (s. Abb. 2) wird eine begünstigende Rolle für das erste Auftreten einer Blutung erkannt [21]. Als weiterer kausaler Faktor wird die Höhe des Pfortaderdrucks angese-hen [8].

Das Ziel einer *prophylaktischen* Behandlung aller Patienten mit Ösophagusvarizen besteht darin, die erste Blutungsepisode zu verhindern und auf diese Weise die Überlebenszeit der Leberzirrhotiker zu verlängern. Etwa bei $^1/_3$ aller Leberzirrhotiker mit Speiseröhrenkrampfadern droht eine Blutung. Würden somit alle Patienten mit Leberzirrhose und Ösophagusvarizen prophylaktisch behandelt, wäre diese Behandlung bei $^2/_3$ von ihnen unnötig. Aus diesem Grund ist die prophylaktische Sklerosierung nur bei $^1/_3$ der Patienten dann sinnvoll, wenn sie geringe Komplikationen hat und wenig kostenintensiv ist.

Seit der ersten kontrollierten randomisierten Studie unserer Arbeitsgruppe, die 1982 publiziert wurde [21], wurden 13 weitere solche Studien [17] veröffentlicht (Tabelle 6).

Unsere Arbeitsgruppe hat eine zweite kontrollierte und randomisierte Studie [26] publiziert, die als zusätzliches Auswahlkriterium einen Lebervenendruckgradienten von mehr als 16 mm Hg einbezog. Ebenso wie in der ersten konnten wir in dieser Studie während einer Behandlungs- bzw. Beobachtungszeit von 1–7 Jahren signifikant die *Häufigkeit der ersten Blutung* senken und die *Überlebenszeit* der durch Sklerosierung behandelten Patienten signifikant verlängern, wie die Überlebenskurve nach Kaplan-Meier verdeutlicht (Abb. 9).

Offenbar war unsere Arbeitsgruppe wiederum in der Lage, durch strenge Selektion – es wurden 89 von 396 Patienten für die Aufnahme in die Studie ausgewählt – die durch Blutung besonders Gefährdeten herauszufinden, die logischerweise von einer prophylaktischen Sklerosierung profitierten.

Tabelle 5. Vergleich der natürlichen Lebenserwartung von Leberzirrhotikern mit blutenden Ösophagusvarizen mit der Lebenserwartung von 200 aufeinanderfolgenden Patienten mit ähnlichem Grundleiden und Leberfunktion, die einer Langzeitsklerosierung zugeführt wurden, bei übereinstimmenden Child-Pugh-Klassifikationen [26]

Überlebenszeit Klassifikation	Nach 1 Jahr		Nach 2 Jahren	
	Natürliche [%]	Nach Langzeitsklerosierung [%]	Natürliche [%]	Nach Langzeitsklerosierung [%]
Child A	76	99	65	95
Child B	52	79	39	78
Child C	35	62	23	53

Tabelle 6. Langzeitergebnisse kontrollierter und randomisierter Studien von Patienten mit Leberzirrhose und Ösophagusvarizen, die prophylaktisch sklerosiert oder regelmäßig beobachtet wurden (↑ Tendenz, s signifikant, Sk Sklerosierung, k Kontrolle) mit Darstellung von Tendenz (↑) und Signifikanz (s) hinsichtlich Verlängerung der Überlebenszeit [6 × s, 6 × ↑, 3 × -].

Autoren	Anzahl der Patienten		Auswahl-kriterien	Child-Pugh-C (%)		Dauer der Nachbeob. (Monate)	Blutung (%)				Tod (%)				s↑
							Gesamt		aus Variz.		Gesamt		aus Variz.		
	Sk	k		Sk	k		Sk	k	Sk	k	Sk	k	Sk	k	
Paquet (1982)	32	33	Zirrhose Variz. III–IV Minivarizen	38	37	24	6	66	?	?	6	42	?	?	S
Witzel et al. (1985)	56	53	Zirrhose Variz. I–III	21	17	25	?	?	9	57	21	55	4	36	S
Koch et al. (1986)	30	30	Zirrhose Variz. III	3	17	36	30	33	13	30	37	33	0	20	↑
Wördehoff u. Spech (1987)	25	23	Zirrhose Variz. III	16	21	44	20	63	?	?	56	67	4	33	↑
Santangelo et al. (1988)	49	46	Zirrhose Variz. III	?	?	13	35	15	?	?	24	24	18	4	-
Sauerbruch et al. (1988)	68	65	Zirrhose Variz. III	18	22	22	32	43	28	37	35	46	15	17	↑
Piai et al. (1989)	71	69	Zirrhose Variz. III	24	32	13	?	?	14	42	23	38	7	28	S
Pötzi et al. (1989)	45	42	Zirrhose Variz. III	28	33	48	?	?	29	34	22	45	12	22	S
Russo et al. (1989)	2	20	Zirrhose Variz. III	14	15	17	?	?	0	15	0	15	0	10	S
Kobe et al. (1990)	30	33	Zirrhose Variz. III–IV Minivarizen	27	19	45	30	72	?	?	46	58	13	43	↑
DeFranchis et al. (1991)	55	51	Zirrhose Variz. III Minivarizen	18	21	24	36	35	25	35	35	50	37	65	↑
Veterans Coop Group (1991)	143	138	Zirrhose Variz. II–III	34	26	16	22	17	?	?	32	17	7	4	-
Triger et al. (1991)	33	35	Zirrhose LV-druckgradient > 12 mmHg	12	17	61	70	74	39	40	61	60	18	11	↑
PROVA-Group (1992)	73	71	Zirrhose Variz. II–III	?	?	28	18	18	16	16	25	22	20	19	-
Paquet et al. (1994)	44	45	Zirrhose Variz. III–IV Minivarizen LV-druckgradient >16 mmHg	30	27	31	32	78	27	73	18	67	16	64	S

Dies gelang auch den meisten anderen Arbeitsgruppen, obwohl deren zehn Studien mit drei signifikanten Ausnahmen häufig eine signifikante Verminderung der ersten Blutung jedoch nur eine Tendenz zu einer verlängerten Überlebenszeit nachweisen konnten. In drei Studien, wovon zwei aus USA stammen, wurde für beide Kriterien kein signifikanter Unterschied gefunden; in den zwei USA-Studien starben die sklerosierten Patienten sogar häufiger als die unbehandelten. Offenbar haben diese nicht erfahrenen Endoskopiker in multizentrischen Studien den sklerosierten Patienten mehr geschadet als genutzt.

Zusammenfassend kann festgestellt werden, daß Leberzirrhotiker mit ausgeprägten Varizen, guter Leberfunktion, Minivarizen und einem Lebervenendruckgradienten von über 16 mmHg von einer prophylaktischen Sklerosierung profitieren, wenn diese von erfahrenen Endoskopikern vorgenommen wird [7, 27].

Dennoch wird in der Literatur häufig empfohlen, diese invasive Maßnahme weiterhin nur in kontrollierten Studien, obwohl 15 (!) solche vorliegen, vorzunehmen oder diesen durch eine erste Varizenblutung sehr gefährdeten Patienten mit Betablocker anstelle der Sklerosierung zu behandeln [7, 11, 27, 38, 40]; die letztere Therapie ist eine echte Alternative.

Langzeiterfolg und Überwachung

Eine Sklerosierungsbehandlung ist bei der *paravasalen* Technik dann abgeschlossen, wenn die Krampfadern in ihrer Ausprägung reduziert und ausrei-

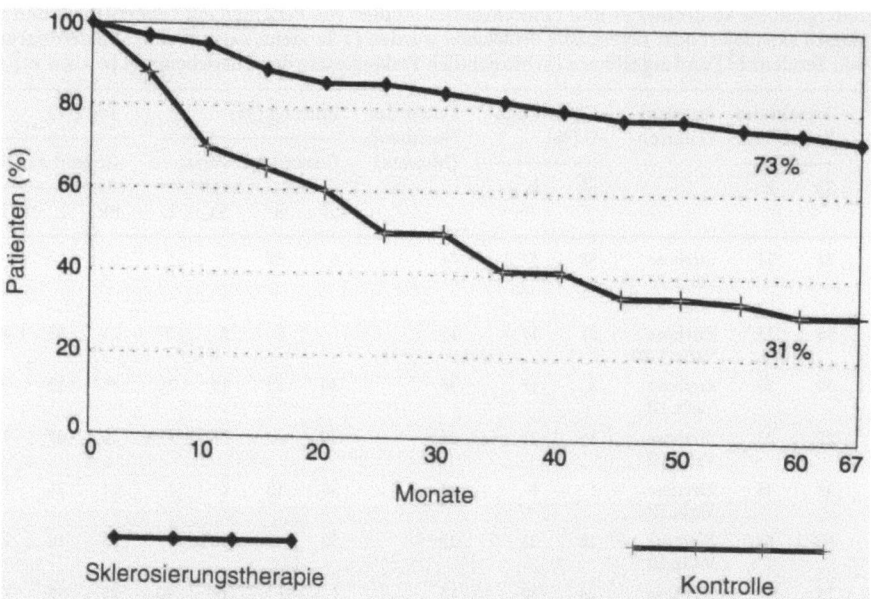

Abb. 9. Kumulative Überlebenszeit nach Kaplan-Meier über einen Zeitraum von 67 Monaten beim prospektiv kontrollierten randomisierten Vergleich von prophylaktischer Sklerosierungstherapie (n = 44) und klinischer und endoskopischer Kontrolle (n = 45); ausgewählt wurden 89 besonders blutungsgefährdete aus einer Gesamtzahl von 396 untersuchten Patienten ($p < 0{,}01$)

chend narbig umhüllt sind. Bei der intravasalen oder kombinierten Technik müssen sie fast völlig ausgeschaltet sein. Da es sich um eine palliative Behandlungsmaßnahme handelt bzw. das Grundleiden, nämlich der Pfortaderdruck, durch diese Maßnahme nicht beseitigt wird, ist eine *regelmäßige Überwachung* der Patienten, zunächst *nach 3–4 Monaten*, später in größeren Abständen, erforderlich. In den meisten Fällen muß wegen Neubildung der Krampfadern oder Nachlassen der Narbenbildung erneut sklerosiert werden. Je nach Ausprägung des Leberleidens, wobei i. allg. die Child-Pugh-Klassifikation am verläßlichsten ist, können die späteren Kontrollintervalle verlängert werden. Es gilt die Regel: je besser die Leberfunktion, um so besser ist der Langzeiterfolg der Sklerosierungstherapie. Hinzu kommt außerdem, daß bei der alkoholischen Zirrhose eine Alkoholabstinenz die Neubildung von Varizen verhindern kann, sich dadurch die Prognose des Grundleidens verbessert und die Häufigkeit der Notwendigkeit zur Nachsklerosierung vermindert.

Nachsorge

Bereits 1 h nach Durchführung der Sklerosierungstherapie können die Patienten flüssige Nahrung zu sich nehmen. Vom 2. postoperativen Tag an geben wir breiige Kost, die während der gesamten Sklerosierungsphase fortgesetzt wird. Als einzige Laboruntersuchung reicht die Anfertigung eines *kleinen Blutbildes* zum Ausschluß einer Leukozytose. Ein *Pleuraerguß* kann *klinisch* oder *sonographisch* festgestellt werden. Die Patienten sollten während der Sklerosierungstherapie mit leicht erhöhtem Oberkörper schlafen; ihnen wird bei Hinweis auf eine Kardiainsuffizienz bzw. Refluxösophagitis ein Antazidum, ggf. auch ein Säureblocker oder sehr selten, insbesondere beim Auftreten von therapieresistenten, großflächigen Ulzera in der Speiseröhre, ein Protonenpumpenhemmer, z. B. Omeprazol [9], manchmal in Kombination mit motilitätswirksamen Substanzen, verordnet. Die meisten Patienten erhalten keine solchen Medikamente. Frühestens nach 5, spätestens nach 7 Tagen wird die Sklerosierungstherapie (2. Sitzung) wiederholt.

Nach Entlassung aus der stationären Behandlung ist die Ernährung nicht mehr eingeschränkt. Der ehemalige Sklerosierungspatient kann seine berufliche Tätigkeit wieder aufnehmen und sich auch sportlich betätigen. Besonders weisen wir ihn darauf hin, daß er keine Lasten über 20 kg heben, beim Stuhlgang nicht pressen und jede Überanstrengung meiden soll. Ein weicher Stuhlgang wird durch die bei zahlreichen Leberzirrhotikern indizierte Gabe von Lactulose erreicht. Einwände gegen Flugreisen bestehen nicht. Grundsätzlich gilt, daß der Sklerosierungspatient mit Ausnahme der oben beschriebenen Einschränkungen so natürlich wie möglich leben soll. Eine Frühberentung sollte vermieden werden.

Eine regelmäßige ambulante Überwachung dieser Patienten ist erforderlich, damit rechtzeitig die Weichen für weitere Maßnahmen gestellt werden können: Sklerosierung bei Neubildung von Varizen oder Nachlassen der Narbenbildung, wobei alternativ auch eine Ligaturbehandlung versucht werden kann, die bei Narbenbildung schwieriger durchführbar ist. Bei Blutungsrezidiven trotz regelmäßiger endoskopischer Therapie wird bei guter Leberfunktion die Indikation zum porto-systemischen Shunt bzw. bei schlechter Leberreserve zum TIPS überprüft. Bei einer präterminalen Leberzirrhose oder ständiger Progredienz des Leberleidens trotz adäquater Therapie muß die Möglichkeit und Notwendigkeit einer Lebertransplantation diskutiert werden; als Brücke dazu hat sich bei hoher Blutungsgefährdung der TIPS bewährt.

Tabelle 7. Komplikationen nach Sofort- und Intervallsklerosierung von blutenden Ösophagusvarizen (n = 1721)

Diagnose	Anzahl	[%]
Ösophagusulzerationen	262	15,2
Wandnekrose der Speiseröhre mit Mediastinitis und/oder Pleuraempyem	17	1,0
Punktions- oder drainagewürdiger Pleuraerguß	22	1,3
Bougierungsbedürftige Ösophagusstenosen	26	1,5
Gesamt	327	19,0

Komplikationen

Als häufigste Komplikationen nach der Sklerosierungstherapie werden *Ösophagusulzera mit und ohne Blutung* und *Pleuraergüsse* beschrieben. Seltener kommen dagegen *Ösophagusstenosen und -strikturen* oder auch *Blutungen* aus Fundusvarizen vor. Extrem selten ist eine *Ösophaguswandnekrose mit Mediastinitis und/oder Pyothorax* zu befürchten. Die Häufigkeit der Komplikationen nach Ösophaguswandsklerosierungen bei 1721 Patienten gehen aus Tabelle 7 hervor; sie liegen bei etwa 19 %.

Pleuraergüsse bedürfen i. allg. keiner Therapie; sie müssen nur selten punktiert werden. Beim tiefen Ösophagusulkus sollte die Sklerosierungstherapie unterbrochen werden; die Ernährung während dieser Zeit ist flüssig, breiig; zur schnelleren Abheilung solcher Ulzera soll Sucralfat [25] oder in hartnäckigen Fällen Omeprazol [9] beitragen.

Blutungen aus Fundusvarizen lassen sich meist temporär durch Anwendung der Linton-Nachlas-Sonde zum Stillstand bringen.

Kommt es zum Blutungsrezidiv, führen wir eine Devaskularisations-, selten eine Shuntoperation durch. Ösophagusstrikturen bzw. -stenosen werden bougiert; dies kann pneumatisch oder auch mit Bougies erfolgreich verlaufen. Bei einer Mediastinitis bzw. einem Pyothorax ist eine parenterale Ernährung, eine hochdosierte Antibiotikatherapie und eine Drainage des Mediastinums und/oder der Pleura in 50 % der Fälle erfolgreich.

Sehr seltene systemische Komplikationen können Lunge, Herz, das Gefäß- und zentrale Nervensystem und die Blutgerinnung schädigen sowie zu Infektionen führen. Besonders spektakuläre Einzelfälle sind Pfortaderthrombosen, ARDS-Syndrom, Sepsis und Abszedierungen im Gehirn, die teilweise erst bei der Obduktion entdeckt werden [13, 34]. Eine Zunahme des Ösophaguskarzinoms nach Sklerosierung wurde nicht beobachtet.

Endoskopische Therapie von Fundusvarizen

Die *endoskopische Therapie* von Magenvarizen unterscheidet sich zunächst nicht prinzipiell von der oben besprochenen Behandlung der Ösophagusvarizen, insbesondere wenn die Sklerosierung prograd vorgenommen werden kann und keine Inversion des Endoskops erfordert. Letzteres ist technisch schwieriger und deswegen aufwendiger. Es gelten die gleichen Indikationen und Kontraindikationen: es wird die gleiche Technik, ergänzt durch die Inversion, angewandt: auch die gleichen Sklerosierungsmittel können Verwendung finden, sollen jedoch in geringerer Menge und auch Konzentrationen – ggf. verdünnt – verabreicht werden. Zusätzlich und herausragend hat sich in den letzten Jahren seit der Beschreibung von Soehendra [37] die Injektion von Histoacryl, das stets intravasal – möglichst unter radiologischer Kontrolle – in einer Menge von maximal 2 × 2 ml injiziert werden kann, als bevorzugtes Verfahren durchgesetzt. Mit diesem Vorgehen gelingt eine akute Blutstillung in etwa 80–100 %; darüber hinaus können in mehreren Sitzungen im blutungsfreien Intervall große Varizenkonvolute ausgeschaltet werden. Wie die Abbildung 10 demonstriert, verbleibt das Histoacryl zunächst größtenteils im Varizenkonvolut. Anteile davon können sogleich oder später in den Lungen- oder systemischen Kreislauf verschleppt werden und gelegentlich negative kardiovaskuläre Reaktionen verursachen.

Durch die Einführung von Histoacryl in das Therapieschema der Fundusvarizenblutung konnte die Blutstillungsquote signifikant verbessert werden. Vor und bei der Injektion von Histoacryl ist ein besonderes Vorgehen erforderlich; Einzelheiten dieser Schritte, auch für Assistenzpersonal, sind nachfolgend bewußt besonders ausführlich dargestellt.

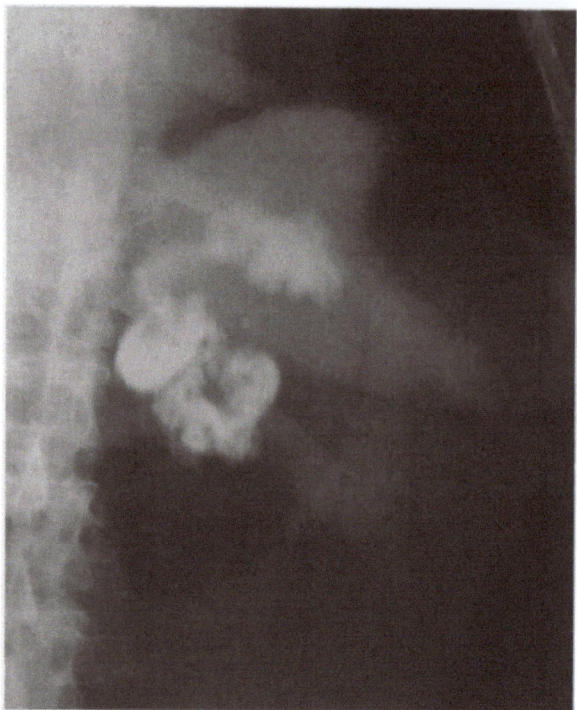

Abb. 10. Abdomenleerbild eines 56jährigen Patienten mit nutritiv-toxischer Leberzirrhose und rezidivierender Magenvarizenblutung. Eine auswärtige Gastrostomie und Umstechung der Blutungsquelle war nur kurzfristig erfolgreich. Dagegen stand die Blutung dauerhaft nach einmaliger Injektion von 2 × 2 ml Histoacryl in die subkardiale Varize; diese Injektion wurde elektiv 3 Tage später wiederholt. – Das Röntgenbild zeigt das mit Lipoidol vermischte Histoacryl, das im Magenvarizenkonvolut sich ausgebreitet hat und dort größtenteils verblieben ist

Einzelne Schritte der Sklerosierung von Magen-, möglicherweise auch von Ösophagusvarizen mit Histoacryl:

Zur Vermeidung von Beschädigungen von Nadel und Endoskop ist diese Anleitung so ausführlich gehalten; sie bezieht das Assistenzpersonal ein.

Protokoll: Sklerosieren mit Histoacryl

- Gif-IT10 + Spion,
- 1 Sklerosierungsnadel (MTW Mass E),
- 1 Ampulle Histoacryl (Braun Melsungen AG),
- 1 Ampulle Lipoidol ultra-fluide (Guerbet),
- 1 Fläschchen Siliconöl (Olympus),
- 1 Fläschchen Aqua dest. (100 ml),
- 1 Fläschchen Aceton,
- 5-ml-Spritze für Histoacryl- und Lipoidollösung,
- 10-ml-Spritze für Aqua dest.,
- 10-ml-Spritze für Aceton.

Vor Beginn Endoskop mit Silikonöl durch Instrumentierkanal saugen! Jeder Kontakt von Histoacryl mit Haut, Augen usw., aber auch mit dem Endoskop muß vermieden werden. Die distalen 10 cm des Mantels des Gif-IT10 werden zum Schutz gut mit Siliconöl geträufelt. Die Lösung von Histoacryl mit Lipoidol (1:3) wird durch den Arzt hergestellt. Vor Gebrauch wird die Sklerosierungskanüle mit Aqua dest. gespült (nicht mit 0,9 %iger NaCl-Lösung). Die Histoacryllösung wird schnell, in kurzen Stößen von maximal 1 ml intravasal injiziert. Hinterher wird so schnell wie möglich 1 ml Aqua dest. gespritzt. Danach wird die Nadel aus der Varize herausgezogen, jedoch nie zurück in das Endoskop. Als nächstes wird die Nadel unter Sicht mit mindestens 10 ml Aqua dest. gespült (für die folgende Injektion muß man sicher wissen, daß die Nadel noch durchgängig ist). 2–5 Injektionen von 1 ml sind meistens ausreichend. Danach wird das Gif-IT10 mit der Nadel darin aus dem Patienten entfernt.

Reinigung: Vorsicht!

Achten Sie auf das Endoskop! Die Kanüle wird mit Aceton gesäubert, eventuelle Reste von Histoacryl auf dem Endoskop werden entfernt. Danach wird die Nadel mit Aceton gespült und dann erst aus dem Endoskop gezogen. Das Gif-IT10 wird gut gereinigt, so daß das Siliconöl entfernt ist; danach erfolgt die normale Reinigung. Die Nadel wird zerlegt, beide Teile werden mit Aceton gereinigt, gespült und getrocknet. Danach werden sie sterilisiert. Wahrscheinlich können sie 2- oder 3mal resterilisiert werden.

Trotz der hohen Blutstillungsquote ist die Rezidivrate der Magenvarizenblutung höher als bei der Ösophagusvarizenblutung. Aus diesem Grunde werden Patienten der Child-Pugh-Klassifikation A und B mit erfolgreicher notfallmäßiger Blutstillung in blutungsfreien Intervall oder spätestens nach dem ersten Blutungsrezidiv und Abschluß einer Selektionsanalyse einer elektiven Shuntoperation zugeführt. Bei erfolglosen Blutstillungsversuchen nehmen wir nach Einführung der Linton-Nachlas-Sonde und Entleeren des Magen-Darm-Trakts von frischem und altem Blut verzögert notfallmäßig eine gastroösophageale Diskonnektion vor oder lassen einen TIPS implantieren; letzter kommt auch im blutungsfreien Intervall nach wiederholter Blutung trotz endoskopischer Therapie und schlechter Leberfunktion zum Einsatz.

Kosten/Nutzen

Beim Vergleich mit der Mehrfachligatur ist die Sklerosierungstherapie kostengünstiger, wenn sie von erfahrenen Therapeuten komplikationsarm durchgeführt wird. Chirurgische Shuntverfahren sind in den Langzeitkosten mindestens ebenbürtig, wenn ein einmaliger stationärer Aufenthalt mit der Aussicht auf eine Blutungsfreiheit von 1–10 Jahren Dauer mit zahlreichen stationären und ambulanten Behandlungen wegen (Re)sklerosierung verglichen wird [32]. Die TIPS-Implantation ist durch hohe Anschaffungskosten, häufige Notwendigkeit der Redilatation wegen Verschluß oder Stenose und stationären Aufenthalten wegen Encephalopathie teurer.

Gummibandligatur

Als mögliche Alternative zur Varizensklerosierung wurde 1986 von Stiegmann und Mitarb. [3 a] die Gummibandligatur eingeführt. Diese Technik orientiert sich prinzipiell an der seit Jahrzehnten etablierten Hämorrhoidalligatur.

Indikationen und Kontraindikationen

Es gelten die gleichen Indikationen und Kontraindikationen wie für die Varizensklerosierung; allerdings hat sich die Ligatur bisher erst für die Sekundärprophylaxe im blutungsfreien Intervall durchgesetzt [17]. Im Notfall erfordert ihr Einsatz große Erfahrung und ist wegen der eingeschränkten Sichtverhältnisse schwieriger als bei der Sklerosierung. Ihre Anwendung zur Verhütung der ersten Ösophagusvarizenblutung wird zur Zeit in kontrollierten Studien im Vergleich mit der Sklerosierung oder Betablocker überprüft; da sie komplikationsärmer und leichter erlernbar als die Sklerosierung ist, könnte ihr Einsatz in Zukunft zu einer echten Alternative der Betablocker werden.

Ungeeignet für die Ligatur sind häufig vorsklerosierte Patienten mit starker Wandfibrose, da eine ausreichende Aspiration (s. unter Technik) nicht möglich ist. Ebenso schwierig oder unmöglich ist die Behandlung von großen und ausgedehnten Varizen (Grad III–IV, s. Abb. 2), die mit der Ligatur nur teilweise erfaßt werden können. Ähnlichen Problemen begegnen wir bei der Ligatur von Fundusvarizen; ihre Ligatur wird grundsätzlich nicht empfohlen, da durch das Vorliegen ausgedehnter Varizenkonvolute mit häufigen und lebensbedrohlichen Blutungsrezidiven gerechnet werden muß.

Instrumente, Vorbereitung des Patienten und Technik

Für die Ligatur werden die gleichen Endoskope wie für die Sklerosierung verwandt; gleiches gilt für die Prämedikation, die beim Gebrauch eines Overtubes (s. u.) höher dosiert werden sollte. Prinzipiell ist die Verwendung eines Operationsendoskops zu empfehlen, da es über eine zusätzliche Spülung zur besseren Sicht und einen großen Absaugkanal zur besseren Aspiration der Varize verfügt; mißlungene Aspirationen kommen bei solcher Technik nur ausnahmsweise vor.

Bei dem etablierten System (Einzelapplikator) wird ein elastisches Band auf einen Hohlzylinder an der Endoskopiespitze montiert. Nach Ansaugen der Varize in den Zylinder wird das Gummiband mit einer Zugschnur über den eingesaugten Varizen freigesetzt (Abb. 11). Die ligierte Krampfader fällt nach 2–7 Tagen ab; die hinterlassene Ulceration ist nach 1–3 Wochen abgeheilt. Da bei mehreren Ligaturen – im Durchschnitt mindestens 6 × – der Applikator immer wieder geladen und dazu das Endoskop extrahiert werden muß, wird vor Beginn der Ligatur ein Overtubus eingelegt, um das Einführen und Entfernen zur erleichtern. Zur besseren Tolerierung des Overtube hat sich eine dem Alter angepaßte höhere Dosierung der Prämedikation bewährt.

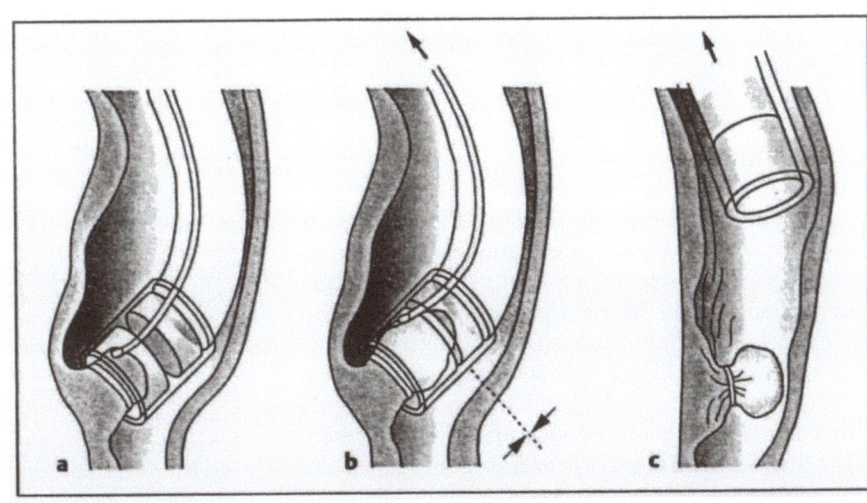

Abb. 11 a–c. Schema der endoskopischen Gumibandligatur: **a** Über einen auf die Endoskopspitze aufgesetzten Zylinder wird die Varize an das Endoskop angesaugt, um **b** über die Kuppe einen Gummibandschnürring abzuwerfen. **c** Dies führt zu einer Unterbrechung des Blutflusses und Thrombosierung der Varize. Das Endoskop wird, sofern man nicht Multiligator-Systeme einsetzt, zur erneuten Ladung mit einem Gummiband extrahiert

Von den zahlreichen Neuentwicklungen zur besseren Sicht und Mehrfachapplikation, die jedoch nicht billig sind, sind Speedband (Fa. Microinvasive) und Six-Shooter (Fa. Wilson-Cook) zu nennen. Ohne erneutes Einführen des Endoskops werden die Gummiringe mit einer Drehvorrichtung freigesetzt. Der Einsatz des Overtubus entfällt.

Ergebnisse und Komplikationen

Als Vorteil der Ligatur gegenüber der Sklerosierung wurde zunächst ihre geringere Rezidivblutungs- und Komplikationsrate festgestellt, während die verschwundenen Varizen rascher wiederauftreten [3a]. Die wesentlichen prospektiven Studien des Vergleichs der Wirksamkeit der Gummibandligatur mit der Sklerosierung wurden von Laine u. Cook [38a] in einer Metaanalyse zusammengefaßt. Auch sie fanden eine signifikant geringe Anzahl von Rezidivblutungen und Komplikationen; in je einer Studie von insgesamt sieben war die Ligatur der Sklerosierung bei der Verlängerung der Überlebenszeit und die Sklerosierung der Ligatur bei der aktiven Blutstillung signifikant überlegen. Die geringe Komplikationsrate der Ligatur erklärt sich durch die geringe Traumatisierung und deren Ausdehnung, da ausschließlich Mucosa und Submucosa erfaßt werden. Flachere Ulcera heilen schneller ab und führen seltener zu Strikturen. Häufiger als bei der Sklerosierung werden jedoch schwere Nachblutungen aus diesen Ulcera besonders bei Child-Pugh-C-Patienten beobachtet, da die darin liegende Varize unvollständig thrombosiert ist.

Nachsorge

Nicht selten kommt es zur vorübergehenden Dysphagie infolge Lumeneinengung durch die ligierten Varizen. Auf eine flüssig-breiige Kost sollte daher – wie bei der Sklerosierung – in den ersten Tagen nicht verzichtet werden.

Kosten/Nutzen

Die Gummibandligatur ist eine wirksame Methode zur initialen Eradikation von Ösophagusvarizen im bultungsfreien Intervall; sie ist für diese Indikation der Sklerosierung überlegen, bei Anwendung von Mehrfachapplikatoren jedoch deutlich teurer. Eine Sklerosierung ist jedoch bei der weiteren Eradikation ebenso wie bei der Akutbehandlung von Ösophagus- und der Therapie von Fundusvarizen vorzuziehen. Hinsichtlich des Einsatzes der Ligatur zur Prophylaxe der ersten Ösophagusvarizenblutung müssen die Ergebnisse von kontrollierten Studien abgewartet werden. Als Fazit gilt, daß Ligatur und Sklerosierung einander ergänzende und kaum konkurrierende Verfahren sind.

Literatur

1. Barkin J, O'Phelan CA (1994) Advanced Therapeutic Endoscopy, 2. Aufl. Raven Press, New York
2. Beppu K, Inokushi K, Koyanagi N et al. (1981) Prediction of variceal hemorrhage by esophageal endoscopy. Gastrointest Endosc 27:213–218
3. Bhargava DK, Singh B, Dogra R et al. (1992) Prospective randomised comparison of sodiumtetradecyl sulfate and polidocanol as variceal sclerosing agents. Am J Gastroenterol 87:182–186
3a. Brand B, Seitz U, Binmöller KF et al. (1996) Ösophagusvarizen: Prophylaxe der Rezidivblutung – Ligatur. Chir Gastroenterol 12:308–312
4. Child CG (1964) Surgery and portal hypertension. In: Dunfield EJ (ed) Major problems in clinical surgery. Vol 1: The liver and portal hypertension. WB Saunders, Philadelphia
5. The Copenhagen variceal sclerotherapy project. Sclerotherapy after first variceal hemorrhage in cirrhosis, a randomized multicenter trial. N Engl J Med 1984; 11:1594–1600
6. Crawford C, Frenckner T (1939) New surgical treatment of varicous veins of the esophagus. Act Otolaryngol 27:422–429
7. Fardy JM, Laupacis A (1994) A metaanalysis of prophylactic endoscopic sclerotherapy for esophageal varices. Am J Gastroenterol 89:1938–1948
8. Garcia-Tsao G, Groszmann RJ, Fischer RC et al. (1985) Portal pressure, presence of gastroesophageal varices and variceal bleeding. Hepatology 5:419–424
9. Garg PM, Sidhu SS, Bhargava DK (1995) Role of omeprazole in prevention and treatment of postendoscopic variceal sclerotherapy esophageal complications: Double-blind randomized study. Dig Dis Sci 7:1569–1574
10. Geenen JE, Fleischer DE, Waye JD, Venu RP, Lewis BS (1992) Techniques in Therapeutic Endoscopy, 2. Auflage, Gower Medical Publishing, New York-London
11. Hahn EG, Riemann JF (1996) Klinische Gastroenterologie, Thieme, Stuttgart-New York, pp 130–195, 1713–1734
12. Henderson JM, Kutner MH, Millikan BJ et al. (1990) Endoscopic variceal sclerotherapy compared with distal splenorenal shunt to prevent recurrent variceal bleeding in cirrhosis. A prospective randomized trial. Ann Int Med 112:262–269
13. Infante-Rivard C, Esnaola S, Villneuve JP (1989) Role of endoscopic variceal sclerotherapy in the longterm management of varical bleeding: A metaanalysis. Gastroenterology 96:1087–1092
14. Johnston GW, Rodgers HW (1973) A review of 15 years experience in the use of sclerotherapy in control of acute hemorrhage from esophageal varices. Br J Surg 60:797–800
15. Kitano Terblanche J, Kahn D, Borman PC (1986) Venous anatomy of the lower esophagus in portal hypertension: Practical implication. Br J Surg 73:525–531
16. Korula J, Balart LA, Radvan G et al. (1985) A prospective randomized controlled trial of chronic esophageal variceal sclerotherapy. Hepatology 5:583–589
17. Laine L, Cook D (1995) Endoscopic ligation compared with sclerotherapy for treatment of esophageal variceal bleeding. A metaanalysis. Ann Int Med 123:280–287

18. Larson AW, Cohen H, Zweiban B et al. (1986) Acute esophageal variceal sclerotherapy. Results of a prospective controlled trial. JAMA 255:487–500
19. Moreto M, Zaballa M, Bernal A et al. (1988) A randomized trial of tamponade or sclerotherapy as immediate treatment for bleeding esophageal varices. Surg Gynecol Obstet 167:331–334
20. Paquet KJ (1972) Indikationen und Ergebnisse der Sklerosierungstherapie bei Osophagusvarizen. Therapiewoche 22:2622–2626
21. Paquet KJ (1982) Prophylactic endoscopic sclerosing treatment of the esophageal wall in varices. – A prospective controlled randomized trial. Endoscopy 10:7–12
22. Paquet KJ, Feussner H (1985) Endoscopic sclerosis and esophageal balloon tamponade in acute hemorrhage from esophagogastric varices: a prospective controlled randomized trial. Hepatology 5:580–583
23. Paquet KJ (1988) Indications and early and long-term results of paravariceal immediate, elective and prophylactic injection sclerotherapy. In: Idezuki Y (ed) Treatment of esophageal varices. Exerpta Medica, Amsterdam-New York-Oxford, pp 1–20
24. Paquet KJ, Mercado MA, Gad HA (1990) Surgical procedures for bleeding esophageal varices when sclerotherapy fails: a prospective study. Am J Surg 160:43–47
25. Paquet KJ (1992) Endoskopisch-chirurgische Behandlung von Ösophagus- und Magenvarizen. In: Fuchs KH, Hamelmann H, Manegold BC (Hrsg), Blackwell Wissenschaft, Berlin, pp 9–45
26 Paquet KJ, Schölmerich J (Hrsg) (1994) Pfortaderhochdruck. Karger-Verlag, Basel-Freiburg, pp 285–296, 315–322, 369–377, 386–389, 393–396, 412–420
27. Paquet KJ, Kalk JF, Klein, CP, Gad HA (1994) Prophylactic sclerotherapy for esophageal varices in highrisk cirrhotic patients selected by endoscopic and hemodynamic criteria: a randomized, single center controlled trial. Endoscopy 26:734–740
28. Ponsky JL (1992) Atlas of Surgical Endoscopy. Mosby Year Book, St Louis-Boston-Chicago-London-Philadelphia. Sydney-Toronto
29. Pugh TNH, Murray-Lyon IM, Dawson JL, Pietroni MC, Williams R (1973) Transsection of the esophagus for bleeding. Br J Surg 60:646–652
30. Raschke E, Paquet KJ (1973) Management of hemorrhage from esophageal varices using endoscopic method. Ann Surg 99:177–181
31. Richter GM, Palmaz JC, Nöldge G, Rössle M, Siegerstetter V, Franke M, Wenz W (1989) Der transjuguläre intrahepatische portosystemische Stent-Shunt (TIPSS). Radiologe 29:406–411
32. Rikkers LF, Burnett DA, Volentine GD et al. (1987) Shunt surgery vs endoscopic sclerotherapy for long term treatment of variceal bleeding. Early results of a randomized trial. Ann Surg 206:261–271
33. Rössle M, Haag K, Ochs A et al. (1994) The transjugular intrahepatic portosystemic stent-shunt procedure for variceal bleeding. New Engl J Med 330:165–171
34. Schuman BM, Beckman JW, Tedesco FJ et al. (1987) Complications of endoscopic sclerotherapy – a review. Am J Gastroenterol 823–830
35. Söderlund C (1985) Endoscopic sclerotherapy of esophageal varices, a clinical study. Acta Chir Scand (Suppl) 151:1–23
36. Soehendra N, Kempeneers I, de Heer (1981) Fiberendoskopische Ösophagusvarizenverödung. Akt Chir 16:93–98
37. Soehendra N, Grimm H, Nam V, Berger B (1987) N-Buthyl-2-Cyanoacrylate, a supplement to endoscopic sclerotherapy. Endoscopy 19:221–224
38. Sivak MV (1998) Gastrointestinal Endoscopy. 2. Auflage, WB Saunders, Philadelphia
38a. Stiegmann GV, Cambre T, Tun JH (1986) A new endoscopic elastic band ligating adrice. Gastrointest Endoscopy 32:264–268
39. Terblanche J, Borman PC, Kahn D et al. (1983) Failure of repeated endoscopic sclerotherapy to improve long-term survival after esophageal variceal bleeding. A five year prospective controlled clinical trial. Lancet II:1328–1332
40. Terblanche J, Krige JE, Borman PC (1990) Endoscopic sclerotherapy. Surg Clin North Am 2:341–364
41. Williams KGD, Dawson JL (1979) Fibroptic injection of esophageal varices. Br Med J II:266–267
42. Westaby D, Mac Dougall BRD, Williams R (1985) Improved survival following injection therapy of esophageal varices. Final analysis of a controlled trial. Hepatology 5:827–831
43. Wodak E (1958) Die konservative Behandlung von Ösophagusvarizen. HNO (Berlin) 13:131–136

Polypektomie

P. Frühmorgen

Ein Polyp, ein sich makroskopisch über das Schleimhautniveau vorwölbender Befund, ist ein rein deskriptiver Begriff, ohne Hinweis auf das histologische Substrat oder die Dignität. Im Rahmen der Adenom-Karzinom-Sequenz, besser Dysplasie-Karzinom-Sequenz, kommt den neoplastischen Formen (Adenome) eine besondere Bedeutung zu [3, 9, 11, 13–15]. In seltenen Fällen können Adenome auch sehr flach (flat-adenoma) sein.

Die Polypektomie dient primär diagnostischen Zwecken. Dies um so mehr, da die Zangenektomie bei Adenomen nicht repräsentativ für die Gesamtläsion ist und die endoskopische Entfernung von Polypen unter bestimmten Voraussetzungen zugleich die adäquate und definitive therapeutische Maßnahme darstellt. Die Ektomie von Adenomen reduziert bzw. verhindert die Karzinomentstehung [30]. Das größenabhängige Risiko einer malignen Entartung von Adenomen liegt bei etwa 5%.

Die Ektomie von Polypen mit der Hochfrequenzdiathermieschlinge in toto, 1971 von Deyhle [4] im Kolon beschrieben, muß als Methode der ersten Wahl angesehen werden [9].

Indikationen

Die Indikation zur Polypektomie ergibt sich aus der klinischen Symptomatik (Blutung, Okklusion, Invagination) oder aus Gründen der Karzinomprävention bzw. der Karzinomfrüherkennung.

Das Postulat, alle diagnostizierten und endoskopisch erreichbaren Polypen zu ektomieren, gilt – soweit technisch möglich – uneingeschränkt für den kolo-rektalen Bereich und den Dünndarm sowie für den Magen, hier ab einer Größe von 10 mm. Die Begründung ist darin zu sehen, daß im Kolorektum 75–80% [13, 29], im Magen jedoch nur 5–6% [21, 27] aller Polypen neoplastische Formen (Adenome) mit einer malignen Potenz sind.

Aus diesem Grund biopsieren wir zunächst Magenpolypen [25] bis zu einer Größe von 10 mm. Dies gilt auch für Kolonpolypen bis zu einem Durchmesser von 5 mm, da diese kleinen Polypen beim Versuch der Schlingenektomie verkochen und damit keine histologische Befundung zulassen. Erweist sich ein kleiner Magenpolyp bioptisch als Adenom, so wird er anschließend mit der Schlinge oder der Zange in toto entfernt.

Der rektosigmoidoskopische Nachweis eines Adenomes erfordert eine hohe Koloskopie, da in 20–40% aller Fälle in proximalen Darmabschnitten synchrone Adenome zu erwarten sind.

Kontraindikationen

Entsprechend der jeweiligen endoskopischen Untersuchung (siehe Kapitel 2.1 und 2.8) sowie bei hämorrhagischer Diathese (Quick-Wert unter 50%, partielle Thromboplastinzeit (PTT) über das Zweifache verlängert, Thrombozyten unter 50000/mm³).

Kontraindikationen ergeben sich auch aus der Größe des Polypen. Für den erfahrenen Untersucher ist ein Basisdurchmesser des Polypen von etwa 3 cm in der Regel eine obere Grenze. Bei größeren Polypen kann im Einzelfall eine fraktionierte Schlingenektomie (Piecemeal-Technik) erfolgen.

Instrumentarium

Neben dem handelsüblichen Gastro- bzw. Koloskop werden ein geeignetes Hochfrequenzchirurgiegerät (z.B. Fa. Martin, Tuttlingen; Fa. Erbe, Tübingen; Fa. Olympus, Hamburg), Hochfrequenzdiathermieschlingen (z.B. Fa. Storz, Tuttlingen; Fa. Olympus, Hamburg), Polypengreifer, Polypenfaßzange sowie Sklerosierungsnadel und evtl. eine Elektro-Hydro-Thermosonde zur Blutstillung (Kapitel 2.12) benötigt.

Beim Einsatz von Hochfrequenzstrom in der Endoskopie werden, entsprechend dem Anwendungsgebiet (Blutstillung, Gewebedurchtrennung, Gewebezerstörung) dessen koagulierende und schneidende Eigenschaften eingesetzt. Unmodulierte HF-Spannung mit relativ kleinem Spitzenwert ist geeignet für koagulationsarme, stark amplitudenmodulierte HF-

Spannung mit relativen großen Spitzenwerten für stark koagulierende Schnitte bzw. Koagulationen. Bis etwa 1970 wurden hierfür HF-Chirurgeräte mit je einem Röhrengenerator (vorwiegend schneidende Qualität) und einem Funkenstreckengenerator (vorwiegend koagulierende Eigenschaften) hergestellt, die zum Teil noch in Gebrauch sind. Durch variable Mischung (Mischstrom) dieser „Stromqualitäten" können Schneid- und Koagulationsgrad modifiziert werden.

Moderne HF-Chirurgiegeräte werden heute in Halbleitertechnologie hergestellt. Sensoren und automatische Regelkreise steuern, zuvor einstellbar, eine von variablen Randbedingungen unabhängige und reproduzierbare Schnitt- und/oder Koagulationsqualität.

Vorbereitung

Die Erhebung einer Anamnese, insbesondere bezüglich der eingenommenen Medikamente, Gerinnungsstörungen und Voroperationen, ist obligat.

Die Vorbereitung entspricht zunächst der alleinigen endoskopischen Untersuchung (siehe Kapitel 2.1 und 2.8) einschließlich eines Aufklärungsgespräches (Kapitel 1.11). Dieses muß die Notwendigkeit der Untersuchung, deren Ablauf, die Risiken der Methode selbst und einer evtl. Prämedikation sowie alternative Behandlungsmöglichkeiten zum Inhalt haben. Der Zeitpunkt muß so gewählt sein, daß der Patient die Möglichkeit hat, sich die Zustimmung ohne äußere Zwänge zu überlegen. Eine schriftliche Dokumentation über Form und Inhalt des Aufklärungsgespräches mit Unterschrift des Patienten ist ratsam.

Ein Gerinnungsstatus (Quick, PTT, Thrombozyten), nicht älter als 3 Tage, ist obligat.

Eine vorausgehende Röntgenuntersuchung ist nicht zu fordern.

Bezüglich einer Infektionsprophylaxe bei Risikopatienten sei auf Kapitel 1.7, bezüglich einer evtl. Prämedikation auf Kapitel 1.10 verwiesen.

Technik

Die Technik der endoskopischen Polypektomie ist weitgehend standardisiert.

Zur Ektomie wird eine hochfrequente Spannungsquelle (Hochfrequenzchirurgiegerät) mit einer am Oberschenkel (breitflächiger Hautkontakt!) angelegten großflächigen (neutralen) und einer zweiten kleinflächigen (aktiven) Elektrode, d.h. einer Polypektomieschlinge, verbunden.

Während der Abtragung – der Patient darf in dieser Phase keine Metallteile des Tisches berühren – ist der Stromkreis über den Körper des Patienten geschlossen.

Im Bereich der an der zugezogenen Schlinge entstehenden Hochwiderstandszone kommt es zur Durchtrennung und Koagulation des Gewebes, zur Polypektomie.

Zur endoskopischen Polypektomie verwenden wir ausschließlich einen Strom mit vorwiegend koagulierenden Eigenschaften, um das Blutungsrisiko zu minimieren. Die Einstellung am Hochfrequenzchirurgiegerät ist bei den einzelnen Fabrikaten verschieden und sollte vor dem Einsatz an einem Stück Fleisch getestet werden.

Nachdem der Polyp, einschließlich seiner Basis, bei spannungsfreier Lage des Endoskopes gut einstellbar ist, wird die Schlinge in Höhe des Polypen ausgefahren, über dessen Kuppe gelegt und im Bereich der Polypenbasis unter gleichzeitigem Vorschieben der Sonde soweit eingezogen, bis die Schlinge die Polypenbasis bzw. den Stiel umfaßt und die Polypenkuppe eine livide Verfärbung zeigt. Das vollständige Einziehen der Schlinge muß sodann unter Stromapplikation erfolgen, um eine mechanische Abtragung mit der Gefahr einer artefiziellen Blutung zu vermeiden. Das weitere Einfahren der Schlinge durch eine Assistenz, diese sollte den Vorgang über ein teaching attachment oder besser über einen Monitor mitverfolgen können, sollte dosiert und bei leichter Spannung nur *während* der jeweils wenige Sekunden dauernden Stromapplikation erfolgen. Um ungewollte Koagulationseffekte, etwa mit der nasenförmigen Schlingenspitze außerhalb der Polypenbasis, zu vermeiden und um die Tiefe der Koagulation in der Darmwand zu limitieren, muß die Schlinge mit dem Polypen während der Stromapplikation von der Polypenbasis und der Darmwand weg in das Lumen luxiert werden (Abb. 1).

Kommt es, namentlich bei breitbasigen Polypen, zu einer zunehmenden Koagulation der Polypenbasis *ohne* Durchtrennung, so sollte die Schlinge kurzzeitig etwas geöffnet werden. Hierdurch gelangt elektrolythaltige Flüssigkeit an die Abtragungsstelle, so daß der hier durch Austrocknung des Stieles angestiegene Widerstand absinkt und bei erneutem Schluß der Schlinge in der Regel die vollständige Abtragung möglich wird. Erst wenn dies nicht der Fall ist, stellen wir kurzfristig den Strom eine Stufe höher. Generell sollten die einzelnen Stromimpulse während der Abtragung nur wenige Sekunden (ca. 1–4 Sekunden) lang sein.

Bei sessilen Polypen aus Sicherheitsgründen oder bei sehr kleinen und flachen Läsionen (flat adenoma, De-novo-Karzinome) zur Ektomie in toto, kann mit einer Sklerosierungsnadel mit physiologischer Kochsalzlösung oder Adrenalin 1:10 000 durch submuköse Injektion die polypoide Läsion von der Basis abgeho-

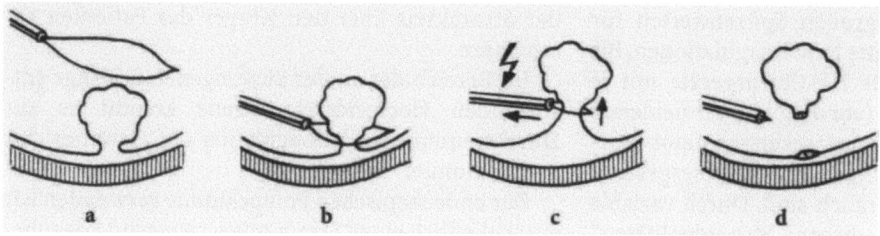

Abb. 1a–d. Technik der Polyektomie

ben werden [5, 22]. Sofern es sich bei dem unterspritzten Polypen um ein polypöses Karzinom oder um eine Adenom mit invasivem Karzinom handelt, muß auf das potentielle Risiko einer Tumorzellverschleppung hingewiesen werden [28, 33]. Kleinste Läsionen können zusätzlich durch Besprühen mit Farblösungen (Indigocarmin, Methylenblau) besser sichtbar gemacht werden [22].

Zur Bergung des Polypen muß dieser erst unter Sicht von der Abtragungsstelle getrennt sein oder mit der Schlinge bzw. einer Biopsiezange nach der Ektomie entfernt werden, um eine Blutung an der Abtragungsstelle sicher ausschließen zu können. Die Bergung erfolgt, insbesondere bei gestielten Polypen, mit der Polypektomieschlinge oder durch Ansaugen an die Endoskopspitze (Kappe nicht vergessen und für ausreichenden Unterdruck sorgen) bzw. mit einem Dormiakorb. Das Fassen und Extrahieren mit einer Biopsiezange oder mit einem Polypengreifer ist oft mühsamer.

Zum leichteren Auffinden der Polypektomiestelle bei einer evtl. notwendig werdenden chirurgischen Nachresektion kann eine endoskopische Markierung (Metallclip, Tuscheinjektion) hilfreich sein.

Bei multiplen Polypen, die Ektomie in einer Sitzung ist anzustreben, sollte proximal begonnen werden. Soweit während der Bergung eines Polypen distal gelegene Darmabschnitte nicht ausreichend eingesehen werden können, müssen diese auf Polypenfreiheit hin überprüft werden.

Ergebnisse

Jeder ektomierte Polyp muß histologisch untersucht und nach WHO-Kriterien klassifiziert werden [16, 17, 19]. Dabei ist auch die Angabe von Bedeutung, ob die Entfernung sicher im Gesunden, fraglich im Gesunden oder nicht im Gesunden erfolgte (siehe auch Kapitel 1.8). Falls es sich dabei histologisch um ein Adenom mit Adenokarzinom im kolo-rektalen Bereich handelt, sind weitere Angaben (Abb. 2) erforderlich, da auch Adenome mit invasivem Karzinom in seltenen und besonders definierten Fällen (pT1-Stadium, im Gesunden entfernt, Malignitätsgrad I oder II und keine Lymphgefäßeinbrüche) keiner chirurgischen Nachresektion bedürfen [7, 9, 10].

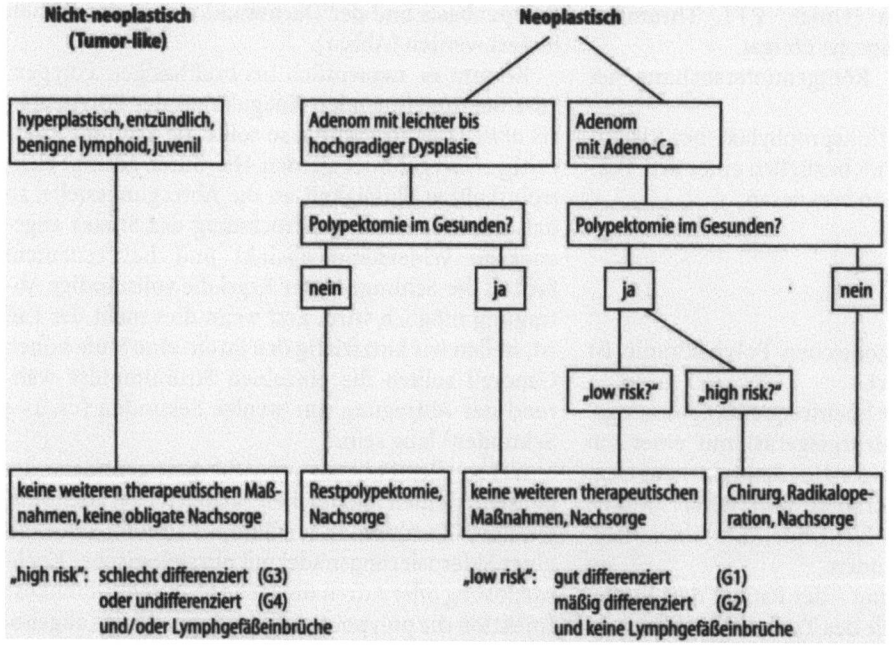

Abb. 2. Therapeutisches Vorgehen und Nachsorge nach endoskopischer Polypektomie unter Berücksichtigung des pathologischen Befundes [9]

Ein solches Vorgehen ist beim polypösen Frühkarzinom des Magens (Typ I) nur in Ausnahmefällen (Verweigerung der Operation durch den Patienten, erhöhtes Operationsrisiko, Alter) gerechtfertigt. In großen Untersuchungszahlen hat sich gezeigt, daß Adenome im Magen (Tabelle 1) mit 5% selten [27], im Kolon (Tabelle 2) mit 75% jedoch sehr häufig sind [13].

Tabelle 1. Histologische Befunde (Sammelstatistik endoskopisch ektomierter Magenpolypen [27]

Histologische Befunde (n = 6243)	n	[%]
• Epitheliale Polypen	4941	79,1
– hyperplasiogen	2961	47,4
– fokale Hyperplasie	1537	24,6
– Adenome	337	5,4
– andere	96	1,5
• Mesenchymale Polypen	204	3,3
• Drüsenkörperzysten	787	12,6
• Magenfrühkarzinom	119	1,9
– Typ I	53	0,8
– Typ IIa	63	1,0
– andere	3	0,05
• „borderline lesion" (flaches Adenom)	192	3,0

Tabelle 2. Histologische Befunde (Erlanger Register kolorektaler Polypen) ektomierter kolorektaler Polypen [13]

Histologische Befunde (n = 4761)	n	[%]
Epitheliale Polypen	3260	68,4
– Adenome tubulär	2522 (52,9%)	
– Adenome tubulovillös	632 (13,3%)	75,7%
– Adenome villös	106 (2,2%)	
– Karzinome (Adenome)	340	7,1
Karzinoide	5	0,1
Maligne Lymphome	1	
Lipome	15	0,3
Leiomyome	10	0,2
Granularzell-Myoblastom	1	
Hämangiom	1	
Lymphangiom	1	
Hyperplastische Polypen	1026	21,5
Juvenile Polypen	41	0,9
Peutz-Jeghers	16	0,3
Entzündliche Polypen	38	0,8
Andere	6	0,1

Das histopathologische Gutachten über den ektomierten Polypen hat bezüglich der weiteren Therapie und Nachsorge eine besondere Bedeutung.
Der histopathologische Befund muß bei kolorektalen Polypen folgende Fragen beantworten:

1. Histologische Klassifikation nach WHO [16, 17, 19].
2. Entfernung im Gesunden, fraglich im Gesunden, nicht im Gesunden?
3. Dysplasiegrad (Adenome).
4. Falls Karzinom:
   • Eindringtiefe (Frühkarzinom, pT1)?
   • Malignitätsgrad I, II oder III?
   • Lymphgefäßinvasion oder Veneneinbrüche?
   • Histologischer Typ des Karzinoms bzw. evtl. Adenomreststrukturen?
   • Adenom mit invasivem Karzinom oder polypöses Karzinom?
   • Risiko der regionalen Lymphknotenmetastasierung (high oder low risk)?

Die Adenom-Karzinom-Sequenz bzw. die Dysplasie-Karzinom-Sequenz wird auch bei den histologischen Befunden deutlich (Tabelle 3), bei der alle Stufen eines Adenoms mit leichter, mäßiger und hochgradiger Dysplasie bis zum Adenom mit invasivem Karzinom gefunden werden [1]. Dabei ist eine deutliche Korrelation zwischen der Adenomgröße und dem Malignitätsgrad gegeben (Tabelle 4). Auch der histologische Adenomtyp (tubulär, tubulovillös, villös) ist von Bedeutung (Tabelle 4). In der Korrelation zwischen Adenomgröße und histologischem Adenomtyp überwiegen bei Polypengrößen bis 30 mm die tubulären, bei großen Polypen über 30 mm die villösen Formen. In der Korrelation zwischen histologischem Adenomtyp und Malignität nimmt das Adenom mit Karzinom in dessen Häufigkeit vom tubulären über das tubulovillöse zum villösen Adenom deutlich zu (Tabelle 4).

Nach der pTNM-Klassifikation entspricht morphologisch, biologisch und prognostisch dem kolorektalen Frühkarzinom (pT1-Stadium) mit die Submukosa nicht überschreitenden infiltrierendem Karzinomwachstum das polypös wachsende Frühkarzinom des Magens (Typ I), bei dem das Karzi-

Tabelle 3. Histologische Befunde ektomierter kolorektaler Polypen (Erlanger Register kolorektaler Polypen 1978–1980 und St. Mark's Hospital, London) [24]

Histologie	Erlangen (n = 2574) [%]	St. Mark's Hospital (n = 2506) [%]
Tumorart:		
Adenome mit leichter oder mäßiger Dysplasie	85,6	83,2
Adenome mit hochgradiger Dysplasie	5,6	5,8
Adenokarzinome	8,8	11,0
Histologischer Typ:		
tubulär	75,6	75,0
tubulovillös	19,0	15,3
villös	5,5	9,7

Tabelle 4. Adenomgröße, histologischer Typ und Malignität (Erlanger Register kolorektaler Polypen) [12]

Adenome	n	Adenom mit hochgradiger Dysplasie		Adenom mit Adenokarzinom	
		n	[%]	n	[%]
Größe [mm]:					
< 10	1088	13	1,2	7	0,6
11–20	319	30	9,4	22	6,9
21–40	178	21	11,8	58	32,6
> 40	101	5	5,0	65	64,4
Typ:					
tubulär	1325	32	2,4	63	4,8
tubulovillös	268	30	11,2	51	19,0
villös	112	8	7,1	43	38,4

nomwachstum auf die Mukosa oder auf Mukosa und Submukosa beschränkt ist (pT1-Stadium) [16, 17].

Auf die Mukosa des Dickdarmadenoms beschränkte Zellen, die rein formal Kriterien der Malignität erfüllen, werden im Gegensatz zum Frühkarzinom des Magens (Mukosa-Typ) nicht als Karzinom, sondern als Adenom mit hochgradiger Dysplasie bezeichnet und behandelt. Diese Auffassung resultiert aus einer unterschiedlichen biologischen Wertigkeit beider Läsionen.

Neben dem Frühkarzinom im Adenom gibt es noch die De-novo-Minifrühkarzinome des Kolons. Dabei handelt es sich um Frühkarzinome kleiner als 10 mm *ohne* Adenomanteile mit einer an die Magenfrühkarzinome angelehnten Klassifikation [1, 22].

Das weitere Vorgehen nach Ektomie kolo-rektaler Polypen ist in Abb. 2 zusammengefaßt.

Nachsorge

Polypektomien unter ambulanten Bedingungen sind möglich und vertretbar. Unabdingbare Voraussetzungen sind neben einem erfahrenen Untersucher eine unkomplizierte Ektomie, ein zuverlässiger Patient und die Möglichkeit der schnellen stationären Aufnahme in einem Krankenhaus bei Auftreten einer Nachblutung oder einer Perforation. Der Patient muß darüber informiert werden, daß er sich bei Schmerzen oder Blutungen *umgehend* mit dem Untersucher oder einer Klinik in Verbindung setzen muß.

Gestielte Polypen bis zu maximal 1,5 cm und einer Lokalisation im Rektosigmoid eignen sich besonders für eine ambulante Abtragung. In allen anderen Fällen ist häufig eine 24stündige, in komplizierten Fällen und bei einer Nachblutung auch eine mehrtägige stationäre Nachbeobachtung notwendig.

Kontrolluntersuchungen nach Polypektomie

Nach Entfernung einer oder mehrerer Adenome muß wegen des gegenüber der Normalbevölkerung bis zu einem vierfach erhöhten Risiko neuer Adenombildungen eine *Nachsorge* erfolgen. Für die endoskopischen Kontrollen unter der Voraussetzung eines adenomfreien Magens bzw. Darmes ist eine erste Kontrolluntersuchung nach 3 Jahren ausreichend. Weitere Kontrolluntersuchungen sollten in 5jährigen Intervallen erfolgen [2, 31, 32].

Nach norwegischen Leitlinien wird die Nachsorge nach Ektomie kolo-rektaler Adenome bereits auf 10jährige Intervalle verlängert, sofern die Patienten nicht älter als 75 Jahre sind, die Ektomie von bis zu 2 Adenomen im Gesunden erfolgte oder ein Adenom größer als 1 cm ist. Für Patienten mit einem Alter von über 75 Jahren mit drei oder mehr Adenomen oder kleinen belassenen Adenomen unter 5 mm Größe wird ein 5jähriges Nachsorgeintervall empfohlen [18].

Ist das gesamte Kolon und der Magen nicht frei von Adenomen oder erfolgte die Ektomie eines Adenomes nicht oder nicht sicher im Gesunden, so ist eine kurzfristige Nachuntersuchung nach etwa 3 Monaten mit dem Ziel der Restpolypektomie bzw. von Biopsien aus dem Bereich der Abtragungsstelle erforderlich. Endoskopische Kontrolluntersuchungen nach Ektomie von Kolonadenomen mit invasivem Karzinom (pT1-Stadium) ohne Notwendigkeit einer chirurgischen Nachresektion werden in den ersten 2 Jahren vierteljährlich (Abtragungsstelle), anschließend bis zum 5. Jahr jährlich durchgeführt [2, 9, 10, 31, 32].

Die endoskopischen Nachsorgeintervalle nach potentiell kurativ resezierten Magen- und kolo-rektalen Karzinomen seien ergänzend erwähnt (Tabelle 5). Im Anschluß an die 5jährige Nachsorge geht diese in eine Vorsorge über, da es sich um Risikopatienten handelt. Endoskopische Vorsorgeuntersuchungen sollten nach Magenteilresektionen bezüglich eines

Tabelle 5. Endoskopische Nachsorgeintervalle nach potentiell kurativ operierten Magen- und kolorektalen Karzinomen

Nachsorge (Jahre)	1/4	1
Magen- und kolorektales Karzinom		
• in den ersten 2 Jahren (Anastomose)	×	
• 2.–5. Jahr		×

Stumpfkarzinomes ab dem 10. postoperativen Jahr jährlich, nach Kolonteilresektion bezüglich eines metachronen Zweitkarzinomes 3jährlich erfolgen, sofern die Operation potentiell kurativ war und keine Metastasierung vorliegt. Auf die anderen Maßnahmen zur frühen Rezidiverkennung (Anamnese, körperliche Untersuchung, Laboruntersuchung, Röntgen, evtl. auch CT) soll in diesem Rahmen nicht weiter eingegangen werden.

Komplikationen

Von den Komplikationen, die auch durch eine unsachgemäße Technik oder Mißachtung der Kontraindiktationen verursacht werden können, sind das Postpolypektomiesyndrom, die Perforation, die Blutung und unter bestimmten Voraussetzungen die Gasexplosion zu erwähnen.

Die Gesamtletalität der koloskopischen Polypektomie [8] liegt bei 0,05% (Kapitel 1.7).

Postpolypektomiesyndrom

Wie bei Zangenbiopsien (Postbiopsiesyndrom), so ist selten auch nach Polypektomien ein Syndrom zu beobachten, welches durch lokal und passager auftretende abdominelle Schmerzen, Meteorismus sowie einen Fieberschub gekennzeichnet ist. In der Regel harmlos und nur in Einzelfällen zur freien Perforation führend, handelt es sich um eine lokale peritoneale Reizung im Ektomiebereich mit gelegentlich nachweisbarer Bakteriämie.

Diese Patienten müssen sorgfältig überwacht und bei klinisch relevanten Fällen unter einer 24- bis 48stündigen Nahrungskarenz mit einem gramnegative Keime erfassenden Antibiotikum behandelt werden.

Perforation

Nach einer Polypektomie auftretende abdominelle und an Intensität zunehmende Schmerzen, Temperaturanstiege und ein Peritonismus müssen den Verdacht auf das Vorliegen einer Perforation lenken und umgehend eine Abdomenleeraufnahme im Stehen (subphrenische Luftsichel?) veranlassen.

Das Risiko einer Perforation (siehe Kapitel 1.7) liegt nach Polypektomie im Kolon bei 0,3% [8].

Die Perforation ist immer ein sehr ernst zu nehmendes Ereignis. Sie bedarf, da im Intervall von bereits 12 Stunden die komplikationsbedingte Mortalität auf 75% erhöht ist, der sofortigen Laparotomie.

Blutung

Durch eine unvollständige Gefäßkoagulation (unzureichender Koagulationseffekt oder mechanische Komponente bei der Ektomie) kommt es in 0,8–2,5% zu einer Blutung [8, 20, 23, 26] (siehe Kapitel 1.7).

Geringe Blutungen stehen spontan, bedürfen jedoch der Beobachtung. Aus Prinzip sollte aber jede Blutung, die unter endoskopischer Beobachtung nicht zum Stehen kommt oder nach einem Intervall auftritt, gestillt werden. Bei langgestielten Polypen empfiehlt sich das Belassen einer kleinen darmwandnahen Manschette, so daß bei einer Blutung diese mit der Schlinge gefaßt und koaguliert werden kann. In allen anderen Fällen einer Blutung bevorzugen wir die Elektro-Hydro-Thermo-Sonde (Kapitel 2.12). Alternativ kann eine Injektionsbehandlung mit Adrenalin (1:10 000) oder der Einsatz einer anderen Blutstillungsmethode (Kapitel 2.12) eingesetzt werden.

Gasexplosion

Die wenigen beschriebenen Gasexplosionen durch Methan- und Wasserstoffkonzentrationen über 4 Vol.-% ereigneten sich im Rahmen rektoskopisch durchgeführter elektrochirurgischer Eingriff nach wohl unvollständiger Darmreinigung.

Aufgrund eigener experimenteller Untersuchungen [6] darf man davon ausgehen, daß unter Einsatz der in diesem Buch (Kapitel 2.8) aufgeführten Verfahren der Darmreinigung, so sie vollständig ist, keine Explosionsgefahr besteht. Allerdings sollte auf eine sogenannte „sweet lavage" mit Mannitol, die zur Bildung explosiver Gase führen kann, bei Polypektomien im kolo-rektalen Bereich generell verzichtet werden. Unter diesen Voraussetzungen verzichten wir auch auf eine Schutzgasinsufflation (CO_2) vor und während der koloskopischen Polypektomie.

Nicht zuletzt auch wegen des Risikos einer Gasexplosion sollte bei rektoskopischem Nachweis eines Polypen und unvollständiger Darmreinigung zunächst auf eine Schlingenektomie verzichtet und eine vollständige Darmreinigung mit hoher Koloskopie zum Ausschluß oder Nachweis weiterer pathologischer Befunde angeschlossen werden. Im Rahmen dieser Koloskopie erfolgt sodann die Ektomie aller Polypen.

Störungen von Herzschrittmachern

Unter Anwendung von Hochfrequenzstrom kann es zu Störungen eines Herzschrittmachers mit Fehlprogrammierung (Inhibition, Umschalten auf Störfrequenz, Auslösung von Kammerflimmern, Reizschwellenerhöhung u.a.) kommen. Bezüglich der Vorsorge- und Therapiemaßnahmen sei auf Kapitel 1.7 verwiesen.

Literatur

1. Bethke B, Walter T, Stolte M (1995) Endoskopische Polypektomie. Vergleich der Häufigkeit kolorektaler Ex-Adenome und De-novo-Frühkarzinome. Coloproctology 17:176
2. Bond J (1993) Polyp guideline: diagnosis, treatment and surveillance for patients with nonfamilial colorectal polyps. Ann Intern Med 119:836
3. Bond JH (1995) Evolving Strategies for Colonoscopic Management of Patients with Colorectal Polyps. Endoscopy 27:38
4. Deyhle P, Seuberth K, Jenny S, Demling L (1971) Endoscopic polypectomy in the proximal colon. Endoscopy 2:103
5. Deyhle P (1973) A method for endoscopic electroresection of sessile colonic polyps. Endoscopy 5:38
6. Frühmorgen P, Joachim G (1976) Gas chromatographic analyses in intestinal gas to clarify the question of inert gas insufflation in electrosurgical endoscopy. Endoscopy 8:133
7. Frühmorgen P, Neef B, Seeliger H (1989) Adäquate Therapie kolorektaler Frühkarzinome. Eigene Ergebnisse und Literaturvergleich. In: Matek W (Hrsg) Früherkennung und Nachsorge des Dickdarmkrebses. Springer, Berlin Heidelberg New York Tokio
8. Frühmorgen P, Pfähler A (1990) Komplikationen bei 39 397 endoskopischen Untersuchungen – eine 7-jährige prospektive Dokumentation über Art und Häufigkeit. Leber Magen Darm 1:20
9. Frühmorgen P (1997) Kolorektale Polypen. In: Leitlinien der Deutschen Gesellschaft für Verdauungs- und Stoffwechselkrankheiten (Hrsg. Sauerbruch T, Scheurlen Ch) St. 86, Demeter Verlag, Balingen
10. Hackelsberger A, Frühmorgen P (1998) Die endoskopische Behandlung von pT1-Karzinomen im Kolorektum. Leber Magen Darm 28:107
11. Hermanek P, Frühmorgen P (1981) Kolorektale Polypen. Diagnose, Klassifikation, Beziehung zum Karzinom. Zbl Chir 106:92
12. Hermanek P, Frühmorgen P (1981) Kolorektale Polypen und Polyposen: Klinisch relevante pathologisch-anatomische Grundlagen. Therapiewoche 31:2280
13. Hermanek P (1983) Polypectomy in the colorectum. Histogical and oncological aspects. Endoscopy 15:158
14. Hermanek P, Frühmorgen P, Guggenmoos-Holzmann I, Altendorf A, Matek W (1983) The malignant potential of colorectal polyps. A new statistical approach. Endoscopy 15:16
15. Hermanek P (1992) Dysplasie-Karzinom-Sequenz im Kolorektum. Zentbl Chir 117:476
16. Hermanek P, Sobin LH (1992) UICC TNM Classification of Malignant Tumours, 4th Edition, 2nd Revision, Springer Verlag Berlin-Heidelberg-New York
17. Hermanek P, Scheibe O, Spiessl B, Wagner G (1992) TNM Klassifikation maligner Tumoren. Springer Verlag Berlin Heidelberg
18. Hoff G, Sauar J, Hofstad B, Vatn M (1996) The Norwegian guidelines for surveillance after polypectomy: 10-years intervals. Scand J Gastroenterol 31:834
19. Jass JR, Sobin LH (1989) Histological typing of intestinal tumours. 2nd Edition. Springer Verlag Berlin-Heidelberg-New York
20. Jentschura D, Raute M, Winter J, Henkel T, Kraus M, Manegold BC (1994), Complication in Endoscopy of the lower gastrointestinal tract. Therapy und prognosis. Surg Endosc 8:672
21. Koch H, Viebahn B (1983) The significance of polypectomy in the stomach. Endoscopy 15:144
22. Kudo S (1996) Early Colorectal Cancer, Igaku-Shoin, Tokyo-New York
23. Miller G (1987) Komplikationen bei der Endoskopie des oberen Gastrointestinaltraktes. Leber Magen Darm 5:299
24. Muto T, Bussey HJL, Morson BC (1975) The evolution of cancer of the colon and rectum. Cancer 36:2251
25. Ottenjann R, Kunert H, Seib HJ (1984) Ist die gastroskopische Polypektomie diagnostisch unerläßlich? Dtsch med Wschr 109:443
26. Sander R, Pösl H, Weber W, Spuhler A (1979) Koloskopische Polypektomie – ein kalkulierbares Risiko. Leber Magen Darm 9:122
27. Seifert E, Gail K, Weismüller J (1983) Gastric polypectomy. Long-term results (survey of 23 centers in Germany). Endoscopy 15:8
28. Waye JD (1996) How big ist too big? Gastrointest Endosc 43:256
29. Winawer SJ et al. (1988) The national polyp study. In: Steele G et al. (Ed) Basic and Clinical Perspectives of Colorectal Polyps and Cancer. Alan R Liss, Inc, New York
30. Winawer SJ et al. (1993) Prevention of colorectal cancer by colonoscopic polypectomy. New Engl J Med 329:1977
31. Winawer SJ, Zauber AG, O'Brien MJ et al. (1993) Randomized comparison of surveillance intervals after colonoscopic removal of newly diagnosed adenomatous polyps. New Engl J Med 328:901
32. Winawer SJ et al. (1995) Prevention of colorectal cancer guidelines based on new data. Bull WHO 73:7
33. Zarchy T (1997) Risk of submucosal saline injection for colonic polypectomy. Gastrointest Endosc 46:89

Endoskopische Therapie gastrointestinaler Tumoren und Stenosen

R. SANDER

Moderne chirurgische Techniken und die verbesserte perioperative intensivmedizinische Betreuung haben Trauma und Risiko des operativen Eingriffs für Patienten mit Tumoren und Stenosen verringert.

Dennoch gibt es genügend Gründe, nach schonenderen oder einfachen alternativen Methoden zu suchen. So sind z. B. palliative Resektionen bei fortgeschrittenen Karzinomen des Oesophagus mit einem hohen Morbiditäts- und Mortalitätsrisiko behaftet oder technisch nicht möglich. Andererseits ist eine postoperative Anastomosenstenose im Rektum endoskopisch-operativ so leicht und atraumatisch zu beseitigen, daß ein chirurgisches Vorgehen einen unverhältnismäßig aufwendigen Eingriff darstellen würde.

Für die Beseitigung von Engstellen im GI-Trakt bietet die interventionelle Endoskopie thermische, chemische und mechanische Therapieprinzipien an:

- thermisch:
  - Kryotherapie
  - Argon-Plasma-Koagulation (APC)
  - Elektrokoagulation
  - Laser
- chemisch:
  - Laser (PDT)
  - Injektion
- mechanisch:
  - Bougie
  - Endoprothese

Kryotherapie und die photodynamische Lasertherapie finden hier nur kurz und aus prinzipiellen Gründen Erwähnung, da ihre Bedeutung für die Stenosebehandlung (noch) sehr begrenzt ist.

Die endoskopische Kryotherapie findet über starre Systeme nur im Rektum bei der Tumorpalliation bis etwa 12 cm p. a. Anwendung. Dabei wird der Tumor mit einer histologisch der Hitzekoagulation entsprechenden Kolliquationsnekrose vereist [42, 80].

Bei der photodynamischen Therapie (PDT) werden Tumorzellen mit systemisch oder lokal applizierten sogenannten Photosensitizern angereichert, z. B. mit Haematoporphyrinderivaten, Aminolaevulinsäure oder meta-Tetrahydroxyphenyl-chlorin. Eine anschließende Laserbestrahlung des Tumors, meist mit Farbstofflasern der Wellenlänge 630–690 nm, zerstört dessen Zellen selektiv über das Entstehen von toxischen Sauerstoffradikalen. Die PDT wird in einigen nordamerikanischen Zentren in der Tumorpalliation eingesetzt, findet in Deutschland jedoch nur selten Anwendung und wenn, dann zur Behandlung von Frühkarzinomen und Dysplasien beim Barrett Oesophagus [26, 53, 60, 77].

Von besonderer praktischer Bedeutung in der endoskopischen Therapie von Stenosen und Tumoren sind Argon-Plasma-Koagulation, Elektrokoagulation, der thermische Laser, Injektion, Bougie und Endoprothese.

Indikationen

Ein großer Teil der genannten interventionellen Methoden kann in allen flexibel-endoskopisch erreichbaren Etagen des Gastrointestinaltraktes unter Sicht eingesetzt werden. Dazu gehören die Lasertechniken, die Argon-Plasma-Koagulation, die HF-Elektrokoagulation und die Injektion.

Überwiegend in geraden Abschnitten des GI-Traktes, wie Oesophagus und Rektosigmoid, finden führungsdrahtgeleitete Bougierung und Endoprothesenplazierung sowie die bipolare Elektrokoagulation Anwendung. Die Kryotherapie ist durch ihre Abhängigkeit von rigiden Systemen auf den Einsatz im mittleren und distalen Rektum beschränkt.

Indiziert ist ein endoskopisch-operatives Verfahren bei tumorösen (Malignome, große Adenome), entzündlichen (z. B. Morbus Crohn, peptische Laesionen, Zustand nach Radioatio) oder narbigen Stenosen (z. B. postoperative Anastomosenstenose). Eine Indikation besteht für Karzinompatienten, deren Tumor nicht mit kurativem Anspruch endoskopisch entfernt werden kann, nur für den Fall der geplanten Palliation. Hier sollte möglichst frühzeitig mit der lokalen endoskopischen Behandlung begonnen werden, um das örtliche Tumorwachstum zu begrenzen bzw. zu reduzieren, bevor eine ausgeprägte Stenose des Lumens entsteht.

Für entzündliche, narbige oder entzündlich-narbige Strikturen gilt das Gegenteil:

Eine Behandlung ist nur beim Vorliegen von Symptomen sinnvoll, es sei denn, eine endoskopische Passage ist aus diagnostischen oder therapeutischen Gründen erforderlich. Symptome entstehen aber oft erst bei Restlumina des Oesophagus-Magen-Darm-Traktes von 8, 6, manchmal auch 4 mm Durchmesser oder weniger.

Weitere Voraussetzung für eine endoskopische Intervention (mit Ausnahme der Achalasie, die hier nicht abgehandelt werden soll) ist ein intramurales, wandinfiltratives und -verdickendes Geschehen.

Kontraindikationen

Endoskopisch nicht komplett entfernbare Tumoren, die chirurgisch mit kurativem Anspruch reseziert werden können, sollten bei operablen Patienten allenfalls präoperativ reduziert werden. Im übrigen bestehen nur wenige absolute Kontraindikationen, nämlich solche, wie sie ganz generell für die Durchführung eines endoskopischen Eingriffs gelten: moribunder Patient, schwere akute Krankheitszustände (z.B. frischer Herzinfarkt), fehlende Einwilligung. Beim Vorliegen einer extramuralen (extrinsischen) Ursache der Stenose ist ein endoskopisch-operativer Eingriff nicht sinnvoll.

Instrumente

- Zu der Argon-Plasma-Koagulation benötigt man ein Hochfrequenz-Chirurgie-Gerät mit Argon-Gas-Modul (ARCO-MC, Fa. Störing, Quickborn) und eine teflonbeschichtete flexible Hohlsonde mit thermostabilem Keramikröhrchen und einer Elektrode an deren distalen Ende.
- Elektrokoagulation – hierfür braucht man ein Hochfrequenz-Diathermie-Gerät (f > 300 kHz) für monopolare und/oder bipolare Anwendung (z.B. Erbotom, Fa. Erbe, Tuttlingen). Zur monopolaren Anwendung gehört eine kunststoffummantelte Metallsonde ggf. mit Wasserspülung (Elektro-Hydro-Thermo-Sonde, Fa. Storz, Tuttlingen) oder eine Drahtschlinge verschiedenster Form und Größe, wie für die Polypektomie.

Die bipolare Koagluation erfolgt über eine Sonde mit einer Keramikspitze, an der Anode und Kathode über Metallstreifen versetzt nebeneinander angeordnet sind. Für die Behandlung von Tumorstenosen wurden Spezialgeräte mit dem Koagulationspart am Sondenschaft entwickelt.

- Laservaporisation und -koagulation: Meistverwendeter Standard-Laser ist der Neodymium-Yttrium-Aluminium-Garnet (Nd:YAG) Laser der Wellenlänge 1064 nm (z.B. Fibertome, Fa. Dornier-Medizintechnik, Germering). Maximale transmittierte Leistung 100 Watt. Das dazugehörige Transmissionssystem leitet das monochromatische Laserlicht über eine Quarzglasmonofaser, umströmt von CO_2-Gas und teflonummantelt von den Lampen des Festkörperlaser-Kristalls über eine Metalldüse am distalen Ende zum Therapieort.

Für die Injektionsmethode ist lediglich eine ausfahrbare, endoskopgängige Sklerosierungsnadel, eine Spritze mit Luerlockanschluß sowie die zu injizierende Substanz erforderlich.

Für die endoskopische Bougierungsanwendung stehen die verschiedensten Systeme mit und ohne Führungsdraht zur Verfügung: Mit Führungsdraht zur Bougierung ohne endoskopische, meist mit röntgenologischer Kontrolle:

- Eder-Puestow-Bougie mit 3 hintereinandergeschalteten von distal nach proximal an Durchmesser zunehmenden Metalloliven.
- Kunststoffsysteme, wie der Celestin-Mehrstufenbougie oder der sich konisch verjüngende Bougie nach Savary, der in den verschiedensten Kalibern zur Verfügung steht.
- Ballondilatatoren (z.B. Fa. Rigiflex).

Für die direkte Bougierung mit dem Endoskop kommen ein mehrstufiger Kunststoffüberzug (ESKA-BUESS, Fa. Koss, Geisenheim) oder eine aufblasbare Ballonmanschette für ein pädiatrisches Endoskop (n. Witzel) in Frage.

Auch die Verwendung eines nach apikal konisch zulaufenden Stenoseendoskops (nach Ottenjann), oder die konsekutive Passage mit verschiedenen Endoskopen zunehmenden Kalibers sind alternative Möglichkeiten zur mechanischen Erweiterung. Grundsätzlich ist eine Stenose vor Implantation einer Endoprothese durch komplementäre Methoden aufzuweiten.

Es werden grundsätzlich 2 verschiedene Arten von Endoprothesen (Stents) unterschieden: Rigide metallverstärkte Kunststofftuben, meist aus Silikon, und flexible Stents aus Memorymetall.

Kunststofftuben haben eine Länge von 10–20 cm, einen Außendurchmesser von 13–16 mm und einen Lumendurchmesser von 10–13 mm. Ein Tubustrichter proximal, sowie eine konische Manschette distal erschweren eine Dislokation. Der Tubusschaft ist durch eine Metallspirale verstärkt. Zur Schubtechnik benötigt man einen Pusher, der proximal des Tubus über ein Endoskop gestreift wird. Für die sog. Pullthrough-Technik ist ein kräftiger Ballonkatheter erforderlich. Metallendoprothesen bestehen aus zusammenfaltbarem Edelstahl oder Nitinol in Form von Maschendraht oder Spiralbändern mit oder ohne Plastikmantel. Entfaltet besitzen sie einen Innendurchmesser von bis zu 18 mm und eine Länge von 3 bis 15 cm.

Zur Plazierung von Maschendrahtendoprothesen ohne Cover, wie z. B. Wallstent (Fa. Boston Scientific, Hilden) oder Ultraflex (Fa. AD Krauth, Hamburg), benötigt man einen Führungsdraht sowie einen röhrenförmigen Trägerkatheter, der die Endoprothese bis zur Plazierung komprimiert hält. Für den silikonummantelten Gianturco-Stent (Fa. COOK, Mönchengladbach) sind ein Bougie und Übertubus von 10 mm Durchmesser vonnöten.

Der Endocoil (Fa. Mandel und Rupp, Erkrath), ein spiralförmig konfiguriertes Stahlband, ist mit einem Faden auf ein Bougie-artiges Trägersystem fixiert.

Für die Plazierung aller Stents ist eine Röntgenanlage mit Fernsehkette zur Durchleuchtungskontrolle und Dokumentation erforderlich.

Vorbereitung des Patienten

Für jeden der vorgenannten operativen Eingriffe muß der Patient mündlich *und* schriftlich über dessen Art, Notwendigkeit und Komplikationen aufgeklärt sein, am besten 1 Tag bis 1 Woche vor der Intervention, wenn nicht ein Notfall vorliegt. Dabei ist das typische einer Komplikation für deren Erwähnung besonders maßgebend (s. auch Kap. 1.11).

Nach Beantwortung möglicher Fragen durch den Patienten ist dessen Einwilligung von Patient und Arzt zu unterschreiben.

Routinemäßig sollten Gerinnungsparameter (Quick, PTT, Thrombozyten) bestimmt werden.

Der Patient sollte für Eingriffe am oberen Gastrointestinaltrakt 6 Stunden nüchtern, bei solchen am Kolorektum vollständig – wie für eine Kolo-Ileoskopie – abgeführt sein. Patienten mit Endokarditis, künstlichen Herzklappen und Gefäßprothesen, Herzvitien und großen arteriovenösen Fisteln erhalten 30 Minuten vor dem Eingriff eine Antibiotikaprophylaxe, z. B. 2 g Ampicillin + 80 mg Gentamycin, 1 × Wiederholung nach 8–16 Stunden. Jeder Patient erhält einen dauerhaften peripheren venösen Zugang, über den je nach Bedarf sediert werden kann. Mit Diazepam und Midazolam, ggf. ergänzt durch Propofol oder Etomidat, stehen potente und bewährte Mittel zur Verfügung, ebenso mit Flumazenil ein Antidot für die Diazepine.

Für die Überwachung medizierter Patienten während des Eingriffs ist ein Pulsoxymeter Voraussetzung.

Die Plazierung konventioneller Endoprothesen in den Oesophagus macht eine Intubationsnarkose erforderlich.

Technik

APC-Methode

Bei der *APC-Methode* [21, 30–33] wird die Applikatorsonde von 2 mm Außendurchmesser durch den PE-Kanal des Endoskops bis etwa 3–10 mm vor das Zielgewebe geführt. Über deren Innenlumen strömt Argon-Gas hoher Reinheit durch die apikale Elektrode aus, wo es bei hoher Spannung ionisiert wird. Das so aufgebaute Stromfeld erzeugt über den extrem leitfähigen Argon-Plasma-Strahl eine thermische, relativ oberflächliche Koagulation des Gewebes von ca. 2–3 mm Tiefe. Gasfluß und Leistung sind von 2–7 l bzw. 40–155 W in Stufen variabel.

Nach Testung von Zündung und Lichtbogen des Argonplasmas außerhalb des Endoskops wird die APC-Sonde einige mm weit in das Sichtfeld des Endoskops eingeführt und die Applikation ohne Wandberührung unter Sicht vorgenommen. Bei der Therapie von großen Tumoren sind Gesamtschußzahlen von bis zu 200 pro Anwendung bei einer Einwirkungsdauer von mehreren Minuten pro Sitzung möglich. Oft wird in der Palliativtherapie von Tumoren statt kurzer Pulsdauern eher eine kontinuierliche Applikation in Pinselstrichtechnik vorgezogen. Wegen der geringen Eindringtiefe wird die APC oft nur komplementär nach Laserapplikation oder Schlingenabtragung exophytischer Tumoranteile eingesetzt. Außerdem sind multiple Einsätze erforderlich, um größere Tumormassen zu beseitigen.

Hochfrequenzkoagulation

Bei der *Hochfrequenzkoagulation* [29, 62] wird mit einer Aktivelektrode, die über den Arbeitskanal des Endoskops eingebracht wird, gearbeitet. An Rücken oder Oberschenkel wird eine Neutralelektrode befestigt und so der Stromkreis Aktivelektrode – HF-Generator – Neutralelektrode – Patient geschlossen. Die Applikation erfolgt im Kontaktverfahren mit einer Drahtschlinge, mit der Tumoranteile gefaßt und unter Schlingenschluß abgetragen werden. Stenosen können ebenfalls inzidiert werden, wobei Karbonisation und Anklebeeffekte – beim Einsatz einer Knopfsonde – hinderlich sind.

BICAP-Technik

Für die *BICAP-Technik* [34] werden lumenausfüllende Koagulationssonden in Tumorstenosen eingebracht. Die Koagulation erfolgt nach röntgenologischer Lagekontrolle im Kontakt zirkulär ohne endoskopische Sicht.

Laserapplikation

Die Technik der *Laserapplikation* [1, 7, 16-18, 22, 24, 43, 46, 67-74, 87] unterscheidet sich in den einzelnen Anwendungsbereichen. Die Laserbestrahlung erfolgt endoskopisch – optisch kontrolliert und ist vornehmlich von der Erfahrung des Untersuchers gesteuert. Ihre Wirkung auf das Gewebe ist abhängig von der gewählten Laserleistung, der Einwirkungsdauer, der Distanz Faserspitze – Bestrahlungsziel sowie von Farbe und Struktur des Gewebes etc. Daher lassen sich nur grobpauschale Angaben über die Art der Laseranwendung machen. Diese muß vielmehr individuell abgestuft vorgenommen werden.

Beim Nicht-Kontakt-Verfahren erfolgt die Laserapplikation aus 5-10 mm Entfernung. Der Laserstrahl wird kontinuierlich freigesetzt – ohne festes Zeitlimit. Ist der erwünschte Effekt am Therapieort erreicht, wird der Strahl weitergeführt oder mit Hilfe des Fußschalters abgebrochen.

Gute Palliativeffekte lassen sich auch über das sog. Waterjet-Verfahren erzielen, bei dem das Laserlicht über einen Wasserstrahl zum Zielgewebe geführt wird. Die Stenosereduktion erfolgt im Vergleich zur Nicht-Kontaktapplikation zeitverzögert.

Maligne Tumoren

Bei passierbaren Tumoren wird mit 80-100-W Leistung von endoskopfern nach endoskopnah in zirkulär kreisenden Bewegungen unter langsamem Zurückziehen laserbestrahlt. Komplette Obstruktionen werden prograd vaporisiert. Dabei sollten 2-3 cm Stenoselänge pro Sitzung eröffnet werden. Weitere Laserungen erfolgen in 2- bis 3tägigen Abständen. Dann ist das induzierte Ödem abgeklungen, die Nekrosen sind abgestoßen, und der Therapeut ist in der Lage, die Tragweite bzw. den Gesamteffekt der vorausgegangenen Laserbehandlung richtig einzuschätzen. Abknickende Lumenverläufe einer langstreckigen Stenose können beim schrittweisen Vorgehen im Intervall von 2 Tagen deutlich besser dargestellt werden als bei einer forcierten Eröffnung in einer Sitzung. Manchmal ist es hilfreich, eine Stenose vor der Laserbehandlung aufzubougieren. Auch kann eine laserfeste Sonde als Guide verwendet werden.

Eine Übertherapie ist unbedingt zu vermeiden, die Organwandreststruktur so lange wie möglich zu erhalten. Die verwandte Energie pro Eingriff beträgt zwischen 2000 und 20000, meist jedoch 3000-5000 Joule. Eine komplette Stenoseeröffnung erfolgt so in durchschnittlich 2 Sitzungen.

Bei fortgeschrittenen Karzinomen treten häufig Restenosen auf, selbst wenn eine kombinierte Afterloadingtherapie mit [192]-Iridium durchgeführt wird. Diese verlängert beim Ösophagus das erste dysphagiefreie Intervall auf das Doppelte von 4 auf 8 Wochen.

Benigne Tumoren

Nach extensiver Polypektomie und Abtragung von mindestens 90% des Tumorgewebes wird der pathohistologische Befund abgewartet. Bei eindeutiger Indikation erfolgt die Laserkoagulation des Abtragungsrandes sofort, bzw. des Polypektomieareals 2-3 Wochen später. Dann kann abgeschätzt werden, was an Polypengewebe definitiv noch in situ vorhanden ist; die Perforationsgefahr scheint dann theoretisch geringer als beim kombinierten Vorgehen in einer Sitzung.

Die Koagulation des meist sehr weichen Gewebes erfolgt mit 40-70 W in Pinselstrichtechnik bis zur Weißfärbung aller sichtbaren Gewebsanteile sowie ca. 1-2 mm am Rand bis in die makroskopisch unauffällige Schleimhaut hinein.

Nichtneoplastische Stenosen

Hier besteht das Behandlungsprinzip in der kontralateralen, longitudinalen Inzision der verdickten Organwand in 2-4 Positionen. Die Laservaporisation erfolgt mit 80-100 W, bei endoskopisch nicht passierbaren Stenosen unter langsamem Zurückziehen der Faser auch retrograd, und erzeugt bei adäquater Anwendung Rinnen von 1-2 mm Tiefe entlang der Stenose. Eine komplementäre Bougierung mit dem Endoskop erfolgt nur in Ausnahmefällen und wenn, dann möglichst in einer 2. Sitzung. Nach 3-5 Tagen sind die Einschnitte zu ausgedehnten Ulkusstraßen dilatiert und eine endoskopische Passage ist ohne mechanische Druckanwendung möglich. Für entzündliche, langstreckige Stenosen sind oft mehrere Sitzungen erforderlich. Die Laseranwendung bewirkt immer ein Begleitödem. Häufig hinterläßt der Endoskopiker daher eine subtotale Stenose nach dem ersten Lasereingriff enger, als sie unmittelbar vor Therapiebeginn war. Eine prätherapeutische Gabe von 250 oder 500 mg Solu-Decortin i.v. erscheint daher empfehlenswert.

Injektion

Eine weitere therapeutische Alternative bei der Tumorbehandlung ist die *Injektion* gewebstoxischer Substanzen. Mit einer einfachen Sklerosierungsnadel wird z.B. absoluter Aethylalkohol injiziert [11, 51, 58, 78]. In einer Gesamtmenge je nach Tumorgröße von

5–20 ml werden pro Einzeldepot jeweils 0,5–1,0 ml Aethanol in den Tumor appliziert.

Auch Zytostatika und immunmodulierende Faktoren wurden – teils in multimodaler Kombination – bereits mit Erfolg lokal injiziert [35, 49, 52, 54].

Die induzierte Gewebsnekrose wird nach einigen Tagen abgestoßen. Im Abstand von einigen Wochen müssen regelmäßig auftretende Restenosen erneut unterspritzt werden. Diese Methode eignet sich eher für exophytisches Tumorwachstum. Häufig muß vor der Anwendung bougiert werden.

Bougierung

Stenosen des Oesophagus und Rektums sind für starre Endoskope und Führungssysteme zugänglich. Daher steht für diesen Teil des GI-Traktes eine ganze Palette von *Bougierungs*systemen zur Verfügung [5, 6, 8, 9, 25, 27, 28, 38, 39, 44, 50, 57, 61, 64–66, 75, 76, 84, 85]. Meist sind dies Führungsdrahtsysteme, die unter radiologischer Kontrolle plaziert werden: Nach radiologischer Darstellung und anschließend endoskopischer Einstellung der Stenose wird ein Führungsdraht durch die endoskopisch nicht passierbare Stenose vorgeschoben und das Endoskop entfernt. Über den liegenden Führungsdraht wird unter Durchleuchtung der Bougie plaziert und die Stenose stufenweise geweitet. Hochgradige benigne Engen werden nach dem ersten Bougierungsschritt in einem Zeitintervall von 4–7 Tagen weiter aufgedehnt. Die Aufweitung pro Sitzung soll ca. 5 mm nicht überschreiten. Das Ziel ist eine Lumenweite von etwa 14–16 mm. Bei chronisch entzündlichen Ätiologien (Morbus Crohn, Refluxoesophagitis) sind regelmäßige Wiederholungssitzungen erforderlich.

Bei der Ballonbougierung sind Ballonlänge, -durchmesser, Aufdehndruck und -dauer individuell nach Art und Ausdehnung der Stenose abzustimmen. Ballone, die über den Instrumentierkanal flexibler Geräte geführt werden können, sind auch im Magen, Duodenum, Kolon und Ileum einsetzbar. Die Füllung des Ballons erfolgt mit Kochsalzlösung oder verdünntem Kontrastmittel, die Aufdehnung meist 2mal über 2–3 Minuten bei 25 psi (1,7 at).

Bougierungsmaßnahmen bei malignen Stenosen sind nur im Vorfeld anderer effektiver Maßnahmen, wie z. B. Stentplazierung oder Injektionstherapie, erforderlich.

Stents

Konventionelle rigide Tuben [2, 4, 10, 14, 15, 45, 59, 82] werden durch Schub (Push) oder Zug (Pull) in die Stenose eingebracht.

Bei der Schubtechnik wird der Tubus mit einem „Pusher" (Schubrohr) über einen Führungsstab von 9 mm Durchmesser in die (Tumor-)Stenose vorgeschoben. Für die Zugtechnik verwendet man einen Ballonkatheter oder einen Konusstab, der im Distalende des Tubus verkeilt wird und den Tubus so beim Vorschieben des Expansionsinstruments über einen Führungsdraht in die Stenose hineinzieht. Zuvor jedoch ist die Stenose durch Bougierung auf 13–15 mm aufzuweiten. Die Plazierung des Tubus erfolgt unter Bildwandlermonitoring nach endoskopisch kontrollierter und extern mit Metallplättchen (z. B. Ampullensäge) bezeichneter Stenosemarkierung. Die Zug- oder Schubinstrumente werden erst entfernt, wenn der Tubus die Stenose röntgenologisch gesichert überbrückt.

Die gleichen Voraussetzungen gelten für die flexiblen *Memorymetallendoprothesen* mit oder ohne Silikonmantel. Nach Einlage eines Führungsdrahtes werden Wallstent oder Ultraflex-Stent mit einem Trägerkatheter in komprimiertem Zustand unter Durchleuchtungskontrolle eingeführt, in Position gebracht

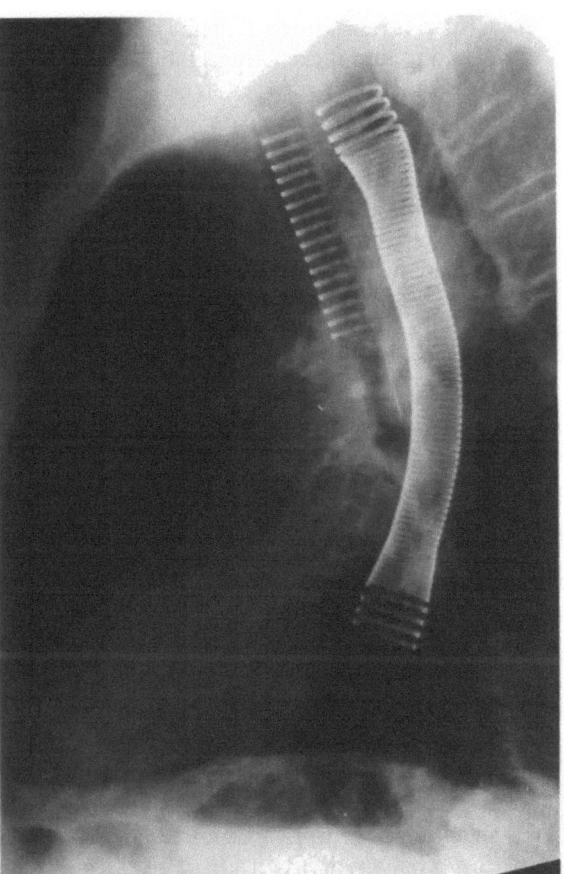

Abb. 1. Endocoil zur Überbrückung einer Oesophaguskarzinomstenose mit Fistelbildung in situ. Zustand nach Implantation auch einer Trachealendoprothese

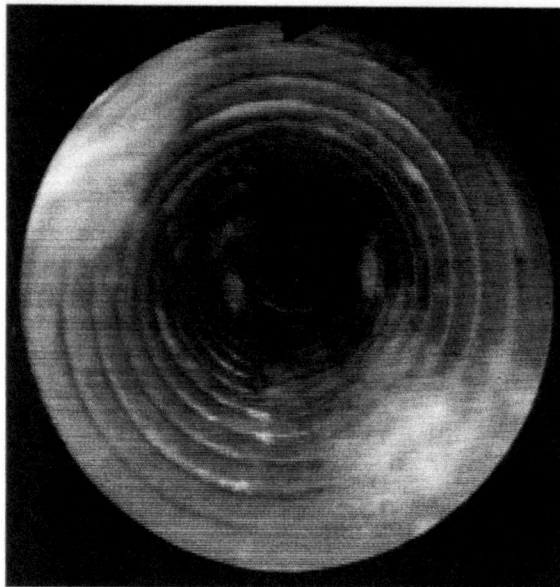

Abb. 2. Endoskopischer Aspekt bei der Ösophagoskopie

Tabelle 1. Lasertherapie von malignen Tumoren, 622 Patienten – 2965 Eingriffe (KH M-Harlaching 11/78–11/95)

	Oberer GI-Trakt	Unterer GI-Trakt
Primäre Eröffnung	376/380 (98,8%)	238/242 (98,3%)
Komplikationen		
– Typ Fistel	12	2
– Perforation	7	3
– Blutung	1	4
– Ileus	–	5
– Atemstillstand	2	–
Behandlung		
– konservativ	16	10
– chirurgisch	6	4
Mortalität	4	1

und durch Zurückziehen der Schutzhülle freigesetzt. Beide Stents verkürzen sich dabei um etwa $^1/_3$. Für die Plazierung des Giantureo-Z-Stents wird ein Bougie mit einem 10 mm dicken Trägertubus bis etwa 2 cm distal des unteren Randes der Stenose vorgeschoben. Bougie und Führungsdraht werden entfernt. Die manuell komprimierte Prothese kann dann über eine Einführöse in den Übertubus vorgeschoben werden. Zieht man diesen zurück, wird der Stent ohne verkürzt zu werden freigesetzt.

Für den Endocoil und die neueste Form des ummantelten Nitinolstents Ultraflex existieren neue Applikationssysteme: Die Metallendoprothesen sind fadenfixiert in komprimierter Form auf einen Führungsstab aufgebracht. Nach Positionierung des Stents wird am Faden durch einfachste Manipulation am externen Teil des Systems gezogen und die Fixierung des Stents gelöst, der sich schnell und leicht entfaltet (Abb. 1 und 2).

Ergebnisse

Maligne Tumoren

Das universelle Instrument zur Palliation bei *malignen Tumoren* ist der Nd:YAG Laser. So lassen sich bei inoperablen Patienten oder im Falle einer Operationsverweigerung Frühkarzinome ebenso behandeln wie stenosierende Malignome zur Palliation, und das – weil flexibel applizierbar – in allen flexibel-endoskopisch erreichbaren Abschnitten des GI-Traktes.

Von November 1978 bis November 1995 wurden in unserer Abteilung 622 Patienten mit malignen Tumoren des GI-Traktes in 2965 Sitzungen laserbehandelt (Tabelle 1). 67% der Patienten wiesen zu Beginn der Therapie eine endoskopisch nicht passierbare Stenose auf. Die Engestellen hatten eine durchschnittliche Länge von 5–6 cm und konnten in meist 1–2 (–3) Sitzungen eröffnet werden (Abb. 3). Zwar lag die primäre Eröffnungsquote bei 98%, jedoch konnten nur 93% der Stenosen aller Patienten mit anhaltender Compliance zeitlebens offengehalten werden. Die meisten Patienten entwickeln Restenosen, auch wenn sie eine komplementäre endoluminale Afterloadingtherapie erhielten. Die Behandlungsintervalle betrugen im oberen GI-Trakt etwa 4, im unteren etwa durchschnittlich 6 Wochen. Dem Lasereinsatz zur Palliation im Kolon proximal des Sigma ist im Regelfall die chirurgische Resektion vorzuziehen.

Die beste Alternative zur Lasertherapie stellen Stents aus Memorymetall dar. Sie sind besonders bei langstreckigen und schnell wachsenden Tumoren im Ösophagus oder in ummantelter Form bei Fistelbildung in diesem Bereich sinnvoll eingesetzt. Sie lassen sich in mehr als 90% der Fälle relativ atraumatisch erfolgreich plazieren. Hauptprobleme sind besonders Spätkomplikationen, wie Tumorüberwuchs (besonders bei nicht ummantelten Prothesen), Drucknekrosen, Blutungen, Nahrungsmittelokklusion etc. Auch die Migrations- bzw. Dislokationsrate ist mit bis zu 40% hoch. Die Zahl der Gesamtkomplikationen wird mit 20–60% angegeben. Sind Memorymetallendoprothesen einmal plaziert, lassen sie sich nur schwer oder gar nicht mehr (Wallstent) entfernen.

Erste Erfahrungen mit Maschendraht-Stents liegen für das Rektosigmoid vor. Die Entwicklung ist in diesem Bereich jedoch noch nicht endgültig abzuschätzen.

Konventionelle Stents bleiben aus Kostengründen eine beachtenswerte Alternative. Mit der relativ traumatischen Art der Plazierung sind allerdings auch bei guter Übung des Experten frühe Mortalitätsquoten

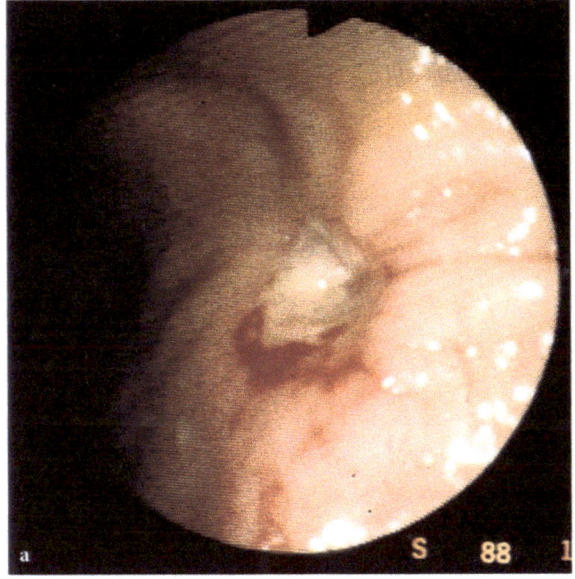 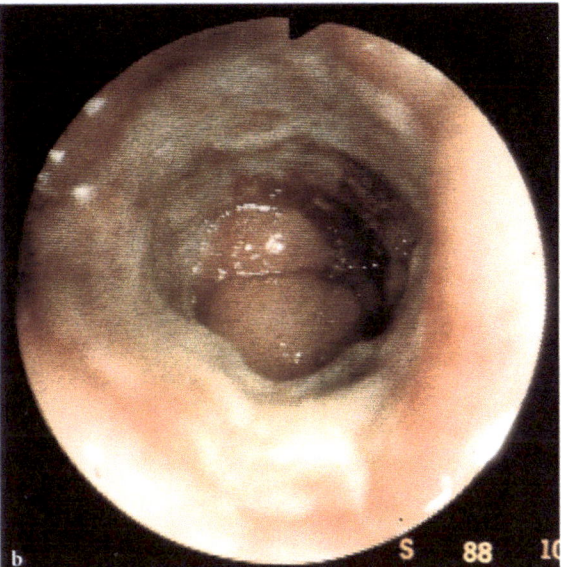

Abb. 3. Lokalrezidiv eines Kolonkarzinoms mit Anastomosenstenose vor (a) und 5 Tage nach Laservaporisation (b)

um 5% keine Seltenheit, die Perforationsquote liegt bei 5–10%. Dislokation und Tumorüberwuchs sowie Fremdkörpergefühl und quälender Reflux sind die wesentlichen Nachteile. Vorteil der Stentplazierung gegenüber allen anderen Methoden ist der Soforterfolg und der prinzipiell einmalige Eingriff.

Die Bougierung ist für die primäre und für andere Techniken vorbereitende Soforteröffnung wichtig, zum alleinigen Einsatz vom Behandlungsprinzip der Kompression her aber nicht geeignet. Vorteil der Injektionstherapie sind die niedrigen Kosten. Trotz einiger positiver Resultate aus den letzten Jahren hat sich das Verfahren jedoch nicht allgemein durchgesetzt. Nachteil ist neben den vergleichsweise niedrigen Erfolgsquoten von ca. 80% Stenoseeröffnung die schlechte Abschätzbarkeit der Tiefenwirkung der applizierten Substanzen.

Die Argonplasma-Koagulation ist für die Therapie von nicht passierbaren Stenosen weniger gut einsetzbar. Aufgrund ihrer geringen Eindringtiefe und fehlender Vaporisationseigenschaft ist diese Technik eher komplementär zur Bougierung oder zur Beseitigung von Tumoreinwuchs in Metallgitterendoprothesen sinnvoll eingesetzt. Besonders flächige oder exophytisch wachsende Tumoren nach Schlingenabtragung sind dem Argonplasma-Koagulator gut zugänglich.

Breitbasige Adenome

Von 151 laserbehandelten Patienten mit endoskopisch nicht vollständig entfernbaren *breitbasigen Adenomen* kamen 131 regelmäßig zur Kontrollendoskopie (Tabelle 2). 104 können nach einem rezidivfreien Intervall von 1 Jahr als tumorfrei angesehen werden. Jedoch liegt die Zahl der trotz mehrfacher Lasertherapien nicht eradizierbaren Tumoren bei etwa 12%. Die Gefahr eines in loco entstehenden Adenokarzinoms nach der (unvollständigen?) Eradikation des Adenoms macht regelmäßige Kontrollen erforderlich.

Die Hochfrequenztechnik spielt bei der Therapie der benignen Tumore die Hauptrolle. Eine möglichst komplette Schlingenabtragung ist stets anzustreben, um repräsentatives Material für die histo-pathologische Auswertung zu erhalten (s. auch Kapitel 2.14). Tumoren mit einem Basisdurchmesser von > 5 cm sind nur selten endoskopisch-operativ komplett zu entfernen. Ist ein chirurgisches Vorgehen in diesen Fällen nicht möglich, ist eine endoskopische Vorgehensweise als palliativ anzusehen.

Tabelle 2. Lasertherapie von benignen Tumoren, 151 Adenome – 338 Eingriffe, 131 Patienten voll compliant (KH M-Harlaching 11/78–11/95)

Ergebnisse	Anzahl der Patienten
> 12 Monate rezidivfrei	104
Noch unter Therapie	11
Therapieversager	13
Karzinome in loco	3
Komplikationen	
– Blutung	3
– Perforation	–
– Letalität	–

Bei der vorliegenden Indikation spielt der Argonplasma-Koagulator eine zunehmend wichtige Rolle. Die derzeit noch nicht sehr weitreichenden Erfahrungen lassen erkennen, daß mit dieser Methode besonders flach wachsende Adenome oder Adenomreste effektiv beseitigt werden können.

Nichtneoplastische Stenosen

Die heterogene Ätiologie *nichtneoplastischer Stenosen* sowie ihre unterschiedliche Lokalisation und Länge erschweren die Beurteilung des Erfolges endoskopisch-interventioneller Methoden bei dieser Indikation.

Standardmethoden der ersten Wahl, insbesondere bei Stenosen des oberen GI-Traktes und im Rektum, sind sicher die Bougies, wobei für alle nicht-neoplastische Stenosen gilt, daß sie nur behandelt werden müssen, wenn sie symptomatisch sind.

Oberer GI-Trakt

Peptische Ösophagusstenosen werden grundsätzlich primär mechanisch und nach Bedarf periodisch wiederholt mit gutem Erfolg bougiert: bei 85–90 % der Patienten ist die Schluckfunktion nach Bougierung normalisiert. Nur im Falle eines unbefriedigenden Behandlungsergebnisses ist sekundär der Laser (Tabelle 3 und 4) oder schließlich im Extremfall eine Endoprothese einzusetzen. Besonders schwierig ist die Behandlung von Stenosen nach BICAP-Sondentherapie (bipolare Elektrokoagulation), Sklerotherapie oder Radiatio. Hier weisen allenfalls $^2/_3$ der Patienten nach endoskopischer Therapie einen guten Erfolg

Tabelle 3. Lasertherapie von nichtneoplastischen Stenosen, 115 Patienten – 447 Eingriffe (KH M-Harlaching 11/78–11/95)

Lokalisation	Ätiologie	Patienten
Ösophagus	Reflux	28
	Sklerotherapie	3
	Verätzung	3
	Radiatio	1
Magen	Anastomose	8
	Ulkuskrankheit	2
	Verätzung	1
Duodenum	Ulkuskrankheit	3
Papille	Sklerose	10
	impaktierter Stein	4
Kolorektum/Ileum	Anastomose	29
	Morbus Crohn	19
	Radiatio	2
	Ergotamin	1
	Divertikulitis	1

Tabelle 4. Lasertherapie von nichtneoplastischen Stenosen im Gastrointestinaltrakt (KH M-Harlaching 11/78–11/95)

	Oberer GI-Trakt	Unterer GI-Trakt	
		narbig-postoperativ	entzündlich (Crohn)
Patienten gesamt	63	29	19
„maskiert" maligne	2	9	–
Benigne Stenosen	61	20	
Therapieerfolg			
– keiner	2	–	3
– temporär	13	–	9
– permanent (> 2 J)			
– mehr als 1 Eingriff	27	6	4
– 1 Eingriff	16	14	3
– noch in Therapie	3	–	–
Komplikationen			
– Blutung	1	1	4
– Perforation	2	–	1
– Mortalität	1	–	–

auf. Lokale Steroidinjektion kann gelegentlich die Therapieintervalle verlängern [55].

Die übrigen, therapierefraktären Strikturen können nur chirurgisch saniert werden. Bei rezidivierenden und/oder progredienten Stenosen ist auch bei wiederholt negativen Biopsieergebnissen an das Vorliegen eines Malignoms zu denken.

Die benigne Magenausgangsstenose, eine heute im Zeitalter der Eradikationstherapie des Helicobacter pylori eher seltene Komplikation des peptischen Ulkusleidens, läßt sich in 70–80 % der Fälle kurz- bis mittelfristig mit gutem Erfolg mit dem Ballonbougie eröffnen [76].

Postoperative Anastomosenstenosen zeigen unter Bougierungsmaßnahmen in 73 % der Fälle ein gutes Resultat. Auch hier kann in zweiter Linie der Laser eingesetzt werden.

Unterer GI-Trakt

Crohnstenosen mit ihrer entzündlichen Aktivität sind schwer dauerhaft mit endoskopisch-operativen Methoden offenzuhalten. Die aktuelle Eröffnung mit Ballonkatheter (10 %) wie auch die Laserbehandlung (5 %) beinhalten ein nicht unerhebliches Perforationsrisiko. Die Erfolgsquoten der sofortigen Eröffnung von 80–85 % für beide Methoden werden durch die mittelfristige Rezidivneigung relativiert. Nach 2–3 Jahren Beobachtungszeit sind 30 bis 50 % der Patienten schließlich doch operiert. Im Vergleich zu primären Crohnstenosen erscheinen die postoperativ-sekundären Stenosen prognostisch etwas günstiger. Der Einsatz von Metallgitterstents ist einzelnen

Sonderfällen vorbehalten, jedoch bezüglich der Langzeitprognose eher zweifelhaft.

Rein narbig bedingte Stenosen von End-zu-End-Anastomosen, z. B. Stapleranastomosen nach Karzinom- oder Divertikel-bedingter Teilresektion, sind eine Domäne der Lasertherapie. Sie lassen sich in über 95% der Fälle in 1, maximal 2 Behandlungssitzungen definitiv eröffnen. Rezidivieren sie, ist dringend ein malignes Geschehen, wie z. B. ein lokoregionäres Karzinomrezidiv zu vermuten (Tabelle 3 und 4).

Nachsorge des Patienten

Die endoskopische Therapie von Tumoren und Stenosen sollte grundsätzlich unter stationärer Überwachung erfolgen, die Nachbeobachtungszeit mindestens 6 Sunden betragen. Dann sind die Nachwirkungen der Medikation oder Narkose sicher abgeklungen. In diesem Zeitintervall sind vor Entlassung eine Röntgenkontrolle zum Ausschluß freier Luft im Mediastinum oder Abdomen sowie Bestimmungen von Leukozyten und Hb durchzuführen. Dies besonders dann, wenn anhaltende oder zunehmende Schmerzen, abdominelle Abwehrspannung, ein Halsemphysem, Atembeschwerden oder eine Blutung peroral/peranal eine Komplikation signalisieren.

Bei unauffälligem Verlauf darf der Patient nach 2 Stunden Wasser oder Tee trinken, nach 24 Stunden wieder Nahrung zu sich nehmen. Arbeitsfähigkeit und Verkehrstauglichkeit sind je nach Medikation bis zu 24 Stunden eingeschränkt (z. B. Diazepine).

Komplikationen

Die typischen Komplikationen aller endoskopisch-operativen Maßnahmen bei der Therapie von Stenosen und Tumoren sind Perforation, Blutung und die Nebenwirkungen der Medikation.

Vergleichsweise hohe Komplikationsquoten sind mit der Implantation rigider Endoprothesen verbunden. Die Perforation ist die gefährlichste, Stentmigration die häufigste unerwünschte Behandlungsfolge. Die Mortalität des Eingriffs beträgt je nach Erfahrung des Therapeuten 4–8% und mehr. Memorymetallendoprothesen weisen eher Spätkomplikationen auf, wie Blutungen, Drucknekrosen, Fistelbildungen. Häufigste Komplikation ist der Tumorein- und -überwuchs bei nicht ummantelten Stents und die Dislokation bei Endoprothesen mit Silikonüberzug.

Die Letalitätsquote beim Laser liegt mit unter 1% vergleichsweise niedrig. Die häufigsten Komplikationen sind die Perforation, Blutung und Fistelbildung zu Nachbarorganen.

Auch für die Bougierung stellt die Perforation das Hauptproblem dar. Je nach Art der Striktur schwanken hierfür die Angaben in der Literatur zwischen 1 und 6%.

Nach extensiver Anwendung thermischer Verfahren, z. B. bei der Koagulation ausgedehnter Adenome, können Strikturen auftreten.

Das Management der einzelnen Komplikationen ist individuell sehr unterschiedlich. Perforationen im Kolorektum und größere Lecks im oberen GI-Trakt müssen operativ innerhalb von 6–8 Stunden versorgt werden. Kleinere Löcher im Oesophagus (z. B. nach Lasertherapie eines Tumors) können konservativ mit peroraler Nahrungskarenz, parenteraler Ernährung und Antibiotikagabe behandelt werden.

Oesophagorespiratorische Fisteln (z. B. nach Laser) lassen sich mit einem ummantelten Stent abdecken. Dislozierte Stents müssen entfernt werden (bisweilen auch operativ).

Tabelle 5. Kosten-Nutzen-Vergleich endoskopisch-operativer Eingriffe bei Tumoren und Stenosen des GI-Traktes (o vergleichsweise gering, + mittel, ++ hoch, +++ sehr hoch)

	Wirtschaftlichkeit	Patientensicherheit	Indikationsbreite	Erfolgsquote	Gesamtbeurteilung
APC	++	+++	+	++	8+
Elektrokoagulation[a]	++	+	o	+	4+
Nd:YAG Laser	+	++	+++	+++	9+
Injektion	+++	+	+	+	6+
Bougie konventionell	+++	+	o	+++	7+
Ballon	++	+	++	+++	8+
Stent konventionell	++	o	o	+++	5+
Memorymetall	o	++	+	+++	6+

[a] ausgenommen Polypektomie.

Kosten/Nutzen

Die Frage nach der Kosten-Nutzen-Relation für die einzelnenen Therapieprinzipien läßt sich nur unter den speziellen Aspekten der einzelnen Indikationen beantworten. Eine pauschale Bewertung nivelliert die Unterschiede eher (Tabelle 5).

Die *Argon-Plasma-Koagulation* eignet sich primär zur Behandlung flach wachsender benigner und maligner Tumoren, komplementär nach Schlingenabtragung zum „Nacharbeiten" der Tumorbasis und bei nicht ummantelten Metallgitterstents zur Entfernung einwachsender Tumormassen, nicht jedoch zur Eröffnung subtotaler oder totaler maligner Stenosen oder nicht-neoplastischer Strikturen.

Mit Ausnahme bei Stenosen und der endoskopischen Polypektomie spielt die *Elektrokoagulation*, ob monopolar oder bipolar, bei der Behandlung von Tumoren eine sehr untergeordnete Rolle. Besondere Nachteile der BICAP-Koagulation von Tumorstenosen sind die fehlende Sichtkontrolle besonders bei asymetrisch wachsenden Tumoren und die eingeschränkte Verwendbarkeit außerhalb von Ösophagus und Rektum. Bei monopolaren Techniken wirken sich fehlende Beurteilungsmöglichkeiten der Tiefenwirkung und ein Karbonisations- und Anklebeeffekt nachteilig aus.

Der *Nd:YAG Laser* ist sichtkontrolliert in allen erreichbaren Etagen des Gastrointestinaltraktes und bei allen Indikationen einsetzbar. Besonders geeignet ist er zur Vaporisation großer Tumormassen, Eröffnung von Tumorstenosen und zur Koagulation von Restadenomen oder zur palliativen Therapie von Frühkarzinomen. Allerdings stellt er die in der Anschaffung teuerste Technologie dar[1] und ist bei nicht-neoplastischen Stenosen – mit Ausnahme der postoperativen Anastomosenstenosen – Eröffnungsinstrument der zweiten Wahl.

Besonders kostengünstig ist die *Injektionsmethode*. Daß sie sich bei den genannten Indikationen bisher nicht allgemein durchgesetzt hat liegt wohl an der schlechten Dosierbarkeit der Nekrosetiefe und der eingeschränkten Indikationsbreite; Erfahrungen liegen auch fast ausschließlich für die Eröffnung von Tumorstenosen vor – die Ergebnisse erreichen mit ca. 80 % [11] nicht die Erfolgsquoten des Lasers oder der Stentplazierung.

Bei Tumorstenosen sind die vergleichsweise kostengünstigen *Bougies* nur Wegbereiter für dauerhafte Methoden: Sie wirken lediglich für Stunden bis Tage durch vorübergehende Tumorkompression. Im Gegensatz dazu stellen sie für die nicht-neoplastischen (benignen) Strikturen meist die Methode der ersten Wahl dar.

Konventionelle Stents sind preiswert, jedoch nur bei der malignen Stenose des Ösophagus und der Cardia sinnvoll eingesetzt. Hauptnachteil der rigiden Endoprothese ist die relativ traumatische Plazierung mit einem hohen Komplikationsrisiko und beachtlicher Mortalitätsquote des Eingriffs.

Memorymetallendoprothesen weisen im Vergleich dazu ein erweitertes Einsatzspektrum auf und sind relativ atraumatisch zu plazieren. Diese Technologie erweist sich jedoch mit ca. 2500 – 3000 DM pro Stent als die kostenintensivste aller Methoden.

Ballonbougies, Memorymetallendoprothesen und der Nd:YAG Laser sind eine effektive Kombination, die alle Optionen zur endoskopischen Behandlung von Tumoren und Stenosen im GI-Trakt beinhaltet. Der Laser, der aus Kostengründen nicht zur Verfügung steht, kann in Teilbereichen durch den Argon-Plasma-Koagulator ersetzt werden. Wird der Laser jedoch in größeren Zentren interdisziplinär genutzt, so kann man ihn mit wachsender Einsatzfrequenz durchaus wirtschaftlich verwenden.

Erfolg und Wirtschaftlichkeit, Indikationsbreite und Patientensicherheit sind die wesentlichen Gesichtspunkte für die Gesamtbeurteilung einer Methode (Tabelle 5). Jedoch ist keine von ihnen Universalinstrument, auf keine sollte man andererseits ganz verzichten. Eine Methode, die für eine bestimmte Indikation optimal einsetzbar ist, erweist sich aus technischen oder auch aus Kostengründen bei der gleichen Fragestellung als wenig geeignet. So ist einerseits bei einem Patienten mit einem stenosierenden Ösophaguskarzinom und einem niedrigen Karnofsky-Index mit einer Lebenserwartung von Tagen bis Wochen die Plazierung einer ummantelten Memorymetallendoprothese im Vergleich zum Laser unverhältnismäßig kostenintensiv. Andererseits stellt sie beim Vorliegen einer ösophago-respiratorischen Fistel die einzige Möglichkeit dar, die Lebensqualität des Patienten in der ihm noch verbleibenden Überlebenszeit zu verbessern und ein Ersticken zu vermeiden.

Alle Techniken sollten dem Therapeuten routiniert geläufig sein. Der Endoskopiker muß sich von Patient zu Patient und von Indikation zu Indikation neu entscheiden, welches Verfahren anzuwenden ist. Doch nicht die Frage nach der besten endoskopischen Alternative steht im Mittelpunkt der Behandlung von gastrointestinalen Tumoren

---

[1] Die Kosten für die reine Laseranwendung bei ca. 300 – 400 Einsätzen pro Jahr betragen jedoch nur etwa 300 – 400 DM pro Einsatz.

und Stenosen. Viele Methoden ergänzen sich komplementär. Schließlich stehen sie nur für einen Teilbereich des durch die Grunderkrankung bedingten multimodalen therapeutischen Gesamtkonzepts.

Literatur

1. Alexander GL, Wang KK, Ahlquist DA et al. (1995) Does performance status influence the outcome of Nd:YAG laser therapy of proximal esophageal tumors? Gastrointest Endosc 41:225–229
2. Atkinson M, Ferguson R, Parker CG (1978) Tube introducer and modified Celestin tube for use in palliative intubation of oesophagogastric neoplasmas at fibreoptic endoscopy. Gut 19:669
3. Binmoeller KF, Maeda M, Liebermann D et al. (1992) Silicone-covered expandable metallic stents in the esophagus: an experimental study. Endoscopy 24:416–420
4. Boyce HW Jr (1982) Medical management of esophageal obstruction and esophageal pulmonary fistula. Cancer 50:2597
5. Broor SL, Lahot D, Bose PP et al. (1996) Benign esophageal strictures in children and adolescents: etiology, clinical profile and results of endoscopic dilation. Gastrointest Endosc 43:474–477
6. Brower RA, Freeman LD (1984) Balloon catheter dilation of a rectal stricture. Gastrointest Endosc 30:95–97
7. Brunetaud IM, Manoury V, Ducrotte P, Cacheland D, Cantor A, Paris JC (1987) Palliative treatment of rectosigmoid carcinoma by laser endoscopic photoablation. Gastroenterology 92:663
8. Buess G, Thon J, Eitenmüller J, Schellong H, Hildebrand E, Hutterer F (1983) The endoscopic multiple-diameter bougie – clinical results after one year application. Endoscopy 15:337–341
9. Celestin LR, Campell WB (1981) A new and safe system for oesophageal dilatation. Lancet 1:174
10. Celestin LR, Etienne J, Raimbert Ph, Fallough H, Sultan R (1980) Traitment endoscopique des sténoes oesophagiennes par prothèse de Célestin. Nouvelle Presse Médicale 9:2155
11. Chung SC, Leong HT, Choi CY et al. (1994) Palliation of malignant oesophageal obstruction by endoscopic alcohol injection. Endoscopy 26:275–277
12. Cotton B (1990) Metallic mesh stents: is the expanse worth the expense? Endoscopy 24:421–423
13. Cwikiel W, Willen R, Stridbeck H et al. (1993) Self-expanding stent in the treatment of benign esophageal strictures: experimental study in pigs and presentation of clinical cases. Radiology 187:667–671
14. Den Hartog Jager FCA, Bartelsman JFWM, Tytgat GNJ (1982) Palliative treatment of obstruction and esophageal pulmonary fistula. Cancer 50:2597
15. Diamantes T, Mannel A (1983) Oesophageal intubation of advanced oesophageal cancer: the Baragwanath experience 1977–1981. Br J Surg 9:55–557
16. Dittrich K, Hoffer F, Kriwanek S, Armbruster C, Alazzwai E (1994) Nd-YAG laser treatment of colorectal cancer – Does palliation work? Lasermedizin 10:123–127
17. Ell Ch, Riemann JF, Lux G, Demling L (1986) Palliative laser treatment of malignant stenoses in the upper GI tract. Endoscopy 18, Suppl 1:21
18. Ell Ch, Riemann JF, Lux G, Demling L (1986) Palliative laser treatment of malignant stenoses in the upper gastrointestinal tract. Endoscopy 18:21
19. Ell C, Hochberger J, May A et al. (1994) Coated and uncoated self-expanding metal stents for malignant stenosis in the upper GI-tract. Am J Gastroenterol 89:1495–1500
20. Ell C, May A, Hahn EG (1995) Gianturco-Z stents in the palliative treatment of malignant esophageal obstruction and esophago-tracheal fistulas. Endoscopy 27:495–500
21. Farin G, Grund KE (1994) Technology of argon plasma coagulation with particular regard to endoscopic application. End Surg 2:71–77
22. Fleischer D, Kessler F, Haye O (1982) Endoscopic Nd:YAG laser therapy for carcinoma of the esophagus – a palliative approach. Am J Surg 143:280
23. Fleischer DE, Bull-Henry K (1992) A new coated self-expanding metal stent for malignant esophageal strictures. Gastrointest Endosc 38:494–496
24. Friedl PG, Buhl K, Hölting T (1991) Endoscopic treatment of benign strictures in upper and lower GI-tract by Neodymium-YAG-Laser. Lasermedizin 7:157–161
25. Goldberg RI, Manten HO, Barkin JS (1986) Esophageal bougienage with triple metal olive dilators. Gastrointest Endos 32:226–228
26. Gossner L, Sroka R, Hahn EG, Ell C (1995) Photodynamic therapy: successful destruction of gastrointestinal cancer after oral administration of aminolevulinic acid. Gastrointest Endosc 41:55–56
27. Graham DY, Smith JL (1985) Balloon dilation of benign and malignant esophageal strictures. Gastrointest Endosc 31:171–174
28. Graham DY, Tabibian N, Schwartz JT, Smith JL (1987) Evaluation of the effectiveness of through-the-scope balloons as dilators of benign and malignant gastrointestinal strictures. Gastrointest Endosc 33:432–434
29. Groitl H (1984) Endoscopic treatment of scar stenosis in the upper GI tract. Endoscopy 16:168–170
30. Grund KE, Storek D, Farm G (1994) Endoscopic argon plasma coagulation (APC) – First clinical experiences in flexible endoscopy. End Surg 2:42–46
31. Grund KE, Storek D, Becker HD (1995) Highly flexible, self-expanding knitted metal mesh stents: innovative palliative therapy of malignant dysphagia. Endoscopy 27:486–494
32. Hochberger J, May A, Bauer R et al. (1995) Laser, monopolar, bipolar and argon beamer electrocoagulation for tumor ingrowth or overgrowth of coated and non-coated metal endoprotheses: experimental invetgations and clinical experience. Gastrointest Endosc 41:304
33. Johanns W, Jakobeit C, Luis W, Greiner L (1995) Kontaktlose Argon-Gas-Koagulation in der flexiblen Endoskopie des Gastrointestinaltraktes: Invitro-Untersuchungen und erste klinische Erfahrungen. Z Gastroenterol 33:694–700
34. Johnston JH, Fleischer D, Petrini J, Nord HJ (1987) Palliative bipolar electrocoagulation therapy of obstructing esophageal cancer. Gastrointest Endosc 33:349–353
35. Karcz D, Popiela T, Szcepanik AM et al. (1994) Preoperative endoscopic intratumor application of tumor necrosis factor alpha in patients with locally advanced resectable gastric cancer. Endoscopy 26:369–370
36. Knyrim K, Wagner HJ, Sommer N, Meister R, Pausch J, Starck E (1991) Metallendoprothesen zur Palliation der malignen Dysphagie. Endoskople heute 4:244–248
37. Knyrim K, Wagner HJ, Bethge N et al. (1993) A controlled trial of an expansile metal stent for palliation of esophageal obstruction due to inoperable cancer. N Engl J Med 329:1345–1346
38. Kozarek RA (1986) Hydrostatic balloon dilation of gastrointestinal stenoses: a national survey. Gastrointest Endosc 32:15–19
39. Kozarek RA, Botoman VA, Patterson DJ (1990) Long-term follow-up in patients who have undergone balloon dilation for gastric outlet obstruction. Gastrointest Endosc 36:558–561

40. Kozarek M, Ball TJ, Patterson DJ (1992) Metallic self-expanding stent application in the gastrointestinal tract: caveats and concerns. Gastrointest Endosc 24:405-410
41. Kozarek RA, Ball TJ, Brandabur J et al. (1995) Expandable vs. conventional esophageal protheses: easier insertion may not preclude subsequent stent-related problems. Gastrointest Endosc 41: 353
42. Langer S, Reifferscheid M, Schweizer K (1975) Lokale kryochirurgische Behandlung des Dickdarm- und Mastdarmkrebses. Fortschr Med 93:22
43. Laukka MA, Wang KK (1994) Endoscopic Nd:YAG laser therapy in patients with early superficial carcinoma of the esophagus and the gastric cardia. Endoscopy 26:681-685
44. London RL, Trotman BW, Dimarino AJ et al. Dilation of severe esophageal strictures by inflatable balloon catheter
45. Lux G, Groitl H, Riemann JF, Demling L (1983) Tumor stenosis of the upper gastrointestinal tract – non surgical therapy by bridging tubes. Endoscopy 15:207
46. Mathus-Vliegen EMH, Tytgat GNJ (1986) Laser ablation and palliation in colorectal malignancy. Results of a multicenter inquiry. Gastrointest Endosc 32:393
47. Matsuhashi N, Nakajima A, Suzuki A et al. (1997) Nonsurgical strictureplasty for intestinal strictures in Crohn's disease: preliminary report of two cases. Gastrointest Endosc 45:176-178
48. May A, Selmaier M, Hochberger J et al. (1995) Memory metal stents for palliation of malignant obstruction of the esophagus and cardia. Gut 37:309-313
49. Mishra L, Reilly J, Rofail M et al. (1995) Successful treatment of oesophageal cancer with endoscopic injection of methotrexate and cisplatin therapeutic injectable gels. Gastroenterology 108 (Suppl 4) A 168
50. Misra SP, Divedi M (1996) Long-term follow-up of patients undergoing balloon dilatation for benign pyloric stenoses. Endoscopy 28:552-554
51. Moreira LS, Coelho RC, Sadala RU, Dani R (1994) The use of ethanol injection under endoscopic control to palliate dysphagia caused by esophagogastric cancer. Endoscopy 26:311-314
52. Mukai M, Kubota S, Morita S, Akanuma A (1995) A pilot study of combination therapy of radiation and local administration of OK-432 for esophageal cancer: five-year survival and local control rate. Cancer 75:2276-2280
53. Narayan S, Sivak MV Jr (1994) Palliation of esophageal carcinoma: laser and photodynamic therapy. Chest Surg Clin North Am 4:347-367
54. Natusgoe S, Aikou T, Shimada M et al. (1994) Locoregional treatment for esophageal cancer with bleomycin adsorbed onto activated carbon particles. Anticancer Res 13:1785-1787
55. Nelson DB, Axelrad AM, Fleischer D et al. (1997) Silicone covered wallstent prototypes for palliation of malignant esophageal obstruction and digestive respiratory fistulas. Gastrointest Endosc 45:31-37
56. Neuhaus H, Hoffmann W, Dittler HJ et al. (1992) Implantation of self-expanding esophageal metal stents for palliation of malignant dysphagia. Endoscopy 24:405-410
57. Ng TM, Spencer GM, Sargeant IR, Thorpe SM, Bown SG (1996) Management of strictures after radiotherapy for esophageal cancer. Gastrointest Endosc 43:584-590
58. Nwokolo CU, Payne-James JJ, Silk DB et al. (1994) Palliation of malignant dysphagia by ethanol-induced tumour necrosis. Gut 35:299-303
59. Ogilvie AL, Dronfield MW, Ferguson R (1982) Palliative intubation of esophagogastric neoplasmas at fiberoptic endosopy. Gut 23:1060
60. Overholt BF, Panjehpour M, DeNovo RC, Petersen MG (1995) Photodynamic therapy destroys dysplasia in Barrett's esophagus. Am J Gastroenterology 90:1566
61. Puestow KL (1955) Conservative management of occlusive diseases of the esophagus. Amer J Gastroent 24:224-232
62. Raskin JB, Manten H, Harary A, Redlhammer D, Rogers A (1985) Transendoscopic elektrosurgical incision of lower esophageal (Schatzki) rings: a new treatment modality. Gastrointest Endosc 31:391-393
63. Rey JF, Romanczyk T, Greff M (1995) Metal stents for palliation of rectal carcinoma: a preliminary report on 12 patients. Endoscopy 27:501-504
64. Rogers GB (1985) Hydrostatic dilation of upper gastrointestinal strictures with endoscopic control. Gastrointest Endosc 31:343-346
65. Saeed ZA, Winchester CB, Piretta SF et al. (1994) Prospective randomized comparison of polyvinyl bougies and through-the-scope-balloons for dilation of peptic strictures of the esophagus. Gastrointest Endosc 41:189-195
66. Salo JA, Ala-Kulju K, Kalima T (1987) Fibreendoscopic dilatation of peptic oesophageal strictures. Acta Chir Scand 154:365-367
67. Sander R, Poesl H (1986) Treatment of benign gastrointestinal tumors with the Nd:YAG laser. Endoscopy 18:57
68. Sander R, Poesl H (1992) Therapeutische Endoskopie heute – Lasertherapie im oberen und unteren Verdauungstrakt. Internist 33:794-801
69. Sander R, Poesl H (1993) Cancer of the esophagus – palliation – laser treatment and combined procedures. Endoscopy 25: (Suppl) 679-682
70. Sander R, Poesl H, Spuhler A (1984) Palliative Therapie malignombedingter Stenosen im Gastrointestinaltrakt mit dem Nd:YAG Laser. Münch Med Wochenschr 126:1113
71. Sander R, Poesl H, Spuhler A (1984) Management of non-neoplastic stenoses of the GI-tract – a further indication for Nd-YAG-laser application. Endoscopy 16:129
72. Sander R, Poesl H, Spuhler A, Frank F, Strobel M, Meister P (1988) Nd:YAG laser with water jet stream – a new transmission system with a water guided laser beam. Gastrointest Endosc 34: 336
73. Sander R, Poesl H, Spuhler A, Strobel M (1988) Indikation und Grenzen der Lasertherapie in der Behandlung villöser Adenome des Kolorektums. Henning H (Hrsg) Fortschritte der Gastroenterologischen Endoskopie, Demeter, Gräfelfing, Bd 18
74. Sander R, Hagenmueller F, Sander C, Riess G, Classen M (1991) Laser versus laser plus afterloading with iridium-192 in the palliative treatment of malignant stenosis of the esophagus: a prospective, randomized and controlled study. Gastrointest Endos 37:433
75. Savary M, Miller G (1977) Der Oesophagus: Lehrbuch und endoskopischer Atlas. Gaumann, Solothurn
76. Schilling D, Martin WR, Benz C, Kress S, Riemann JF (1997) Langzeitergebnisse der endoskopischen Ballondilatation ulkusbedingter Magenausgangstenosen-Follow-up von 25 Patienten. Z Gastroenterol 35:105-108
77. Scheider D, Siemens M, Haber G et al. (1995) Palliation of partially obstructive esophageal carcinoma with photodynamic therapy. Gastrointestinal Endosc 41:357
78. Soehendra N, Grimm H, Schreiber HW (1984) Endoskopische Injektionsbehandlung bei benignen und malignen Oesophagusstenosen. Dtsch med Wschr 109:1973
79. Spinelli P, Meroni E, Cerrai FG (1984) Self-expanding tracheobronchial stents using flexible bronchoscopy: preliminary clinical experience. Surg Endosc 8:411-413
80. Theiß R, Schmidt KH, Bueß G, Junginger Th (1985) Kryochirurgie beim inoperablen Rektumkarzinom. Zbl. Chirurgie 110:142-146
81. Tietjen TG, Pasricha PJ, Kalloo, A (1994) Management of malignant esophageal stricture with esophageal dilation

and esophageal stents. Gastrointest Endosc Clin North Am 4:851–862
82. Tytgat GNJ, Den Hartog Jager FCA, Bartelsman JFWM (1986) Endoscopic prosthesis for advanced esophageal cancer. Endoscopy 18 (S3): 32–39
83. Vermeijden JR, Bartelsman JF, Meijer RC, Tytgat GN (1995) Self-expanding metals stents for palliation of esophagocardial malignancies. Gastrointest Endosc 41:58–63
84. Webb WA (1988) Esophageal dilation: personal experience with current instruments and techniques. Amer J Gastroent 83:461–475
85. Witzel L (1981) Treatment of achalasia with a pneumatic dilatator attached to a gastroscope. Endoscopy 13:176
86. Wu WC, Katon RM, Barton RE et al. (1994) Silicone self-expanding metallic stents for palliation of malignant esophageal obstruction and esophagorespiratory fistulas; experience in 32 patients and a review of the literature. Gastrointest Endosc 40:22–33
87. Yang GR, Zhao LQ, Li SS et al. (1994) Endoscopic Nd:YAG laser therapy in patients with early superficial carcinoma of the esophagus and the gastric cardia. Endoscopy 26:681–685

Laparoskopie

K. Friedrich und H. Henning

Die Laparaskopie wurde nach methodischer Entwicklung und klinischer Einführung durch Georg Kelling 1901 [12] und Hans Christian Jacobaeus 1910 [10] vor allem von Heinz Kalk [11] seit 1948 zur Grundlage der hepatologischen Diagnostik ausgebaut. In Kombination mit der histologischen Untersuchung von gezielten Leberbiopsien hat die Laparoskopie einen entscheidenden Beitrag zur bis dahin kaum möglichen morphologischen Differenzierung von Leberkrankheiten, vor allem der chronischen Hepatitis als „Brücke" zwischen akuter Hepatitis und Leberzirrhose, geleistet.

In den letzten Jahren ist die Laparoskopie nach Einführung der Computertomographie und insbesondere der Sonographie [1] unter Einschluß des Duplex-Verfahrens mehr und mehr zu einem Stiefkind in der hepatologischen Diagnostik geworden. Dazu haben nicht zuletzt die Fortschritte der Biochemie, der Immunologie und der Virologie wesentlich beigetragen. Das hat schließlich dazu geführt, daß eine morphologische Beurteilung der Leber heute nicht wenigen Untersuchern überhaupt überflüssig erscheint. Wir halten diese Einstellung keineswegs für gerechtfertigt [9].

Unter den invasiven Verfahren in der Leberdiagnostik konkurriert die Laparoskopie mit der sonographisch assistierten perkutanen Leberbiopsie und der Feinnadelbiopsie. Beide Maßnahmen sind jedoch keinesfalls etwa frei von Risiken [22, 23], und sie bergen im Vergleich zur laparoskopisch gezielten Biopsie, insbesondere im Fall der Entwicklung von zirrhotischen Umbauvorgängen, einen größeren „sampling error" [2]. Darüber hinaus lassen sich Biopsiekomplikationen (z. B. Blutungen, Galleleck) im Gegensatz zu den „blinden" Biopsien laparoskopisch leicht erkennen und gezielt behandeln.

Im Gegensatz zur eher vernachlässigten diagnostischen Laparoskopie werden laparoskopische Techniken heute im Rahmen der „minimal invasiven Chirurgie (MIC)" [8, 16, 19] zunehmend breit genutzt, nachdem sie sich in der Gynäkologie [4, 14, 15, 18] schon seit langem einen festen Platz erworben hatten. Leider wird dabei einer sorgfältigen Inspektion aller Bauchorgane, und hier insbesondere der Leber, zu wenig Beachtung geschenkt.

Indikationen

Die Indikationen zur internistischen Laparoskopie sind heute nicht mehr ganz sicher und allgemein gültig bestimmbar. Sie hängen u. a. von der Gesamtausstattung einer Klinik mit diagnostischen Geräten, von der persönlichen Erfahrung der Untersucher und von der Verfügbarkeit differenzierter biochemischer, virologischer und immunologischer Untersuchungsmöglichkeiten ab. Bei kritischer Abwägung aller Umstände und nach Nutzung nichtinvasiver Untersuchungen kann die Laparoskopie, in der Regel kombiniert mit einer gezielten Biopsie, auch heute noch unter folgenden Indikationen zuverlässige diagnostische Informationen liefern:

1. In der Primär- und Verlaufsdiagnostik der chronischen Hepatitis unterschiedlicher Ätiologie. Das gilt vor allem auch bei einem sonographisch nicht sicher differenzierbaren fibrotischen oder zirrhotischen Leberumbau.
2. Bei Verdacht auf Lebererkrankungen, die durch charakteristische makroskopische Befunde gekennzeichnet sind:
   - *Chronische nichteitrige destruierende Cholangitis*, die präzirrhotische Frühform der primären biliären Zirrhose mit einer typischen landkartenähnlichen Farbmusterung der Leberoberfläche („Landkarten-Phänomen") und einer gepardenfellartigen Tüpfelung bei Nahsicht („Gepardenfell-Phänomen") [5].
   - *Chronische hepatische Porphyrie*, die auf der Leberoberfläche polygonal begrenzte, grau-livide Flecken mit einem erhöhten Porphyringehalt [20] aufweist. Biopsiegewebe aus diesem Leberbereich fällt durch eine intensive Rotfluoreszenz unter der UV-Lampe bei 366 nm (Wood-Light) auf. Im Computertomogramm und Ultraschall stellen sich gelegentlich irreführende Herdbefunde dar, die wie Metastasen imponieren können [13].

- *Genetische Hämochromatose* mit einer vom Stadium der Erkrankung unabhängigen, schmutzig grau-braunen Hyperpigmentierung der Leberoberfläche.
3. Zur Früherkennung durch einen Leberumbau bedingter Komplikationen, die sonographisch noch nicht darstellbar sind:
    - *portale Hypertension* mit korkenzieherartigen Gefäßneusprossungen auf der Dünndarmsubserosa und portaler Vaskularisation im Lig. teres hepatis, im Lig. phrenicocolicum und im Bereich von intraabdominellen Adhäsionen.
    - *Aszitesdiathese*, die sich durch gestaute Lymphgefäße oder durch Lymphzystchen auf der Leberoberfläche anzeigt.
4. Zur Dignitätsbestimmung bei herdförmigen Leberbefunden, soweit diese oberflächlich und in Reichweite der laparoskopischen Inspektion liegen. Bei Hämangiomen und Leberzysten erübrigt sich eine Biopsie.
5. In der Hepatomdiagnostik bei Zirrhotikern mit erhöhtem Alphafetoprotein im Serum und negativem oder unsicherem Ultraschallbefund. Differenzierung zwischen regenerativer Hyperplasie und hepatozellulärem Karzinom.
6. Zum Staging bei gastrointestialen Karzinomen und malignen Lymphomen durch Metastasensuche, Erkennung einer Peritonealkarzinose oder eines Leber-Milz-Befalls.
7. Differentialdiagnostisch dringliche Exploration der Bauchhöhle bei Patienten mit manifester hepatogener Koagulopathie (Quick < 50 % – aPTT > 50"), wenn eine sonographisch assistierte Biopsie bereits kontraindiziert ist [2].

Das Indikationsspektrum zur explorativen Laparoskopie wird zwar mehr und mehr von den Gynäkologen genutzt, von Chirurgen jedoch unerklärlicherweise kaum ausgeschöpft. Immer noch werden Probelaparotomien vorgenommen, obgleich die Technik der Laparoskopie inzwischen zur verbreiteten Routine in der Chirurgie geworden ist.

Vor Einführung und Verbreitung der laparoskopischen Chirurgie haben Gastroenterologen gelegentlich Adhäsiolysen ausgeführt. Bei der ohnehin problematischen Indikation „Verwachsungsbauch" haben wir jedoch seit 1991 keine abdominellen Verwachsungsstränge mehr durchtrennt, sondern Patienten mit entsprechenden Beschwerden an Chirurgen zur MIC überwiesen.

Kontraindikationen

Bei schwerwiegenden hepatogenen, kaum korrigierbaren Gerinnungsstörungen (Quickwert < 30 % – -PTT > 60" – Thrombozytopenie < 30 000) sollte auf eine Laparoskopie wie auf jede andere invasive Diagnostik verzichtet werden. Andererseits kann ein Hämophiliepatient unter adäquater Substitution der fehlenden Gerinnungsfaktoren problemlos laparoskopiert und biopsiert werden.

Sehr seltene Koagulopathien (z. B. „storage-pool disease") lassen sich u. U. nicht mit dem Quicktest oder der PTT erfassen; in unklaren Fällen einer Blutungsdiathese sollte die Blutungszeit mitbestimmt werden. Bei kardialer und/oder pulmonaler Insuffizienz gilt es grundsätzlich kritisch abzuwägen, ob der zu erwartende diagnostische Gewinn das individuelle Risiko rechtfertigt. Aber selbst bei einer Herzinsuffizienz im Stadium III und IV (NYHA) mit kardialen Ödemen und Aszites kann eine Laparoskopie unter besonderen Vorsichtsmaßnahmen (EKG-Monitoring, Defibrillations- und Sauerstoffbereitschaft, venöser Zugang) durchgeführt werden, wenn z. B. vor einer geplanten Herztransplantation bei sonographisch unklarem Befund eine kontradiktive Leberzirrhose sicher ausgeschlossen werden muß.

Instrumentarium

Um die diagnostischen und therapeutischen Möglichkeiten der Laparoskopie ausschöpfen zu können, ist ein spezieller Untersuchungstisch, der in allen Ebenen elektrisch bewegt werden kann, unabdingbar. Ein fest installierter Untersuchungstisch (z. B. Fa. Maquet, Rastatt) setzt einen geeigneten Laparoskopieraum voraus. Alternativ werden auch mobile Tische angeboten, die eine größere räumliche Flexibilität bieten.

Für intrabdominelle Manipulationen während der Laparoskopie steht eine Vielzahl von Greif- und Biopsiezangen, Hakenscheren sowie Knopf- und Hakenelektroden zur Verfügung, die entweder durch einen Arbeitskanal am Operationslaparoskop oder über einen zweiten Einstich eingebracht werden können.

Geräte der laparoskopischen Grundausstattung sind:

- automatisches druckkontrolliertes Gasinsufflationsgerät,
- Kaltlichtprojektor, Lichtleitkabel,
- Hochfrequenzgenerator, unipolar und bipolar,
- Elektronenblitz-Generator, Spiegelreflex-Kamera, (Polaroid-Kamera),
- Optikanwärmer, UV-Lampe,
- Video-Kamera, Prozessor, Recorder, Monitor.

Instrumente zur laparoskopischen Grundausstattung sind:

- Injektionsbesteck für die Lokalanästhesie, Veres-Insufflationskanüle,

- Trokarhülse mit Trompetenventil, Trokar mit konischer Spitze,
- 50°-Seitblickoptik, 10°-Geradeausblickoptik mit Instrumentenkanal,
- Menghini-Hülse 19 mm Ø, Menghini-Trokar,
- Biopsienadeln nach Menghini und Tru-cut,
- Bio-Plug-Applikator, Gelatinezylinder.

Ein Videosystem ist für den Untersuchungsgang zwar entbehrlich, in Anbetracht des Rückgangs an Laparoskopien aber zur unmittelbaren morphologischen und technischen Information von ärztlichen Berufsanfängern und medizinischem Assistenzpersonal von großem Wert.

Vorbereitung

Hygienische Aspekte der Laparoskopie

Die strikte Einhaltung aseptischer bzw. steriler Kautelen ist für die internistische, diagnostische Laparoskopie kaum möglich und u. E. auch nicht erforderlich, so daß wir auf sterile Kittel, Kopf- und Mundtücher verzichten. Nach sorgfältiger Händedesinfektion tragen Untersucher und assistierende Endoskopieschwester zunächst sterile Handschuhe. Von entscheidender Bedeutung ist ausschließlich, daß alle Instrumente bzw. Instrumententeile, die in den intraabdominellen Raum eingebracht werden, streng steril gehalten werden. Auch sollte man nicht auf eine sorgfältige Desinfektion der Bauchhaut des Patienten und auf die Verwendung primär steriler Abdecktücher verzichten.

Prämedikation

Schmerzhafte Irritationen der Bauchdeckenmuskulatur und des Peritoneum lassen sich bei einer Laparoskopie nicht vermeiden. Daher sollte man im Interesse des Patienten und im Interesse eines ungestörten Untersuchungsablaufs auf eine sedierende Prämedikation nicht verzichten. Uns hat sich die intramuskuläre Applikation eines anxiolytischen Tranquilizers am Abend vor der Laparoskopie und am frühen Morgen vor der Untersuchung bewährt. Eine Stunde vor der Untersuchung verabreichen wir dem Patienten ein Opiat. Für die Applikationsform sind manifeste Gerinnungsstörungen naturgemäß zu beachten.

Bei opiatabhängigen Patienten verwenden wir zur Prämedikation in der Regel Buphrenorphin 1 Stunde vor der Untersuchung intramuskulär als alleiniges Medikament. Häufig ist es in diesen Fällen jedoch erforderlich, während der Laparoskopie z. B. mit Midazolam nachzusedieren.

Technik

Lokalanästhesie und Pneumoperitoneum

Für die traditionelle Anlegung des Pneumoperitoneum am „Monro-Punkt" (lateraler Drittelpunkt auf der Verbindungslinie zwischen Nabel und Spina ilica anterior superior), dem üblichen Punkt für eine Aszitespunktion, gibt es heute keine vernünftige Begründung mehr. Der Ort der Pneuanlage und der Trokareinstichstelle sollte identisch sein und in der Regel links oberhalb des Nabels liegen.

So wird eine weitere Bauchdeckenperforation mit dem Risiko von Verletzungen vermieden. In Ausnahmefällen können vorausgegangene Bauchoperationen eine Verlegung der Eingangsstelle erfordern, wobei dann die linke Bauchseite zu bevorzugen ist und ein Abstand von mindestens 3 cm von der Operationsnarbe eingehalten werden sollte.

Nach Infiltration aller Bauchdeckenschichten mit 0,25 %iger Scandicain-Lösung und Stichinzision der Bauchhaut wird die Veres-Kanüle in die Bauchhöhle eingebracht. Bei korrekter intraabdomineller Lage der Kanüle zeigt das Flowmeter am Insufflationsgerät einen Druck bis 10 mm Hg. an. Ein höherer Insufflationsdruck weist regelmäßig auf ein Hindernis an der Spitze der Veres-Kanüle hin. Ausnahmsweise kann ein leicht erhöhter Insufflationsdruck auch vorliegen, wenn die Veres-Kanüle das Spatium praeperitoneale nicht durchdrungen hat und sich so ein subcutanes Emphysem ausbreitet. Bei normaler Füllung des Peritonealraums mit dem Gas dehnt sich das Abdomen symmetrisch gleichmäßig aus. Bei Perkussion ergibt sich eine typische Tympanie.

Eine allgemein gültige Gasinsufflationsmenge läßt sich nicht angeben. Die gelegentlich vorgegebenen 2000 ml sind sicher nicht vertretbar. Die „ausreichend hohe Pneukuppel", die für eine gefahrlose Einführung des Laparoskoptrokars und eine ungestörte Inspektion der Bauchhöhle Voraussetzung ist, wird individuell mit Gasmengen zwischen 1000 ml und 7000 ml erreicht. Als verläßlicher Maßstab gelten palpatorisch prall-elastische Bauchdecken.

Das korrekt ausgebildete Pneumoperitoneum läßt sich durch „Austasten" mit einer ca. 12 cm langen Kanüle sichern. Diese wird auf eine Spritze mit einer Drittelfüllung Lokalanaesthetikum aufgesetzt, durch die Bauchdecken geführt und unter kreisenden Bewegungen in der Pneukuppel bewegt. Treten dabei nach Herausziehen des Kolbens durch den intraabdominellen Überdruck ungestört Gasbläschen über die Flüssigkeit in der Spritze aus, kann man vor Hindernisse im Bereich der vorgesehenen Einführung des Trokar sicher sein. Zusätzlich läßt sich beim Zurückziehen der Nadel gezielt eine präperitoneale Anästhesie setzen.

Trokareinführung

Diese verletzungsträchtige Phase der Laparoskopie läßt sich am sichersten unter Mithilfe des Patienten bewältigen. Dieser wird – sofern er nicht zu tief sediert ist – zum tiefen Einatmen und Anspannen der Bauchdecke aufgefordert. Dadurch wird die Kuppel des Pneumoperitoneums muskulär gesichert und einem „Hineinfallen" des Trokars in das Abdomen vorgebeugt. Der für das Durchdringen der Bauchdecken erforderliche Kraftaufwand ist abhängig von der Qualität der Bauchmuskulatur und der Festigkeit der vorderen und hinteren Rektusscheide. Adipöse Bauchdecken oder die atrophische Bauchdeckenmuskulatur älterer Patienten erfordern wenig Kraftaufwand, bei trainierten jüngeren Patienten kann er dagegen beträchtlich sein. Aus Sicherheitsgründen verwenden wir ausschließlich einen Trokar mit konischer Spitze.

Untersuchungsgang

Nach Einführung des Laparoskops in die Bauchhöhle sollte die Inspektion aller Regionen einem festen Schema unterliegen. Wir beginnen in Kopftief- und leichter Linksseitenlage mit einer Besichtigung des kleinen Beckens (Uterus, Adnexen), der Inguinalgegend und der Appendix vermiformis. Das Vorliegen einer Inguinalhernie läßt sich durch Husten des Patienten verifizieren oder ausschließen. Nach weiterer Besichtigung des Dickdarms und des Dünndarms wird dann der rechte Leberlappen in Kopfhoch- und linker Seitenlage beurteilt und biopsiert. Nach abgeschlossener postpunktioneller Blutung folgt die Inspektion des linken Leberlappens und der Milz in Kopfhoch- und rechter Seitenlage. Diese Position wird vom Patienten nahezu regelmäßig als unangenehm empfunden und sollte daher nicht zu lange eingehalten werden. Anschließend drehen wir den Untersuchungstisch wieder in Linksseitenlage des Patienten, um das Sistieren der Blutung aus der Biopsiestelle zuverlässig zu sichern. Im Falle eines nicht stillbaren Galleflusses aus der Biopsiestelle legen wir durch den Einstich des Biopsietrokars am rechten Rippenbogen einen Zystofix-Katheter mit seiner perforierten Spitze an den Sammelpunkt der abfließenden Galle am lateralen kaudalen Rand des rechten Leberlappens. Spätestens nach 2 bis 3 Tagen sistiert der Gallefluß, und die Drainage kann ohne das Risiko einer galligen Peritonitis gezogen werden.

Ganz selten kann ein bei Anlegung des Pneumoperitoneum unbemerkt entstandenes Netzemphysem die laparoskopische Sicht behindern. Es läßt sich jedoch meist leicht durch einen kleinen Scherenschlag an einer gefäßfreien Stelle zum Kollabieren bringen. Auch beim Bestehen kulissenartiger Adhäsionen kann nach vorheriger Gefäßkoagulation mit einer Schere eine „Fensterung" versucht werden, um so doch noch eine Inspektionsmöglichkeit zu erreichen.

In Fällen, in denen die Sicht auf die Oberfläche des rechten Leberlappens durch hochgeschlagene Anteile des Omentum majus verdeckt ist und in denen es auch in extremer Kopfhochposition nicht gelingt, das Netz zum Herabgleiten zu bewegen, kann vorsichtig versucht werden, es mittels einer Faßzange herunterzuziehen. Diese Manipulation ist natürlich bei Zirrhotikern mit portaler Hypertension oder proliferierten Netzgefäßen nicht ungefährlich.

Die zur Blutstillung ebenfalls empfohlenen Zweikomponenten-Fibrinkleber [21] sind wegen ihres hohen Preises für die Routineanwendung nicht praktikabel.

Laparoskopische Fotodokumentation

Nachdem Lumina-Fotooptiken mit intrakorporalem Elektronenblitz aus – wie wir meinen – unangemessenen Sicherheitsgründen nicht mehr zur Verfügung stehen, ist die bis dahin so unkomplizierte und leicht praktikable, brillante endoskopische Fotodokumentation laparoskopischer Befunde praktisch unmöglich geworden. Auch die computergesteuerte (extrakorporale) automatische Elekronenblitztechnik führt unabhängig vom verwendeten Filmmaterial zu Farbverzerrungen, die sich auch durch Flüssigkeits-Lichtleitkabel nur schlecht überwinden lassen.

Inzwischen sind digitalisierte Videosysteme entwickelt worden, die es wieder ermöglichen, gute Bild- und Diapositiv-Dokumentationen zu erzielen. Leider sind diese Systeme noch unverhältnismäßig kostspielig.

Wundversorgung

Nach Ablassen des Pneumoperitoneum und Herausziehen der Trokarhülse werden die Wundränder auf der Bauchhaut sorgfältig adaptiert und mit drei Steristrip-Streifen verklebt. Die Wunde wird mit einer doppelten sterilen Mullage und einer wasserdichten durchsichtigen Folie abgedeckt, so daß eine vorsichtige, auch feuchte Körperpflege möglich ist.

Bei Patienten mit einem verbleibendem Aszites sollte stets eine subkutane Catgut-Naht unter Einbeziehen der vorderen Rektusscheide gelegt werden, um einem Auslaufen von Aszites vorzubeugen.

Ergebnisse

Tabelle 1 gibt einen Überblick über die Häufigkeit der diagnostischen, explorativen und operativen Laparoskopien in unserer 200-Betten-Klinik mit gastroenterologisch-hepatologischen Schwerpunkt. Nahezu 95% aller Laparoskopien wurden unter diagnostischen Fragestellungen vorgenommen, wobei die diffusen Leberkrankheiten ganz im Vordergrund standen. Lediglich in 3% der Fälle stand die Klärung der Dignität eines herdförmigen Leberbefundes zur Diskussion. Über 80% der Laparoskopien bei diffusen Lebererkrankungen betrafen die chronische Hepatitis viraler, autoimmuner, biliärer, toxischer oder metabolischer Genese (Tabelle 2).

Bei über 90% der explorativen Laparoskopien konnten die gestellten Fragen zuverlässig beantwortet werden. Die Erfolgsquote der laparoskopischen Adhäsiolyse lag dagegen auch bei kritischer Patientenselektion erheblich niedriger; nur ca. 40% wurden dauerhaft beschwerdefrei.

Das diagnostische Gewicht der Laparoskopie bei diffusen Leberkrankheiten ist in weitem Maß abhängig von der Erfahrung des Untersuchers. Der weniger Erfahrene wird sich hinsichtlich seiner endgültigen Interpretation gern auf das „histologisch Gesicherte" verlassen, während der erfahrene Laparoskopiker in kritischer Partnerschaft mit dem Pathologen eine morphologische Diagnose erstellt. Während der Histopathologe Art und Intensität von entzündlichen Veränderungen im Leberparenchym besser bzw. präziser beurteilen kann, liegt der Schwerpunkt des Laparoskopikers in der Beurteilung von bindegewebigen oder zirrhotischen Leberveränderungen und im Erkennen von Zeichen einer portalen Hypertension. Bei optimaler Zusammenarbeit zwischen klinisch vorinformiertem Pathologen und Laparoskopiker läßt sich schließlich eine diagnostische Übereinstimmung von 80% bis 90% erzielen. In einzelnen Fällen läßt sich die Ausbeute der Laparoskopie durch immunhistologische Untersuchungen und durch Schwermetallanalysen (Fe und Cu) im Biopsiegewebe weiter optimieren.

Eine Sonderstellung nimmt die Laparoskopie für die Diagnose einer chronischen nichteitrigen destruierenden Cholangitis (CNDC), die präzirrhotische Frühform der primären biliären Zirrhose (PBC) ein. Der Laparoskopiker ist nämlich aufgrund nahezu pathognomonischer makroskopischer Phänomene (Landkartenphänomen sive „reddish patches" und Gepardenfellphänomen) in der Lage, die Stadien I und II der CNDC mit etwa 90%iger Sicherheit zu diagnostizieren. Demgegenüber kann der Pathologe aus dem Biopsiematerial lediglich 30% dieser Stadien zuverlässig erkennen, 35% seiner Befunde sind mit der Diagnose vereinbar und in weiteren 35% lassen sich die histologischen Befunde mit der Diagnose nicht vereinbaren, oder sie sind sogar irreführend. In den Stadien III und IV der CNDC bzw. PBC werden dann die histologischen Kriterien zunehmend charakteristischer [5]. Aufgrund dieser besonderen Verhältnisse sollte einer Laparoskopie bei Verdacht auf CNDC u. E. besondere Beachtung geschenkt werden.

Nicht vorhersehbare Ergebnisse einer Laparoskopie lassen sich in Form unterschiedlichster intraabdomineller Nebenbefunde bei etwa 5% bis 10% der Untersuchten finden. Bedeutsame Befunde wie suspekte Ovarialzysten, Uterusmyome oder auch Hernien erfordern dann häufig nachgehende invasive Maßnahmen. Nicht selten führt auch eine Laparoskopie beim Vergleich mit zuvor erhobenen sonographischen und computertomographischen Befunden zu überraschenden Korrekturen vorheriger Interpretationen.

An dieser Stelle muß die Bedeutung der persönlichen Erfahrung des laparoskopischen Untersuchers noch einmal betont werden. Diese wird naturgemäß um so wichtiger und problematischer, je mehr die Untersuchungszahlen in der heutigen Praxis zurückgehen. Wir haben früher als Voraussetzung für den Erwerb entsprechender Erfahrungen 5 Laparoskopien/Woche gefordert. Aber tatsächlich gibt es heute nur noch wenige Zentren, die diese Bedingung erfüllen können. Als Folge müssen die internistisch-laparoskopischen Befundinterpretationen weniger sicher werden. Andererseits muß das Augenmerk chirurgischer Laparoskopiker mit großem Nachdruck über ihre spezielle Indikation hinaus auf eine sorgfältige Inspektion der ganzen Bauchhöhle und auf die Wahrnehmung von Detailbefunden an der Leber gerichtet werden.

Tabelle 1. Indikation zur Laparoskopie

Laparoskopie	n	(%)
diagnostisch	3995	94
explorativ	170	4
Adhäsiolyse	74	2
Gesamt	4250	

Tabelle 2. Laparoskopische Diagnosen bei Patienten mit diffusen Lebererkrankungen. Eine laparoskopisch normale Leber schließt histopathologische Veränderungen nicht aus

Laparoskopie	n	(%)
normale Leber	235	6
Leberzirrhose	470	12
chronische Hepatitis	3270	82
Gesamt	3915	

Nachsorge

Im unmittelbaren Anschluß an die Laparoskopie ist zunächst Bettruhe einzuhalten. Am Nachmittag oder Abend – je nach Restwirkung der sedierenden Medikation – sollte der Patient auch im Sinne einer Thromboseprophylaxe aufstehen und einige Schritte gehen. Am nachfolgenden Tag besteht uneingeschränkte Bewegungsfreiheit.

Etwa 10 bis 15 min nach Laparoskopiebeginn ist ein Abfall der Pulsfrequenz häufig zu beobachten. Dieser läßt sich durch einfache Maßnahmen, wie Kopftieflage, feuchtes Stirntuch und forciertes Atmen leicht beheben. Gelegentlich (ca. 1%) kommt es 10 bis 15 min nach Laparoskopiebeginn – wohl in Zusammenhang mit der Prämedikation – zu regelrechten bradykarden Synkopen mit Bewußtlosigkeit, wobei die Pulsfrequenz bis unter 40/min abfallen kann. Hier muß schnell und effektiv behandelt werden. Atropin, Theoadrenalin und Etilefrin sind auch bei i.v.-Gabe nicht sicher wirksam. Verdünnte Suprareninlösung vermag die Pulsfrequenz dagegen zuverlässig anzuheben. Um derartige Bradycardien rechtzeitig zu erfassen, hat sich uns die Überwachung mit einem Pulsoxymeter mit leuchtender Digitalanzeige bewährt. Eine akustische Pulsanzeige ist bei den nicht narkotisierten Patienten nicht empfehlenswert.

Weitere Überwachungsmaßnahmen wie EKG-Monitoring, Defibrillationsbereitschaft, permanente Blutdruckkontrolle etc. sind nur bei kardio-pulmonalen Problempatienten indiziert.

Komplikationen

Schwerwiegende Komplikationen bei einer laparoskopischen Untersuchung an 36364 Patienten sind in den Tabellen 3–5 zusammengestellt (nach Henning u. Look 1985).

Die dieser Tabelle zugrunde liegenden Erhebungszeiträume entstammen zum großen Teil der Ära vor Einführung der Sonographie. Eine konsequent vor jeder Laparoskopie durchgeführte Oberbauchsonographie kann jedoch wesentlich zur Minderung des Untersuchungsrisikos beitragen. Durch die dadurch mögliche Größenbestimmung von Leber und Milz läßt sich einer Organverletzung zuverlässig vorbeugen. Durch das sonographische Erkennen von großkalibrigen umbilikalen und portofemoralen Gefäßanastomosen u.U. mit atypischen paraumbilikalen Verläufen [7, 17] bei portaler Hypertension können durch richtige Wahl des Eingangsortes für den Laparoskop-Trokar schwere und gelegentlich sogar tödliche Bauchdeckenblutungen verhindert werden.

Tabelle 3. Komplikationen beim Anlegen des Pneumoperitoneum

Komplikation	OP.	Tod
Bauchdeckenblutung	5	0
Milzläsion	3	0
Darmperforation	1	0
Kolonperforation	1	0
Dünndarmperforation	1	0
Gesamt	11 (0,024%)	0

Tabelle 4. Komplikationen beim Einführen der Trokarhülse durch die Bauchdecken

Komplikation	OP.	Tod
Bauchdeckenblutung	4	5
Umbilikal und Paraumbilikal-Venenverletzung	1	3
Mesenterialgefäßblutung	1	0
Verletzung der A. iliaca comm.	1	0
intraabdominelle Blutung unbekannten Ursprungs	1	0
Milzläsion	1	0
Kolonperforation	4	0
Gallenblasenperforation	1	0
Gesamt	14 (0,03%)	8

Tabelle 5. Komplikationen während und nach der Laparoskopie sowie bei der laparoskopischen Biopsie

Komplikation	OP.	Tod
während der Laparoskopie:	0	0
nach der Laparoskopie:		
Coma hepaticum	0	(1)
bei der laparoskopischen Biopsie:		
Blutungen aus der Biopsie	4	7
Gallefluß aus der Biopsie	4	0
Gallefluß und Galleperitonitis	6	10
galliger Abszess	1	0
punktiertes Gallenblasenempyem	1	0
Cholaskos	2	0
Milzbiopsieblutung	1	0
Gesamt	19 (0,04%)	17 (0,37%)

Zusammenfassend ergibt sich folgendes Resultat:

- Komplikationen mit operativer Intervention: 44 (0,095%)
- Komplikationen mit Todesfolge: 25 (0,054%)
- Gesamtkomplikationsrate: 69 (0,149%)

Zur Minderung der Komplikationsrate sollten folgende vorbeugende Maßnahmen eingehalten werden:

- Prälaparoskischer sonographischer Nachweis oder Ausschluß großkalibriger paraumbilikaler Anastomosengefäße;

- präalaparoskopische sonographische Größenbestimmung von Leber und Milz;
- Distanz der Trokareingangsstelle zu Operationsnarben von mindestens 3 cm;
- Sorgfältige Beachtung des manometrischen Gasinsufflationsdrucks; gegebenenfalls Lagekorrektur der Veres-Kanüle;
- „Austasten" des Pneumoperitoneum unter dem Trokareingang zum Ausschluß intraabdomineller Hindernisse; gegebenenfalls Verlegung der Trokareingangsstelle;
- Keine Verwendung scharfgeschliffener Dreikanttrokare;
- von Ausnahmen abgesehen, Biopsie der Leber im Bereich des lateralen rechten Lappens nach Lokalanästhesie durch eine Menghini-Trokarhülse oder eine Trucut-Nadel über einen zweiten Einstich am rechten Rippenbogen.

Abgesehen von untersuchungstechnischen Komplikationen, sollte der Patient vor der Laparoskopie auch über mögliche Unannehmlichkeiten im Untersuchungsablauf, die ihn subjektiv durchaus ängstigen könnten, aufgeklärt werden. Einige Patienten zeigen – wie bereits erwähnt – 10 bis 15 min nach Untersuchungsbeginn bradykarde Reaktionen und auch Synkopen, die mit Brechreiz und Schwindelgefühl verbunden sind. Gegen Ende der Untersuchung stellt sich in etwa 3% meist jüngerer und ängstlicher Patienten nach Ablassen des Pneumoperitoneum ein u.U. äußerst schmerzhafter Zwerchfell- und/oder Bauchdeckenkrampf ein. Gelegentlich tritt nach der Laparoskopie auch ein unterschiedlich heftiger Schulterschmerz auf. Diese Ereignisse lassen sich in der Regel unschwer beheben, sie werden vom Patienten aber besser toleriert, wenn über ihr mögliches Auftreten vorher aufgeklärt worden ist.

Mini-Laparoskopie

Für die laparoskopische Mikrochirurgie wurde ein Instrumentarium (z.B. Mini-Fiber-Laparoskop-System, Wolf Knittlingen) entwickelt, das sich auch für diagnostische Zwecke nutzen läßt. Vorteil dieser Methode ist der Verzicht auf den konventionellen 10 mm Laparoskoptrokar. Durch die anästhesierte Bauchdecke wird eine Veresskanüle mit einem 2,7 mm Außenschaft eingebracht. Durch diesen Außenschaft wird dann eine starre 1,9 mm Fiberoptik eingesetzt. Diese Miniaturisierung bedingt den Verzicht auf einen Arbeitskanal. Für Biopsien, Blutstillungstechniken und andere Manipulationen ist in jedem Fall ein zweiter Zugang erforderlich.

Bei dieser Mini-Laparoskopie entfällt das Risiko von Verletzungen durch den 10 mm Trokar, die Laparoskopiewunde wird von ca. 12 mm auf ca. 3 mm reduziert.

Kosten/Nutzen

Eine Kosten/Nutzen-Analyse für die Laparoskopie, insbesondere im Vergleich mit konkurrierenden diagnostischen Verfahren fällt schwer oder erscheint sogar unmöglich.

Die Basisgeräte und Zusatzinstrumente für die Laparoskopie sind vergleichsweise kostengünstig und zeichnen sich durch eine nahezu unbegrenzte Nutzungsdauer aus. Ein Hochfrequenzgenerator, eine Photodokumentationsausrüstung und gegebenenfalls eine Videoausstattung werden bei sinnvoller Planung gemeinsam mit anderen endoskopischen Geräten zu nutzen sein.

Nichtinvasive, bildgebende Verfahren, wie Sonographie, Computertomographie und Kernspintomographie, sind durch den hohen Preis ihrer Geräte gekennzeichnet. Andererseits werden sie aber unter nicht vergleichbaren Indikationen eingesetzt. Schließlich wird die Indikation zur diagnostischen Laparoskopie durch die Ergebnisse konkurrierender Verfahren heute beträchtlich zurückgedrängt, wodurch die Laparoskopieausstattung weniger wirtschaftlich genutzt wird.

Literatur

1. Börner N, Schwerk WB, Braun B (1987) Leber. Spezielle Diagnostik. In: Braun B, Günther R, Schwerk WB (Hrsg) Ultraschalldiagnostik – 5. Erg Lfg 12:27
2. Boyd WP, Nord HJ (1998) Diagnostic Laparoscopy. Endoscopy 30:189
3. Dagnini G, Calderoni MW, Marin G, Patella M (1981) Tamponamento per via laparoscopica con spugna di fivrina negli incidenti da biopsia d'argano. Giorn Ital End Dig 4:334
4. Frangenheim H (1958) Die Bedeutung der Laparoskopie für die gynäkologische Diagnostik. Fortschr Med 76:451
5. Friedrich K, Henning H (1986) Stellenwert der Laparoskopie in der Diagnostik der chronischen nichteitrigen destruierenden Cholangitis. Z Gastroenterol 24:364
6. Friedrich K, Henning H (1987) Laparoskopische Blutstillung nach Leberbiopsie durch Instillation eines Gelatine-Zylinders. Z Gastroenterol 25:726
7. Friedrich K, Vogel HM, Henning H (1988) The impotance of variant insertions of the ligamentum teres hepatis in the Cruveilhier-Baumgarten syndrome. Endoscopy 20:254
8. Götz F, Pier A, Schippers E, Schumpelick V (1991) Laparoskopische Chirurgie. Stuttgart-New York: Georg Thieme Verlag
9. Henning H, Lightdale ChJ, Look D (1994) Color Atlas of Diagnostic Laparoscopy. Stuttgart-New York: Georg Thieme Verlag
10. Jacobaeus HChr (1910) Über die Möglichkeit, die Cystoskopie bei Untersuchung seröser Höhlungen anzuwenden. Münch med Wschr 57:2090
11. Kalk H (1948) Erfahrungen mit der Laparoskopie (Bauchspiegelung) mit besonderer Berücksichtigung der Leberkrankheiten. Dtsch Arch klin Med 193:342
12. Kelling G (1902) Über Oesophagoskopie, Gastroskopie und Kölioskopie. Münch med Wschr 49:21
13. Kersjes W, Harder T, Steudel A, Hartlapp JH (1988) Multiple Leberrundherde bei latenter Porphyria hepatica tarda. Fortschr Röntgenstr 148:165

14. Lübke F (1964) Die Laparoskopie als diagnostisches Hilfsmittel in der Gynäkologie. Zbl Gynäkol 86:240
15. Palmer R (1946) La coelioscopie gynécologique. Rapport du Professeur Mocquot Acad chir 72:363
16. Perissat J, Collet D, Edye M (1992) State of the Art in Gastroenterologic Endoscopy. Therapeutic Laparoscopy. Endoscopy 24:138
17. Schulze PJ, Vogel HM (1982) Songraphic demonstration of Cruveilhier-Baumgarten (CB) syndrome. Eur J Radiol 2:72
18. Semm K (1967) Die Laparoskopie in der Gynäkologie. Geburtsh u Frauenhlk 27:1029
19. Semm K (1983) Endoscopic appendectomy. Endoscopy 15:59
20. Solis-Herruzo JA, Muñoz-Yagüe T, Eriquez de Salamanca R (1978) Laparoskopische Befunde bei der chronischen hepatischen Porphyrie: Graufleckung der Leberoberfläche. LeberMagenDarm 8:101
21. Thiele H, Berg PL, Frick B, Kalk JF (1989) Fibrinkleberinjektion eine neue Methode zur Blutstillung nach laparoskopischer Leberbiopsie. Dtsch med Wschr 114:1196
22. Weiss H, Büntsch U, Weiss A (1988) Risiken der Feinnadelpunktion. Ultraschall 9:121
23. Weiss H, Weiss A, Schöll A (1988) Tödliche Komplikation einer Feinnadelbiopsie der Leber. Dtsch Med Wochenschr 113:139

Endoskopischer Ultraschall

T. Rösch und A. M. Kassem

Der endoskopische Ultraschall (EUS) wurde vor ca. 15 Jahren in die gastroenterologische Diagnostik eingeführt, um die Grenzen des perkutanen Ultraschalls in der Pankreasdarstellung, wie z. B. Luftüberlagerung und mangelnde Auflösung, zu überwinden. Die Methode verwendet hochfrequente Ultraschallköpfe (5–12 MHz) an der Spitze von Seitblickendoskopen: Die hohen US-Frequenzen bedingen eine limitierte Eindringtiefe, liefern jedoch eine deutlich bessere Detailauflösung als der perkutane Schall. Deswegen ist auch – neben der Pankreasdarstellung – die Wand des Gastrointestinaltrakts mit ihren verschiedenen Schichten das zweite Indikationsgebiet des EUS.

Indikationen

Die Indikationen des EUS liegen im lokoregionären Tumorstaging (T- und N-Kategorie) gastrointestinaler (Ösophagus, Magen, Dickdarm) und pankreatobiliärer Tumoren, wobei die begrenzte Ultraschall-Eindringtiefe der Methode meist keine vollständige Beurteilung anderer Organe, wie der gesamten Leber zur Fernmetastasen-Suche (M-Kategorie), zuläßt. Weitere Indikationen sind die Primärdiagnostik submuköser Tumoren und die Erkennung kleiner (exokriner und endokriner) Pankreastumoren, wenn sie in Ultraschall und CT negativ sind. Unter den benignen Erkrankungen sind Achalasie, portale Hypertension, Gallengangsteine, chronische Pankreatitis, entzündliche Darmerkrankungen und Analsphinkter-Defekte zu nennen; doch gibt es mit Ausnahme der Choledocholithiasis noch zuwenig Daten, um den EUS bei nicht-neoplastischen Erkrankungen in einen klinischen Gesamtzusammenhang zu stellen. Die Indikationen zur Endosonographie sind in Tabelle 1 aufgelistet [4, 15, 31, 53].

Kontraindikationen

Spezielle Kontraindikationen zur Endosonographie gibt es nicht; es gelten dieselben (relativen) Kontraindikationen wie für die obere und untere gastrointestinale Endoskopie. Die ERCP-spezifische Komplikation der Pankreatitis entfällt natürlich bei der Endosonographie des Pankreas und der Gallenwege.

Tabelle 1. Indikationen zur Endosonographie

Erkrankung	Anwendung
Karzinome	Staging von Ösophagus-, Magenkarzinom, Magenlymphom (Kolon- und) Rektumkarzinom bei operablen Patienten ohne Fernmetastasen
Submuköse Tumoren	Differenzierung von extraluminaler Kompression Hinweise zur Artdiagnose und Dignität
Magenfaltenverdickung	Darstellung der Wandstruktur Hinweise auf Art der Verdickung – Histologie trotzdem nötig
Endokrine Pankreastumoren	Lokalisationsdiagnostik, v. a. bei negativem US und CT
Pankreaskarzinom	Diagnostik v. a. kleiner Tumoren (keine Differentialdiagnostik!) Lokoregionäres Staging bei operablen Patienten ohne Fernmetastasen – Rolle im Vergleich zu CT und NMR noch nicht klar
Benigne Erkrankungen	Gallengangsteine (klinische Relevanz noch nicht klar) andere Indikationen (Achalasie, portale Hypertension, entzündliche Darmerkrankungen) noch nicht durch Studien abgesichert
Endosonographische Punktionen	Lymphknotenmetastasen, v. a. vom Primär-TU entfernte, auch mediastinale LK beim Bronchialkarzinom, Mediastinaltumoren, Pankreastumoren (?)

Instrumentarium

Echoendoskope sind Seitblickgeräte, an deren 3–4 cm langer starrer Spitze sich ein kleiner Ultraschall-Transducer (Durchmesser 13 mm) befindet. Die verwendeten hohen Ultraschall-Frequenzen (i. d. R. 7,5 MHz, umschaltbar auf 5 oder 12 MHz) garantieren eine hohe Bild-Auflösung bei begrenzter Eindringtiefe (5–6 cm). Als Wasservorlaufstrecke dienen ein flüssigkeitsgefüllter Ballon um die Gerätespitze und/oder die Instillation von 100–400 ml Flüssigkeit in Hohlorgane. Unter den auf dem Markt befindlichen Geräten lassen sich Radial- und Linearscanner unterscheiden [77]. Soweit die begrenzte Datenlage Schlußfolgerungen zuläßt, sind beide Gerätetypen in den klassischen Indikationen des EUS nahezu gleichwertig. Weitere Instrumente für Spezialindikationen sind ein nicht-optisches 7 mm dickes Gerät für Ösophagusstenosem, das über einen Führungsdraht bis in den Magen vorgeschoben werden kann [8], sowie dünne Mini-Sonden, die man durch den Arbeitskanal konventioneller Endoskope einsetzen kann; sie arbeiten meist mit höheren Ultraschall-Frequenzen (12–30 MHz) [88, 100, 103]. Für den unteren Gastrointestinaltrakt stehen starre rektale Sonden mit verschiedenen Schallprinzipien (radial, linear, multiplanar) sowie ein flexibles Geradeausblick-Ultraschall-Koloskop zur Verfügung [77].

Vorbereitung, Untersuchungstechnik und Normalbefunde

Die Untersuchung des oberen Gastrointestinaltrakts wird wie eine diagnostische Gastroskopie am nüchternen Patienten in Linksseitenlage und meist unter Sedierung mit einem Benzodiazepin durchgeführt. Endosonographische Rekto- und Koloskopie benötigen dieselbe Vorbereitung (Klysma bzw. Darmlavage) wie konventionelle Rekto- und Koloskopien. Im Gastrointestinaltrakt ist in aller Regel eine Endoskopie vorausgegangen, die einen weiter klärungsbedürftigen Befund erbracht hat; auch im Bereich von Pankreas und Gallenwegen ist die Endosonographie selten die primäre Untersuchung. Die genaue oder ungefähre Lokalisation einer Läsion ist also in der überwiegenden Mehrzahl der Fälle bekannt. Das Echoendoskop wird dann bis an die Stelle im Gastrointestinaltrakt vorgeschoben, an der sich die zu untersuchende Läsion befindet; für die Darstellung der verschiedenen Abschnitte der Gallenwege und der Bauchspeicheldrüse gibt es in Magen und Duodenum bestimmte Standard-Positionen für das Echoendoskop [18, 32, 86, 94, 97]. Ist die jeweilige Position erreicht, wird durch langsame Bewegungen des Gerätes und der Gerätespitze die jeweilige Läsion in ihrer gesamten Ausdehnung dargestellt. Hierbei sind nur reproduzierbare und möglichst artefaktfreie Befunde zu werten. Artefakte [1, 47] entstehen u.a. durch ungenügende Ankopplung des Schallkopfs, Schrägschnitte durch Läsionen und Verwechslungen anatomischer Strukturen im begrenzten Blickfeld.

Die normale Wand des Gastrointestinaltrakts besteht aus 5 abwechselnd echoreichen und echoarmen Schichten (Abb. 1 und 2), die in etwa der histologischen Einteilung in Mukosa/Submukosa/Muskularis propria und Adventitia/Serosa entspricht. Eine ausreichende Wasservorlaufstrecke, ein adäquater Focusabstand und ein in etwa rechtwinkliges Auftreffen des Schallstrahls sind zur artefaktfreien Darstellung der GI-Wand erforderlich [1, 47]. Pathologische Befunde, im wesentlichen Tumoren, zeichnen sich durch umschriebene oder diffuse Verdickungen mit teilweiser oder vollständiger Aufhebung der Wandschichtung aus.

Das Pankreas präsentiert sich abschnittsweise von den verschiedenen Positionen in Duodenum und Magen aus (einschließlich Pankreasgang) als homo-

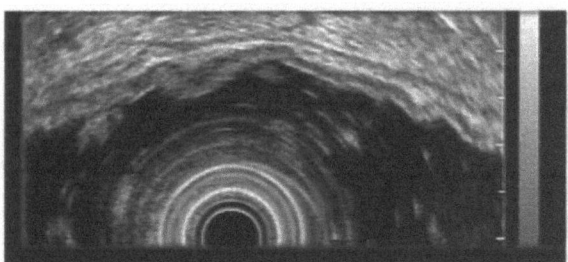

Abb. 1. Normale Wandschichtung des Magens: *1* innere echoreiche Schicht: Mukosa, *2* innere echoarme Schicht: T. muscularis mucosa, *3* mittlere echoreiche Schicht: Submukosa, *4* äußere echoarme Schicht: T. muscularis propria, *5* äußere echoreiche Schicht: Serosa

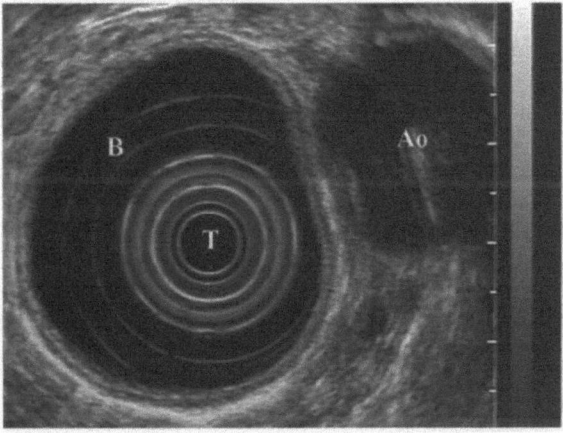

Abb. 2. Normale Ösophaguswand. *Ao* Aorta, *T* Transducer, *B* Ballon

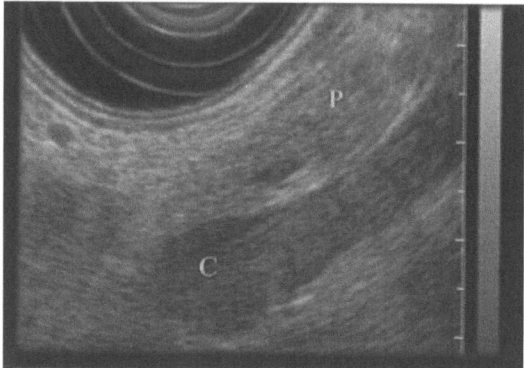

Abb. 3. Normales Pankreas. *P* Pankreas, *C* Confluens

genes, echoreiches und i. d. R. glatt begrenztes Organ (Abb. 3). Der Gallengang als echofreie longitudinale Struktur mit echoreicher Wandbegrenzung läßt sich von der Papille aus meist bis in den Leberhilus verfolgen. Bei der pankreatobiliären Sonographie ist auch auf die umliegenden großen Gefäße (Pfortadersystem, Truncus coeliacus) zu achten.

Endosonographische *Feinnadel-Punktionen* werden am besten mit Lineargeräten durchgeführt, da sich nur hier der Nadelverlauf am Ultraschall-Bild verfolgen läßt. Die Läsion wird endosonographisch so eingestellt, daß sie von der schräg austretenden und ins Bild kommenden Nadel getroffen wird. Die sonographisch sichtbare Nadelspitze wird dann (nach Ziehen des Mandrins) unter Aspiration in der Läsion hin- und herbewegt; so werden in der Regel nur zytologisches Material, gelegentlich auch winzige Zylinder zur histologischen Begutachtung gewonnen. Meist sind 2–4 Punktionen nötig, um aussagekräftiges Material zu erhalten. An der Entwicklung dickerer Nadeln zur Histologiegewinnung wird gearbeitet.

Ergebnisse

Karzinom-Staging im Gastrointestinaltrakt

Die Fünf-Schichtung der Wand des Gastrointestinaltrakts ist die Grundlage für die endosonographische T-Klassifikation; Tumoren stellen sich als irregulär begrenzte Wandverdickungen dar, die, je nach Stadium, die oberflächlichen Schichten (Stadium T1) oder die Schichtstruktur der gesamten Wand bei glatter (Stadium T2) oder deutlich irregulärer Grenze (Stadium T3) zerstören. Im Stadium T4 zeigt sich eine Infiltration der TU-Masse in benachbarte Organe oder Strukturen (Abb. 4–6). Lymphknoten-Metastasen zeigen sich als rundliche, echoarme/-in-

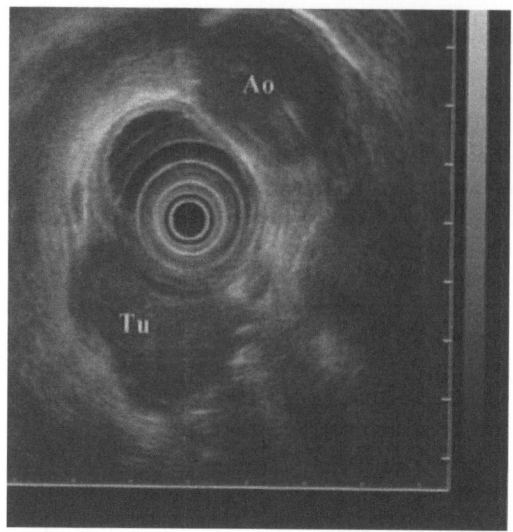

Abb. 4. T3-Ösophaguskarzinom. *Tu* Tumor, *Ao* Aorta

homogene Raumforderungen, meist in Tumornähe (Stadium N1–3 je nach Tumor) oder auch vom Tumor entfernt (z. B. M1lym je nach Primärtumor). Grundsätzlich lassen sich endosonographisch jedoch Malignomgewebe und Entzündung nicht sauber voneinander trennen; deswegen können im Einzelfall maligne von benignen Lymphknoten nicht sicher unterschieden werden. Weitere Einschränkungen bestehen bei stenosierenden Ösophaguskarzinomen, wenn keine Gerätepassage und somit keine vollständige Tumorbeurteilung möglich ist; hier handelt es

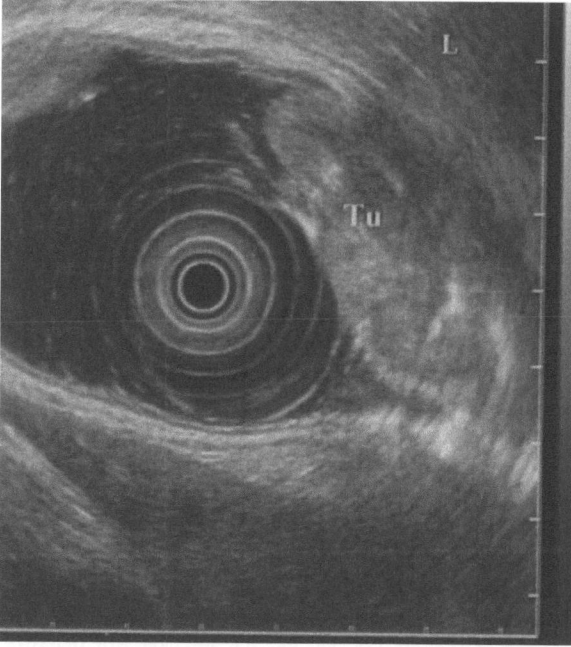

Abb. 5. T4-Magenkarzinom. *Tu* Tumor, *L* Leber. Der Tumor scheint die Leber zu infiltrieren

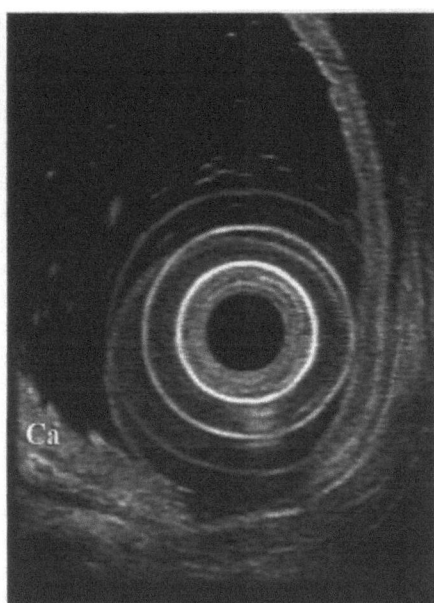

Abb. 6. T1-Magenkarzinom. *Ca* Karzinom. Die echoarme T. muscularis propria ist noch intakt

sich aber meist ohnehin um fortgeschrittene Malignome. Wird eine Echoendoskop-Passage gewünscht, so wird entweder eine vorsichtige, schrittweise Dilatation, die Verwendung eines speziellen, dünneren (7 mm) Gerätes oder von dünnen Ultraschall-„Mini"-Sonden empfohlen, die allerdings eine begrenzte Eindringtiefe haben (siehe oben).

Die Treffsicherheit der Endosonographie im lokoregionären Tumorstaging gastrointestinaler Karzinome liegt bei etwa 80–85% für das T-Stadium und bei 70–80% für das N-Stadium. Die Ergebnisse für Ösophagus-, Magen- und Dickdarmkarzinom sind in Tabelle 2 zusammengefaßt [12, 43, 66, 68, 77, 78]. Im Stadium T2 führen peritumoröse entzündliche Veränderungen nicht selten zu einem „Overstaging", vor allem bei ulzerierenden Karzinomen. In der T4-Kategorie wird die Infiltration in andere Organe nicht in gleicher Weise für alle Strukturen diagnostiziert; Infiltrationen des Ösophaguskarzinoms in das Tracheobronchialsystem sind beispielsweise i. d. R. schlecht zu erkennen. Eine weitere Limitation besteht in der erschwerten Unterscheidung ganz oberflächlicher (nur Mukosa-Infiltration) von einer etwas tiefer gehenden (Submukosa) Tumorinfiltration in der T1-Kategorie. Dies ist klinisch von Belang, wenn daran gedacht wird, oberflächliche Karzinome endoskopisch abzutragen, was vor allem aus der japanischen Literatur berichtet wird.

Klinisch macht der EUS immer dann Sinn, wenn verschiedene Stadien (T- und N-Kategorie) zu verschiedenen Therapiekonzepten führen: Beispiele sind beim Rektumkarzinom die lokale Exzision im Stadium T1, die konventionelle chirurgische Resektion in den Stadien T2 und T3 sowie eine Vorbehandlung mittels Strahlentherapie im Stadium T4. Auch im oberen Gastrointestinaltrakt werden solche multimodalen Therapieprotokolle derzeit evaluiert [45].

In der Beurteilung des Therapieeffektes einer Radiochemotherapie hat sich der EUS dagegen als deutlich weniger treffsicher erwiesen. Obwohl die Literatur hierzu widersprüchlich ist [46], und auch noch nicht klar ist, ob Chemotherapie, Bestrahlung oder eine Kombinationstherapie verschiedene Auswirkungen auf die Beurteilbarkeit haben, scheinen doch entzündliche/fibrotische Veränderungen von Resttumorgewebe endosonographisch nicht gut unterscheidbar zu sein. Dieselben Einschränkungen gelten für die Diagnostik eines Tumorrezidivs nach potentiell kurativer Operation [52, 65]. Eine hohe Sensitivität in der Erkennung eines Lokalrezidivs scheint einer niedrigeren Spezifität gegenüberzustehen. Dies ist wiederum dadurch zu erklären, daß entzündliche Veränderungen einem Rezidiv täuschend ähnlich sein können. Ob der EUS deshalb ins Nachuntersuchungs-Programm verschiedener Tumoren (Ösophagus, Kolorektum) aufgenommen werden soll, ist daher derzeit unklar.

Magenlymphom und Magenwandverdickungen

Bei endoskopisch gesehenen Magenwandverdickungen mit negativer Biopsie kann der EUS verschiedene Muster zeigen [87, 90]: Eine Verdickung nur der oberflächlichen Schichten (Mukosa) findet sich bei hyperplastischer Gastritis, beim Morbus Ménétrier, aber

Karzinomtyp	T-Stadium nur EUS	N-Stadium nur EUS	T-Stadium EUS CT	N-Stadium EUS CT
Ösophaguskarzinom	n = 1154 84%	n = 1035 77%	n = 367 85% 58%	n = 328 75% 54%
Magenkarzinom	n = 2663 78%	n = 1171 70%	n = 326 85% 48%	n = 326 80% 38%
Rektumkarzinom	n = 1305 85%	n = 773 71%	n = 563 86% 73%	n = 423 70% 65%

Tabelle 2. Zusammenfassung der Literaturergebnisse: Treffsicherheit der Endosonographie im lokoregionären Staging des Ösophagus-, Magen- und Rektumkarzinoms; in den linken beiden Spalten sind die Ergebnisse aller Studien über den EUS zusammenfaßt, in den beiden rechten Spalten die Studien, die EUS und CT verglichen haben. (Nach [12, 43, 66, 68, 77, 78])

auch beim Früh-Lymphom des Magens. Hier sollte aber eine Makropartikel-Biopsie weiterführen. Bei fortgeschritteneren Malignomen, wie z. B. einem ausgedehnteren Magenlymphom oder einer Linitis plastica, sind alle Magenwandschichten verdickt und die Schichtstruktur ist entweder ganz oder teilweise aufgehoben. Obwohl der EUS somit per se keine histologische Diagnose liefern kann, kann das endosonographische Bild doch zur Diagnosefindung beitragen, indem beispielsweise Makropartikelbiopsien erzwungen werden. Im Staging eines etablierten Malignoms, z. B. beim Magenlymphom, erreicht der EUS eine den Karzinomen vergleichbare Treffsicherheit (Tiefenausdehnung, Lymphknoten) [14, 27, 30, 62, 91]; inwieweit auch die longitudinale Tumorausdehnung (Festlegung der Resektionsgrenzen) endosonographisch zuverlässig möglich ist, darüber gibt es unterschiedliche Auffassungen; in jedem Fall gehört eine endoskopische Stufenbiopsie mit zum Staging-Programm. Niedrig-maligne Lymphome des Magens können versuchsweise mit einer Helicobacter-Eradikation behandelt werden; inwieweit der EUS vor einer solchen Therapie nötig ist, um eine tiefere Infiltration auszuschließen, ist wahrscheinlich, aber derzeit noch nicht klar.

Submuköse Läsionen

Endoskopisch sichtbare submuköse Vorwölbungen können intramuralen Tumoren unterhalb der Schleimhaut oder auch Impressionen von außen durch normale (Milz, Leber, Gallenblase, Aorta, Wirbelsäule) oder pathologische Strukturen (Tumoren, Cysten) bedingt sein. Diese Differentialdiagnose, die z. T. erhebliche diagnostische und therapeutische Konsequenzen hat, liefert der EUS zuverlässig. Bei submukösen Tumoren kann die Endosonographie dagegen wiederum keine sichere Histologie liefern, doch gibt es Hinweise (Echostruktur, Ursprungsschicht), die bestimmte Diagnosen (Zyste, myogener Tumor, Lipom etc.) nahelegen. Ähnliches gilt für die auch histologisch oft schwierige Differentialdiagnose zwischen benignen und malignen submukösen Tumoren; auch hier liefert der EUS bestimmte Parameter (v. a. Tumorgröße, aber auch Tumorrand oder benachbarte vergrößerte Lymphknoten), die die Diagnose eines benignen oder malignen Tumors wahrscheinlich machen [10, 16, 40, 67, 76, 93]. Über den Einfluß des EUS auf das weitere Vorgehen („outcome") ist derzeit noch zuwenig bekannt; erste Studien weisen aber daraufhin, daß er die kosteneffektivste Methode darstellt [2].

Nicht-tumoröse Erkrankungen des Gastrointestinaltrakts

Die Endosonographie wurde in der Literatur zur Diagnostik der Achalasie [23, 56, 104], bei der portalen Hypertension (z. B. zur Beurteilung des endoskopischen Therapieerfolgs) [13, 24] und bei chronisch-entzündlichen Darmerkrankungen [85] eingesetzt. Insgesamt haben die wenigen Studien aber noch zu keinen greifbaren Ergebnissen in punkto klinische Anwendbarkeit geführt. Die Endosonographie des Analkanals ist offenbar in der Lage, Defekte des äußeren und inneren Sphinkters zuverlässig zu diagnostizieren; sie könnte deshalb in der Abklärung der Inkontinenz eingesetzt werden [6].

Endosonographie von Pankreas und Gallenwegen

Die hohe Auflösung des EUS im Bereich des Pankreas erlaubt eine gute Erkennung bereits kleiner fokaler Läsionen im normalen Parenchym; fokale Läsionen in einem diffus (z. B. entzündlich) veränderten Organ zu erkennen, ist dagegen bedeutend schwieriger und oft nicht zuverlässig möglich. Kleine Pankreastumoren finden sich vorwiegend bei *endokrinen Tumoren*, deren Größe meist noch begrenzt ist, wenn sie bereits eindeutige klinische Symptome verursachen. Nach klinischer und laborchemischer Diagnosestellung ist die Lokalisationsdiagnostik endosonographisch mit hoher Treffsicherheit zu erreichen (Tabelle 3); dies gilt jedoch vorwiegend für intrapankreatische Tumoren [5, 63, 73, 83, 99], während die Treffsicherheit des EUS für intraduodenale und andere extrapankreatische endokrine Tumoren, im wesentlichen Gastrinome, niedriger liegen dürfte [82].

Kleine *Pankreaskarzinome* stellen sich ebenfalls als echoarme, mit zunehmender Größe dann inhomogene und irregulär begrenzte Tumoren dar, die im Frühstadium von normalem Pankreasgewebe umgeben sind (Abb. 7), während sie in fortgeschritteneren Stadien die Grenzen des Pankreas überschreiten und schließlich in benachbarte Gefäße und andere Strukturen infiltrieren. Endosonographisch sind vor allem kleine Tumoren sehr gut darzustellen, wobei die Methode anderen bildgebenden Verfahren überlegen ist

Tabelle 3. Treffsicherheit des endoskopischen Ultraschalls in der Lokalisationsdiagnostik endokriner Pankreastumoren im Vergleich mit Ultraschall, CT, NMR und Somatostatin-Rezeptor-Szintigraphie (*SRS*). (Nach [5, 35, 54, 63, 75, 80, 81, 83, 89, 99, 105])

	EUS	US	CT	NMR	SRS
Sensitivität	84%	30%	20%	24%	52%
Patientenzahl	176	111	126	25	25

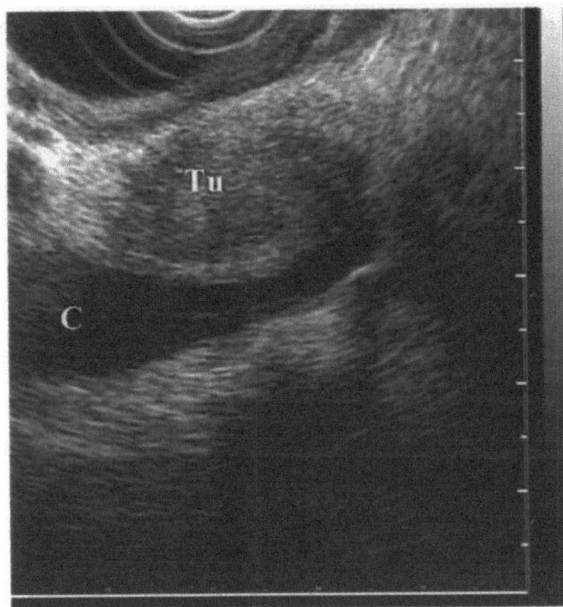

Abb. 7. Pankreaskopftumor. *Tu* Tumor, *C* Confluens. Der echoarme Tumor ist von der Milzvene und Confluens gut abgrenzbar

(Tabelle 4) [74, 101, 102]. Nicht geeignet ist der EUS dagegen zur Differenzierung eines Pankreaskarzinoms von einem entzündlichen Tumor im Rahmen einer chronischen Pankreatitis [28, 74]. Im lokoregionalen Staging sind initial hervorragende Ergebnisse (Tab. 4) [11, 61, 69, 70, 92] in jüngeren Studien nicht ganz bestätigt worden [59, 72], was vielleicht auch an der Abhängigkeit der Methode von der Erfahrung des Untersuchers liegen mag. Die Überlegenheit des EUS über die CT im lokoregionären Staging, die ältere Studien gezeigt haben, wurde jüngst angezweifelt, da radiologische Publikationen mit Spiral-CT-Verfahren deutlich bessere Ergebnisse gezeigt haben. Im direkten Vergleich zwischen Endosonographie und Spiral-CT zeigte eine kleine Studie vor kurzem aber weiterhin eine Überlegenheit des EUS [38]. Hier sind die Akten noch nicht geschlossen.

Bei der *chronischen Pankreatitis* kann der EUS offenbar schon sehr früh Parenchymveränderungen darstellen [22, 97]; der klinische Stellenwert der Methode im Vergleich zur ERCP ist jedoch noch nicht festgelegt. Ob die endosonographische Untersuchung obligat vor einer endoskopischen Cystendrainage bei chronischer Pankreatitis stehen soll (Bestimmung des Abstands zwischen Cyste und GI-Wand, Ausschluß von interponierten Gefäßen) ist ebenfalls noch nicht geklärt [9].

Gallengangsteine sind endosonographisch mit sehr guter Sensitivität und Spezifität zu diagnostizieren [3, 17, 60, 64, 84]; es ist denkbar, daß die Methode bei unklaren Fällen, in denen eine ERCP nicht sicher indiziert ist, eine klinisch sinnvolle Einsatzmöglichkeit finden wird. Dies um so mehr, als mit dem EUS nicht wie mit der ERCP das Risiko einer Pankreatitis assoziiert ist.

Endosonographische Punktionen

Die Literatur über die Treffsicherheit endosonographischer Punktionen wächst ständig; Tabelle 5 gibt eine Übersicht über die verschiedenen Indikationsgebiete und die jeweilige Sensitivität der Methode [7, 19–21, 25, 34, 37, 39, 49, 50, 58, 96]. Klinisch Sinn macht die endosonographische Punktion vor allem in den Fällen, in denen die jeweiligen Läsionen anderweitig nicht (z. B. Nichtdarstellbarkeit kleiner Pankreastumoren durch US oder CT) oder nur mit erhöhtem Aufwand erreichbar sind (z. B. Mediastinoskopie für mediastinale Raumforderungen) und vor allem, wenn das Punktionsergebnis das weitere diagnostische oder therapeutische Vorgehen entscheidend ändert: dies ist z. B. bei der Gewebssicherung von entfernten Lymphknotenmetastasen (Stadium M1 lym) beim Ösophagus- und Magenkarzinom der Fall.

Derselbe Zugangsweg der endosonographischen Feinnadelpunktion kann auch für therapeutische Zwecke genutzt werden, indem Substanzen injiziert werden: erste Anwendungsbeispiele dieser „therapeutischen Endosoonographie" sind die Botulinustoxin-Injektion bei der Achalasie [44] und die Plexusneurolyse der Coeliacalganglien bei abdominellen Schmerzen durch Tumoren oder eine chronische Pankreatitis [36, 98].

Tabelle 4. Treffsicherheit des EUS im Vergleich mit anderen Verfahren in Diagnostik und Staging des Pankreaskarzinoms

Diagnose	n	EUS	US[a]	CT[b]	ERCP[c]
Alle Tumoren	303	95%	67%	74%	90%
Kleine Tumoren	63	98%	50%	54%	86%
Staging[d]					
T-Stadium	173	86%	35%	42%	–
N-Stadium	223	71%	42%	53%	–
Pfortader-Befall	256[d]	85%	49%	69%	–

[a] Die Patientenzahlen betragen für den Ultraschall nur 242 für alle Tumoren [29, 33, 41, 51, 61] und 48 für kleine Tumoren (<3 cm) [61, 101].
[b] Die Patientenzahlen betragen für die CT nur 234 für alle Tumoren [29, 33, 51, 57, 61, 74]; ein CT lag aber bei allen 63 Patienten mit kleinen Tumoren vor.
[c] Die Patientenzahlen betragen für die ERCP nur 182 für alle Tumoren [29, 51, 61, 74] und 41 für kleine Tumoren [74, 101].
[d] Patientenzahlen: 256 für EUS, 138 für US, 184 für CT. Angiographie (n = 100): 83% treffsicher.

Tabelle 5. Treffsicherheit der endosonographischen Punktionen in der Literatur. Da die Spezifität der EUS-gezielten Punktion in allen Studien nahezu 100% betrug, wird sie in der Tabelle nicht aufgeführt

Indikation/Autor	n	Sensitivität
Mediastinale Lymphknoten und Tumoren		
Giovannini [34]	42	83%
Ikenberry [50]	43	95%
Ikenberry [39][a]	25	93%
Faigel [25]	7	86%
Perigastrische Lymphknoten		
Giovannini [34]	26	80%
Pankreastumoren		
Giovannini [34]	43	75%
Wiersema [96]	11	82%
Bhutani [7]	11	91%
Chang [19]	10	90%
Chang [20][b]	164	83%
Gress [37][c]	102	90%
Nguyen [58]	45	85%
Dancour [21][d]	19	83%
Submuköse Tumoren		
Giovannini [34]	7	60%
Ikenberry [49]	23	78%

[a] Lymphknotenmetastases bei Bronchialkarzinom.
[b] Multizenter-Studie (4 Zentren).
[c] Einsatz von linearen und radialen EUS-Instrumenten zur Punktion.
[d] Pankreaszysten.

Komplikationen

Die Komplikationsrate der Endosonographie ist außerordentlich gering [53, 71] und etwa im Bereich der diagnostischen Gastroskopie anzusiedeln. Vorsicht ist allerdings bei der Passage von Ösophagusstrikturen anzuraten (s. oben Ösophaguskarzinom); eine vorherige Bougierung zur Endoskop-Passage ist nur vorsichtig durchzuführen; auch wird von manchen Fachleuten geraten, Bougierung und Endosonographie nicht in derselben Sitzung durchzuführen [79].

Die Komplikationsrate der endosonographischen Feinnadelpunktion liegt zwischen 1 und 2%; berichtet werden (sehr selten) Blutungen und Perforationen sowie die Infektion von Pankreaspseudozysten [37, 95]. Auch wurde die Pankreatitis als Komplikation der Pankreaspunktion genannt, was aber nicht häufig zu sein scheint [48].

Literatur

1. Abulafi AM, Allardice JT, Williams NS, Someren N van, Swain CP, Ainley C (1995) Photodynamic therapy for malignant tumours of the ampulla of Vater. Gut 36:853–856
2. Allgayer H (1995) Cost-effectiveness of endoscopic ultrasonography in submucosal tumors. Gastrointest Endosc Clin North Am 5:625–630
3. Amouyal P, Amouyal G, Levy P et al. (1994) Diagnosis of choledocholithiasis by endoscopic ultrasonography. Gastroenterology 106:1062–1067
4. Armengol-Miro JR, Benjamin S, Binmoeller K et al. (1993) Clinical applications of endoscopic ultrasonography in gastroenterology – state of the art 1993. Results of a consensus conference, Orlando, Florida, 19 January 1993. Endoscopy 25:358–366
5. Bansal R, Nostrant TT, Elta GH, Bude R, Thompson N, Scheiman JM (1995) Comparison of radial and sector array endoscopic endoscopic ultrasound (EUS) for localization of pancreatic endocrine tumors (PET). Gastrointest Endosc 41:296 (Abstract)
6. Bartram CI, Sultan AH (1995) Anal endosonography in faecal incontinence. Gut 37:4–6
7. Bhutani M, Hoffman B, Velse A van, Sanders-Cliette A, Hawes R (1995) Endoscopic ultrasound (EUS) guided fine needle aspiration (FNA) of malignant pancreatic lesions: Accuracy, safety and clinical utility. Gastrointest Endosc 41:298 (Abstract)
8. Binmoeller KF, Seifert H, Seitz U et al. (1995) Ultrasonic esophagoprobe for TNM staging of highly stenosing esophageal carcinoma. Gastrointest Endosc 41:547–551
9. Binmoeller KF, Soehendra N (1995) Endoscopic ultrasonography in the diagnosis and treatment of pancreatic pseudocysts. Gastrointest Endosc Clin North Am 5:805–816
10. Boyce GA, Sivak MV, Rösch T et al. (1991) Evaluation of submucosal upper gastrointestinal tract lesions by endoscopic ultrasound. Gastrointest Endosc 37:449–454
11. Brugge WR (1995) Pancreatic cancer staging: Endoscopic ultrasonography criteria for vascular invasion. Gastrointest Endosc Clin North Am 5:741–754
12. Caletti GC, Ferrari A (1996) Endoscopic ultrasonography. Endoscopy 28:156–173
13. Caletti GC, Ferrari A, Bocus P, Togliani T, Scalorbi C, Barbara L (1995) Portal hypertension: review of data and influence on management. Gastrointest Endosc Clin North Am 5:655–666
14. Caletti GC, Ferrari A, Brocchi E, Barbara L (1993) Accuracy of endoscopic ultrasonography in the diagnosis and staging of gastric cancer and lymphoma. Surgery 113:14–27
15. Caletti GC, Odegaard S, Rösch T et al. (1994) Working party report: Endoscopic ultrasonography (EUS). Am J Gastroenterol 89 (Suppl):S138–S143
16. Caletti GC, Zani L, Bolondi L, Brocchi E, Rollo V, Barbara L (1989) Endoscopic ultrasonography in the diagnosis of gastric submucosal tumor. Gastrointest Endosc 35:413–418
17. Canto M (1996) Endoscopic ultrasonography and gallstone disease. Gastrointest Endosc 43:S37–S42
18. Catalano MF (1995) Normal structures on endoscopic ultrasonography: Visualization, measurement data and interobserver variation. Gastrointest Endosc Clin North Am 5:475–486
19. Chang K, Nguyen P, Durbin T et al. (1994) Endoscopic ultrasound (EUS) guided fine needle aspiration (FNA) in the diagnosis and staging of pancreatic carcinoma. Gastrointest Endosc 40:P62 (Abstract)
20. Chang KJ, Wiersema M, Giovannini M, Vilmann P, Erickson RA (1996) Multi-center collaborative study on

endoscopic aspiration (FNA) of the pancreas. Gastrointest Endosc 43:417 (Abstract)
21. Dancour A, Sosa Valencia L, Molas G et al. (1996) Fine-needle aspiration (FNA) during sectorial endosonography (ES) is useful for the etiological diagnosis of pancreatic cysts. Gastroenterology 110:A385 (Abstract)
22. Dancygier H (1995) Endoscopic ultrasonography in chronic pancreatitis. Gastrointest Endosc Clin North Am 5:795–804
23. Devière J (1995) Primary achalasia: Analysis of endoscopic ultrasonography. Features with different instruments. Gastrointest Endosc Clin North Am 5:631–634
24. Dobashi Y, Nakamura H (1995) Portal hypertension: Influence on management. Gastrointest Endosc Clin North Am 5:667–674
25. Faigel DO, Ginsberg GG, Kadish SL et al. (1996) Endoscopic ultrasound (EUS) guided fine needle aspiration (FNA) of extraluminal masses. Gastroenterology 110:A511 (Abstract)
26. Feifel G, Hildebrandt U, Dhom G (1987) Assessment of depth of invasion in rectal cancer by endosonography. Endoscopy: 19/2:64-7
27. Fischbach W, Kolve M-E, Ohmann C (1996) Role of endoscopic ultrasound (EUS) in local staging of primary gastric lymphoma: results of the German–Austrian prospective multicenter study. Gastrointest Endosc 43:419 (Abstract)
28. Forsmark CE (1995) Differential diagnosis of pancreatic tumors. Gastrointest Endosc Clin North Am 5:713–722
29. Forsmark CE, Albert CA, Lambiase L et al. (1993) Diagnostic tests for pancreatic cancer. Gastrointest Endosc 39:A314 (Abstract)
30. Fujishima H, Misawa T, Maruoka A, Chijiiwa Y, Sakai K, Nawata H (1991) Staging and follow-up of primary gastric lymphoma by endoscopic ultrasonography. Am J Gastroenterol 86:719–724
31. Gilbert DA, DiMarino AJ, Jensen DM et al. (1992) Status evaluation: Endoscopic ultrrasonography. Gastrointest Endosc 38:747–749
32. Giovannini M (1995) Endoscopic ultrasonography with a curved array transducer: Normal echoanatomy of the retroperitoneum. Gastrointest Endosc Clin North Am 5:523–528
33. Giovannini M, Seitz JF (1994) Endoscopic ultrasonography with a linear type echoendoscope in the evaluation of 94 patients with pancreatobiliary disease. Endoscopy 26:579–585
34. Giovannini M, Seitz JF, Monges G, Rabbia I, Perrier H (1995) Fine-needle aspiration biopsy guided by endoscopic ultrasonography. Results in 141 patients. Endoscopy 27:171–177
35. Glover JR, Shover PJ, Lees WR (1992) Endoscopic ultrasound for localisation of islet cell tumours. Gut 33:108–110
36. Gress F, Ikenberry S, Gottlieb K et al. (1996) A randomized prospective trial of endoscopic ultrasound (EUS) guided celiac plexus block (CB) for the control of pain due to chronic pancreatitis (CP). Gastrointest Endosc 43:423 (Abstract)
37. Gress F, Ikenberry S, Hawes R, Savides T, Lehman G (1996) Endoscopic ultrasound (EUS) guided fine needle aspiration (FNA) biopsy utilizing linear array and radial scanning endosonography: results of diagnostic accuracy and complications. Gastrointest Endosc 43:421 (Abstract)
38. Gress F, Ikenberry S, Sherman S, Wonn J, Lehman G (1996) A prospective comparison of endoscopic ultrasound (EUS) versus spiral computed tomography (SCT) for pancreatic, biliary and ampullary cancer staging and determination of vascular invasion and resectability. Gastrointest Endosc 43:422 (Abstract)
39. Gress F, Savides T, Ikenberry S et al. (1996) A prospective cost–effective evaluation of EUS directed fine needle aspiration biopsy (EUS + FNA) of mediastinal lymphadenopathy in the preoperative staging of non-small cell lung cancer (NSCLCA). Gastrointest Endosc 43:422 (Abstract)
40. Hashimoto H, Mistumaga A, Suzuki S, Kurokawa K, Obata H (1989) Evaluation of endoscopic ultrasonography for gastric tumors and presentation of three-dimensional display of endoscopic ultrasonography. Surg Endosc 3:173–181
41. Hayashi Y, Nakazawa S, Kimoto E, Naito Y, Morita K (1989) Clinicopathological analysis of endoscopic ultrasonograms in pancreatic mass lesions. Endoscopy 21:121–125
42. Herzog U, Flue M von, Tan KG, Tondelli P, Boss M, Spichtin HP (1993) Strengths and weaknesses of endorectal ultrasonography. Schweiz Med Wochenschr 29:123/21: 1111–1114
43. Hildebrandt U, Feifel G (1995) Importance of endoscopic ultrasonography staging for treatment of rectal cancer. Gastrointest Endosc Clin North Am 5:843–850
44. Hoffman BJ, Knapple WL, Bhutanmi MS, Verne GN, Hawes RH (1997) Treatment of achalasia by injection of botulinum toxin under endoscopic ultrasound guidance. Gastrointest Endosc 45:77–79
45. Hölscher AH, Siewert JR, Fink U (1995) Staging concepts for gastrointestinal malignancies: The importance of preoperative locoregional T- and N-staging. Gastrointest Endosc Clin North Am 5:529–536
46. Hordijk ML (1995) Restaging after radiotherapy and chemotherapy: Value of endoscopic ultrasonography. Gastrointest Endosc Clin North Am 5:601–608
47. Hulsmans FJH, Castelijns JA, Reeders JWAJ, Tytgat GNJ (1995) Review of artefacts associated with transrectal ultrasound: Understanding, recognition and prevention of misinterpretation. J Clin Ultrasound 23:483–494
48. Ikenberry S, Gress F, Ness R, Sherman S, Lehman G (1996) Endoscopic ultrasound guided fine needle aspiration of the pancreas: is pancreatitis a complication? Gastrointest Endosc 43:314 (Abstract)
49. Ikenberry S, Gress F, Oliver S, Winberg J (1996) Fine-needle aspiration guided by radial scanning endosonography (RSE) of lesions throughout the gastrointestinal tract. Gastrointest Endosc 43:424 (Abstract)
50. Ikenberry S, Gress F, Savides T, Hawes R (1996) Fine-needle aspiration of posterior mediastinal lesions guided by radial scanning endosonography. Gastrointest Endosc 43:603–610
51. Kallimanis G, Axiotis E, Papantoniou P, Kostalou E, Voudouris G, Kalantzis N (1992) EUS, ERCP, US, CT in the diagnosis of pancreatic cancer. Endoscopy 24:656 (Abstract)
52. Lightdale CJ (1995) Detection of anastomotic recurrence by endoscopic ultrasonography. Gastrointest Endosc Clin North Am 5:595–600
53. Lightdale CJ (1996) Indications, contraindications and complications of endoscopic ultrasonography. Gastrointest Endosc 43:S15–S18
54. Lightdale CJ, Botet JF, Woodruff JM, Brennan MF (1991) Localization of endocrine tumors of the pancreas with endoscopic ultrasound. Cancer 68:1815–1820
55. Lindmark GE, Kraaz WG, Elvin PA, Glimelius BL (1997) Rectal cancer: evaluation of staging with endosonography. Radiology:204/2:533–538
56. Miller LS, Schiano TD (1995) The use of high frequency endosocopic ultrasonography probes in the evaluation of achalasia. Gastrointest Endosc Clin North Am 5:635–648
57. Muller MF, Meyenberger C, Bertschinger P, Schaer R, Marincek B (1994) Pancreatic tumors: Evaluation with endoscopic US, CT, and MR imaging. Radiology 190: 745–751

58. Nguyen P, Chang KJ (1996) Endoscopic ultrasound (EUS) and EUS-guided-fine needle aspiration (FNA) in predicting survival in pancreatic cancer patients. Gastrointest Endosc 43:427 (Abstract)
59. Pages P, Buscail L, Berthélémy P, Frexinos J, Escourrou J (1996) Evaluation of endoscopic ultrasonography (EUS) for predication of pancreatic carcinoma resectability. Gastrointest Endosc 43:427 (Abstract)
60. Palazzo L, Girollet P, Salemeron M et al. (1995) Value of endoscopic ultrasonography in the diagnosis of common bile duct stones: Comparison with surgical exploration and ERCP. Gastrointest Endosc 42:225–231
61. Palazzo L, Roseau G, Gayet B et al. (1993) Endoscopic ultrasonography in the diagnosis and staging of pancreatic adenocarcinoma. Results of a prospective study with comparison to ultrasonography and CT scan. Endoscopy 25:143–150
62. Palazzo L, Roseau G, Ruskone-Fourmestraux A et al. (1993) Endoscopic ultrasonography in the local staging of primary gastric lymphoma. Endoscopy 25:502–508
63. Palazzo L, Roseau G, Salmeron M (1992) Endoscopic ultrasonography in the preoperative localization of pancreatic endocrine tumors. Endoscopy 24:350–353
64. Prat F, Amouyal G, Pelletier G et al. (1996) Prospective controlled study of endoscopic ultrasonography and endoscopic retrograde cholangiography in patients with suspected common bile duct lithiasis. Lancet 347:75–79
65. Romano G, Belli G, Rotondano G (1995) Colorectal cancer: Diagnosis of recurrence. Gastrointest Endosc Clin North Am 5:831–842
66. Rösch T (1994) Endoscopic ultrasonography. Endoscopy 26:148–168
67. Rösch T (1995) Endoscopic ultrasonography in upper gastrointestinal submucosal tumors: A literature review. Gastrointest Endosc Clin North Am 5:609–614
68. Rösch T (1995) Endosonographic staging of gastric cancer: A review of literature results. Gastrointest Endosc Clin North Am 5:549–558
69. Rösch T (1995) Staging of pancreatic cancer: Analysis of literature results. Gastrointest Endosc Clin North Am 5:735–740
70. Rösch T, Braig C, Gain T et al. (1992) Staging of pancreatic and ampullary carcinoma by endoscopic ultrasonography. Gastroenterology 102:188–199
71. Rösch T, Dittler HJ, Fockens P, Yasuda K, Lightdale C (1993) Major complications of endoscopic ultrasonography: Results of a survey of 42105 cases. Gastrointest Endosc 39:A341 (Abstract)
72. Rösch T, Dittler HJ, Lorenz R et al. (1996) Endoscopic ultrasound is less accurate in pancreatic cancer staging than previously thought: a blind analysis of videotapes. Gastrointest Endosc 43:429 (Abstract)
73. Rösch T, Lightdale CJ, Botet JF et al. (1992) Endosonographic localization of pancreatic endocrine tumors. New Engl J Med 326:1721–1726
74. Rösch T, Lorenz R, Braig C et al. (1991) Endoscopic ultrasound in pancreatic tumor diagnosis. Gastrointest Endosc 37:347–352
75. Rösch T, Lorenz R, Braig C, Siewert JR, Classen M (1990) Preoperative localization of endocrine tumors of the pancreas: Endoscopic ultrasound is superior to transabdominal sonography and computed tomography. Gastrointest Endosc 36:199–200 (Abstract)
76. Rösch T, Lorenz R, Dancygier H, Wichert A von, Classen M (1992) Endosonographic diagnosis of submucosal upper GI tract tumors. Scand J Gastroenterol 27:1–8
77. Rösch T, M Classen (1992) Gastroenterologic Endosonography. Thieme, Stuttgart New York
78. Rösch T: Endosonographic staging of esophageal cancer (1995) A review of literature results. Gastrointest Endosc Clin North Am 4:537–548
79. Roubein LD (1995) Endoscopic ultrasonography and the malignant esophageal stricture: Implications and complications. Gastrointest Endosc 41:613–615
80. Ruszniewski P, Amouyal P, Amouyal G et al. (1993) Diagnostic value of endoscopic ultrasonography (EUS) for the localisation of gastrinomas. Gastroenterology 104:A331 (Abstract)
81. Ruszniewski P, Amouyal P, Amouyal G et al. (1993) Endoscopic ultrasonography (EUS) in the localization of insulinomas: Results of a multicentre prospective study. Gastroenterology 104:A332 (Abstract)
82. Ruszniewski P, Amouyal P, Amouyal G et al. (1995) Localization of gastrinomas by endoscopic ultrasonography in patients with Zollinger-Ellison syndrome. Surgery 117:629–635
83. Schumacher B, Lübke HJ, Frieling T, Strohmeyer G, Starke AAR (1995) Prospective deetection of insulinomas by endoscopic ultrasonography. Endoscopy (in Press)
84. Shim CS, Joo JH, Park CW et al. (1995) Effectiveness of endoscopic ultrasonography in the diagnosis of choledocholithiasis prior to laparoscopic cholecystectomy. Endoscopy 27:428–432
85. Shimizu S, Tada M, Kawai K (1995) Endoscopic ultrasonograpyh in inflammatory bowel disease. Gastrointest Endosc Clin North Am 5:851–860
86. Snady H (1995) Vascular anatomy: How to identify the major retroperitoneal vessels. Gastrointest Endosc Clin North Am 5:497–506
87. Songür Y, Okai T, Watanabe H, Motoo Y, Sawabu N (1995) Endosonographic evaluation of giant gastric folds. Gastrointest Endosc 41:468–474
88. Tamada K, Ido K, Ueno N, Kimura K, Ichiyama M, Tomiyama T (1995) Preoperative staging of extrahepatic bile duct cancer with intraductal ultrasonography. Am J Gastroenterol 90:239–246
89. Thompson NW, Czako PF, Fritts LL et al. (1994) Role of endoscopic ultrasonography in the localization of insulinomas and gastrinomas. Surgery 116:1131–1138
90. Tio TL (1995) Large gastric folds evaluated by endoscopic ultrasonography. Gastrointest Endosc Clin North Am 5:683–691
91. Tio TL, den Hartog Jager FCA, Tytgat GNJ (1986) Endoscopic ultrasonography of Non-Hodgkin lymphoma of the stomach. Gastroenterology 91:401–408
92. Tio TL, Sie LH, Kallimanis G et al. (1996) Staging of ampullary and pancreatic carcinoma: Comparison between endosonography and surgery. Gastrointest Endosc 44:706–713
93. Tio TL, Tytgat GNJ, den Hartog Jager FCA (1990) Endoscopic ultrasonography for the evaluation of smooth muscle tumors in the upper gastrointestinal tract: An experience with 42 cases. Gastrointest Endosc 36:342–350
94. Vilmann P, Hancke S (1995) Endoscopic ultrasound scanning of the upper gastrointestinal tractusing a curved linear array transducer: "The linear anatomy". Gastrointest Endosc Clin North Am 5:507–522
95. Wiersema M, Vilmann P, Giovannini M, Chang K (1996) Prospective multicenter evaluation of EUS guided fine needle aspiration biopsy (FNA): diagnostic accuracy and complication assessment. Gastrointest Endosc 43:432 (Abstract)
96. Wiersema MJ, Kochman ML, Cramer HM, Tao LC, Wiersema LM (1994) Endosonography-guided real-time fine-neelde aspiration biopsy. Gastrointest Endosc 40:700–707

97. Wiersema MJ, Wiersema LM (1995) Endosonography of the pancreas: Normal variation versus changes of early chronic pancreatitis. Gastrointest Endosc Clin North Am 5: 487–496
98. Wiersema MJ, Wiersema LM (1996) Endosonography-guided celiac plexus neurolysis. Gastrointest Endosc 44: 656–662
99. Yamada M, Komoto E, Naito Y, Tsukamoto Y, Mitake M (1991) Endoscopic ultrasonography in the diagnosis of pancreatic islet cell tumors. J Ultrasound Med 23:85–87
100. Yasuda K (1996) Endoscopic ultrasonic probes and mucosectomy for early gastric carcinoma. Gastrointest Endosc 43:S29–S31
101. Yasuda K, Mukai H, Fujimoto S, Nakajima M, Kawai K (1988) The diagnosis of pancreatic cancer by endoscopic ultrasonography. Gastrointest Endosc 34:1–8
102. Yasuda K, Mukai H, Nakajima M (1995) Endoscopic ultrasonography diagnosis of pancreatic cancer. Gastrointest Endosc Clin North Am 5:699–712
103. Yasuda K, Mukai H, Nakajima M, Kawai K (1992) Clinical application of ultrasonic probes in the biliary and pancreatic duct. Endoscopy 24:370–375
104. Ziegler K, Sanft C, Friedrich M, Gregor M, Riecken EO (1990) Endosonographic appearance of the esophagus in achalasia. Endoscopy 22:1–4
105. Zimmer T, Ziegler K, Bader M et al. (1994) Localisation of neuroendocrine tumours of the upper gastrointestinal tract. Gut 35:471–475

Stichwortverzeichnis

A
ABC der Gastritis 129
Abdomen, pseudoakutes 134
Abrechnung 18, 20
Achalasie 127, 284
Adenokarzinom 89, 128
Adenom 85, 256
-, breitbasiges 259
-, flaches 259
- mit Adeno-Ca 258
-, kolorektales 191
Adenomatosis coli 190
Adenom-Karzinom-Sequenz 256
Adrenalin 234
ADT 17
AIDS 97
akute gastrointestinale Blutung 129
akute Pankreatitis 135
Alkohol 234
Allergierisiko 39
allgemeine Hygienemaßnahmen 41
Alpha-Schlinge 196
Ammoniumverbindung, quaternäre 41
Amnesie 101
Ampulla Vateri 85
Amyloidose 88
Analgesie 101
Analgetika 102 f.
Analfibrom, polypöses 91
Analpapille, hypertrophe 90
Angiodysplasie 91
Anoskopie 185
Antibiotikagabe, prophylaktische 34, 157
Antisepsis 42
Anxiolyse 101
APC-Methode 265
Archivierung 18, 20
Argon-Plasma-Koagulation (APC) 235, 236, 263
Aspergillose 99
Aspirationspneumonie 60
Aszitesdiathese 277
Atemdepression 101
Atropin 130
atypische Mykobakterien 36, 44
Aufbereitung
- flexibler Endoskope 43
-, hygienische 46
-, manuelle 43 f.
-, vollautomatische 43, 45
Aufklärung 106, 108
Aufklärungsbögen 106, 133
Aufklärungsgespräch 107, 108

Aufklärungspflicht 106
Aufklärungsverzicht 110
Auslastung der Räume 7
Autoimmungastritis 77, 79

B
Bakteriämie 33 f., 56, 135, 203
Bakterien 37
Ballondilatation 159
Ballonkatheter 168, 177
Ballonkatheterdirektpunktion 220
Ballonsonden-Enteroskopie 179
Ballontamponade 234
Barrett-Karzinom 74
Barrett-Ösophagus 74, 76, 128, 131
Baupläne 8
BDT 17
Bedarfsmedikation 101
Befunderfassung 17
Befunderstellung 16, 18
Befundspeicherung 18
Bestellwesen 18, 22
Beta-Schlinge 196
Bezoare 223
BICAP-Technik 234, 265
B-II-Papillotom 168
Bild- und Tonweiche 28
Bildbearbeitung 16
Bilddokumentation 16
Bildformat 16
Bildspeicherung 16, 18, 20
Bildübertragung 25, 27
Bildverarbeitung 18, 23
Billroth-I 141
Billroth-II 141
Biopsie 19, 62
Blutstillung 190, 233
Blutung 56, 58, 261
-, akute gastrointestinale 129
-, intraabdominelle 63
Blutungsaktivität 235
borderline lesion 259
Bougierung 57, 129, 174, 190, 263, 267
- bei Gallengangstrikturen 165
- von Pankreasgangstrikturen 165, 177
bowenoide Papulose 90
breitbasige Adenome 259
Bronchoskopie, intraoperative 210
Brückenfalte 132
Brunneriom 85
Bürstenreinigung 42
Bürstenzytologie 142, 154
Buscopan 130

C
Campylobacter 98
Candidainfektion 94, 99
Carcinoma in situ 90
Checkliste EDV-Dokumentationssystem 23
Chemolithotripsie 157
Cholangiographie 159
Cholangiolithiasis 161
Cholangioskop 152, 160
Cholangioskopie 151, 159, 213
-, perkutane transhepatische 159
Cholangiopankreatikographie, retrograde 57, 135
Cholangitis 57, 147
-, chronische nichteitrige destruierende 276
-, primär-sklerosierende 135, 144
-, sklerosierende 170
Choledocholithiasis 284
Choledochuskonkremente 143
Choledochusstenose 151, 170
Cholestase 135
Cholezystocholedocholithiasis 142
Chromographie 191, 200
chronische Gastritis 94
chronische hepatische Porphyrie 276
chronische Hepatitis 276
chronische nichteitrige destruierende Cholangitis 276
chronische Pankreatitis 135, 144, 170, 284, 289
chronisch-entzündliche Darmerkrankung 191
CMV-Infektionsrisiko 81
Colitis ulcerosa 191
Composite Signal 16
Computertechnologie 16
Condyloma acuminatum 91
conscious sedation 101, 103
Corpora aliena 223
Crohn-Gastritis 77
Cryptococcose 99
Cryptosporidien 42
Cytomegalievirusinfektion 94, 99

D
DALM 88
Darmerkrankung
-, chronisch-entzündliche 191
-, entzündliche 191
Darmreinigung 192
-, perorale 192
-, peroral-peranale 193

Datenbank 22
Datensicherheit 18
Datenverarbeitung, elektronische 16
Dekompression, koloskopische 213
De-novo-Karzinom 90, 257
De-novo-Minifrühkarzinom 260
Descending-perineum-Syndrom 88
Desinfektion 41, 44
Desinfektionslösung 38
Desinfektionsmittel 41 f.
–, jodhaltige 41, 43
Desinfektionsmittelrückstand 44
Diagnoseaufklärung 109, 121
Diagnostik, präoperative 205
diagnostische Endoskopie 127
diagnostische Laparoskopie 276
Dialogmedizin 25
Diaphanoskopie 194, 210
Diaphragma-Dünndarm 87
Diaphragma-Kolon 87
Diazepam 133
DICOM 3.0 17
diffuses Karzinom 132
digitale Videosequenzen 17
Dilatation 190
Direktpunktionsgastrostomie 220
Diversionskolitis 86
Dokumentation 17
Dokumentationsraum 7
Dokumentationssystem 16
Drainage
 – bei Pancreas divisum 165
–, transpapilläre bilioduodenale 165
–, transpapilläre 169
Drüsenkörperzysten 133, 259
duktale Neoplasie 156
Duodenaldiverikel 140, 167
Duodenalpolyp 85
Duodenitis 84
Duodenoskopie 138
Duodenumbiopsieempfehlung 85
Dysphagie 127
Dysplasie 74, 258
Dysplasie-Karzinom-Sequenz 256

E
Echoendoskop 285
EDV-Endoskopiesystem 23
EDV-System 17
Eingriffsaufklärung 121
Einrichtung 3
Einwilligung, mutmaßliche 110, 122
Ektomie kolorektaler Polypen 52
Elektivsklerosierung 247
elektrohydraulische Lithotripsie 154, 157, 159, 161, 168
Elektro-Hydro-Thermosonde 235, 256
Elektrokoagulation 234, 263
elektronische Datenverarbeitung 16
Empfehlung 51
Emphysem, präperitoneales 62
Endobase 24
endokrine Pankreastumoren 284
endoluminale Radiatio 165
Endometriose 88, 170, 263, 267
Endoskope, ultradünne 152
Endoskopie
–, dezentrale 4
–, diagnostische 127

–, frühpostoperative 205, 207
–, intraoperative 205
–, intraoperative elektive 206
–, intraoperative semielektive 206
–, operative 127
–, therapeutische 127, 130
–, transpapilläre 151
–, zentrale 4
Endoskopieabteilung 3
Endoskopiedokumentationssystem 22, 24
Endoskopiegrundraum 5
Endoskopie-Waschmaschine 44
Endoskopiezubehör 9
endoskopische Spinkterotomie 165
endoskopische Therapie gastrointestinaler Tumoren und Stenosen 263
endoskopischer Ultraschall 284
Endosonographie 175, 206, 284
–, therapeutische 289
endosonographische Punktion 284, 289
Enterobakterien 38
Enteroskopie 179, 206 f., 236
–, intraoperative 180, 182, 209
–, transstomale 182
Entschäumer 104
Entsorgung 40
entzündliche Darmerkrankungen 191
entzündliche Polypen 259
eosinophile Gastritis 77
eosinophile Kolitis 86
Epitheldysplasie 128
epitheliale Polypen 259
–, Adenom 259
–, Adenom tubulär 259
–, Adenom tubulovillös 259
–, Adenom villös 259
–, fokale Hyperplasie 297
–, hyperplasiogen 259
ERCP-Raum 6
Ergebnisqualität 49 f.
Erosion 78, 133
Erosionsdiagnostik 78
ESWL 165
Eta-Schlinge 197
Ethylenoxid 45
extrakorporale Stoßwellenlithotripsie 168
Extraktion von Fremdkörpern 159

F
Fallnummer 18
Fallpauschalen 18, 22
Feinnadelbiopsie 276
Feinnadelpunktat 72
Feinnadelpunktion 286
Fibercholangioskop 159
Fibrinkleber 234 f.
Fibrinklebung 236
Filmdokumentation 192
Fistelokklusion, transpapilläre 165
Fistuloskopie 207
Fistulostomie 151, 173
flaches Adenom 259
flat adenoma 256 f.
Flumazenil 130
fokale foveoläre Hyperplasie 79
Fotodokumentation 192
–, laparoskopische 279

Freitext 20
Fremdkörper 223
Fremdkörperextraktion 129, 190, 223
Frühkarzinomdiagnostik 83
Frühlymphom 81
frühpostoperative Endoskopie 205, 207
Fundusvarizen 249
Funktionskonzepte 4

G
Galleaspiration 142
Gallengangstein 284, 289
Gallengangsteinentfernung 151
Gallengangstenose 144
Gallenwegableitung 151
Gallenwegdilatation 151
Gallenwegstumor 143
Gallereflux 77
Gasembolie 63
Gasexplosion 261
Gastritis
–, chronische 94
–, eosinophile 77
– varioliformis 81
–, kollagene 77
–, lymphozytäre 77, 81
Gastritis-Diagnostik 128
Gastritisdifferentialdiagnostik 77
Gastrointestinalblutung 233
gastroösophageale Refluxkrankheit 73
Gastroskopie 210
Gastroskopieraum 6
Gastrostomie 217
–, perkutane endoskopische 207, 217
Geräteaufbereitung 33
Gerinnungsfaktor 234
Gerinnungsstatus 194
Gewebekleber 234
Glukagon i. v. 130
Glutaraldehyd 42
Glutaraldehydallergie 39
Glutaraldehydexposition 40
Glutenenteropathie 129
Goldkolitis 87
Golytely-Trinklösung 193
Granularzell-Myoblastom 259
granulomatöse Gastritis 77
Grobreinigung 43
Gummibandligatur 127, 186, 234, 240, 253

H
halbautomatische Reinigung 43
Hämangiom 259
Hämatemesis 233
Hämatochezie 233
Hämochromatose 277
Hämoclip 234, 236
Hämorrhoiden 90 f., 186
Hämosuccus 156
– pancreaticus 135
Helicobacter pylori 36, 39, 81, 94, 128, 133
Helicobacter pylori-Gastritis 77
Hepaticolithiasis 160
Hepaticusgabeltumor 151
Hepatitis-A-Virus 38, 41
Hepatitis-B-Impfung 40
Hepatitis-B-Virus 36, 38, 42
Hepatitis-C-Virus 36, 38

Hepatitis, chronische 276
Hernie 63
Herpes-simplex-Virus 100
Herpes-simplex-Virus-Infektionsrisiko 94
Herzschrittmacher 64
Hiatushernie 127
high risk Karzinom 89
Histoacryl 251
Histologie 67
Histologieversand 67
Hitzesonde 234
HIV 33, 42
HIV-Infektionsrisiko 87
HIV-Virus 38
HL-7 (Health level 7) 17
Hochfrequenzchirurgiegerät 256
Hochfrequenzdiathermieschlinge 256
Hochfrequenzkoagulation 265
Hp-Duodenitis 84
Hygiene 33
Hygienemaßnahmen, allgemeine 40
Hygieneplan 52
hygienische Aufbereitung 46
hygienische Kontrolle 46
Hyperamylasämie 57
Hyperplasie, fokale foveoläre 79
hyperplastische Polypen 259
Hypertension, portale 277, 284
hypertrophe Analpapille 90
Hypoxämie 101

I
ICD-Code 22
Ileitis 86
Ileoskopie 190, 202
Impfung gegen Hepatitis A 39
Impfung 40
Infektionskrankheit 38
Infektionsprophylaxe 56
Infektionsquelle 37
Injektionsmethode 235
Infektionsrisiko 33, 35, 38, 44
Infektionsübertragung 36, 38
infektiöse Kolitis 86
Infrarotkoagulation 186
Injektion 263
Injektionstherapie 266
Instrumentarium 3, 8, 129
instrumentelle Perforation 61
Instrumentierkanal 42
intraabdominelle Blutung 63
intraepitheliale Neoplasie 74
intraoperative Bronchoskopie 210
intraoperative elektive Endoskopie 206
intraoperative Endoskopie 205
intraoperative Enteroskopie 180, 182, 209
intraoperative Koloskopie 209
intraoperative Notfallendoskopie 206
intraoperative Ösophago-Gastro-Duodenoskopie 208
intraoperative semielektive Endoskopie 206
intravasale Sklerosierung 244
Invagination 190
Inzision der Papilla minor 165
Inzision des Pankreasgangorifiziums 165
ischämische Kolitis 86
ISDN-Technik 26, 27

J
Jejunoskopie 208
jodhaltige Desinfektionsmittel 43
juvenile Polypen 259

K
kalzif. Pankreatitis 156
Kardiakarzinom 127
kardiopulmonaler Zwischenfall 56
kardiovaskuläre Reaktion 101
Karzinoide 259
–, multiple 133
Karzinoidtumor 81
Karzinom
–, diffuses 132
–, high risk 89
–, kolorektales 191
–, low risk 89
–, undifferenziertes 89
– vom Intestinalzelltyp 132
Karzinom-Staging 286
Kissen-Zeichen 132
Knopflochbiopsie 79
Koagulationsstrom 59
Kochsalzlösung 234
Kolitis 85 f.
– bei Kollagenosen 86
– bei Divertikulitis 86
–, eosinophile 86
–, infektiöse 86
–, ischämische 86
–, kollagene 86
–, medikamentös-toxisch induzierte 86
–, mikroskopische 86
–, pseudomembranöse 86
–, radiogene 86
Kollagen 234
kollagene Gastritis 77
kollagene Kolitis 86
Kolo-Ileoskopie 190
kolorektales Adenom 191
kolorektales Karzinom 191
Koloskopie 58, 190, 210
–, intraoperative 209
–, virtuelle 190
Koloskopieraum 6
koloskopische Dekompression 213
Komplikation 56
–, septische 147
Komplikationsrate 106
Komponenten-Signal 16
Komprimierungsverfahren 17
Konferenzmedizin 25
Kontraindikation 129
Kontrolle, hygienische 46
Koprostaseulzera 88
Körperverletzung 109
Krankenhausinformationssystem (KIS) 18
Krebsfamilien 191
Kryotherapie 263
Kryptosporidien 38
Kryptosporidien-Enterokolitis 88
Kurzdarmsyndrom 217

L
Läsionen, präkanzeröse 190
Lagerhaltung 22

Lambliasis 39, 83, 88
Langzeiternährung 217
Laparoskopie 60, 210, 276
–, diagnostische 276
Laparoskopieraum 6
laparoskopische Fotodokumentation 279
Laser 235, 263, 266
laserinduzierte Schockwellenlithotripsie 168
Laserkoagulation 236
Laserlithotripsie 154, 157
Lasersonde 160
Lasertherapie 159
LDT 17
Leberbiopsie 276
Leberdiagnostik 276
Leberpunktion 60
Leberzirrhose 276
Leiomyom 259
Leistungsabrechnung 17
Leistungserfassung 17, 18, 20
Leitlinie 51
Linton-Nachlas-Sonde 241
Lipidflecken 133
Lipom 85, 259
Lithotripsie 151 f., 165, 168
–, elektrohydraulische 154, 157, 159, 161, 168
–, mechanische 157, 168
Live-Übertragung 26
Lokalanästhesie 101
low risk Karzinom 89
Luftembolie 63
Lymphangiom 259
Lymphom, malignes 132, 259
lymphozytäre Gastritis 77, 81
Lysetherapie 169

M
Magenausgangsstenose 211
Magenbiopsieempfehlung 84
Magen-Darm-Blutung 233
Magenfaltenverdickung 284
Magenfrühkarzinom 83, 259
–, Typ I 259
–, Typ IIa 259
Magenkarzinom 83
Magenpolypen 79
Magenresektion 141
Magenschleimhautheterotopie 76
Magnetresonanz-Cholangio-Pankreatikographie (MRCP) 151
Malabsorptionsdiagnostik 83
Malakoplakie 88
maligne Tumoren 268
malignes Lymphom 132, 259
Malignitätsgrad 89
Mallory-Weiss-Syndrom 129, 131
MALT-Lymphom 81, 94
Mannitol 192
manuelle Aufbereitung 43 f.
Marisken 91
Materialverbrauch 22
mechanische Lithotripsie 157, 168
Mediastinalemphysem 62
medikamentös-toxisch induzierte Kolitis 86
Medikation 101

mesenchymale Polypen 259
Metallclip 258
Methangasexplosion 59
Midazolam 130
Mikrocarcinoidose 133
mikrobiologische Untersuchungen 93
Mikrolithiasis 142
mikroskopische Kolitis 86
Mini-Endoskop 151
Mini-Laparoskopie 282
molekularbiologische Nachweisverfahren 97
Monitoring 104
Morbus Bowen 90
Morbus Crohn 84, 86, 191
Morbus Ménétrier 82
Morbus Whipple 83, 94 f.
Mother-Baby-Cholangioskop 160
Mucormycose 99
Mukosektomie 190
multiple Karzinoide 133
MUSE-Klassifikation 74, 131
mutmaßliche Einwilligung 110, 122
Mutter-Baby-Endoskopiesystem 152
muzinöses Adenokarzinom 89
Mykobakterien, atypische 36, 44
Mycobacterium tuberculosis 36, 38, 41 f.
Mycobacterium-avium-Enterokolitis 88
Mykobakterium 42, 94, 96

N
Nachweisverfahren, molekularbiologische 97
Nadelpapillotom 166
Nadelstichverletzung 38, 41
nasobiliäre Sonde 151, 165
nasopankreatische Sonde 165
Nebenpapille 140
Nebenräume 7
Nebenwirkungen der Medikation 102
Neoplasie
–, duktale 156
–, intraepitheliale 74
Netzemphysem 62
Netzwerk 18
Netzwerkarchitektur 18
neuroendokriner Tumor 81
nichtneoplastische Stenosen 260
Nichtulzeröse Dyspepsie 128
Non-Hodgkin-Lymphom (MALTOM) 133
Notfallausrüstung 6, 64
Notfallendoskopie 233
–, intraoperative 206
Notfallinstrumentarium 64
Notfallmedikamente 64
Notfallkoloskopie 193
Nukleinsäureamplifikationstechnik 93

O
obstruktive Pankreatitis 156
Oleogranulom 91
operative Endoskopie 127
Organisation 3, 13
Ösophagitis 73
Ösophago-Gastro-Duodenoskopie 56, 127, 129
–, intraoperative 208
Ösophagoskopie 210

Ösophagospasmus 127
Ösophagusbiopsie 76
Ösophagusdilatation 57
Ösophagusstenose, peptische 260
Ösophagustumor 76
Ösophagusvarizen 127
Ösophagusvarizenblutung 240

P
palliative Tumorbehandlung 190
Pancreas divisum 140, 145, 175
Pankreasgangdrainage 177
Pankreasgangokklusion 176
Pankreasgangstenose 151
Pankreaskarzinom 135, 145, 156, 284
Pankreastumoren, endokrine 284
Pankreasverletzung 135
Pankreatikoskopie 151, 153
Pankreatitis 147, 174
–, akute 135
–, chronische 135, 144, 170, 284, 289
–, obstruktive 156
–, segmentale 156
Papilla Vateri 85
Papillektomie 174
– bei Adenomen 165
Papillenadenom 144
Papillendilatation 165, 167
Papillenkarzinom 144
Papillenstenose 135, 144
Papillotom 166, 174
Papillotomie 58, 62, 151, 165, 174 f.
Papulose, bowenoide 90
Parasiten 36, 42
paravasale Sklerosierung 244
Parenchymographie 57, 139
Pathologie 67
Patientenaufklärung 120
Patientenidentifikationsnummer 18
PEG 207, 217
PEG-Direktpunktion 220
PEG-Fadendurchzugsmethode 218
peptische Ösophagusstenose 260
Perforation 56, 58, 261
–, instrumentelle 61
perianale venöse Thrombose 91
perkutane endoskopische Gastrostomie 207, 217
perkutane transhepatische Cholangioskopie 159
Perniziosakonstellation 133
perorale Darmreinigung 192
peroral-peranale Darmreinigung 193
Personalbedarfsberechnung 12
Personalführung 13
Peutz-Jeghers-Polypen 259
Pflegedokumentation 18, 22
Phi-Schlinge 196
photodynamische Therapie 75
Phytobezoare 223
PIA 24
Piecemeal-Technik 256
Pilzinfektionen 98
Pneumoperikard 63
Pneumoperitoneum 278, 281
Pneumothorax 63
Polidocanol 234
Polio-Virus 38
Polyethylenglycol 193

Polymerasekettenreaktion 93
Polypektomie 59, 62, 190, 256
Polypen 88
–, entzündliche 259
–, epitheliale Polypen 259
–, hyperplastische 259
–, juvenile 259
–, mesenchymale 259
Polypenfaßzange 256
Polypengreifer 256
polypöses Analfibrom 91
Porphyrie, chronische hepatische 276
portale Hypertension 277, 284
Postbiopsiesyndrom 61, 203, 261
Post-Cholezystektomiesyndrom 141
Post-ERCP-Pankreatitis 139, 147
Postpolypektomiesyndrom 61, 261
präkanzeröse Bedingungen 190
präkanzeröse Läsionen 190
Prämedikation 19, 60, 101, 130, 133, 192
präoperative Diagnostik 205
präperitoneales Emphysem 62
Prävention einer Infektionsübertragung 39
Precut-Papillotom 166
Precut-Technik 166
Precutting 139 f.
primär-sklerosierende Cholangitis 135, 144
Proktitis 86
Proktocolitis ulcerosa 86
Proktoskopie 185
prophylaktische Antibiotikagabe 34
prophylaktische Sklerosierung 241, 248
Prothesenimplantation 7
Prothesenlegung, transpapilläre 165
Protozoen 36 f., 42
Prozeßqualität 49 f.
pseudoakutes Abdomen 134
pseudomembranöse Kolitis 86
Pseudomonas aeruginosa 44
Pseudomonas 42
Pseudoobstruktion 190, 213
Pseudoxanthome 133
Pulsionsdivertikel 127
Pulsoxymetrie 104
Punktatflüssigkeit 71
Punktion, endosonographische 284, 289
Push-Enteroskopie 179

Q
Qualität 49
Qualitätsdimension 50
Qualitätsindikator 50
Qualitätskontrolle 46
Qualitätsmanagement 49 f.
Qualitätssicherung 45, 46 49, 51
Qualitätsverbesserung 49
Qualitätszirkel 51
quaternäre Ammoniumverbindung 43

R
Rachenanästhesie 102 f., 130, 133
Radiatio, endoluminale 165
radiogene Kolitis 86
Raumbedarf 5
Raumplanung 3
Reaktion, kardiovaskuläre 101
Reaktionsvermögen 101

rechtliche Vorschriften 3
red cherry 127
red whale sign 127
Referenzbereich 50
Refluxkrankheit 127
–, gastroösophageale 73
Refluxösophagitis 128, 131
Rektosigmoidoskopie 59, 185
Reinigung, halbautomatische 43
Rektumschleimhautprolaps 91
Resistenztestung 95
retrograde Cholangiopankreatiko-
   graphie 57, 135
RGB-Signal 16
Rhythmusstörung 134
Richtlinie 51
Riesenfalte 81
Risikoaufklärung 121
Röntgenbildschirm 153
Röntgenuntersuchungsgerät 192

S
Saline-Lavage 192
Salmonella-Spezies 35, 38, 42, 98
Savary-Miller 74
Schleimhautatrophie 133
Schlingenligatur 234, 236
Schluckstörung 217
Schnittstelle 17
Schockwellenlithotripsie, laser-
   induzierte 168
Schutz
– vor Kontamination 39
– vor Verletzung 40
Schutzgas 59
Sedativa 102 f.
Sedierung 101
segmentale Pankreatitis 156
Seldinger-Technik 154, 172
Sengstaken-Blakemore-Sonde 246
Septikämie 34
septische Komplikation 147
Shigellen 98
Shuntoperation 242
Sicherungsaufklärung 109, 121
Siegelringzellkarzinom 89
Sigma-Schlinge 195 f.
Signalübertragung 25
sklerosierende Cholangitis 170
Sklerosierung
–, intravasale 244
–, paravasale 244
–, prophylaktische 241, 248
Sklerosierungsbehandlung 186, 241
Sklerosierungsnadel 242, 256
Sklerosierungssubstanz 243
Sklerosierungstherapie 240
Sonde
–, nasobiliäre 151, 165
–, nasopankreatische 165
–, transintestinale 179
Sondentechnik 217
Sonderentgelt 18, 22
Spasmolyse 101
Spasmolytika 102 f.
Speicherbedarf 16, 20
Speicherplatz 16
Sphinkter-Oddi-Dyskinesie 135, 141, 144

Sphinkter-Oddi-Manometrie 141
Sphinkterotomie 153
–, endoskopische 165
Spiral-CT 289
Sporen 42
Spracheingabe 20
Sprue 83
Spüllösung 38
Stammdaten 18
Stammdatenadministration 18
Stammdatenverwaltung 17
Standard 50
Steinextraktion aus dem Gallengang 165
Steinextraktion 165, 175
Steinzertrümmerung 154
Stenoseendoskop 129
Stenosen, nichtneoplastische 260
Stents 267
Sterilisation 41
Störungen von Herzschrittmachern 262
Stoßwellenlithotripsie 157
–, extrakorporale 168
strip biopsy 128
Strukturqualität 48, 50
submuköse Tumoren 284
suprapapilläre Fistelung 165
sweet lavage 192
Switching Technologie 18
Sydney-Klassifikation 77, 128

T
Technik der Koloskopie 194
Teerstuhl 233
Teleangiektasie 91
Tele-Endoskopie 25
Telemedizin 25
Terminologie 20
Terminplanung 13
Textbaustein 20
Textdokumentation 16
therapeutische Endoskopie 127, 130
therapeutische Endosonographie 289
Therapie
–, endoskopische 263
–, photodynamische 75
Thorakoskopie 210
TIPS 242
Tonübertragung 25, 27
Tracheobronchoskopie 205
Traktionsdivertikel 127
transgastrale Zystendrainage 165
transduodenale Zystendrainage 165
transintestinale Sonde 179
transpapilläre bilioduodenale
   Drainage 165
transpapilläre Drainage 169
transpapilläre Endoskopie 151
transpapilläre Fistelokklusion 165
transpapilläre Prothesenlegung 165
transpapilläre transduktale Zystendrainage 165
transstomale Enteroskopie 182
Trichobezoare 223
Thrombose, perianale venöse 91
Tropheryma whippelii 95
Tuberkulose 38, 94
Tubusimplantation 57, 267
Tumorbehandlung, palliative 190

Tumoren
–, maligne 268
–, neuroendokrine 81
Tumorstaging 284
Tumorzapfen 156
Tuscheinjektion 258
Tuschemarkierung 209

U
Ulcus duodeni 84, 94
Ulcus ventriculi 78, 94
ultradünne Endoskope 152
Ultraschall, endoskopischer 284
Ultraschall-Koloskop 285
umfassendes Qualitätsmanagement 50
undifferenziertes Karzinom 89
Unterspritzung 59
Untersuchung
–, mikrobiologische 93
–, molekularbiologische 93
Untersuchungsantrag 67
Untersuchungsdaten 18
Untersuchungsdatenadministration 18
Ureterosigmoidostomie 191

V
Varizenligatur 129
Varizensklerosierung 57, 240
Vasokonstriktiva 234
Verbrennung der Haut durch HF-Strom 62
Verlaufsaufklärung 121
Verschlußikterus 135
Videodokumentation 19
Videoendoskopie 191
Video-Live-Konferenz 26
Videomonitor 153
Videoprojektionssystem 26
Videosequenzen, digitale 17
Videosignal 16
Videotechnologie 16
Viren 37
virtuelle Koloskopie 190
vollautomatische Aufbereitung 43, 45

W
Waschmaschine 42, 45
Wassermelonenmagen 91
Wasserstoffexplosion 59
WIN-Data 24

Y
Yersinien 98

Z
Zangenektomie 256
Zelt-Zeichen 132
Zollinger-Ellison-Syndrom 82
Zoom-Koloskopie 191
Zubehörteile 9
Zwei-Höhlen-Blick 131
Zwischenfall, kardiopulmonaler 56
Zystendrainage 175
–, transgastrale 165
–, transduodenale 165
–, transpapilläre transduktale 165
Zytologie 67, 142
Zytologiepräparat 72
Zytologieversand 71
Zytomegalievirus (CMV-)Kolitis 88

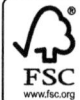

If you have any concerns about our products,
you can contact us on
ProductSafety@springernature.com

In case Publisher is established outside the EU,
the EU authorized representative is:
Springer Nature Customer Service Center GmbH
Europaplatz 3, 69115 Heidelberg, Germany

Printed by Libri Plureos GmbH
in Hamburg, Germany